# 老年护理培训教程

主　编　王爱平　李　红

副主编　齐国先　赵庆华

编　者（按姓氏笔画排序）

王大遒（辽宁中医药大学护理学院）　　　孙永新（中国医科大学附属第一医院）

王延莉（中国医科大学附属第一医院）　　李　红（福建省立医院）

王爱平（中国医科大学附属第一医院）　　李　敏（中国医科大学附属第一医院）

孔令韬（中国医科大学附属第一医院）　　何志义（中国医科大学附属第一医院）

叶　茂（中国医科大学附属第一医院）　　张　军（中国医科大学附属第一医院）

史铁英（大连医科大学附属第一医院）　　张晓春（中国医科大学附属第一医院）

朴　莹（中国医科大学附属第一医院）　　金　锋（中国医科大学附属第一医院）

刘　宇（中国医科大学护理学院）　　　　周宝森（中国医科大学附属第一医院）

刘　琰（中国医科大学附属第一医院）　　郑　瑾（中国医科大学附属第一医院）

刘丽娟（中国医科大学附属第一医院）　　赵庆华（重庆医科大学附属第一医院）

齐国先（中国医科大学附属第一医院）　　姜晧然（中国医科大学）

许　辉（中国医科大学肿瘤医院）　　　　徐　蕾（中国医科大学附属第一医院）

孙龙凤（中国医科大学附属第一医院）　　栾正刚（中国医科大学附属第一医院）

人民卫生出版社

**图书在版编目（CIP）数据**

老年护理培训教程 / 王爱平，李红主编. —北京：人民卫生出版社，2019

ISBN 978-7-117-28314-4

Ⅰ. ①老… Ⅱ. ①王… ②李… Ⅲ. ①老年医学 - 护理学 - 技术培训 - 教材 Ⅳ. ① R473.59

中国版本图书馆 CIP 数据核字（2019）第 120442 号

| | | |
|---|---|---|
| **人卫智网** | **www.ipmph.com** | 医学教育、学术、考试、健康，购书智慧智能综合服务平台 |
| **人卫官网** | **www.pmph.com** | 人卫官方资讯发布平台 |

**老年护理培训教程**

主　　编：王爱平　李　红
出版发行：人民卫生出版社（中继线 010-59780011）
地　　址：北京市朝阳区潘家园南里 19 号
邮　　编：100021
E - mail：pmph @ pmph.com
购书热线：010-59787592　010-59787584　010-65264830
印　　刷：三河市尚艺印装有限公司
经　　销：新华书店
开　　本：710×1000　1/16　印张：25　插页：4
字　　数：462 千字
版　　次：2019 年 8 月第 1 版　2019 年 8 月第 1 版第 1 次印刷
标准书号：ISBN 978-7-117-28314-4
定　　价：69.00 元

打击盗版举报电话：010-59787491　E-mail：WQ @ pmph.com
（凡属印装质量问题请与本社市场营销中心联系退换）

# 主 编 简 介

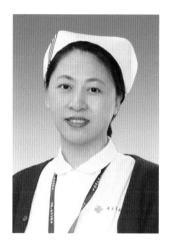

　　**王爱平**，教授，主任护师，博士生导师。中国医科大学护理学院副院长，中国医科大学附属第一医院护理部主任。主要社会兼职：中华护理学会常务理事，中华护理学会老年护理专业委员会副主任委员，中华护理学会标准工作委员会委员，国家卫健委医管中心护理专家委员会委员，国家卫生标准委员会护理标准专业委员会委员，国家卫生健康委能力建设和继续教育中心公立医院院长职业化能力建设专家委员会护理学分会委员，中国研究型医院学会护理分会副会长，中国医院协会护理管理专业委员会委员，辽宁省护理学会副理事长，辽宁省护理学会管理分会主任委员。近年发表论文 80 余篇，其中 SCI 收录 7 篇；主编和参编教材及专著 20 余部；承担国家重大专项、省部级课题 10 项，承担亚洲开发银行"辽宁省养老护理政策研究及培训项目"。曾获第十一届中国青年科技奖、全国"五一"巾帼标兵、第三届中华护理学会科技奖三等奖、第七届辽宁省青年科技奖、辽宁省优秀护士等。担任《中华护理杂志》《中国护理管理》等杂志编委。

# 主 编 简 介

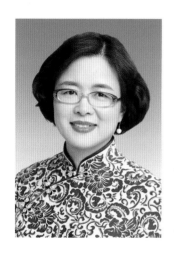

**李红**，教授、主任护师，博士生导师，美国护理科学院院士。福建省立医院副院长，兼任福建医科大学护理学院院长，福建省保健服务中心主任。英国巴斯大学健康学博士，北京协和医科大学医学硕士及首都经济贸易大学管理学硕士。国务院政府特殊津贴专家、国家卫生计生系统有突出贡献中青年专家、福建省"双创"人才，获第47届南丁格尔奖章。中华护理学会常务理事、中华医学会健康管理学分会常委、国家护理质控中心成员、国家卫生标准委员会护理标准专业委员会成员、中国医院协会护理管理专业委员会副主任委员、中华护理学会重症护理专业委员会顾问、中华护理学会标准工作委员会副主任委员、中华护理学会福建分会常务副理事长、中华护理学会福建分会重症护理专业委员会主任委员、福建省医学会健康管理学分会主任委员、福建省护理质控中心主任、福建省老年护理教育与研究中心主任。百千万人才学术带头人，主持多项国家自然科学基金，国家及省临床重点专科护理建设项目，省政府发展规划研究课题、省科技厅重点项目等。在国内外期刊发表学术论文近百篇，其中SCI源收录十余篇，出版专著17部。论文《中国三级公立医院缩短等待时间，提高患者满意度的探索-间断时间序列研究》被《柳叶刀》杂志摘录。"病房护理人力管理信息系统"获得国家专利。"重症护理技术的临床评估体系"获得中华护理学会护理科技进步一等奖。

# 序　言

当前,我国已进入人口老龄化快速发展期。据国家统计局数据显示,截至 2018 年底,我国 60 岁及以上老年人达 2.49 亿,占总人口的 17.9%;其中失能、半失能老年人超过 4 000 万,其对专业的医疗护理、长期照护需求越来越迫切。加快发展老年护理,增加老年护理服务供给,是积极应对人口老龄化的重要内容,也是实施健康中国战略的客观要求。对稳增长、促改革、调结构、惠民生,决胜全面建成小康社会具有重要意义。

党中央、国务院高度重视人口老龄化问题,党的十九大报告中明确指出要实施健康中国战略,积极应对人口老龄化,推进医养结合,加快老龄事业和产业发展。近年来,党中央、国务院先后印发了《"健康中国 2030"规划纲要》《关于促进健康服务业发展的若干意见》等文件,明确要加快推动健康老龄化,提升老年人幸福感和获得感。国家卫生健康委员会等 11 部门联合印发了《关于促进护理服务业改革与发展的指导意见》,采取有力措施,推动护理服务业快速发展。开展了"互联网 + 护理服务"试点工作,逐步满足老年人护理服务需求。

护理服务是卫生健康工作的重要组成部分,我国现有 400 多万护士,在增进人民群众健康福祉,实现人人享有健康方面担负着重要职责。特别是对满足老年人多样化、差异化的健康需求,提高老年人群健康水平将发挥着重大作用。目前,与老年人护理服务需求相比,供给仍然不足。迫切需要加快培养一支老年护理从业队伍,增加人员数量,加强培训,提升服务技能,为老年人群提供专业、规范的护理服务。为此,中华医学会老年医学分会老年护理学组专门组织老年医疗、护理领域的专家共同编写了《老年护理培训教程》,以进一步帮助致力于从事老年护理的从业人员,加强理论知识学习和专业技能培训,提高老年护理服务质量,为更好地服务于人民群众的健康做出贡献。

# 前 言

　　随着我国经济社会发展进入新常态，人口老龄化、新型城镇化进一步释放了百姓多层次、多样化的健康需求，使我国护理事业的发展充满了挑战，护理服务供给不足、分配不均衡等问题日益突出。护理工作服务于人的生老病死全过程，在病人疾病急性期、慢性期以及临终期都发挥重要作用。习近平总书记在党的十九大报告中指出，要实施健康中国战略，为人民群众提供全方位、全周期健康服务，要推进医养结合，加快老龄事业和产业发展。

　　目前我国从事老年护理的人员数量不足，且未经过专业化的培训，导致老年人不能得到专业有效的照护。针对老年护理人员的培训教材缺乏的现状，为加快推进护理服务业改革与发展，增加护理服务供给，更好地精准对接新时代人民群众多样化、差异化的健康需求，全面贯彻落实党的十九大和全国卫生与健康大会精神，中国医科大学附属第一医院护理部承担亚洲开发银行"辽宁省养老护理政策研究和培训项目"，项目组成员在完成5轮老年护理师资和老年护理人员培训的基础上，组织编写了这本《老年护理培训教程》。该教程包括绪论，老年护理的原则及目标，老年人常见问题的护理，老年人常见疾病的护理，老年人常见检查、治疗技术的护理，安宁疗护，老年人常用评估工具和老年护理研究进展8章，内容紧贴老年护理的基础和前沿，同时全书贯穿对老年人的人文关怀理念，适合老年护理师资、从事老年护理人员、在校护理学生以及老年科护士使用。

　　本书在编写过程中，参考和借鉴了相关教材和文献，在此深表感谢！更要感谢参加本书编写的所有编者；同时，本教材的编写得到了中国医科大学附属第一医院的大力支持，在此衷心感谢！

王爱平　李　红

2019年7月

# 目 录

# 第一章 绪 论

## 第一节　老龄化的现状

联合国发布的《世界人口展望》2017 年修订版报告数据显示，几乎世界上所有国家的老龄人口数量和比例都正在增加。人口老龄化将成为 21 世纪以来最有影响力的社会转变之一，人口老龄化基本上对所有的社会阶层都有一定的影响，包括劳动力和金融市场，住房、交通和社会保障等商品和服务的需求，以及家庭结构和两代人之间的人际关系等领域。2017 年全球有 1/8 的人口超过 60 岁。到 2030 年全球将有 1/6 的人口超过 60 岁。而到 21 世纪中期，这个数值将高达 1/5，也就是说每五个人就有一个人的年龄超过 60 岁。

随着全球化的稳步推进，世界上许多国家也开始面临人口老龄化问题，其中发达国家绝大多数已经步入老龄化社会多年，可见老龄化是人类这个群体社会发展的必然趋势。

### 一、人口老龄化的理论溯源及必然趋势

人口老龄化是指整个人类群体中，老人数量的比重达到一定的数值时出现的老人比例占据人类整体数量较多的社会现象。国际上通常将 60 岁以上的人口占总人口比例达到 10%，或 65 岁以上人口占总人口的比例达到 7%，作为进入老龄化社会的标准。在整个人类发展史上，人口的生产和再生产绝大部分时间处于高出生率、高死亡率、低增长状态。经过近代发展之后，人口增长模式发生转变，人口死亡率开始下降，生育率的提高以及死亡率的下降，使得人口逐渐转入高出生率、低死亡率、高增长阶段。19 世纪下半叶和 20 世纪初，西方国家逐渐向低出生、低死亡、低增长阶段过渡，由于生育率下降和死亡率下降以及预期寿命的延长，使得老年人占总人口中的比重不断攀升。老年人口比重的不断增长是出现人口老龄化现象的根源，其现象在一定程度上是一种社会进步的体现。

人口老龄化现象的出现不是偶然的,老龄化的出现可以看成是社会发展的必然产物或者人类群体发展的必然趋势。从地球的物种发展史中很容易看出,任何一个物种、种群的数量不可能是无限增长的,资源、生存空间以及食物链因素的存在都是限定数量增长的重要原因。这种理论同样适用于人类这种"类存在"的群体上,人类的生存同样需要资源以及生存空间为基础,随着社会的进步以及科技作为第一生产力的观念的形成,人类群体的死亡率大大降低,现代人均寿命值已经远远超出古代人均寿命值,这意味着一个个体在其整个生命过程中需要消耗更多的资源,而有限的资源无法支撑人口数量的无限增长,如果人口增长出现不可控制的情况会使社会环境变得极不稳定。因此,在现代社会,人口发展模式处于低出生、低死亡、低增长状态更符合人类整个群体的利益诉求和生存需要,这就致使老龄化问题的产生。

## 二、中国人口老龄化现状

联合国发布的《世界人口展望》2017 修订版结果显示,世界上几乎 2/3 的老龄人口生活在发展中地区,而且老龄人口增长的速度要超过发达地区。预计 2050 年,每十个老年人中大约有八个是生活在发展中地区。目前许多发展中国家老龄化步伐比发达国家快得多,而我国是最大的发展中国家,人口老龄化的状况更为复杂,所以要更快地适应老龄化进程。

1. **2017 年我国的老龄人口数量** 我国目前是世界上人口最多的国家,全国老龄工作委员会发布的我国老龄化状况为,截至 2017 年年底,我国 60 岁及以上老年人口数量为 2.41 亿,占我国总人口数量的 17.3%。相比 2010 年第六次人口普查上升了 3.99 个百分点。同时我国 65 岁及以上总人口逐年增加,根据国家统计局公布的数据,1982 年我国 65 岁及以上人口数为 4991 万人,2005 年我国 65 岁及以上人口达到了 10 055 万人,大约是 1982 年 65 岁及以上人口数的两倍,而到 2016 年,我国 65 岁及以上人口已经达到 15 003 万人。

2. **我国人民的平均预期寿命** 随着医疗水平的提升,我国人民的平均预期寿命也在延长,1981 年时的人均预期寿命为 67.77 岁,其中男性平均预期寿命为 66.28 岁,女性平均预期寿命为 69.27 岁。2015 年我国人民的平均预期寿命为 76.34 岁,其中男性平均预期寿命 73.64 岁,女性平均预期寿命为 79.43 岁,从这些数据可以看出,我国人均预期寿命大幅度提高,并且我国女性平均预期寿命高于同一时间段内的男性平均预期寿命。

3. **老年人口抚养比** 自 1982 年计划生育政策被列入我国宪法,我国的生育率保持在一个相对较低的水平,我国的人口出生数量逐年降低,国家统计局数据显示,从 1982 年到 2016 年,老年人口抚养比逐渐升高,1982 年老年人口抚养比为 8.0%，1992 年老年人口抚养比上升至 9.3%，上升了 1.3 个百分点，2002 年上升至 10.4%，2012 年上升至 12.7%，截至 2016 年年底，老年人口抚养比上升至 15.0%，相对于 1982 年增加了 7 个百分点。

**4. 空巢、独居、高龄、失能、半失能老人数量** 根据《中国养老产业发展白皮书》中的数据显示，截至 2015 年，我国空巢和独居老年人已经接近1 亿人，此种状况表明，家庭养老不能满足养老保障的需要，社会养老的保障制度需要完善。根据第四次中国城乡老年人生活状况抽样调查成果数据显示，目前空巢老人比例达到 51.3%，预计在未来的一段时间内，该比例将达到70%。我国空巢和独居老年人数量逐年增加，以家庭养老为主的养老方式将不符合老年人对养老保障的期望。白皮书数据显示截至 2014 年年底，我国80 岁以上的老年人达 2400 多万，失能、半失能、生活不能自理的老人近 4000万；预计到 2050 年以后，我国 80 岁以上的高龄老人数量将会达到 1 亿人的规模。

**5. 养老服务和社会服务** 根据中国民政部网站公布的 2016 年社会服务发展统计公报数据显示，2016 年全国各类养老服务机构和设施为 14.0 万个，比 2015 年增长 20.7%，其中注册登记的养老服务机构 2.9 万个，社区养老服务机构和设施 3.5 万个，社区互助型养老设施 7.6 万个；各类养老床位合计 730.2万张，比 2015 年增长 8.6%（每千名老年人拥有养老床位 31.6 张，比 2015 年增长 4.3%，其中社区留宿和日间照料床位 322.9 万张）。截至 2016 年年底，全国共有老龄事业单位 1828 个，老年法律援助中心 1.9 万个，老年维权组织 7.0 万个，老年学校 5.4 万个，在校学习人员 710.2 万人，各类老年活动室 35.9 万个；享受高龄补贴的老年人 2355.4 万人，比 2015 年增长 9.3%；享受护理补贴的老年人 40.5 万人，比 2015 年增长 52.8%；享受养老服务补贴的老年人 282.9 万人，比 2015 年增长 9.7%。

我国目前的老年人口与总人口的比例现状已经达到了理论上老龄化社会的界定，与大部分进入老龄化社会的发达国家不同的是，我国目前是发展中国家，国家处于社会主义初级阶段向社会主义现代化过渡的重要时期，我国社会主要矛盾从"人民日益增长的物质文化需要同落后的社会生产之间的矛盾"转化为"人民日益增长的美好生活需要和不平衡不充分的发展之间的矛盾"。根据《"十三五"国家老龄事业发展和养老体系建设规划》，"十三五"时期是我国全面建成小康社会的决胜阶段，也是我国老龄事业改革发展和养老体系建设的重要战略窗口期。预计到 2020 年，全国 60 岁以上老年人口将增加到 2.55 亿人左右，占总人口比重提升到 17.8%；高龄老年人将增加到 2900万人左右，独居和空巢老年人将增加到 1.18 亿人左右，老年抚养比将提高到28% 左右；高龄、失能、半失能老人数目庞大，对医疗保健预防、优化疗养等养老保障迫切需求，为了进一步关注高龄老人和失能老人的健康状况，需要具有较强针对性、专业性的长期护理服务。

在中国特色社会主义进入新时代的背景下，我国人口老龄化问题的出现，从两个方面影响着我国的社会发展，一方面人口老龄化在一定程度上是人类社会文明进步的体现，老龄化的出现是国家对老年群体关注的积极成果，此结果表明我国在改革期间经济飞速发展的同时，在民生发展方面也取得了突破性的进步；另一方面，我国目前的发展还处于不平衡不充分阶段，我国老年人口比例的增加致使我国劳动力减少，这种情况使得我国面临着社会发展和生产力发展的限制。

### 三、全球老龄化现状

2017 年全球 60 岁以上人口为 9.62 亿，高于 1980 年 3.82 亿的两倍。并且预计到 2050 年，全球 60 岁以上人口数将再次翻一番，达到大概 21 亿人。2017 年到 2050 年，预计非洲为老年人人数增长速度最快的地区（229%），其次是拉丁美洲和加勒比地区（161%），然后是亚洲地区（132%）。

根据世界银行的数据，全球 65 岁及以上人口占总人口的比例已于 2002 年超过 7%，进入 21 世纪，老龄化已经成为世界性现象。中国进入老龄化阶段的时间点与全世界时间点一样（均为 2002 年），但此后我国的老龄化进程与世界平均水平相比速度更快。2016 年全球 65 岁及以上人口占总人口的比例已经达到了 8.48%。而 2016 年中国 65 岁及以上人口占总人口的比例为 10.12%，高于全球平均水平。中国的发展不能脱离于世界，世界的进步同样需要中国的进步，中国如何应对日益严重的老龄化问题需要从全球格局出发，结合全球老龄化现状和其他国家老龄化现状，创造出符合我国特色社会主义国情的老龄化解决方案。由于整体中每个个体在具有共性的同时也具有其独特的个性，不同国家和地区在老龄化进程和老龄程度上存在显著差异，每个国家老龄化问题都不尽相同，国情的差异、国家意识形态的不同、历史性问题都是影响其老龄化问题差异的因素。可见，研究我国老龄化问题不能盲目参考全部国家的老龄化研究，这是不合理的、不科学的、不符合逻辑的。通过对以下几个国家的养老模式的阐述，为我国应对人口老龄化问题提供参考。

### （一）丹麦

2017 年墨尔本美世全球养老金指数（Melbourne Mercer global pension index）报告显示，丹麦连续 6 年位居榜首，总分 78.9 点。根据世界银行的数据，截至 2016 年，丹麦 65 岁及以上的老年人口占总人口的 19.431%。丹麦在步入老龄化社会的同时常年居于养老金指数值榜首与其政府对老年人群的重视程度不可分割。

丹麦政府对于老年人的重视程度在政策制度上具有直观体现，丹麦对于解决养老问题所施行的制度可追溯到 1891 年出台的《老年人援助法》，其内容规定超过 60 岁的贫困者，分为两类人群：生活能够自理者和生活不能自理者。其中，生活能够自理的老人可以通过领取政府援助金来解决个人的养老保障问题，生活不能自理的老人则通过国家建设的养老机构保障老年个人生活问题。此政策的出台标志着丹麦政府将老年保障问题正式定义为影响社会发展的因素。随着对养老保障问题的深入研究，丹麦政府于 1957 年颁布了《国民养老金法》，建设了具备多种设备的"老年之家"，在充分保障老年人物质需求的基础上，开始实现老年人的个性发展。丹麦政府在 1973 年颁布了《生活援助法》和《家庭医生制度》，实现对老年人在居住、设施、医疗、预防等保障方面的立体化发展。在居住方面，丹麦政府推出了独具特色的"原宅养老"，进一步满足老年人对居住环境的期望；在设施方面，丹麦政府在优化养老设施的同时，提供专用车辆解决老年人在检查身体和福利设施等方面的出行活动；在医疗和预防方面，是丹麦政府对于老年人的人文关怀的体现，康复师和护理人员是丹麦政府在解决老龄化问题过程中衍生出的高薪、高地位职业，其主要职责是为老年人提供 24h 昼夜医疗和家庭服务。可见，重视护理人员的薪资待遇是实现"原宅养老"的保障。

丹麦一百多年对于养老保障的研究和发展，进一步促进了丹麦本国的社会发展，高收入、高税收、高福利的国情，是实现免费医疗、免费教育和失业补助等社会保障的基础，其国家的老年保障制度堪称发达国家养老模式的典范。

（二）日本

日本人口数量为 1.26 亿，位居全球第十，据世界银行的数据显示，2016 年日本 65 岁及以上老年人口占总人口数量的比例为 26.565%，其老年人口比例为世界第一。在日本，每 4 个人当中就会有一个年龄超过 65 岁的老年人，但到目前为止，日本仍为高收入的发达国家，其人口老龄化问题并没有对日本生产力的发展造成绝对困扰，可见日本优良的养老保障制度很好地应对了人口老龄化问题。

日本的养老保障制度可以通过划分时间节点的方式进行研究。明治维新之前的日本深受中国传统文化的影响，日本本国老人的生活保障方式主要以家庭保障为主，所谓的家庭保障方式，就是中国所讲的"孝"，属于道德范畴内的保障方式。明治维新后的日本积极学习西方文化，经过将近一百年的沉淀和发展，在二战之后，日本建立了覆盖绝大多数国民的社会保障制度。日本真正的养老保障制度起步于 20 世纪 50 年代至 60 年代，其养老保障制度正式从偏重于道德范畴的家庭保障转向偏向于法制范畴的社会保障。1959年日本颁布了《国民年金法》，并在两年后将所有日本国民纳入养老保险受保行列，开启了"全民皆年金"的时代；1985年，日本将国民年金定为全体国民需要共同加入的基础养老金，这是日本养老保障的一次重要改革。基础养老金是日本政府养老保障的强制性措施，为日本养老保障打下了坚实的基础。在此基础上，日本政府又推行了一系列自愿性养老保障，如国民养老基金制度、农民年金制度等自愿申请但不能中途退出的养老保障政策以及由民间农村相互救济协会创办的纯自愿性质的共济年金措施。进入21世纪之后，日本老年人口比例依旧逐步增长，日本又推行出《老人福祉法》和《老人保健法》等制度，其目的是通过细化从事各个行业的年龄上限，给予老年人适当的劳动空间的方法来应对人口老龄化压力。纵观日本的养老保障史，日本政府是以法治的形式将老年人保障作为社会保障的一部分，并在基础养老金的基础上发展出各具特色、符合部分人群的养老保障机制和措施。可见，日本养老保障制度具有多层次性、公平性和强制性的特点。

（三）美国

作为世界第一经济强国的美国，在人口老龄化问题上具有独特的保障模式。据世界银行数据显示，2016年美国65岁及以上老年人口比例为15.031%，在发达国家以及高收入国家的行列中，美国老年人口比例的增长速度比较缓慢，其老年人口比例处于发达国家中游。美国人口老龄化增长的缓慢并不是由于医学或者经济的不发达引起的，二战之后奠定了美国第一大国的地位，由于美国综合国力长时间处于世界第一，此状况为美国吸引了大量的青壮年移民，在移民数量的缓冲下，致使美国老年人口增长较为缓慢。1935年，美国出台了《社会保障法案》，随后又颁布了《美国老年人法》和《禁止歧视老年人就业法》，在老年人就业权益上，美国政府取消了强制性退休，强制禁止70周岁以下的雇员退休。美国的养老保障制度经过了大半个世纪的发展与完善，在养老保障方面得到了进一步的提升。21世纪，美国社会保障福利与401K计划构建当代养老保障的重要部分，社会保障福利制度是根据美国近一百年来社会养老保障制度总结出的精华，具有普遍性，造福了绝大多数美国人。但随着全球化的快速进行，单纯的社保福利已经低于部分美国人对于老年保障的预期。401K计划是在美国私企区域内，以公民在劳动年龄自愿缴纳的额度为基础，以强制公民在60~70岁之间提取养老金为主要手段，提高部分美国人的老年保障待遇。401K计划的产生在一定意义上影响着美国养老保障制度的发展，是踏出以国家社保福利为框架，发展针对不同人群的养老政策的重要一步。然而，美国制度规定，67岁才可以领取全额的保障福利，并且截止至目前，美国全国65岁以上劳动者数量为900万左右，这种情况的产生是美国养老政策偏重于"老当益壮"的体现，积极的一面是使得人在老年阶段通过对劳动年龄的宽松限制达到不与社会脱节的目的，但劳动年龄结构的大幅度变动和个人工作年限的增多，有可能出现消极劳动和社会不稳定的隐患。

除了法律制度和政策对老年群体的保障外，美国政府在文化方面对老年群体也采取积极关注的态度。其中，在学术层面上的老年学研究是美国对待老龄化问题的理论源泉。美国老年学研究的初期阶段仅将人体老化进行研究，在20世纪90年代初，世界科学研究的侧重点由物理科技转向生物科技，老年学的研究突破了疾病老化的局限性，开始了对人体老化过程的研究并从中得出成功老化的研究成果。所谓"成功老化"是指老年人在度过人体功能老化的过程中，较少出现生理、认知功能的衰退。相关老年学研究表明合理饮食、适当劳动、生活习惯、心理等外部因素对成功老化具有促进作用。可见"颐养天年"并不是无所事事，积极融入社会、参与社会生产、不与社会脱节才是老年人对自身身体健康的有效保障。美国老年学研究的发展与进步，是美国制定养老保障的基础，有机地将社会发展与人口老龄化问题结合起来。

### （四）印度

目前，印度仍处于发展中国家，2016年印度65岁及以上人口占总人口比例为5.808%，低于7%，在严格意义上来讲印度还没有进入老龄化社会。然而，作为世界第二人口大国，印度老年人口数量居于世界第二，农业人口比例为70%。印度与中国都是中等收入国家，然而印度的经济状况、历史遗留问题都影响了养老保障的积极实施。

古代印度的养老保障与中国、日本类似，都是以家庭保障为主，在英国殖民之后，印度开始走向了工业化进程，养老保障的方式开始从家庭保障转向社会保障。与日本"明治维新"不同的是，印度工业化的进展是不充分、不彻底的，在国内，阶级问题和贫富差距悬殊限制了养老保障的发展和进步。目前，印度养老保障制度涉及的保障人群只限于无经济来源或者无依靠家庭的老年人群且养老金仅能维持基本生存，其局限性致使印度目前的社会养老保障还处于初始阶段，老年人口保障方式还是以家庭保障为主。目前，印度实施的《国家社会保障提案》也表明印度政府对社会养老保障的态度是积极支持的，由此可见，社会保障方式是养老保障发展的必然趋势，社会保障必将在养老保障方式中占据主要地位。

## （五）加拿大

加拿大是发达国家之一，地处北美，国土面积世界第二，由于其国家的历史性原因，加拿大的社会保障制度走的是英国式制度，推崇养老保障类型为福利型养老。截至 2016 年，加拿大总人口数量为 3628 万人，可以称之为地广人稀的国家，其中 65 岁及以上老年人人口数占总数的 16.573%。据加拿大统计局预测，加拿大 65 岁及以上老年人口比重将在 2061 年达到 25.5%，也就是说每四个加拿大人中，就有一个年龄为 65 岁及以上的老年人。同时人口普查结果显示，2016 年，加拿大 65 岁及以上老人数目和 16 岁以下青少年人口数目出现了均等的现象，显示出加拿大老龄化的现象日趋严重。

加拿大属于对于老年保障制度的制定较早的几个国家之一，其老年保障制度的发展过程分为三个阶段：19 世纪后期至一战之前的初始阶段（创立阶段），一战之后至 20 世纪 70 年代的发展阶段（进步阶段）和 20 世纪 80 年代到现代的改革阶段（创新阶段）。加拿大在养老保障制度的初始阶段，以 19 世纪中后期颁布《英属北美法案》和 20 世纪初正式通过的《政府养老金法》为老年保障制度起始的标志，但是由于当时的时代性以及局限性等原因，政府对于养老保障的投入程度和关注力度的缺失，致使加拿大在老年保障制度的创立阶段成效不佳。加拿大在步入发展阶段时，于 1927 年制定了《老年养老金法》，其制度的出台标志着加拿大开始以公共财政支出为主要方式来实现国家的养老保障。围绕着以公共财政支出为核心方式，加拿大在老年保障制度的建设过程中，于 1940—1970 年期间分别制定实施了《老年保障法》《老年补助法》《医疗保障法》《加拿大养老金计划》《魁北克省养老金计划》等一系列法案，这些法案的出台奠定了加拿大养老体系的基础，并在同一历史阶段，加拿大实现了养老金全覆盖。目前加拿大的养老金体系由三部分组成，即基础性的老年收入保障计划（old age security，OAS），强制性的按月支付的养老计划（Canada pension plan，CPP）以及自愿性的私人养老金计划（retirement savings plan，RSP）和养老储蓄项目（registered retirement savings plan，RRSP），这三个部分构成了加拿大国家养老保障的三大支柱，使得其养老金来源得到充分保障，形成了比较完备的、多层次的加拿大养老保障服务体系。作为高福利国家之一的加拿大，全民免费医疗模式的实施，能够做到真正的"老有所医"，且加拿大人的高人均预期寿命和低婴儿死亡率也得益于此。

## 四、机遇与挑战

尽管我国基本国情与以上几个国家有所不同，但不可否认的是我国也面临着人口老龄化的严峻挑战。人口老龄化带来最直观的挑战就是青壮年比例的减少,其人口群体比例的减少意味着劳动力的短缺,在劳动力减少的同时,国家在养老保障方面支出比例增多,若不积极应对会抑制经济发展,不仅如此,若不及时应对老龄化问题,城乡统筹方向的任务会变得愈发困难,农村大量劳动力的流失使得农村地区进入重度老龄化阶段,使得地区发展差异过大进而阻碍社会发展。

挑战的出现意味着机遇的诞生,人口老龄化在一定程度上为社会发展带来大量的机遇。老年群体的消费比重逐渐增高,成为带动经济增长不可分割的部分;劳动力的数量减少促进着产业结构的升级,以质量补进数量,是企业转型的核心任务;提倡老年群体寻找老年阶段属于自己的人生价值,将"老有所依"和"老当益壮"结合起来形成新时代的老年文化;老年人口数量的增多,为科学研究老化问题提供了更多的数据基础。成功处理人口老龄化问题,将会是社会在经济、科技、文化、医疗方面实现进步的动力。

(周宝森)

## 第二节 老年护理的现状

"十二五"时期,我国护理事业发展取得显著成效。尤其是护理服务领域逐步从医疗机构向社区和家庭拓展,服务内容从疾病临床治疗向慢性病管理、老年护理、长期照护、康复促进、安宁疗护等方面延伸,努力满足人民群众日益多样化、多层次的健康需求。

老年护理仍然存在以下问题亟待解决:①护理人员的知识结构、自身素质有待提升。②医院老年医学科护理人员数量不足,尤其缺乏老年专科护士。③老年护理领域的技术规范和操作标准尚需统一。此外,目前我国养老护理存在人员数量严重不足,待遇低下,缺乏晋升机制;养老护理人员培训机构资质差,师资队伍缺乏;养老机构服务能力低,缺乏监管等问题。

**1. 养老护理人员数量严重不足** 据最新统计,2015年中国至少有500万养老护理人员缺口。辽宁省2012年"一项关于养老机构护理人员培训现状及需求的研究"指出,辽宁省养老护理人员持证上岗率仅为6.99%,全国仅为10%的水平。按照国际公认的3位老人需要一名专业护理人才的比例,我国老年护理人才需求量在一千万左右,供给与需求处于严重失衡状态。

**2. 培训机构资质差,培训能力低** 中国养老护理人员多来自劳动资源市场,通过家政中心接受培训,其师资观念陈旧、知识缺乏、无从事相关工作经历或未经过专业化培训,使得现有养老护理人员培训大多不正规、不专业、不适用。养老机构主要的培训方式是由高年资的护理人员向低年资人员传授老年人护理的经验和技巧,既教会其解决实际护理问题,又能节约培训成本,但缺乏理论知识的系统规范学习。国外的培训则更为正规和系统,如日本,其介护培训项目主要包括基础科目、专业科目及介护实习。基础科目包括自然科学、社会科学、人文科学;专业科目包括医学基础知识、家政学、心理学、介护知识、福利知识。丹麦的养老护理员为初中文化起点,要求接受 14 个月的学习,其中 6 个月的学校学习,8 个月的医院、养老院及康复机构实习,学习结束并通过认证考试后,可在欧盟国家提供服务。

3. **养老机构服务能力低** 黄菲等人对辽宁省 30 家养老机构 572 名养老护理人员的调查显示,572 名养老护理人员中,护士仅有 16 名(占 2.80%),且年龄偏大,学历偏低;另一项于 2013 年进行的针对山西省太原市 10 家养老机构 134 名养老人员的调查显示有医疗、护理相关学习、工作经历的人员只占8.3%。由于现有养老护理人员数量缺乏和素质低下,导致养老机构内老年人不能得到专业有效的照护,不良事件频发;老年人出现健康问题时缺乏有效、专业、快捷的帮助,导致老年人不愿到养老机构内养老。而在发达国家,养老护理从业人员的层次分明,且有相当数量的护士及护理专家参与其中,可以满足老年人生理、心理、社会需求。美国政府致力于培养老年护理高级实践护士,包括注册护士、执业护士及护士辅助人员,且已形成了学士、硕士、博士等多层次养老护理人才梯队。日本养老护理人员主要包括护士和介护护士。高层次、高学历、高素质护理人才加入养老服务队伍,可以对老人的问题及需求进行全面的评估、制订护理计划,提出建设性、针对性护理措施,全方位满足老人的需求。

4. **缺乏老年护理师资队伍及专业化、规范化培训教材** 养老服务有效供给不足,质量效益不高,人才队伍短缺成为明显短板。中国养老事业发展尚处于起步阶段,无论学校或社会培训机构都缺乏师资队伍,不能满足人才培养的实际需求。目前尽管部分高等医学院校开设了老年护理学课程,只能满足在校学生粗浅地了解老年护理知识,老年护理专科护士培养在我国刚刚起步;多数大中专学校甚至未开设老年护理专业课程,老年护理教育模式尚处于模仿、借鉴阶段;现有社会培训机构(主要为家政培训中心)无规范化培训方案、大纲、配套教材、考核标准等,持续性教育能力差。20 世纪中末期以美国、英国、日本等为代表的发达国家均相继开设了老年护理学学士、硕士甚至博士学位课程。高素质的老年护理人才培养为养老护理的发展储备了丰富的、专业化的师资力量。美国养老机构中负责各级养老护理员培训的主要师资均来自于具备老年护理专业硕士学位的养老护理高级执业护士,他们有着扎实的专业知识基础、复杂问题的决策能力和临床实践能力,主要负责养老机构的培训、教育和管理工作,是实践经验丰富的一线师资力量。

**5. 缺乏保障与监管** 首先,养老机构内护理员工作时间长、劳动强度大、福利待遇低,离职率高。相关调查显示养老护理人员正式编制的仅占 1.4%,对接受正规教育的本科毕业生缺乏吸引力。其次,大多护理员未与用人单位签订正规劳动合同或加入社会保险,晋升、考评等方面缺乏保障。澳大利亚大约有 16% 的护士在养老院工作,养老院 24h 保证有注册护士在岗,并根据床位配备登记护士及护理员。澳大利亚对养老机构护理人员的准入资质控制得也比较严格,在护理员入职后会采取持续、详细的培训,并专门有工作人员进行监督检查等。日本介护护士必须经过国家或地方专门部门提供的 2 年左右的介护专业知识和技能培训,并到指定的养老机构进行临床实践实习,通过各地方政府的介护护士认证资格考试,获得介护护士资格。日本的养老护理人员拥有比较高的社会地位,这是由于其良好的职业素养决定的,因为日本各种职业认证制度提高了养老护理员职业的门槛,使得护理员的整体社会地位提高。

(王爱平)

# 第三节 老年护理的任务

2017 年国务院下发了《"十三五"国家老龄事业发展和养老体系建设规划》,明确"十三五"期间的发展目标是多支柱、全覆盖、更公平、更可持续的社会保障体系更完善;居家为基础、社区为依托、机构为补充、医养相结合的养老服务体系更健全;有利于政府和市场作用充分发挥的制度体系更完备;支持老龄事业发展和养老体系建设的社会环境更友好。2017 年,我国注册护士总数超过 380 万人,每千人口护士人数 2.74,医护比为 1:1.11,到 2020 年,注册护士总数将达到 445 万。护理工作对推进健康中国建设、促进健康服务业发展和增进人民群众健康福祉具有重要意义。老年护理工作面临的任务非常严峻,具体包括以下几个方面。

**1. 从事老年人急性医疗照顾、慢性长期照顾及指导** 老年人在疾病急性期需要到医院接受专业的医疗和照护。在医院老年科护士的职责是负责老年人急性期的医疗照护,包括治疗及护理措施的落实、病情观察、健康指导等。

中国人口老龄化的主要特点有以下几点:①慢性病化:老年人常合并高血压、脑血管病、糖尿病等,截至 2013 年底空巢老人达 1 亿人。②空巢化:没有子女照顾的老年人或子女离家后的老年人较多,2013 年底达 1 亿。③失能化:丧失生活自理能力者于 2013 年底达 0.38 亿。④高龄化:80 岁以上老年人口数增多,据统计 2013 年将达到 0.23 亿;以上特点呈逐渐加重趋势(表 1-3-1)。以上特点决定了护士在老年人慢性长期照顾及指导方面的作用是非常重要的。

表 1-3-1 中国老龄化特点

| 年度 | 老年人口数 | | | |
| --- | --- | --- | --- | --- |
| | 慢性病 | 空巢 | 失能 | 高龄 |
| 2012 年 | 0.97 亿 | 0.99 亿 | 0.36 亿 | 0.22 亿 |
| 2013 年 | 1.00 亿 | 1.00 亿 | 0.38 亿 | 0.23 亿 |

**2. 培训老年护理师资队伍,构建课程体系** 目前我国从事养老护理的人员缺口较大,远远不能满足老年人的照顾需求,未来应以培养专业化老年护理师资为切入点,由点带面,逐步建立"以市场需求为导向,以胜任力为核心"的老年护理队伍,并逐步缩小与发达国家养老人才队伍及制度方面的差距。因此迫切需要建立老年护理的师资队伍和各层级老年照护人员的培训课程。

**3. 从事养老护理人员的培训和考核** 老年护理学的范畴包括评估老年人的健康和功能状态,制订护理计划,提供有效护理和其他卫生保健服务,并评价照顾效果。老年护理学研究的重点在于从老年人生理、心理、社会文化以及发展的角度出发,研究自然、社会、文化教育和生理、心理因素对老年人健康的影响,探讨用护理手段或措施解决老年人健康问题,因此需要专门的护理师资人员来对各层次老年护理人员进行培训和考核。

**4. 开展老年人健康管理** 包括健康评估和健康教育,促进健康老龄化理念和医疗保健知识宣传普及进社区、进家庭,增强老年人的自我保健意识和能力,从而减少老年人慢性病的发生,提高老年人的生活质量。

**5. 开展安宁疗护** 2017 年原国家卫生计生委印发《安宁疗护实践指南(试行)》,指出安宁疗护实践以临终病人和家属为中心,以多学科协作模式进行,主要内容包括疼痛及其他症状控制,舒适照护,心理、精神及社会支持等。

**6. 研究解决老年护理服务过程中存在的问题** 针对老年护理领域的重点和难点问题开展相关研究,解决重点和难点问题。并开发适合老年人的辅助、康复、监测、智能的设备和产品。

**7. 帮助老年人做出适当的调整** 按照埃里克森的八阶段理论,老年护理的任务还包括评估老年人面临的困境和危机,帮助老年人做出适当的调整,以提升心理承受能力,适应目前的改变,从而能够以正向、乐观、积极的态度去对待生活和死亡,帮助老年人成就圆满的人生。

该理论的第八阶段,成熟期(65 岁以上)为自我完整与绝望期的冲突。如果这一阶段的危机得到成功地解决,就形成智慧的美德。由于衰老过程,老人的体力、心理承受能力每况愈下,对此他们必须做出相应的调整和适应,所以被称为自我调整对绝望感的心理冲突。当老人们回顾过去时,可能怀着充实的感情与世告别,也可能怀着绝望走向死亡。自我调整是一种接受自我、承认现实的感受,一种超脱的智慧之感。如果一个人的自我调整大于绝望,他将获得智慧的品质,埃里克森把它定义为以超然的态度对待生活和死亡。只有回顾一生所感到所度过的是丰足的、有创建的和幸福的人生的人才会不惧怕死亡。这种人具有一种圆满感和满足感。

**8. 大力发展护理服务业** 习近平总书记在党的十九大报告中指出,要实施健康中国战略,为人民群众提供全方位全周期健康服务。要推进医养结合,加快老龄事业和产业发展。护理工作服务于人的生老病死全过程,在病人疾病急性期、慢性期以及临终关怀期各个阶段发挥重要作用。加快推进护理服务业改革与发展,增加护理服务供给,有利于精准对接新时代人民群众多样化、差异化的健康需求。为全面贯彻落实党的十九大和全国卫生与健康大会精神,进一步促进护理服务业改革与发展,助力健康中国建设,2018 年 7 月国家卫生健康委员会、国家发展改革委、教育部等 11 个部门联合印发了《关于促进护理服务业改革与发展的指导意见》,该意见对促进我国护理服务业的发展起到积极的推动作用。

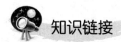 知识链接

### 埃里克森的八阶段理论

埃里克森(Erik H. Erikson, 1902—1994 年)是美国著名的精神科医生,新精神分析派的代表人物。埃里克森的人格终生发展论认为人的自我意识发展持续一生,他把自我意识的形成和发展过程划分为八个阶段。这八个阶段的顺序是由遗传决定的,但是每一阶段能否顺利度过却是由环境决定的。该理论为不同年龄段的教育提供了理论依据和教育内容。

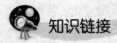
**知识链接**

**《关于促进护理服务业改革与发展的指导意见》**

　　该意见分为7个部分。第一部分,总体要求。明确了促进护理服务业改革发展的总体思路、基本原则和主要目标。第二部分,建立优质高效的护理服务体系。要完善医疗护理服务体系和健全健康养老服务网络。第三部分,加强护理从业人员培养和队伍建设。要积极推进院校护理人才培养,开展临床护士在岗培训,加强护士队伍建设,加快辅助型护理人员培养培训,加强护理员规范管理。第四部分,创新护理服务模式。持续开展优质护理服务,逐步推进延续性护理服务,大力发展社区和居家护理服务。第五部分,加强护理学科和中医护理能力建设。加强护理质量安全管理,提升中医护理服务水平。第六部分,政策措施。合理调整护理服务价格,充分调动广大护士积极性,完善护理员培训和就业政策,加强护理信息化建设,鼓励发展商业护理保险,大力发展护理产业。第七部分,组织实施。加强组织领导,强化分工协作,鼓励创新试点,加强舆论宣传。

（王爱平）

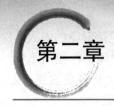

# 第二章 老年护理的原则及目标

## 第一节 老年护理的总体原则

老年护理的目的是为老年人提供医疗护理、预防保健、精神慰藉、康复娱乐等一系列服务，以促使其达到最佳身体、心理、社会功能状态。因此，老年护理工作有其特殊的规律和专业要求，为了实现护理目标，在护理实践中还应遵循以下护理原则。

1. **满足需求** 人的需求满足程度与健康成正比。因此，首先应以满足老年人的多种需求为基础。护理人员应当增强对人老化过程的认识，将生理及病理老化过程及老年人独特的心理社会特性与一般护理知识相结合，及时发现老年人现存的和潜在的健康问题及各种需求，使所提供的护理活动能满足老年人的各种照顾和需求，真正有利于其健康发展。

2. **早期防护** 衰老起于何时，尚无定论。一些老年病发病演变时间长，如高脂血症、动脉粥样硬化、高血压、糖尿病、骨质疏松等一般起病于中青年时期，因而，一级预防应及早进行。老年护理的实施应着手于中青年时期，进入老年期更需关注。要了解老年人常见病的病因、危险因素和保护因素，采取有效的预防措施，防止老年疾病的发生和发展。对于有慢性病、残疾的老年人，根据情况开始实施康复医疗和护理的时间越早越好。

3. **关注整体** 由于老年人在生理、心理、社会适应能力各方面与其他人群有所不同，尤其是患病后常有多种疾病共存，疾病之间彼此交错和影响。因此，护理人员需树立整体护理的理念，研究多种因素对老年人健康的影响，提供多层次、全方位的护理。既要对老人全面负责，在工作中注重老人身心健康的统一，解决其整体健康问题，又要在专业、管理、制度、科研和教育各个环节整体配合，才能保证护理水平的整体提高。

4. **因人施护** 衰老是全身性的、多方面的、复杂的退化过程，老化程度因人而异；影响衰老和健康的因素也错综复杂，特别是出现病理性改变后，老年人个体的状况差别很大，加上老人性别、病情、家庭、经济等各方面差异，因此,既要遵循一般性护理原则,又要执行个性化护理的原则,做到针对性和实效性护理。

5. **面向社会** 老年护理的对象不仅是老年病人,还应包括健康的老人及其家庭成员。因此老年护理必须兼顾医院、家庭和社区,护理工作场所不仅仅是医院,应包括家庭和社区。从某种意义上讲,家庭和社会护理更重要,因为不但可以使本人受益,还可很大程度减轻家庭和社会的负担。

6. **长期照护** 随着衰老的加剧,加上老年疾病病程长,并发症多,后遗症多,多数老年人的生活自理能力下降,有的甚至出现严重的生理功能障碍,对护理工作有较大的依赖性。老年人需要连续性照顾,如医院外的预防性照顾、精神护理、家庭护理等。因此,开展长期照护(long term care,LTC)是必要的。对各年龄段健康老人、患病老人均应作好细致、耐心、持之以恒的护理,减轻老年人因疾病和残疾所遭受的痛苦,缩短临终依赖期,在生命的最后阶段提供系统的护理和社会支持。

(孙龙凤)

# 第二节　老年护理的具体原则

## 一、护理评估原则

1. **一般护理评估原则** 护理评估是护理程序的第一步,评估的目的就是识别和获得来自老人的信息,使护士、老人、家属都能够清楚地了解老人健康方面问题,为明确护理诊断,制订护理计划提供依据。对老年人应动态、连续、全程进行护理评估并遵循以下基本原则:

(1)评估对象为全体老人。

(2)评估前做好充分准备,估计采集资料的难度,确定提供资料的对象。

(3)评估应注意尊重老人的权利,保护老人隐私,保证老人舒适。

(4)评估后及时分析整理资料,按规范填写记录单。

2. **老年人护理评估原则** 老年人具有机体老化和患各种慢性疾病比例较高的特点,在对其进行健康评估的过程中,护士应根据老年人的特点,遵循以下评估原则。

(1)了解老年人身心变化特点:充分了解老年人生理和病理性改变的特点,是全面客观地收集老年人健康资料的基础。

生理性改变是指随着年龄的增长,机体发生的分子、细胞、器官和全身各系统的各种退行性改变,属于正常的生理变化;病理性改变则是指由于生物的、物理的或化学的因素所导致的老年性疾病引起的变化,属于异常的变化。

在多数老年人身上,这两种变化过程往往同时存在,相互影响,有时难以严格区分,需要护士认真实施健康评估,确定正常的生理变化,区分正常老化和病理性改变,采取适宜的措施予以干预。

老年人心理变化有以下特点:①身心变化不同步,心理发展具有潜能和可塑性,个体差异大;②在智力方面,由于反应速度减慢,在限定的时间内学习新知识、接受新事物的能力较年轻人低;③在记忆方面,记忆能力变慢、下降,以有意识记忆为主、无意识记忆为辅;④在思维方面,个体差异性较大;⑤在特性或个性方面,可出现孤独、任性、把握不住现状而产生怀旧、焦虑、烦躁情绪;⑥老年人的情感与意志变化相对稳定。

(2)正确解读辅助检查结果:老年人的辅助检查结果异常有 3 种可能:①由于疾病引起的异常改变;②正常的老年期变化;③受老年人服用的某些药物的影响而发生改变。目前关于老年人辅助检查结果标准值的资料较少。老年人检查标准值(参考值)可通过年龄校正可信区间或参照范围的方法确定,但对每个临床病例都应个别看待。护士应通过长期观察和反复检查,正确解读老年人的辅助检查数据,结合病情变化,确认辅助检查值的异常是生理性老化、还是病理性改变所致,采取适当的处理方式,避免延误诊断或处理不当造成严重后果。

(3)注意疾病非典型性表现:非典型性临床表现是指老年人因感受性降低,加之常并发多种疾病,发病后往往没有典型的症状和体征。例如,部分老年人患肺炎时仅表现出食欲缺乏、全身无力、脱水或突然意识障碍,而无呼吸系统的症状;阑尾炎导致肠穿孔的老年人,临床表现可能没有明显的腹膜炎体征,或仅主诉轻微疼痛。由于这种非典型表现的特点,给老年人疾病的诊治带来了一定的困难,容易出现误诊。因此对老年人要重视客观检查,尤其体温、脉搏、血压及意识的评估极为重要。

(4)全面评估:老年综合评估(comprehensive geriatric assessment,CGA)是采用多学科方法来评估老年人的躯体健康、功能状态、心理健康和社会环境状况,并制订和启动以保护老年人健康和功能状态为目的的防治计划,最大限度地提高老年人的功能水平和生活质量。适用于病情复杂且有一定恢复潜力的虚弱老年人。通常在老年人情况发生变化时进行评估。

## 二、健康教育原则

《"健康中国 2030"规划纲要》作为指导推进健康中国建设的行动纲领,其原则、重点和目标都与健康教育和健康促进密切相关。健康教育是普及健康生活的主要策略,优化健康服务、完善健康保障、建设健康环境和发展健康产业都需要健康教育的参与。中国已经步入老年人口大国的行列,随着社会经济的发展、国家整体实力的提升,老年人的健康教育问题越来越多地得到政府和社会的重视。老年人的健康教育水平直接影响国家健康水平,老年人得到有效的医疗卫生服务,地区间健康差异明显缩小,大幅度提高老人健康水平及生活质量是健康教育和健康促进的最终目标。

健康教育是健康教育学在公共卫生和医学领域的实际应用,目的是促进人群的健康和福祉。

**1. 健康教育的定义** 健康教育(health education)是通过有计划、系统的社会教育活动,为学习者提供获取科学的健康知识、树立健康观念、掌握健康技能的机会,帮助他们做出有益健康的决定和有效且成功地执行有益健康的生活行为方式的过程。健康教育既是引导人们自愿采取有益健康行为而设计的学习机会,也是帮助人们达成知行合一的实践活动,其核心是健康行为的养成。

**2. 老年人健康教育** 是由健康教育工作者将易于理解的健康相关信息结合老年人的自身特点,采取多种多样的健康教育形式传达给老年人,从而把有关医学或健康科学的知识和技术转化为有益于老人健康的行为。

**3. 老年人健康教育原则**

(1)科学性原则:健康教育内容的科学、正确、详实是达到健康教育目的首要原则。老年健康教育的内容必须有科学依据,并注意结合最新的科学研究结果,删除陈旧过时的错误内容,更新知识,引用的数据要有官方依据或研究数据可靠无误,举例应实事求是、简单易懂。缺乏科学性的教育内容和方法容易误导老年人,造成不良后果。

(2)可行性原则:老年人健康教育必须建立在符合老年人经济、社会、文化及风俗习惯的基础上,否则难以达到预期的目的。改变老年人的行为和生活方式不能依靠简单的说教或个人良好愿望实现。许多不良行为或生活方式受年龄、生活阅历、社会习俗、文化背景、经济条件、卫生服务等影响,如居住条件、饮食习惯、生活经历、市场供应、社会规范、环境状况等,因此,老年人健康教育必须考虑到以上的制约因素,以促进健康教育目标的实现。

(3)针对性原则:老年健康教育对象的年龄、性别、健康状况、个性、嗜好、学习能力等千差万别,对卫生保健知识的需求也不尽相同。因此,在实施健康教育计划之前,应全面评估老年人的学习需要,了解老年人需要了解和掌握的知识,并在此基础上制订出有效可行的健康教育计划。在实施健康教育时,除了根据教育目标选择不同的教育策略外,还应根据不同老年人群的特点,采用不同的教育方法,设计与年龄、性别、爱好、文化背景、经济条件相适宜的健康教育活动。如老年人由于记忆力减退,听力、视力也有不同程度降低,所以在健康教育时应注意加强重复、强化或者应用辅助措施和系统进行听力和视力的辅助,以增强健康教育的有效性。此外,注意及时询问并收集健康教育的反馈信息,根据反馈结果及时调整健康教育的目标和方法。

（4）启发性原则:老年人健康教育不能靠强制手段,而是通过启发教育,鼓励与肯定行为的改变,让老年人理解不健康行为的危害性、健康行为的益处,形成自觉的健康意识和习惯。为了提高健康教育效果,可采取多种启发教育相结合的方式,如用生动的案例,组织患同类疾病老年人交流经验与教训,类似同伴教育,鼓励老年人的积极健康行为,其示范和启发作用往往比单纯的说教更容易被老年人接受。

（5）规律性原则:健康教育要按照不同人群的认知、思维和记忆规律,由简到繁、由浅入深、从具体到抽象地进行。在老年人群中,因年龄层次,记忆能力有所不同,年长者的记忆能力较差,思维能力较差,认知能力较弱,在安排教育活动时,注意每次学习活动应该建立在上一次学习的基础上,一次的教育内容不宜安排过多,知识难易程度逐渐递进,逐渐累积才能达到良好的教育效果,在健康教育的过程中注意老人认知能力的评估和干预。

（6）通俗性原则:开展老人健康教育时,尽量使用公众化语言,避免过多地使用医学术语,采用老年人易于接受的教育形式和通俗易懂的语言是保证教育效果不容忽视的因素。如在讲解健康知识时,对于老人使用简单直接的、形象生动的语言,热情关心的语气,对于文化层次较低的老年人群使用一些当地的俗语,可以帮助其更好地理解。

（7）直观性原则:许多健康知识较为抽象,形象直观的教育方式是提高教育效果的有效手段。运用现代技术手段,如影像、动画、照片、模型等可以生动直观地展示出健康教育的内容,可对有疑问的问题随时提问,也可以让老人接受教育的同时自己动手练习,加深印象,有利于提高老年人群的学习兴趣和对知识的理解。

（8）合作性原则:在卫生保健服务中要求个人、家庭、社区组织、卫生专业人员、卫生服务机构和政府共同承担健康促进的责任才能成功地实现健康教育的目标。因此,健康教育活动不仅需要老年人、教学者以及其他健康服务者的共同参与,也需要动员社会和家庭等支持系统,如亲属、子女、朋友、邻里等的支持参与,以帮助老年人达到健康的行为。合作与支持系统运用的越好,健康教育的目标越容易实现。

（9）行政性原则:健康行为并非完全属于个人的责任,政府领导的支持是推动全民健康促进活动最重要的力量,医疗卫生部门的作用也已经不仅仅是提供临床与治疗服务,开展健康教育和健康促进活动也应包含在整个医疗卫生计划内,应有专人、专项经费支持以推动健康教育的开展。

### 三、用药管理原则

老年人由于各器官储备功能及身体内环境稳定性随年龄而衰退,对药物的耐受程度及安全幅度均明显下降。掌握老年人用药适应证,牢记合理用药原则,有益于提升老年人的生活质量。

**1. 一般用药原则**

(1)遵医嘱给药,非抢救时不执行口头医嘱。

(2)严格执行"三查八对"制度。

(3)给药时严格无菌操作技术。

(4)给药后及时记录并注意观察用药后的反应及疗效。

(5)使用抗生素前要询问过敏史并查看皮试记录。

(6)注意特殊药物使用过程中的注意事项。

**2. 老年人用药原则**

(1)受益原则:首先要求老年人用药要有明确的指征。其次,要求用药的受益大于风险,选择疗效确切而毒副作用小的药物。选择药物时要考虑到既往疾病及各器官的功能情况,对有些病症可以不用药物治疗则不要急于用药,如失眠、多梦老人,可通过改变生活习惯,如晚间不抽烟、不喝浓茶、不喝咖啡等来改善。

(2)五种药物原则:许多老年人多病共存,文献统计老年人平均患有6种疾病,常多药合用。过多使用药物不仅增加经济负担,而且还增加药物相互作用。联合用药种类越多,药物不良反应发生的可能性越高。对有多种疾病的老年人,不宜盲目应用多种药物,用药种类尽量简单,最好5种以下,治疗时分轻重缓急,注意药物间潜在的相互作用。执行此原则时应注意:①了解药物的局限性;②抓住主要矛盾,选主要药物治疗;③选用具有兼顾治疗作用的药物;④重视非药物治疗;⑤减少和控制服用补药。

(3)小剂量原则:老年人用药量在中国药典规定为成人量的3/4;一般开始用成人量的1/4~1/3,然后根据临床反应调整剂量,直至出现满意疗效而无药物不良反应(adverse drug reactions, ADRs)为止。只有把剂量掌握在最低有效量,才是老年人的最佳用药剂量。老年人用药剂量的确定要遵守个体化原则,主要根据老年人的年龄、健康状况、治疗反应等进行综合考虑。

(4)择时原则:即根据时间生物学和时间药理学原理,选择最合适的用药时间进行治疗,以提高疗效和减少毒副作用。因为许多疾病的发展、加重和缓解都具有昼夜节律的变化,因此,要根据疾病的发作、药代动力学和药效学的昼夜节律变化来确定最佳用药时间。

（5）暂停用药原则：老年人在用药期间，应密切观察，一旦出现新的症状，应考虑为药物的不良反应或是病情进展。前者应停药，后者应加用药。对于服药的老年人出现新的症状，停药受益可能多于加药受益。因此，暂停用药是现代老年病学中最简单、有效的干预措施之一。

（6）营养干预原则：老年人大多是负氮平衡代谢，加之由于疾病，往往有消瘦、贫血、低蛋白血症等，影响药物的治疗效果。为更好地发挥药物的疗效，必须重视食物营养成分的选择和搭配。

**3. 药品存放管理原则**

（1）药品柜保持清洁整齐，符合药品储藏条件。

（2）内服药、外用药、注射用药等分类分区放置，按有效期时限先后有计划地使用，定期检查，避免放置过期。

（3）毒麻药专锁、专柜、专人管理，专用处方，专设使用记录。

（4）各类药品瓶签与药名相符，标签明显、清晰。凡标签不清、药物过期、破损、变色、浑浊等均不得使用。

（5）易被光线破坏的药物，应避光保存。

（6）抢救药放在抢救车内，每班清点并记录、签名，用后及时补齐，便于急救时使用。

（7）易燃易爆的药品放置在阴凉处，远离明火。

（8）老年人个人用药应单独按要求存放，并注明床号、姓名。

## 四、感染控制原则

感染性疾病是危害人类健康的主要疾病，因感染导致的死亡约占人类死亡总数的 1/3。老年人因机体老化、衰弱，慢性营养不良、免疫力下降等原因，成为感染性疾病的高危、高发人群，是高龄老年人主要的死亡原因。因此做好老年人感染预防与控制特别重要，老年人感染预防与控制应遵循以下几个主要原则。

**1. 改善环境**　医院、养老机构或家庭内应注意通风，保持环境的温湿度适宜，预防感染的发生。

**2. 做好免疫预防工作**　冬、春季是流感的高发季节，老年人可以注射流感疫苗，预防流感病毒感染。

**3. 改善老年人身体状况**　营养不良是多数老年人面临的问题和感染易发的高危因素。定期做好老年人营养评估，改善老年人营养状况，可以提高机体的免疫力，预防感染的发生；保持老年人良好的自身卫生也可以预防感染的发生；鼓励老年人适宜的运动，可以延缓衰老和老化，对预防感染的发生也有重要的意义。

**4. 积极控制基础疾病**　患有心功能不全、糖尿病、恶性肿瘤和慢性呼吸道疾病等基础疾病的老人是感染的高危人群；脑血管后遗症、帕金森综合征的老年人会有不同程度的吞咽功能障碍，易导致老年人吸入性肺炎的反复发生；尿道括约肌松弛、尿失禁、尿潴留等是导致老年人泌尿系感染常见的基础疾病，因此做好老年人基础疾病的管理，对预防感染的发生具有重要的意义。

**5. 做好隔离**　冬春季节是上呼吸道感染的好发时节，注意将发生感染的老人隔离安置，避免传染给其他老人，同时加强手卫生，预防交叉感染。

**6. 早期诊断、早期治疗**　老年人发生感染时，疾病症状往往轻于疾病严重程度，部分老年人的症状不典型，因此容易被忽略。早期发现感染的症状、早期诊断、早期规范地治疗感染对老年人尤其重要。

## 五、康复原则

人口老龄化是一项国际性课题。随着科学技术及医疗水平的不断发展，我国人均寿命逐渐增加，人口老龄化越来越严重。随着年龄的增长，各种疾病及功能障碍的发生率也在不断增加。老年病往往有着病程长、病情重、预后差等特点，且常常遗留严重的并发症甚至残疾。这些疾病将严重影响老年人的生活质量，从而导致一系列的家庭及社会问题。

康复医学是一门以改善躯体功能、提高生活自理能力、改善生活质量为目的的学科。康复医疗的介入一方面可以减轻或延缓老年人生理功能的衰退，另一方面可以预防、减轻，甚至逆转疾病造成的残疾。

1. 概念

（1）康复（rehabilitation）：是通过综合、协调地应用各种措施，消除或减轻病、伤、残者身心、社会功能障碍，达到或保持最佳功能水平，增强自理能力，使其重返社会，提高生活质量的目的。尽管有的病理变化无法消除，但经过康复，仍然可以达到个体最佳生存状态。康复治疗主要遵循：因人而异、循序渐进、持之以恒、全面康复、主观能动等原则。

（2）老年康复治疗（elderly rehabilitation treatment）：是为帮助老年人获得知识和技能，最大程度获得躯体、精神和社会功能的一个主动的、动态的过程。老年康复治疗旨在最大程度地改善老年人的各种功能障碍，将残疾程度降到最低，提高其活动能力和参与能力。老年康复治疗是在多学科合作的基础上，采取综合的治疗手段，对老年人进行科学、合理的治疗。

（3）老年康复护理（elderly rehabilitation nursing）：是指护理人员在总的康复治疗计划的指导下，为达到全面康复的目的，与其他康复专业的人员共同协作，对病、伤、残者的身心、社会功能障碍进行专门护理和各种专门的功能性训练，以实现最大程度的康复，尽可能地恢复老年人的生理和心理健康，使其得到最大的收益,包括本人、家属及社会。老年康复护理是康复医学的一个重要分支和护理学的重要组成部分。

**2. 老年康复治疗的主要病种**　老年康复的对象主要是由于衰老、功能减退、各种急慢性疾病及损伤导致功能障碍的老年人。老年康复治疗的常见疾病(表2-2-1)。

表2-2-1　老年康复治疗常见病种

| 神经系统疾病 | 骨关节肌肉疾病 | 脏器疾病 | 其他 |
| --- | --- | --- | --- |
| 脑血管病 | 截肢与假肢佩戴 | 冠心病 | 精神分裂症 |
| 颅脑损伤 | 骨折 | 高血压 | 抑郁症 |
| 帕金森病 | 人工关节置换 | 周围血管疾病 | 神经症 |
| 吉兰 - 巴雷综合征 | 关节炎 | 慢性阻塞性肺疾病 | 人格障碍 |
| 缺氧性脑病 | 运动损伤 | 糖尿病 | 听力及语言残疾 |
| 去皮质状态 | 腰腿痛及颈椎病 | 肥胖症 | 痴呆 |
| 周围神经疾病、损伤 | 进行性肌肉萎缩 | | 视力残疾 |
| 脊髓损伤 | 肩周炎 | | 肿瘤 |
| | 骨质疏松 | | 疼痛 |
| | | | 烧伤 |
| | | | 年老体弱者 |

**3. 老年康复治疗及护理的原则**

(1)早期介入并持之以恒:在疾病发生后,通过康复治疗及护理的早期介入,尽可能地避免和减轻并发症及残疾的出现,从而保持老年人最佳的功能状态。早期康复治疗及护理一方面可以对原发病进行处理,有效促进原发病的好转,改善预后,另一方面,通过对并发症尽早进行康复治疗,减轻和避免残疾的发生。已经有许多临床研究证实了早期康复的效果。一般认为,只要老人病情平稳,无康复相关禁忌证,就应尽早开展康复治疗及护理工作。康复治疗及护理工作与临床治疗一同进行,能够使老年人得到更好的治疗效果。此外,康复治疗及护理是一个长期的综合性的医疗过程,良好的康复效果,需要老人、家属和康复治疗及护理团队坚持不懈的努力与配合。

(2)主动参与:主动参与的原则主要体现在两个方面,一是将康复治疗及护理主动融入临床治疗中,使两者有机地结合,起到相辅相成的作用,达到扩大康复效果的目的;二是在康复治疗及护理的过程中充分调动老年人的积极性,努力激发其潜能,使其主动参与到康复中来,从而使康复治疗的技术和方法得到更好的应用,取得更好的康复效果。

"主动参与"是康复治疗与临床治疗的重大区别之一。大部分康复治疗过程,均需要老年人的主动参与。因此,在设计康复治疗的方案时,不仅要考虑疾病本身,更应详细了解老人的家庭情况、工作及生活情况、心理状况等,尽量增加康复治疗的趣味性和实用性,在保证老年人安全完成康复治疗的同时,应及时给予反馈,使其能够看到自身的进步和发展,不断激励老人主动参与。

同理,在康复护理过程中,不仅要做好生活护理,更重要的是帮助、启发和训练老年人尽可能地进行自我护理。康复护理不是靠"替代"完成的,而是要充分引导老年人自己照顾自己,尽力帮助其完成力所能及的日常生活活动。

(3)功能训练贯穿始终,与日常生活活动相结合:临床医学针对的是疾病,强调去除病因,逆转病理、生理异常。所谓"治愈"往往只是一次急性过程的缓解,然而康复的目标是改善老人的功能障碍,它更关注的是伤病导致的功能变化。与临床治疗关注"治病救命"不同,康复治疗及护理更加注重人的整体功能。所以功能训练贯穿了整个康复过程的始终。

早期的功能训练能够预防残疾的发生及发展,后期的训练可以最大限度地保存和恢复机体功能。同时,将功能训练与日常生活活动相结合,可以极大地调动老年人参与康复治疗的积极性,促进老人日常生活能力的提高,达到更好的康复治疗效果。

功能训练包括肢体或脏器的功能训练、辅助器具使用训练、职业技能训练及环境利用能力训练等。通过各种功能训练,可以使老年人运动、言语、日常生活、娱乐及社会活动等各方面的能力不断提高,从而使老人能够尽快适应新的生活,重返社会。

(4)高度重视心理康复:老年人突然面对因伤病导致的功能障碍甚至残疾时,通常会产生悲观、气馁、焦虑、绝望等情绪,心理状态严重失常。康复治疗及护理人员应该及时帮助老年人调整心态,树立信心,消除抑郁,使其主动配合康复治疗,积极地面对生活。

(5)整体康复:康复医学将人作为一个整体来研究,在整体水平上研究功能障碍带来的一切问题,并且在生物、心理及社会各个方面进行全方位的治疗。

整体康复包含两个方面:一是从医学角度上,采取多学科、多专业合作的方式,康复专业和其他专业一起,共同处理伤病带来的各种问题;二是从全面康复的角度上采取医学、心理、职业、社会的各种手段,综合解决疾病导致的各种问题。

(6)团队方式:老年人所面临的康复问题往往是复杂的、艰巨的,任何单一的专业或学科均难以独立解决因伤病所带来的全部问题。在漫长的康复实践过程中,康复逐渐形成了多学科、多专业合作的团队工作模式,从不同专业的各个角度为老年人制订合理的治疗及护理方案,充分发挥各学科和专业的协同作用。可以说,良好的协作关系是取得康复疗效的关键。

(7)提高生活质量的原则:随着现代医疗水平的提高,人们追求的不仅仅是长寿,更是良好的生活质量。生活质量主要体现在老年人生理、心理及社会功能三个方面的状态。提高老年人的生活质量是康复治疗及护理的重要目标。

## 六、伦理原则

社会的进步、医学的发展,伦理问题越来越得到关注。随着我国人口老龄化进程的加剧,老年医学发展也面临越来越多的伦理问题。医务人员也应与时俱进,在遵守职业道德的同时,行使救死扶伤的职责。

**1. 伦理相关概念** 伦理(ethics),伦,即人伦,人与人的关系;理,事理、情理、方法、规则,即人们为人处世应遵循的道德和原则。伦理是人们处理人与人、人与社会关系时应遵循的道理和准则。

伦理学(ethics):辞海诠释为关于道德的起源、发展,人的行为准则和人与人的之间的义务的学说。

医学伦理学(medical ethics):是指以医德为研究对象的一门学科,是运用一般伦理学原理和主要准则在解决医学实践中人们之间、医学与社会之间、医学与生态之间的道德问题而形成的学说体系。因为医学研究和服务对象是人,人除了具有生物属性外,还具有社会属性。医务人员应遵守的道德义务是把病人的利益放在首位。

护理伦理学(nursing ethics):是研究护理道德的学科,是运用一般伦理学原理解决和调整护理实践与护理科学发展中护士之间、护士与他人之间、护士与社会之间关系的应用伦理学,是护理学和伦理学相融合的交叉学科。

老年人自身的特点、身体变化、家庭环境、社会经济地位及老年病人特点,使得老年护理工作中会面临更多的伦理问题。

**2. 老年护理的伦理原则** 我国医学伦理学的基本原则为"防病治病、救死扶伤,实行社会主义人道主义,全心全意为人民身心健康服务"。护理人员在遵守这一基本原则下还应恪守职业操守,维护医学的荣誉与神圣。

(1)尊重原则:是医患间相互信任的基础,包括尊重老人的生命、人格、隐私权、自主权。生命是人之根本,护士应尊重老人的生命,尽最大能力为老人提供所需的护理措施,保护老人隐私,协助老人行使自主权,了解老人的需求,为老人提供各种医疗护理信息。有学者提出在人口老龄化过程中,老年人的数量因社会现代化而增加的同时,社会地位反而降低。因此在尊重老人的同时,应该在全社会范围内倡导尊老敬老的风气,真正做到尊重老人。

(2)不伤害原则:要求护士在为老人提供护理服务时,不得伤害老人的身心健康。由于各种原因,护士在为老人提供护理服务时会对老人造成伤害,如有意或无意的伤害、责任或非责任的伤害、可知与不可知的伤害、可控与不可控的伤害等,因此护士应重视老人的利益,在采取护理措施时要正确地评估老人情况,对可能造成伤害的措施应进行认真分析、权衡利益,必要时需征求医生意见,并向老人或家属做好告知,最大程度地保证老人的健康与安全。

(3)有利原则:要始终把老人的健康放在第一位,既要关心老人的身体,又要关心老人的心理、社会需求,为老人提供最佳服务与护理措施。在为老人带来利益的同时不得伤害他人及社会的利益。

(4)公正原则:即公平、正直。应对所有老人一视同仁,以公平、公正的态度对待每一位老人。在分配医疗资源方面也要公平、公正、优化、合理使用医疗资源。

### 3. 老年人伦理问题的处理原则

(1)知情同意原则:在护理实践中,知情同意原则是指老人及其家属或法定代理人有完全了解医务人员所提供的关于老人疾病信息、诊疗信息或相关试验的信息等权利的伦理原则。做好知情同意原则,对护、患双方都是有利的,既保护了护患双方面的权利与义务,又利于医疗纠纷的防范与处理,是和谐护患关系的基础。护士需要为老人提供有关病情、预后、治疗、护理措施等相关的信息,根据老人性格特点、文化水平与心理状态等,个体化地给予信息支持,同时协助老人正确地理解信息内容,并让老人自主地做出决定,不受其他人的影响。护士在维护老人知情权的同时,应具备足够的专业知识、丰富的临床经验、一定的语言表达能力,并且与医生告知的信息保持高度一致,对老人的疑问及时解答。知情同意原则在下列特殊情况下可以例外:①紧急情况下,当危及老人的生命安全时,不能拖延,护士可以从老人的最高利益出发可先实施抢救措施,再事后补充;②当对告知老人的信息可能造成不良后果时,护士可对老人隐瞒信息或尊重家属及委托人的意见;③对无自主能力的老人或法定委托代理人不能取得联系时,可不经其同意,但需要上报医院或所在机构相关负责部门,经同意后方可采取必要的措施。

(2)自主原则:包括自愿性、目的性、坚定性。自愿性,指老人本身或家属的自愿行为;目的性,指老人建立在理性基础上关注后果的选择;坚定性,指不因为外界干扰而妥协的选择;自主原则实质是对老人独立人格和自主权利的尊重和保护,包括"自主知情、自主同意、自主选择"。

(3)最优化原则:护理措施的选择与实施必须以最小的代价取得最大的效果,达到最佳程度的伦理原则,是不伤害原则最基本的伦理原则。要求护理措施疗效最佳、损伤最小、痛苦最轻、费用最小,因此对护士的综合素质要求也较高。

（4）保密原则：保护老人的各项信息及个人隐私，不任意传播、扩散老人的秘密，对可能导致老人病情恶化的信息必要的时候也须对老人进行保密。

（5）生命价值原则：尊重生命、尊重生命价值，为提高老人生活质量与价值而努力，另外在尊重老人生命的同时，应关注老人生理、心理、社会三方面的健康。

在护理实践中，应首先考虑对老人有利原则和生命价值原则，然后做好尊重、公正、不伤害、最优化和保密原则。当某些情况下护理伦理原则之间发生冲突时，应将有利原则和生命价值原则放于优先位置。

## 七、沟通原则

沟通是人与人之间、人与群体之间思想与情感传递和反馈的过程，是人与人之间发生相互联系的最主要的方式。据调查，人类除了睡眠时间，每天约有 10h 左右的时间都在进行不同形式的沟通。沟通过程，不仅传递信息，还传递情感、价值取向、意见观点等。沟通包括语言沟通和非语言沟通两大类型。语言沟通是指口头和书面语言沟通；非语言沟通是指声音（如音乐）、语气和肢体语言（如表情、手势等）沟通，二者相互结合是最有效的沟通方式。

老年人由于生理功能和社会地位的变化，语言能力明显减退，这对于疾病的早期发现和治疗以及老年人生活质量都造成了很大的困扰。这种变化对老人心理的影响也十分复杂，使老年人容易出现焦虑、自卑、孤独等心理问题，甚至抑郁自杀。因此，应根据老年人的生理特点选择有效的、可操作的沟通方式，提高老年人生活质量。

### 1. 与老年人沟通的目的

（1）与老人建立良好的关系：使老年人减少被疏远和陷入困境的孤独感。

（2）使老年人正确认识自己的健康状况：有助于在晚年生活中自我调整，提高自我照顾的能力，减少对他人的依赖感。

（3）获取更多老年人的资料：从而对老年人进行健康评估，及时发现存在的健康问题。

（4）交流信息、思想和情感：从而针对老年人存在的健康问题实施治疗工作。

### 2. 与老年人沟通的特点

（1）老年人因听力下降、注意力下降、记忆力减退等认知功能的变化，可能会使老年人在交谈中出现交流困难或使用含糊不清的词语。

（2）老年人牙齿脱落、不合适的义齿妨碍发音的清晰度。

（3）老年人难以适应年轻一代的思维和语言方式，这会使他们在与年轻人交流时感到疲劳和不安，甚至产生自卑的心理。

（4）老年人反应力减慢，现代社会所必需的交流手段（如：电脑、智能手机等电子设备等）的使用难度大，获得信息的渠道受限。

（5）老年人的社会作用大部分丧失，生活相对封闭，难以及时获取信息。

**3. 与老年人的沟通原则**

（1）以老年人为中心，让老年人主动表达：时时把老年人视为一个完整的人，倾听并引导老年人诉说，切勿打断，借此提升老年人的自尊，增强其自我价值感。

（2）少用说理的方式：尽量避免试图用说理来说服老年人，或想就此来纠正老年人的想法，反而阻碍了老年人心声的吐露。应尽量鼓励其说出自己的想法和感受，医务人员可由此获得更多的信息。

（3）采用开放式交流：医务人员在询问老年人时，尽量避免使用封闭式问句，如"是"或"不是"的问法，而应使用开放式问句，如："您认为呢？"以便收集更详实、广泛的资料。互动中应给予立即反馈，鼓励老年人更多的表达。

（4）了解沟通对象：沟通效果受沟通对象身份、文化背景、工作经历、性格、心情、处境等因素影响。医务人员应根据老年人的知识水平、理解能力、性格特点、心情处境及不同时间、场合的具体情况，选择老年人易于接受的语言形式和内容进行沟通交流。

（5）通俗易懂：在沟通中要将医疗专业知识通俗化，要以老年人听懂、了解、知情为目的，努力让老年人理解医疗过程，避免空话、套话，避免使用过多的专业术语。

（6）综合运用语言和非语言沟通：据资料统计，老年性语言沟通障碍占老年人的50%。因此，非语言沟通在与老年人沟通过程中尤为重要。通过目光、表情、动作、空间距离等与沟通对象之间进行信息交流，能有效地对老年人进行心理、生理等不同程度的评估，提高医疗工作质量。

（7）信任和尊重：信任是医患关系的重要内容，也是开展医疗工作的先决条件，更是沟通的前提。充实的专业知识是获得信任的关键。尊重老年人的人格和隐私，学会换位思考，在进行各项诊疗工作时应认真负责，时时处处能让老年人感受到对他的关心和关注，加深其对医务人员的信任。

（8）宽容和接纳：疾病和衰老使老年人的身体和精神发生变化，会使其变得焦虑、对医务人员横加挑剔，甚至蛮不讲理。护理人员要用爱心真诚地与老年人沟通，在不违背原则的情况下，尽量满足老人的要求。

**4. 与老年人沟通的技巧**

（1）非语言沟通的技巧：非语言沟通对于因逐渐认知障碍而越来越无法顺利表达和理解谈话内容的老年人来说极其重要。在应用各种方式的非语言沟通过程中必须明确：老年人可能因其功能障碍而较依赖非语言沟通，但并非意味着其心理认知状态也退回孩童阶段。所以，要避免不适宜的拍抚头部等让老年人感觉不适应和难以接受的动作；要尊重老年人的个性和社会文化背景，以免影响沟通效果；注意观察何种沟通模式是老年人反应良好的方式，并予以强化和多加运用。

1）触摸：老年人被触摸可表达触摸者对其的关爱，而主动触摸他人或事物则可帮助老年人了解周围环境。然而，触摸并非万能，倘若使用不当，可能会触犯老年人的尊严，增加其躁动等。触摸时应注意以下几点：①事先确定老年人知道触摸者的存在，尽量从老年人功能良好的一侧予以接触。②选择适宜的触摸位置，注意保护老年人的皮肤（老年人皮肤松弛缺乏弹性易破）。③尊重老年人的尊严及其社会文化背景。涉及老年人的隐私时，应事先得到其允许，渐进性触摸，并持续性观察老年人的反应。例如，在触摸过程中，观察老年人面部表情和被触摸的部位是松弛或是紧绷，身体姿势是向后退缩或者是迎合接受，都可为下一步措施的选择提供依据。④对老年人的触摸予以正确的反应，学习适当地接受老年人用抚摸头发、手臂或脸颊来表达谢意。

2）身体姿势：当言语无法准确交流时，可适当有效地运用身体姿势辅助表达。与听力下降的老年人沟通时，要面对老年人，利于其读唇，并加上缓和、明显的肢体动作来有效地辅助表达；对于使用轮椅代步的老年人，注意不要附身或利用轮椅支撑身体来进行沟通，而应适时坐或蹲在旁边，并维持双方眼睛于同一水平线，以利于平等的交流和沟通。同样，若老年人无法用口头表达清楚时，可鼓励他们以身体语言来表达，再给予反馈，以利于双向沟通。

3）倾听：与老年人沟通时耐心的倾听也非常重要。沟通过程中，应保持面部表情平和，说话声音要略低沉平缓且带有适度的热情。说话时倾身向前以表示对老人的话题有兴趣，保持眼神的交流，必要时可适当夸大面部表情以传达惊喜、欢乐、担心、关怀等情绪。

（2）语言沟通的技巧：

1）老年人的语言表达：口头沟通对外向的老年人而言，是抒发情感和维护社会互动的良好途径，而书面沟通则更适合内向的老年人。随着年龄渐增，参与社会活动的减少，不论老年人原先的人格特征如何，都可能变得比较退缩与内向，而影响其语言表达能力，甚至会有寂寞和沮丧的情绪产生。最好的解决方法是为其提供足够的社交与自我表达的机会，予以正向鼓励，但无论老年人是选择接受或拒绝参与都应予以尊重。

2）电话访问或视频通话：利用电话或网络可克服时空距离，有效追踪老年人的现况，甚至还可以进行咨询、心理疏导或给予诊断、治疗，这样会给老年人带来与外界沟通的喜悦。当电话／视频访问对象有听力障碍、失语症或定向力混乱时，需要特别耐心并采取有效的方法，比如放慢语速、重复重要字句等。为减少误解的发生,必要时还需以文字复述信息。

3)书面沟通:对于识字的老年人,结合书写方式进行沟通可针对老年人记忆减退的特点而发挥提醒的作用,也可提高老年人对健康教育的依从性。但在与老年人沟通中使用书写方式要注意以下几点:①为便于看清,应选择较大的字体,且注意文字颜色应与背景色对比度较高;②对关键的词句应加以强调和重点说明(如选用不同的字体、颜色等);③用词应浅显易懂,尽可能使用非专业术语;④运用简明的图标或图片来解释必要的过程;⑤合理运用小标签,如在小卡片上列出每日健康流程该做的事,并且贴于常见的地方以防记错或遗忘。

## 八、心理护理原则

当代医学模式已由"生物医学模式"向生物—心理—社会医学模式转变,护理模式也由"以疾病为中心"转向"以人的健康为中心"。21世纪来临之时,我国就进入人口老龄化国家的行列。当人步入老年后,社会角色发生重大改变,常常会面临疾病、丧偶等生活事件,与社会脱节。多数老年人或多或少存在着不同程度的心理问题。在机体功能方面衰退的情况下,心理状态和生理状态会发生明显变化,会出现强烈的失落感和无力感,也会相应引发一系列心理问题,如焦虑、抑郁、孤独等。因此。了解老人心理的变化,采取最佳的心理护理措施,促进老年心理健康,才能更有效地促进老年人早日康复。

1. **老年人常见的心理问题**
(1)失落:由于社会角色的改变,老年人心理上会产生一种失落感,表现为沉默寡语,情绪低落或急躁易怒,对周围的事物看不惯,为一点小事而发脾气。

(2)孤独:老年人由于丧偶、独居、离退休、人际交往减少,社会及家庭地位改变,以及各种原因导致的行动交往不方便,使其感到空虚寂寞,心理上往往产生隔绝感或孤独感,进而感到烦躁无聊。

(3)恐惧:老年人由于担心患病,自理能力下降以及心理负担加重等问题而产生恐惧感,从而表现出冷漠或急躁的情绪。

(4)抑郁:多由于老年人受到慢性疾病的困扰及死亡的威胁,体弱、力不从心;或者因生活单调或失去配偶,家庭不和,内心空虚;还有老年人由于退休后生活方式的改变,社会交往减少,缺乏归属感等,造成心情抑郁悲观。

2. **护理原则** 老年人的心理有诸多的问题,使老年人的护理更加复杂,加重了护理的难度。护理人员在进行护理评估时,应全面、仔细地收集资料,并针对护理问题制订、调整和完善护理计划,以达到预防发作、缓解症状和促进康复的护理目标。总体原则是:躯体护理与心理护理相结合,体现整体护理原则;训练有素、操作熟练与诚挚爱心相结合。

**3. 护理措施**　护士要做到举止端庄，态度和蔼可亲。对老年人和家属都要尊重，针对老年人的不同特点、不同个性、文化差异进行有效的交流和沟通。具体措施如下：

（1）家庭和睦是老年人身心健康的基础：老年人常会感到孤独，希望得到家人的关心、爱护和照顾，因此子女应该经常与老人沟通，遇事与老人商量，使老人保持心胸开阔、乐观向上的生活态度，感受到自己是被需要的，而不是家庭的负担。

（2）尊重、理解、关爱老年人：老年人从温暖的家庭到陌生的医院或养老机构，对周围环境不适应，再加上疾病的折磨和对疾病认识不足而产生焦虑、恐惧情绪，作为和老年人密切接触的护理人员，首先要尊重、关心老人。讲话礼貌，态度和蔼，耐心听取老人的主诉，对老人的健忘和唠叨给予谅解，对老人的需求尽量满足。

（3）恰当使用非语言沟通：对自尊心强和虚荣心强的老年人，应以鼓励和赞扬的口气，在充分尊重的基础上，让老年人乐于接受治疗和护理，适时与老年人进行有效沟通。热情对待老人，减轻老人的孤独感和失落感，必要时用搀扶、捶背等体态语言，使老人感到温暖。

（4）增加信任度，改善医护患关系：对于喜好猜疑的老年人，护理人员必须满足老年人对自身疾病及相关知识的需求，向老年人讲解相关疾病的转归及注意事项，尽早取得老人的信任，减少猜疑和误会；在遵守保护性医疗原则下，以通俗易懂的语言，向其解释说明，消除思想顾虑，增强战胜疾病的信心。在交谈中，要考虑方式、程度、老年人对疾病认识水平和心理承受能力，尽量让老人心情放松，以最佳的心理状态接受治疗和护理。

总之，老年期是人一生之中最特殊的时期，是身体及心理极易出现问题的时期。因此应充分了解老年人的心理特点，及时发现老年人的心理变化，建立良好的人际关系，保持与家庭、社会的有效沟通，树立乐观、开朗的人生态度，使老人愉快地度过晚年。

## 九、环境评估及改造原则

老年环境评估包括对老年居住环境、社会环境、精神环境和文化环境等评估。在各项评估中，老年人的居家环境安全评估最为重要，对老年人的健康状态影响最大。对居家环境进行准确评估、诊断出环境适老化问题并做出合理改造方案，对老年人危险因素的识别和排除具有重要意义，可以防止老年人跌倒和其他意外事件的发生，使老年人在熟悉的家庭环境与家人、朋友友好相处，快乐、安全、舒适地生活。

**1. 环境改造一般原则**　①符合老年人本人的需求；②适应老年人的居家

环境改造要求；③考虑不同自理程度老年人居家环境的特殊要求；④方便家人生活；⑤在专家的指导下进行；⑥符合老年人居室设计的总体要求。

**2. 环境改造总体原则**

（1）安全原则：由于老年人各器官系统功能退化、感觉减退、身体的平衡感下降、体质虚弱等问题，常常会发生一些意外事件。因此，根据"居家跌倒危险因素评估工具（home fall hazards assessment, HFHA）"的评估结果，在住宅中找出老年人存在问题的区域，根据老年人的需要，对存在问题的部分进行改造，从而保证老年人在居室内不因为居室设施而受到伤害。如消除房间高度差、浴室安装扶手、地面防滑处理等。

（2）尊重原则：从"尊重老人意愿"的理念出发，通过老年人自评来发现居家环境中存在的适老化问题，做到事先沟通；根据老年人的需求设计改造方案，并再次听取老年人的意见，进一步调整设计方案，而不是硬把改造强加给老年人。让老年人能够体会到生命的意义、舒适与乐趣，享受美好的生活。

（3）以人为本原则：由于文化差异，老年人日常生活活动和心理变化存在差别，因此，老年人对居家环境的要求也有所不同，本着以人为本的原则，从老年人的整体需要出发，考虑老年人的生理需求、情感需求和心理需求，实行全方位的规划设计。如利用导向标识帮助和引导痴呆老年人准确辨认区域或识别方向。

（4）实用性原则：既要重视老人的生理状态，又要注重生活环境对老人生活功能及健康方面的影响，满足老年人的需求。如门窗易开关、拉手高度适宜、厕所设在卧室附近等。

（5）系统思考原则：对患有疾病、功能减退、失能的老年人，进行环境改造时应尽量去除妨碍老年人生活行为的因素，或调整环境使其能补偿机体缺损的功能，达到早期干预，使老年人适应日常生活，促进老年人生活功能改善的目的。在设计改造方案时，要考虑到辅具与服务，使"环境—辅具—服务"三者互相补充。不单单只看环境一方面，而是从系统化的角度考虑环境的改造，为老人提供专业的服务。如老年人进行肌肉强化训练、平衡训练、功能锻炼、辅助配置、医疗器械使用等。

（6）无障碍设计原则：生理功能改变的规律是用进废退，如老年人记忆和思维、日常生活活动中的精细动作等，常因失用加速老化而失去其功能，最终造成依赖。环境改造的宗旨应是提高和维持老人自理能力，防止失用加速老化导致生活上的依赖或残障。如保持行走的道路无障碍物、平坦、防滑，消除门槛、石阶，通道安装扶手，以利于老年人行走和功能锻炼。

（7）便于应急救治原则：居室设计需要考虑当发生意外时，如何做到最快速施救、转运，时刻牢记时间就是生命的理念。老年人的卧室以及卫生间不宜采用内开门,因为当老年人突发疾病或意外倒地时,身体可能堵住门口,故采用无轨推拉门或者外开门较好。卫生间内应设有紧急求助装置。

　　建议在使用评估工具时,专业照护人员和老年人或家庭成员一起评估。有研究表明,专业人员评估时能发现比家庭成员更多的问题,并且专业人士可以同步对老年人进行环境改造相关知识的教育,促进危险行为的改变。

　　3. **居家危险因素评估**　采用居家危险因素评估工具 HFHA(表 2-2-2)。

表 2-2-2　居家危险因素评估工具 HFHA

| | 评估内容 | 评估结果 | 建议 |
|---|---|---|---|
| 室内灯光 | 居家灯光是否合适 | □是　□否 | 灯光不宜过亮或过暗 |
| | 楼道与台阶的灯光是否明亮 | □是　□否 | 在通道和楼梯处使用 60 瓦的灯泡。通道上宜装有光电效应的电灯 |
| | 电灯开关是否容易打开 | □是　□否 | 应轻松开关电灯 |
| | 在床上是否容易开灯 | □是　□否 | 在床上应很容易开灯 |
| | 存放物品的地方是否明亮 | □是　□否 | 在黑暗处应安装灯泡。从亮处到暗处应稍候片刻 |
| 地面(板) | 地面是否平整 | □是　□否 | 地面不宜高低不平,如有应以斜坡代替,室内不应有门槛 |
| | 地毯(垫)是否平放有没有皱褶和边缘卷曲 | □是　□否 | 确保地毯(垫)保持良好状态,去除破旧或卷曲的地毯 |
| | 地板的光滑度和软硬度是否合适 | □是　□否 | 地面(板)不宜光滑,可以刷防滑的油漆,可铺地毯 |
| | 地板垫子是否无滑动 | □是　□否 | 除去所有松动的地垫,或者将他们牢牢固定在地上,并且贴上防滑地衬垫 |
| | 一旦有溢出的液体是否立即擦干净 | □是　□否 | 一旦有溢出的液体立即将其擦干净 |
| | 地面上是否放置杂乱的东西 | □是　□否 | 地面上应整洁,尽可能不放或少放东西,应清除走廊障碍物 |
| | 通道上是否没有任何电线 | □是　□否 | 通道上不应有任何电线 |
| 卫生间 | 在浴缸或浴室内是否使用防滑垫 | □是　□否 | 在湿的地面易滑倒,浴室内应使用防滑垫,在浴缸内也应使用防滑材料 |
| | 洗刷用品是否放在容易拿到的地方 | □是　□否 | 洗刷用品应放在容易拿到的地方,以免弯腰或伸得太远 |
| | 在马桶周围、浴缸或淋浴间是否有扶手 | □是　□否 | 应安装合适的扶手 |

| | 评估内容 | 评估结果 | 建议 |
|---|---|---|---|
| 卫生间 | 是否容易在马桶上坐下和站起来 | □是 □否 | 如马桶过低，或老人不易坐下和站起来，应加用马桶增高垫，并在周围装上合适的扶手 |
| | 浴缸是否过高 | □是 □否 | 浴缸不宜过高。如过高，应加用洗澡凳或洗澡椅等 |
| 厨房 | 是否不用攀爬、弯腰或影响自己的平衡就可以很容易取到常用的厨房用品 | □是 □否 | 整理好厨房，以便能更容易取到最常用的厨具 |
| | 厨房内灯光是否明亮 | □是 □否 | 灯光应明亮 |
| | 是否常将溢出的液体立刻擦干净 | □是 □否 | 应随时将溢出的液体抹干净 |
| | 是否有良好的通风设备来减少眼睛变模糊的危险性 | □是 □否 | 留置通风口，安装厨房抽油烟机或排气扇，做饭时更应通风 |
| | 是否有烟雾的报警装置 | □是 □否 | 应装烟雾报警装置 |
| | 是否有家用灭火器 | □是 □否 | 应配家用灭火器 |
| 客厅 | 是否可以容易从沙发椅上站起来 | □是 □否 | 宜用高度适宜又有坚固扶手的椅子 |
| | 过道上是否放置任何电线、家具和凌乱的东西 | □是 □否 | 不可在过道上放置电话线、电线和其他杂物 |
| | 家具是否放置在合适的位置，使您开窗或取物时不用把手伸得太远或弯腰 | □是 □否 | 家具应放置在合适的位置，地面应平整、防滑和安全 |
| | 窗帘等物品的颜色是否与周围环境太相近 | □是 □否 | 窗帘等物品的颜色尽可能鲜艳，与周围环境应有明显区别 |
| 楼梯台阶梯子 | 是否能清楚地看见楼梯的边缘 | □是 □否 | 楼梯与台阶处需要额外的照明，并应明亮 |
| | 楼梯与台阶的灯光是否明亮 | □是 □否 | 楼梯与台阶处需要额外的照明，并应明亮 |
| | 楼梯上下是否有电灯开关 | □是 □否 | 楼梯灯尽量使用自动开关 |
| | 每一级楼梯的边缘是否安装防滑踏脚 | □是 □否 | 在所有阶梯上必须至少一边有扶手，每一级楼梯的边缘应装防滑踏脚 |
| | 楼梯的扶手是否坚固 | □是 □否 | 扶手必须坚固 |

续表

| | 评估内容 | 评估结果 | 建议 |
|---|---|---|---|
| 楼梯台阶梯子 | 折梯和梯凳是否短而稳固,且梯脚装上防滑胶套 | □是 □否 | 尽量避免使用梯子,如需用时最好有人在旁。折梯应保持良好状态,最好用有扶手的梯子,保证安全 |
| 衣服和鞋子 | 是否穿有防滑鞋底的鞋子 | □是 □否 | 鞋子或拖鞋上应有防滑鞋底和凸出的纹路 |
| | 鞋子是否有宽大的鞋跟 | □是 □否 | 鞋子上应有圆形宽大的鞋跟 |
| | 在房里以外的地方是否穿的是上街的鞋子而不是拖鞋 | □是 □否 | 避免只穿袜子、宽松的拖鞋、皮底或其他滑溜鞋底的鞋子和高跟鞋 |
| | 穿的衣服是否合身和没有悬垂的绳子或摺边 | □是 □否 | 衣服不宜太长,以免绊倒(尤其是睡衣) |
| | 是否坐着穿衣 | □是 □否 | 穿衣应坐下,而不要一条腿站立 |
| 住房外面 | 阶梯的边缘是否已清楚标明 | □是 □否 | 应在阶梯的前沿漆上不同的颜色确保所有外面的阶梯极易看到 |
| | 阶梯的边缘是否有自粘的防滑条 | □是 □否 | 阶梯边缘应贴上防滑踏脚 |
| | 阶梯是否有牢固且容易抓的扶手 | □是 □否 | 阶梯应有牢固且容易抓的扶手 |
| | 房子周围的小路情况是否良好 | □是 □否 | 应保持小路平坦无凹凸。清除小路上的青苔与树叶,路潮湿时要特别小心 |
| | 夜晚时小路与入口处灯光是否明亮 | □是 □否 | 小路与入口处晚上应有明亮的照明 |
| | 车库的地板是否没有油脂和汽油 | □是 □否 | 车库的地板应没有油脂和汽油 |
| | 房子周围的公共场所是否修缮良好 | □是 □否 | 公共场所应修缮良好 |
| 卧室 | 室内是否有安全隐患,如过高或过低的椅子、杂乱的家居物品等 | □是 □否 | 卧室的地板上不要放东西。要把卧室内松动的电线系好,通道上不得有杂乱物品。椅子高度应合适 |
| | 室内有无夜间照明设施,是否可以在下床前开灯 | □是 □否 | 床边安一盏灯,考虑按钮灯或夜明灯。夜晚最好在床边放一把手电筒 |
| | 室内有无紧急呼叫设施 | □是 □否 | 安装紧急呼叫器 |
| | 是否容易上、下床 | □是 □否 | 床高度应适中,较硬的床垫可方便上下床。下床应慢,先坐起再缓慢站立 |

| | 评估内容 | 评估结果 | 建议 |
|---|---|---|---|
| 卧室 | 卧室内是否有电话 | □是 □否 | 卧室应装电话或接分机,放在床上就可够着的地方 |
| | 床罩是否没有绳圈做的穗 | □是 □否 | 床罩上不应有穗或绳等 |
| | 如果您使用拐杖或助行器,它们是否放在您下床前很容易够得着的地方 | □是 □否 | 将拐杖或助行器放在较合适的地方 |

备注:上述量表各项评估结果,勾选"是"得1分,"否"不得分,将各项分值相加,总分越高,说明居家环境越安全,反之要根据"建议"进行居家环境改进。

## 十、生活起居原则

随着我国人口老龄化的日益加剧,老年人物质、精神、健康生活需求的不断提高,尤其是在养老机构老年人生活起居护理备受关注,但关于生活起居原则国内没有统一的共识,且高质量相关文献报道较少。目前国内生活起居护理主要是指对老年人的日常生活进行护理,包括居室环境、个人卫生、饮食,并结合老年人的生活习惯与文化心理等方面,为老人创造一个安全、舒适、清洁的休养环境,提高生活质量,促进日常生活活动能力的恢复及维持残存的身体功能。

1. **老年人群的生理及心理特点** 需要评估老年人生理和心理等方面的特征,掌握他们的生活习惯和思维方式,了解老年人对于生活起居的需求。①老人生理特点:随着年龄增长,老年人听觉、视觉和触觉的敏感性下降,对外界刺激的防御能力下降,与老人沟通交流形成一些障碍;同时老人行动迟缓、不协调,对外界事物反应迟钝,记忆力下降,生活自理能力下降。②老人心理特点:随着衰老的加剧、身体伴有多种疾病,老年人的心理也发生了巨大的变化,会有悲观、焦虑、抑郁等不良情绪。

2. **老年人居室环境的一般原则** 居室环境对老年人的日常生活起居至关重要。对使用拐杖、轮椅和偏瘫等身体障碍的老人来说,要求居室环境的设计及生活起居用品要考虑人性化、安全化及方便化,便于协助老人维持正常的生活,如上下床、如厕、生活洗漱、活动等正常的生活起居。居室环境的安静有助于老年人休养,噪声的刺激或突然的声响会使老人受到惊吓;居室注意通风换气,保持室内空气新鲜,切忌对流风,以免老人受凉;居室的温度以 22~24℃为宜,湿度一般在 50%~60%;光线适宜,一般居室内要求阳光充足、柔和,让老人感到舒适愉快,但老人病情不同对光线要求也不一样;关于居室环境要求的一般原则应遵循老人生理及心理的个体化需求。舒适、整洁的居室环境使老人产生并保持愉悦的心情，有利于疾病的康复，所以专业人员应尽力为老人创造温馨、舒适的居室环境。

**3. 老年人生活作息的一般原则** 专业人员应根据老人的具体情况及季节变化等指导老人健康的生活方式，制定出符合生理需求的、合理的、科学的生活起居制度，做到生活有规律、膳食有节制且均衡、动静适宜等。

（1）健康的生活方式：不吸烟，每天吃 5 种水果和蔬菜，每天放松或冥想 10min，BMI $< 25kg/m^2$，每周运动 150min（或每天 20min）等。

（2）休息与睡眠：①休息，生理的舒适、心里的放松及充足的睡眠可保证有效的休息质量；休息不代表长时间久坐或卧床，可做一些让自己放松的活动，如看书、看电视等，注意劳逸结合。②睡眠，充分合理的睡眠对老人身体健康十分重要，建议老人每天睡眠（包括午睡）6~8h；睡眠环境宜安静、舒适、光线幽暗；睡前减少对老人精神情绪的刺激因素，如不看惊险的电视节目、不饮咖啡及浓茶等；晚餐不宜过饱；睡前如厕，以免夜尿增多影响睡眠等。

（3）活动：可促进老人的新陈代谢，增强和改善机体的功能，科学的锻炼对健康非常有益。专业人员应根据老人的身体状态、自身能力及喜好来选择活动的方式及强度。适合老人的锻炼项目如散步、快走、跳舞、太极拳及游泳等。活动强度推荐老人中低强度为宜，评估强度常用指标有靶心率 =170− 年龄（老人运动时心率不宜大于此数值），运动后老人主观感受应为舒适、精力充沛、身心愉悦等。老人活动中建议结伴锻炼，尽量避免单独运动；运动的时间建议饭后 1~2h 期间，每次运动时间以 30min 左右为宜；活动有规律，循序渐进，持之以恒；活动中注意安全，避免受伤及意外跌倒等。当老人伴有身体不适，如感冒、发热、慢性病急性发作等，应指导老人暂停锻炼。

（4）营养：营养（饮食）是维持老人生命的基本需要，是恢复、促进健康的基本手段，无论是营养餐的制作还是摄入的过程都可给老人带来精神上的满足与享受。应保证老年人足够的营养，饮食以清淡、易消化为主。碳水化合物占每日总热量的 55%~60%，鼓励进食全谷物、豆类及蔬菜等；脂肪占总热量的 20%~30%；蛋白质占总热量的 15%。每日适量补充复合无机盐和维生素。戒烟，限制酒精的摄入量，病情允许下每日饮水量 1500ml 左右。老人饮食一般原则为平衡膳食，科学合理搭配，进食温度适宜，养成良好的饮食习惯，少食多餐，避免暴饮暴食，建议老年人吃好而不宜过饱。

（5）个人卫生：做好老人的皮肤护理，保持皮肤清洁，注重衣着卫生，干净与舒适。指导老人空腹或饱食不宜沐浴，清洁皮肤时尤其注意老人皱褶部位皮肤的卫生状况，沐浴时间不宜过长，15min 左右为宜，不推荐老人蒸桑拿。对于干燥的皮肤可适当应用润肤品，保持皮肤的舒适。对于卧床的老人应给予床上擦浴和洗头;加强皮肤的护理,应用气垫床、协助翻身、保持皮肤清洁干燥,避免局部组织长期受压、血液循环障碍、皮下组织营养不良等而导致压力性损伤的发生。

(6)情感支持:专业人员要帮助老人学会积极的心理防御,采取鼓励式会谈,调动老人及家庭成员以积极的方式应对现实,保持老人心理平衡;其次要丰富老年人的养老院或社区活动,鼓励老人参加业余活动,充实生活,实现自我;关心老人的生活起居和情感需求,予以正向鼓励,营造和谐的就医(家庭)氛围,提高老人的生活质量。

(7)安全防护:专业人员应进行日常生活的活动能力、认知、跌倒、压力性损伤、营养、心理等风险评估,落实风险防范措施、注意事项的防护与指导。

**4. 专业人员照护的一般原则** 专业人员应全面了解老人的状况,确定老人的照护需求,从而制订有效的照护计划。制订照护计划的要点有:①在生活起居、情感、社交等各方面提供老人需要的帮助及支持;②帮助老人完成日常生活事务,同时也要维持老人尚存的机体功能;③考虑老人的生活习惯与喜好;④制订的照护计划需要老人的家人充分参与进来,营造和谐的氛围;⑤专业人员对照护效果需实时反馈与改进等。关于照护方案的内容包括:①基本诊疗信息;②生活照护的需求及方案;③活动的需求及方案;④专业护理的需求及方案;⑤自我管理的需求及方案等。如对老年痴呆的一般照护内容有起床、穿衣、修饰、进食、洗澡、洗脚、如厕、移动和活动等;专业性照护的内容有生命体征的测量、用药等。

**5. 科技手段助力养老的一般原则** 采用先进的技术手段,如微信平台、"云管理""云随访"等多媒体技术,构建个人、家庭、养老院、医疗服务机构和健康管理机构的信息网络平台,为老年人提供便捷、高效的生活照料,健康监管,紧急救助等服务,依托信息技术手段科技助老。科技手段应简单、便捷、安全、灵敏、易于掌握。

(孙龙凤 徐 蕾 刘丽娟 张晓春 孙永新
郑 瑾 史铁英 刘 琰 李 敏)

## 第三节 老年护理的目标

进入老年期,人的心身功能会逐渐走向衰亡,每个人会面临多种老年期变化和慢性疾病的折磨。老年护理的最终目标是提高老人的生活质量,保持其最佳功能。

1. **增强自我照顾能力** 面对老年人的虚弱和需求,医护人员常寻求其他社会资源的协助,而很少考虑到老年人自身的能力和资源。老年人在许多时候都以被动的形式生活在依赖、无价值、丧失权利的感受中,自我照顾意识淡化,久而久之将会丧失生活自理能力。因此,要善于调动和运用老年人自身能力和资源,以健康教育为干预手段,应用"知信行"等行为模式,采取不同的措施,维持和促进老年人功能,避免过分依赖他人,巩固和强化其自我护理能力。

2. **延缓衰退及恶化** 广泛开展健康教育,提高老年人的自我保护意识,改变不良的生活方式和行为,促进健康。通过三级预防策略,对老年人进行健康管理。避免和减少危害健康的因素,做到早发现、早诊断、早治疗、积极康复。对存在疾病进行干预,防止病情恶化,预防并发症的发生,防止伤残。

3. **提高生活质量** 老年护理的目标不仅是疾病的转归和寿命的延长,更应促进老年人在生理、心理和社会适应方面的完好状态,提高其生活质量,体现其生命意义和价值。不能单纯满足人们延续生命的愿望,让老年人抱病余生,更要让老年人在健康基础上长寿,做到年高不老,寿高不衰,更好地为社会服务。

4. **做好安宁疗护** 对临终老人,护理工作者应从生理、心理和社会全方位提供服务。对其进行综合评估分析,识别、预测并满足其需求,在其生命终末阶段有陪伴照料,以确保老人能够无痛苦、舒适地度过生命的最后时光,让老人走的平静,给家属以安慰,使他们感受到医务人员对老人及其亲属的关爱和帮助。

(孙龙凤)

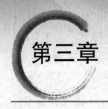

# 第三章 老年人常见问题的护理

## 第一节 睡眠障碍

睡眠障碍是指入睡和(或)睡眠维持障碍,导致睡眠时间或睡眠质量不能满足个体的生理需要,并且影响日间功能的综合征。

国外研究显示,60~90岁老年人中,80%~90%被睡眠障碍困扰。我国社区老年人中,约有50%存在各种形式的睡眠障碍,且女性发病率高于男性。

老年人睡眠的特点是:①入睡时间延长,总睡眠时间及有效睡眠时间减少,睡眠质量下降;②浅睡眠增加,深睡眠减少;③夜间觉醒次数及时间增加,白天易困倦;④早睡、早醒。

【病因】

1. **生理性原因** 老年人新陈代谢减慢,体力活动减少,影响正常睡眠过程。随着年龄增长,入睡时间延长,有效睡眠时间减少,睡眠结构及节律改变等引起睡眠障碍。

2. **心理性原因** 老年人独居、日常生活能力降低、对社会环境的适应能力下降,更易产生剧烈的情绪波动,如过度兴奋、悲伤、激动、紧张或疲劳等,从而引起睡眠障碍。

3. **不良的睡眠习惯** 部分老年人离退休后日间活动减少,白天睡眠时间过长,扰乱了正常的睡眠节律,导致夜间睡眠质量下降。此外,过度饮酒、吸烟、饮用含咖啡因的饮料等会影响中枢神经系统兴奋性,从而影响睡眠。

4. **不良的睡眠环境** 老年人对于不良睡眠环境较年轻人更为敏感,光线过强、噪声干扰、室温过高或过低、睡眠环境变化等都会影响睡眠。

5. **躯体疾病** 老年人常见的前列腺增生、夜尿增多、心脑血管疾病等可干扰睡眠的正常生理节律。帕金森病和阿尔茨海默病也会伴随睡眠障碍。

6. **精神疾病性原因** 抑郁、焦虑是引起老年人睡眠障碍最常见的原因,常伴有入睡困难和早醒。

7. **医源性原因** 老年人常服用各种药物,如抗高血压药物、抗帕金森病药物、皮质类固醇药物、甲状腺素、支气管扩张剂等都可影响睡眠。另外,长期滥用各种安眠药会产生依赖,一旦停药会出现反跳性失眠。

**【临床表现】**

1. **老年人失眠的表现**　常见早醒、入睡困难、入睡时间延长、夜间易醒、醒后再入睡困难、夜间睡眠断断续续、白天容易打盹等,其中白天打盹是老年人最常见的睡眠问题。老年男性比女性更易出现白天过度睡眠。

2. **老年人睡眠障碍的主要特点**　常合并其他老年疾病和问题,如老年人睡眠障碍多与精神疾病合并,其中抑郁是最常见的疾病,同时抑郁情绪也可以预示睡眠问题的发生。

**【治疗要点】**

1. **病因治疗**　积极寻找原发疾病及其他引起睡眠障碍的原因。

2. **保持睡眠卫生**　可以改善睡眠,对程度较轻的失眠可起到治疗效果。

3. **药物治疗**　如解除发病原因,改善睡眠习惯,睡眠仍得不到改善,可给予小剂量安眠药改善睡眠质量。注意个体化用药,尽量选择不良反应轻、药物依赖小的药物。目前使用的催眠药主要有:

(1)苯二氮䓬类(benzodiazepines, BZDs):如三唑仑、咪达唑仑、艾司唑仑、劳拉西泮以及半衰期长的氯硝西泮等。

(2)巴比妥类催眠药:常用的有苯巴比妥、异戊巴比妥、司可巴比妥等。这类药物可致中枢抑制,且易产生药物依赖,现已少用。

(3)其他催眠药:抗抑郁药小剂量米氮平和曲唑酮有较强的镇静、催眠和抗焦虑作用。新型抗精神病药喹硫平镇静、催眠作用良好,且长期服用无依赖性。

(4)新型催眠药:如佐匹克隆、唑吡坦等,无体内积蓄,无明显的药物依赖作用。

(5)中药:酸枣仁汤对原发性失眠和焦虑性失眠有一定疗效。

4. **心理治疗**　以行为治疗较为常用,具体方法包括松弛疗法、自身控制疗法、沉思训练、生物反馈疗法等。松弛疗法的实施方法如安静平卧,先调匀呼吸,力求自然地使呼吸变深变慢等。同时依次放松全身各部肌肉,脑海里想象某种轻松宁静的情景,以求身心同步松弛,这样使生理觉醒水平下降,缩短入睡潜伏期,改善睡眠。

**【护理评估】**

(一)临床症状评估

1. **是否存在失眠的具体临床表现**　包括睡眠的相关参数,如睡眠潜伏期、觉醒次数、有无早醒、多梦,睡眠时间、睡眠质量及对日间功能的影响程度等。

2. **失眠的特点**　失眠发生的频率、持续时间和促发因素。

(二)睡眠习惯和睡眠卫生情况评估

1. 包括每日就寝和起床时间、总睡眠时间、是否午睡及其时间、睡眠形式和习惯。

2. 上床后是否立即关灯睡眠,有无上床后先看电视、阅读、听广播或音乐等不良的睡眠卫生习惯。

3. 是否与配偶同睡一间卧室或需要分床单独睡、配偶是否打鼾、是否起夜。

### (三)药物使用情况

仔细询问老人目前的服药情况。对于已经使用催眠药物的老人应该认真记录药物名称、剂量、使用方法、治疗效果和不良反应,还应该注意是否存在药物或物质滥用情况(咖啡、可乐、酒精和烟草等)。评估老人是否有高血压、帕金森病、痴呆等相关疾病,排除药物性原因引起的失眠。

### (四)体格检查

仔细的体格检查以排除可能的躯体疾病相关性失眠,如阻塞性睡眠呼吸暂停老人常常存在肥胖、咽腔狭小和鼻腔病变(鼻中隔偏曲、鼻甲肥大或鼻息肉)、皮肤病老人存在的皮肤原发或继发性损害等。

### (五)客观资料

1. **多导睡眠图**　是在老人睡眠过程中监测脑电图、心电图、肌电图、眼动图、口鼻通气量、血氧饱和度等生理信号,监测睡眠生理和睡眠行为的变化。

2. **量表评价法**　常用的是匹兹堡睡眠指数,通过询问老人近 1 个月的睡眠情况,评价其睡眠质量。

### 【护理措施】

1. **运动和休息**　鼓励老人白天适当运动,保持良好的精神状态,帮助老人制定作息时间表,保证规律作息,白天减少小憩时间,以保证夜间足够的睡眠。

2. **饮食**　合理搭配膳食,营养均衡,晚餐不宜过饱。睡觉之前不要吃对大脑有刺激性的食物,应该保持空腹或者吃一点有助睡眠的食物,如牛奶、小米粥、核桃、大枣、蜂蜜和醋等。

3. **用药护理**　应用各种非药物改善睡眠的措施效果不明显时,可根据老人失眠的程度及特点,在医生指导下使用合适的安眠药物治疗。注意观察药物的不良反应,观察老人睡眠的改善情况。如出现烦躁不安,及时告知医生。

4. **心理护理**

(1)首先要让失眠老人知道失眠只是由于各种原因引起的普通健康问题,不要对其产生恐惧,对老人进行耐心解释、指导,使其加深对睡眠的了解,减少对睡眠的不合理认知与恐惧焦虑心理,从根本上打破因为失眠而焦虑,越焦虑越失眠的恶性循环。

(2)对于心理因素导致的失眠,应和老人有效沟通,了解老人的心理状态,明确是何种心理问题导致失眠,必要时寻求心理科医务人员的帮助。协调家庭关系,协助老人获得必要的社会支持,以消除老人的顾虑和担忧。

**5. 健康教育**

（1）指导老人建立规律的生活和作息习惯，坚持锻炼，保持身体健康，定期体检。

（2）对于夜尿增多的老人，应加强对老人及其照护者的指导，防止出现跌倒和坠床，保证老人安全。

**6. 改善睡眠环境**　创造适宜睡眠的环境，具体包括以下方面。①环境颜色：选择浅淡，平静的色调，蓝色和绿色是海和树的颜色，对安定情绪有利；②光线：睡眠时寝室光线宜暗不宜亮；③声音：睡眠时，尽量保持周围环境的安静，消除噪声来源；④温度：夏天 22~23℃较合适。⑤湿度：40%~60% 为宜。

**【护理技术】**

夜尿照护技术（图 3-1-1）。

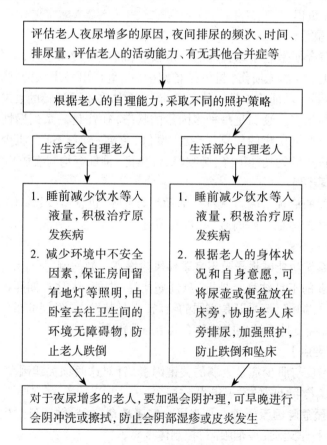

图 3-1-1　夜尿照护技术

（王延莉）

# 第二节 衰 弱

衰弱综合征(frailty syndrome)是指由于个体脆弱性增加,保持自我内在平衡能力下降所产生的临床综合征,表现为机体储备能力和抵御能力下降,对不良健康结局的易感性增加。目前,尚未有一个公认的"金标准"来确诊老年衰弱综合征,而是将老年人生理、心理和环境等各方面因素都考虑其中。一般认为衰弱的核心病理基础为肌少症(sarcopenia)。老年肌少症是指与年龄相关的持续骨骼肌量流失,导致骨骼肌强度、功能下降而引起的综合征。

衰弱的发生、发展与年龄密切相关,在年龄 ≥ 85 岁的老年人中大约1/4 存在衰弱。衰弱加剧了老年人不良健康结局风险,增加了家庭以及社会的养老和医疗负担。

【常见原因】

衰弱综合征是老年综合征的一个核心,随着年龄的增长,老年人生理功能逐渐减退,多系统损伤,机体储备减少后,呈现出易患病的状态。严格来说,老年衰弱综合征并不是一种疾病,而是个体在不可逆转的衰老过程中,呈现出的一种状态。衰弱是一种多因素的状态,往往是一系列慢性疾病、一次急性事件或严重疾病的后果。高龄、跌倒、疼痛、营养不良、肌少症、多病共存、多重用药、活动功能下降、睡眠障碍、焦虑、抑郁等均与衰弱相关。

【临床表现】

1. **衰弱的症状** 虚弱、疲惫、活动耐力下降、进食减少、体重减轻等。

2. **衰弱的体征** 肌肉减少、步态减慢、骨量减少、平衡能力降低、废用性肌萎缩、营养不良等。

3. **各系统功能减退导致不良事件风险增高** 如跌倒、尿潴留、便秘。

4. **衰弱的不良结局** 骨折、急性病住院、失能,入住长期照护机构、生活依赖和死亡;抑郁、痴呆既是衰弱的结局,也是其发生、发展的重要因素,老年人的家庭社会支持系统也应纳入不良结局的预测中。

【治疗要点】

营养不良与肌少症是衰弱的关键因素,针对这两项关键因素干预和治疗有利于延缓老年衰弱的发展进程。

1. **干预危险因素干预** 加强民众健康教育,指导健康科学生活方式,如健康饮食、科学运动、戒烟限酒、控制体重等。

2. **运行干预** 阻力训练是最常见的运行干预。老年人坚持规律运动可改善肌力、活动耐力、平衡和躯体功能,延缓失能的发生,预防痴呆和抑郁;同时,对内分泌和免疫系统均有益处。建议老年人每天进行 30min 有氧运动,每周2次抗阻力运动。

**3. 营养干预** 补充蛋白质是肌少症的主要治疗方案之一。大多数老年人存在热量和蛋白质摄入不足。《肌肉衰减综合征营养与运动干预中国专家共识》推荐，老年人每天蛋白摄入量应维持在 1.0~1.5g/kg。乳清蛋白能刺激肌肉蛋白合成，建议每天补充 10~20g 乳清蛋白。另外，每天适量补充维生素 D、维生素 $B_{12}$ 和叶酸也很重要。当老年人出现病情变化，经营养评估，给予高蛋白、高能量的肠内营养支持方案更有助于提高老年人的骨骼肌含量和体力。

**4. 药物干预** 目前涉及衰弱、肌少症的药物治疗也在研究中。如：血管紧张素转化酶抑制剂（ACEI）已经研究证实可以改善骨骼肌结构和功能，停止和减缓老年人的肌肉力量减退。

【护理评估】

老年衰弱综合征的护理评估需要全面考虑老年人的临床症状、体征、生活自理能力、心理情绪状态等多方面因素。以下为三种常用的衰弱护理评估工具。

**1. Fried 衰弱身体表型** 根据衰弱循环的理论，以活动力、营养状态、平衡性、力量、持久力、机动性作为评估标准，建立衰弱身体表型。此评估工具（表3-2-1）广泛应用于社区和养老机构，进行老年衰弱风险评估和调查。评估中包含以下五项指标：无意识体重下降、步速缓慢、握力不足、倦怠感、活动力低下。每项计 1 分，总分为 5 分。得分越高，衰弱情况越严重。3 分或以上判定为衰弱。

**2. Rockwood 临床衰弱量表** 该量表（表 3-2-2）来源于 2005 年加拿大一项研究课题对 1 万多名 65 岁以上老年人为期 5 年的前瞻性定群分析的结果为依据而制订。通过分级法计算衰弱指数，能够有效预测衰弱综合征的预后。它的特点是使用者可以自行进行判断，适用于有慢性疾病的老年人。

**3. Tilburg 衰弱评估量表** 此量表（表 3-2-3）为自我评估式量表，从身体、心理、社会 3 个维度评估老年人的身心状态，共 15 个条目，其中躯体衰弱包括身体健康、自然的体重（身体指数）下降、行走困难、平衡、视力问题、听力问题、握力、疲劳感 8 个条目；心理衰弱包括记忆力、抑郁、焦虑、应对能力 4 个条目；社会衰弱包括独居、社会关系、社会支持 3 个条目。量表条目采取二分类计分法，每个条目存在计 1 分，不存在计 0 分。总分为 15 分，5 分或以上判断为衰弱，得分越高，表示衰弱程度越严重。

【护理措施】

**1. 营养和运动** 与老年人及照护人员（家人 / 保姆 / 其他照护者）一起探讨老年人的饮食习惯，征求老年人建议，获得老年人的认可，为老年人制订个性化的饮食方案，包括调整膳食结构、增加营养补充剂、改变不健康的饮食习惯等。营养治疗需要配合运动锻炼才能更好地发挥作用。老年人进行运动治疗的过程中,特别注意安全防护,预防跌倒、意外碰撞伤等情况的发生。详细指导老年人及照护者运动的注意事项:如评估环境安全、评估老年人身心状态、意外情况的紧急处理、根据慢性病病情随身携带哮喘发作、心绞痛发作、低血糖发作的急救药品/食品。

(1)营养支持可以有效改善衰弱老年人的体重下降和营养不良,补充蛋白可以减少并发症、提高握力、增加肌容积,并且与运动锻炼有协同作用。另外,鼓励老年人多摄入含钙和维生素 D 丰富的食物,如牛奶、大豆、禽、蛋、肝、鱼肝油等,能提高神经、肌肉的功能,并能预防跌倒、骨折和改善平衡功能。研究显示,维生素 D 在衰弱治疗中可能具有重要地位,维生素 D 缺乏在老年人中很常见,这可导致肌肉无力,每天补充 800IU 维生素 D,可以改善下肢的力量和功能。

(2)减轻体质量和锻炼可改善老年肥胖人群的衰弱综合征,如适量太极拳运动,对预防跌倒也有积极的效果。

(3)有针对性地对柔韧性、平衡、力量和移动速度进行锻炼:如抗阻力运动、耐力运动与有氧运动。

2. **生活照护**　评估老年人的生活自理能力、认知情况、个性需求、居住方式、家庭社会支持系统,根据老年人的综合评估情况,制订住院治疗期间的照护计划,如协助按时配送营养餐、按需喂食、皮肤清洁卫生、协助着装修饰、如厕照料等。老年人出院后,根据老年人选择的居住方式,给予生活指导、照护者指导。如选择长期照护机构生活的失能老年人,可将"老年人生活照护计划"以出院护嘱的方式交给家属带到照护机构。

3. **用药护理**　①加强药物管理、提高用药依从性:住院期间,老年人药品由护士按医嘱统一管理和发放,耐心向老年人介绍各类药物的作用。出院前,帮助老年人整理药品,详细向老年人及照护人员讲解药物的正确保管和使用方法,避免使用过期变质药品,强调按医嘱用药,定期随访药物使用情况的重要性。②减少多重用药:多种疾病共存是衰弱的潜在因素,衰弱的预防和治疗应积极管理老年人所患疾病,尤其重视处理可逆转的疾病。评估衰弱老年人的用药,合理并及时纠正不恰当的药物使用,多重用药仍然被认为是衰弱发病的主要危险因素之一,因此减少多重用药不仅可以减少医疗费用,而且可以降低多重用药带来的药物不良反应。③严格遵循老年人用药原则:避免不良用药带来的伤害,同时密切观察和预防药物不良反应。

4. **健康教育**　健康教育的对象包括老年人、家属及照护者。健康教育方式根据情况采用一对一当面沟通、老年人健康知识小讲座、老年人照护者活动沙龙、长期照护机构照护人员集中培训等方式。随着现代信息化交流平台的发展,也可以利用 QQ 群、微信群、公众号、健康教育互动 APP 等方式进行各种形式的健康教育。

5. **访视护理**　老年人居家访视护理是社区护理和医院延伸护理的重要内容,也是目前我国老年人居家护理的薄弱环节。各类居家护理、照护相关的政策、法规和服务体系还处于不断完善中。一些市场化运行的健康服务与管理机构已经开始以护理产业化的方式涉足和推进老年人居家访视、评估、护理、照护、转诊等服务方式。衰弱老年人访视护理的内容主要有生活自理能力动态评估、肢体肌力评估、生命体征及皮肤情况评估、饮食营养评估、情绪状态评估、睡眠评估、用药依从性评估以及慢性疾病监测指标随访情况等,根据评估的结果,给予个性化的居家护理指导、就诊建议。

6. **心理护理**　衰弱老年人的心理护理应建立在充分了解老年人个性化的身心状态、性格情绪特点,居住生活方式、支持系统情况的基础上进行。特别是高龄、失能、独居老年人,伴有视力、听力下降及认知障碍的衰弱老年人。心理护理需要做到的第一步是亲近老人,获得老年人的信任和认可,以便了解到老年人真实的心理状态和问题点,做到有针对性的心理护理。

7. **团队照护**　老年长期护理团队照护模式是指依托专业的老年长期照护团队,不仅为老年人及家属、居家照护者提供医疗、康复、护理、照护服务,还为其争取社会支持系统、法律咨询等关怀系统的团队照护模式。

【护理技术】

帮助长期卧床老年人的肢体被动活动。肢体训练的操作流程及要点(图 3-2-1)。

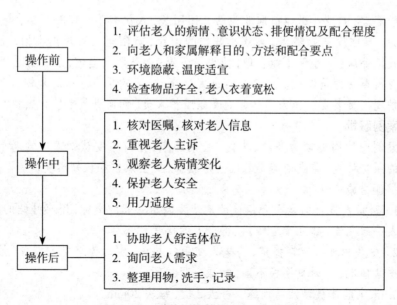

**图 3-2-1　肢体训练的操作流程及要点**

1. **上肢被动活动操作内容**

（1）侧伸老年人手臂与肩拉平。

（2）帮助老年人手臂由体侧上举呈90°。

（3）帮助老年人屈臂。

（4）帮助老年人伸臂。

（5）帮助老年人握拳，拇指不能一起弯曲时，可以单独进行。

（6）帮助老年人伸掌。

（7）老年人手心向上，护理员一只手抓住老年人手腕，另一只手向下按压。

（8）抓住老年人手腕轻缓摇肘。

2. **下肢被动活动操作内容**

（1）护理员一只手抬起老人小腿，另一只手托住足跟，将老人腿抱牢，在水平线上慢慢屈伸运动。

（2）老人腿伸直，护理员一只手按住膝关节，另一只手扳住足跟向旁扳动。

（3）护理员一只手托住膝下，另一只手扳住足跟，老人腿伸直，上下活动。

（4）护理员用一只手按住脚踝，另一只手扳足跟。

（5）护理员一边扳足跟，一边用手腕的内侧压老人的脚尖。

（6）护理员按住足腕部，帮助老人屈伸脚趾。

**【个性化护理案例解析】**

## 案　例

周婆婆，91岁，退休前职业为幼儿园园长，入住老年护理院两年；老人神志清楚，有中度认知障碍，喜欢小娃娃的图片，对陌生人表现出害怕、抗拒。婆婆长期卧床，大小便不能自理，使用尿不湿；四肢肌肉萎缩，肌力为2级，日常翻身需要护理员帮助。婆婆日常进食半流质，喜欢吃有盐味的米糊和面皮，需要护理人员喂食。作为周婆婆的专职照护人员，如何进行个性化照护？

**案例解析**

案例中的周婆婆为高龄、失能、长期卧床、伴有中度认知障碍的老年人，婆婆的照护计划，重点内容是基础生活照护、安全照护和认知康复训练。

护理措施：

1. 照护人员可向老人介绍自己是幼儿园新入职的老师，用小娃娃的照片与老人一起交流，建立亲近感，获得老人的接受和认可。

2. 皮肤护理　定期擦浴，为老人使用气垫床，定时为老年人翻身、拍背，评估皮肤情况，及时更换尿不湿，加强会阴护理。

3. 床上肢体被动活动训练　每天2次，每次20min。

4. 按医嘱增加营养补充剂，为老人制作半流质食物。注意喂食安全，防止误吸。

5. 安全照护　防止坠床, 24h专职人员照护。

6. 认知康复训练　选择老人喜爱的幼儿图书、诗歌作为交谈内容, 每天语言交流30min, 可根据老年人情绪、精神状态调整时间和频次。

7. 给予心理护理。

 **知识链接**

世界卫生组织对长期照护(long term care, LTC)的定义: 由非专业护理者和专业人员进行的照护活动, 以保证生活不能完全自理的人能获得最大可能的独立、自主、参与、个人满足及人格尊严。

长期照护能够给患有衰弱综合征的老年人提供专业、正规、连续性的照护服务。老年人因患病、失能或其他不良健康结局而需要不同的照护, 无论是住院还是在社区、家庭康复都需要为其提供卫生保健和生活照料服务。卫生保健和生活照料相结合正是长期照护的显著特点, 因此长期照护在患有衰弱综合征的老年人照护中具有重要指导意义。

表3-2-1　Fried衰弱身体表型

| 检测项目 | 男性 | 女性 |
|---|---|---|
| 1. 体质量下降 | 过去一年中, 意外的体重下降>4.54kg | |
| 2. 15m步行时间 | 身高≤173cm: ≥7s<br>身高>173cm: ≥6s | 身高≤159cm: ≥7s<br>身高>159cm: ≥6s |
| 3. 握力 | BMI≤24.0: ≤29kg<br>BMI 24.1~26.0: ≤30kg<br>BMI 26.1~28.0: ≤30kg<br>BMI>28.0: ≤32kg | BMI≤23.0: ≥17kg<br>BMI 23.1~26.0: ≥17.3kg<br>BMI 26.1~29.0: ≤18kg<br>BMI>29.0: ≤21kg |
| 4. 体力活动(MLTA) | <1603kJ/周(约散步2.5h) | <1130kJ/周(约散步2h) |
| 5. 疲倦 | CES-D的任一问题得分为2~3分<br>您过去一周内, 以下现象发生几次?<br>(a)我感觉做每一件事都需要经过努力<br>(b)我不能向前行走<br>0分: <1d; 1分: 1~2d; 2分: 3~4d; 3分: >4d | |

注: BMI(body mass index): 体质量指数; MLTA: 明达休闲时间活动问卷; CES-D: 流行病学研究中心理抑郁量表; 具备5条中的3条及以上为衰弱综合征, 满足1条或2条为衰弱期。

表 3-2-2 Rockwood 临床衰弱量表

| 衰弱等级 | 具体测量 |
| --- | --- |
| 1. 非常健康 | 身体强壮、积极活跃、精力充沛、充满活力,定期进行体育锻炼,处于所在年龄段最健康的状态 |
| 2. 健康 | 无明显的疾病症状,但不如等级 1 健康,经常进行体育锻炼,偶尔非常活跃 |
| 3. 维持健康 | 存在可控制的健康缺陷,除常规行走外,无定期的体育锻炼 |
| 4. 脆弱易损伤 | 日常生活不需他人帮助,但身体的某些症状会限制日常活动,常见的主诉为行动缓慢和感觉疲乏 |
| 5. 轻度衰弱 | 明显的动作缓慢,工具性日常生活活动需要帮助(如去银行、乘公交车、干重的家务活、用药等);轻度衰弱会进一步削弱老人独自在外购物、行走、备餐及干家务活的能力 |
| 6. 中度衰弱 | 所有的室外活动均需要帮助,在室内上下楼梯、洗澡等需要帮助,可能穿衣服也会需要(一定限度的)辅助 |
| 7. 严重衰弱 | 个人生活完全不能自理,但身体状态较稳定,一段时间内(＜6 个月)不会有死亡的危险 |
| 8. 非常严重衰弱 | 生活完全不能自理,接近生命终点,已不能从任何疾病中恢复 |
| 9. 终末期 | 接近生命终点,生存期＜6 个月的垂危病人 |

表 3-2-3 Tilburg 衰弱评估量表

| 问题 | 选择 | |
| --- | --- | --- |
| 1. 您觉得自己健康吗? | 是 | 否 |
| 2. 最近您的体重是否有突然、明显地减轻?("明显减轻"指最近半年内体重减少≥6kg,或是最近一个月内体重减少≥3kg) | 是 | 否 |
| 3. 您是否由于行走困难在日常生活中存有困难? | 是 | 否 |
| 4. 您是否由于难以保持身体平衡在日常生活存有困难? | 是 | 否 |
| 5. 您是否由于听力不好在日常生活存有困难? | 是 | 否 |
| 6. 您是否由于视力不好在日常生活存有困难? | 是 | 否 |
| 7. 您是否由于手上无力在日常生活存有困难? | 是 | 否 |
| 8. 您是否由于身体疲劳在日常生活存有困难? | 是 | 否 |
| 9. 您记忆力差吗? | 是 | 否 |
| 10. 最近一个月您情绪低落吗? | 是 | 否 |

| 问题 | 选择 | |
| --- | --- | --- |
| 11. 最近一个月您紧张或焦虑吗？ | 是 | 否 |
| 12. 您善于处理问题吗？ | 是 | 否 |
| 13. 您是否独居？ | 是 | 否 |
| 14. 您是否怀念有亲友陪伴的日子？ | 是 | 否 |
| 15. 您是否从别人那里得到足够的支持？ | 是 | 否 |

（赵庆华）

# 第三节 营养不良

营养不良（malnutrition）是指营养物质摄入不足、过量或比例异常，与机体的营养需求不协调，从而对机体细胞、形态、组成与功能造成不良影响的一种综合征。老年人由于吞咽、消化、吸收功能等下降，其营养摄入受到限制，同时，慢性疾病、社会、心理等因素的影响，发生营养不良的风险增加。营养不良是常见的老年综合征，与恶病质、肌少症、虚弱症以及许多不良临床结局紧密相关。

**【发生原因】**

除了增龄的生理因素影响老年人的营养状况外，疾病、药物等多种因素都会影响老年人的营养状况。

**（一）社会学因素**

大多数老年人退休后，离开原来工作岗位和社会交际圈，固定收入降低，在饮食保健方面容易受到广告宣传和保健食品推销活动的影响，导致在老年人日常食物的选择上存在主观片面认识，营养不良风险凸显。

**（二）老年人生理退行性改变**

随着年龄的增长，老年人活动能力降低，行动迟缓，视力、听力下降，牙齿松动，咀嚼功能减弱，吞咽困难等情况的发生，使老年人的食物选择和摄入受到影响；同时，老年人胃肠蠕动功能减弱，胃酸分泌减少，胃肠道菌群失调等因素都会影响营养物质的吸收和利用。

**（三）老年人对营养需求改变**

老年人能量消耗减少，食欲减退，基础代谢率降低，对碳水化合物利用率较低，蛋白质摄入减少，脂肪占比增加，长此以往易导致营养素摄入比例不合理和蛋白质—能量营养不良。同时老年人渴觉减退，主动饮水意识差，容易产生机体脱水。

### （四）疾病与药物因素

在老年人急性病、慢性病的病程中，使用各种药物，常常影响老年人的食欲、味觉、嗅觉及营养吸收、机体代谢，从而导致营养不良。

### （五）老年人的心理因素

老年人的一些性格特征，如：孤僻、固执，影响老年人形成科学合理的营养知识。有认知功能减退的老年人，无法正确表达和控制摄食需求，也会成为营养不良的高风险因素。

### （六）老年人及照护者对营养知识的掌握及态度

无论是独居自理老年人，还是依赖照护者的失能、半失能老年人，以及老年人照护者对营养知识的正确认知和依从性是影响其合理科学膳食、均衡营养的重要因素。

【临床表现】

老年营养不良最主要的临床表现是营养不足、营养过剩或营养失衡。

### （一）营养不足

蛋白质—能量营养不良（protein-energy malnutrition，PEM）是最常见的营养不良形式，有三种典型症状。

1. **消瘦型** 表现为消瘦，皮下脂肪消失，皮肤无弹性，头发干枯，体弱乏力，精神萎靡等。

2. **浮肿型** 由于长期蛋白质供给不足，表现为水肿，皮肤干燥萎缩，角化脱屑，头发脆弱脱落，食欲缺乏，肝大，常伴腹泻和水样便。

3. **混合型** 由长期蛋白质及能量供给不足引起，表现为以上两种类型营养不良相兼的共同特征，同时，伴有其他营养素缺乏的表现。

### （二）营养过剩

由于过量摄入脂肪或合并有内分泌代谢性疾病引起，表现为超重和肥胖。

### （三）营养失衡

由于各种营养素摄入比例不均衡所致。水液代谢失衡也是老年人营养缺乏比较重要的临床表现。脱水被认为是营养不良的一种形式，若老年人出现脱水，则有潜在的营养失衡高风险。

【营养评估方法】

营养筛查与评估是临床营养诊疗、营养干预的首要前提。

### （一）常用营养评估方法

1. **临床检查** 常用病史采集和体格检查收集信息，综合评估。体格检查的重点内容是老年人体内脂肪情况、肌肉萎缩程度、皮肤弹性情况、有无水肿等。

2. **人体测量** 身高、体重、体重指数、各种围度测量法。

（1）身高的间接测量法：当老年人存在驼背、肌肉萎缩或其他疾病因素影响身高测量时，可采用膝高测量法。即老年人屈膝 90°，测量髌骨中点到地面的垂直距离。再用公式计算身高，国内推荐公式如下：

男性身高（cm）=62.59+[0.01×年龄（岁）]+[2.09×膝高（cm）]

女性身高（cm）=69.28+[0.02×年龄（岁）]+[1.50×膝高（cm）]

（2）体重指数（body mass index，BMI）被公认为是反映蛋白质—能量营养不良以及肥胖症的可靠指标。计算公式为：

$$BMI=[体重（kg）]/身高（m）^2$$

BMI指数分级（表 3-3-1）。

表 3-3-1 BMI 指数分级

| | WHO 标准 | 中国标准 |
|---|---|---|
| 偏瘦 | < 18.5 | |
| 正常 | 18.5~24.9 | 18.5~23.9 |
| 超重 | ≥ 25 | ≥ 24 |
| 偏胖 | 25.0~29.9 | 24~27.9 |
| 肥胖 | 30.0~34.9 | ≥ 28 |
| 重度肥胖 | 35.0~39.9 | —— |
| 极重度肥胖 | ≥ 40.0 | |

（3）各种围度测量法：包括三头肌皮褶厚度测量，上臂围测量，腰围、臀围和小腿围测量等。卧床老年人测量上臂围和小腿围被认为能有效评估老年人营养状态。

3. **生化及实验室检查** 通过测定血浆蛋白、氮平衡、肌酐身高指数及免疫功能评定等来评估老年人是否存在营养不良风险。其中血清白蛋白、前白蛋白、淋巴细胞总数、转铁蛋白和视黄醇结合蛋白被公认为营养评定的实验室指标。

4. **膳食调查** 通过称重法、24h 饮食回顾法、食物频率问卷法和记账法等评估老年人饮食情况。

**（二）常用营养评估量表**

常用营养量表分为营养筛查量表和营养评估量表。筛查量表用于对老年人营养状况的初筛，根据初筛情况确定是否进行营养评估或干预。评估量表用于对老年人营养状态的全面评估，根据评估结果为临床医生和营养师提供是否营养支持的依据。

1. **微型营养评价量表（mini-nutritional assessment，MNA）**　1994 年由瑞士的 Yves Guigoz 提出的，包括营养筛查和评估两部分。由人体测量、整体评定、膳食问卷和主观评定等 18 项问题构成，共 30 分。总分＜ 17 分为营养不良；17~23.5 分为存在营养不良风险。该量表可用于预测老年人健康结局、社会功能、病死率、就诊次数等。

2. **主动营养筛查量表（nutrition screening initiative，NSI）**　是 20 世纪 90 年代美国膳食协会编制的，主要关注的是有明确营养风险的老年人并改善他们的营养状况，用于提高老年人对自身营养状态的认知。可采用老年人自评的方式进行。评估结果 0~2 分为营养状况良好，3~5 分为中度营养风险，6 分及以上表示存在高度营养风险。此量表内容简短，容易记分，可用于识别社区老年人的营养不良风险，但它不是一个临床诊断工具，不能代替营养状况的综合评估。

3. **营养风险筛查量表（nutritional risk screening，NRS）**　是欧洲肠外肠内营养学会提出并推荐使用的营养筛查工具，包括四个方面的评估内容，即人体测量、近期体重变化、膳食摄入情况和疾病严重程度。分数由三个部分组成：营养状况评分、疾病严重程度评分、年龄调整评分（70 岁以上加 1 分）。总评分为 0~7 分，当评分 ≥ 3 分，可确定老年人存在营养不良风险。此量表的优势在于能前瞻性动态判断老年人营养状态变化，为调整营养支持方案提供证据。

【治疗要点】

1. **病因治疗**　治疗影响老年人营养摄入、吸收障碍和消耗过多、代谢紊乱的慢性疾病。如糖尿病、高血压、脑卒中、肿瘤、骨质疏松、抑郁症等。

2. **营养不良（特指营养不足）规范治疗的五阶梯原则**　首先选择营养教育，然后依次向上晋级选择口服营养补充、全肠内营养、部分肠外营养、全肠外营养（图 3-3-1）。参照欧洲临床营养和代谢学会（the European society for clinical nutrition and metabolism，ESPEN）指南建议，当下一阶梯不能满足 60% 目标能量需求 3~5d 时，应该选择上一阶梯。

【护理评估】

老年营养不良的护理评估除关注常用的评估方法和量表测评的结果外，还需考虑以下方面。

（一）慢性疾病情况

许多老年人同时患有多种慢性疾病，使饮食受限，造成身体功能和代谢改变，影响营养素的摄入、吸收和利用。治疗慢性疾病使用的一些药物常会引起胃肠道不适、食欲降低。对于有认知功能障碍的老年人，可能导致直接失去自己进食的能力。充分评估老年人慢性疾病情况是保障营养治疗方案实施的重要前提。

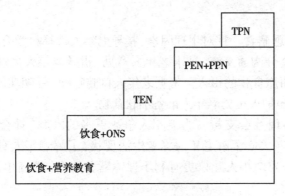

注：TPN. Total parenteral nutrition. 全肠外营养；
TEN. Total enteral nutrition. 全肠内营养；
PEN. Partial enteral nutrition. 部分肠内营养；
PPN. Partial parenteral nutrition. 部分肠外营养；
ONS. Oral nutrition supplements. 口服营养补充；
营养教育包括营养咨询、饮食指导与饮食调整

图 3-3-1　营养不良老人营养干预五阶梯模式

### (二)饮食习惯及进食方式

老年人是营养治疗方案最核心的主体，了解老年人饮食习惯及进食方式，做到充分沟通，建立亲近感和信任感是营养教育、营养餐摄入、肠外营养顺利实施的重要保障。

### (三)长期的养老生活方式

老年人营养治疗是一个长期的过程，需要持续的动态评估和干预。老年人在医院住院治疗的时间是有限的。出院后，保障老年人的营养治疗方案继续实施至关重要。所以，了解老年人的养老方式是独居、与子女同住、社区养老、还是机构养老非常重要，需根据不同的养老方式给予老年人和照护者营养教育指导和健康养老生活建议。

### (四)健康养生饮食观念及依从性

老年人的心理性格特征、文化程度等因素导致许多老年人对健康指导的依从性差，存在盲目追崇保健食品、听信偏方等情况。所以，护理人员通过评估老年人个性化的健康养生饮食观念及依从性，及时发现风险，给予针对性的干预，有利于营养治疗方案的实施。

【护理措施】

1. **建立营养不良老人的健康管理档案**　动态收集老年人营养评估资料。通过老年人住院期间的营养相关评估资料为老年人建立"营养不良健康管理档案"，通过出院后电话随访，门诊随访，社区医疗机构、养老机构信息对接，信息化网络平台等多种方式，动态评估老年人营养状况，督导营养治疗方案

的实施。

**2. 指导合理膳食**　针对生理因素,指导老年人选择科学合理又喜于接受的烹饪方式,充分沟通交流,征求老年人意见,指导老年人多选择蒸、煮等烹饪方式,减少油炸食物的摄入。根据老年人口腔咀嚼、吞咽功能的评估情况,指导老年人及照护人员为老年人准备细软食物。

**3. 加强心理社会支持**　为老年人争取更多的家庭、社会支持,给予老年人心理支持。关心了解老年人养老生活现状,了解老年人身心需求,与家属、子女沟通,为老年人建议更有利于保障营养均衡、提高生活质量的养老方式。

**4. 开展健康教育**　健康教育应家庭、社区、医院联动,鼓励志愿者参与。老年人营养不良既是个体健康问题,也是老年群体的大众健康问题。护理人员通过积极推动院内、院外老年营养健康教育的开展,增强全民营养健康知识。

**5. 重视用药随访**　药物是影响老年人营养不良的重要因素。老年人长期使用慢性疾病药物的情况非常普遍。除老年人住院期间的药物管理外,老年人出院后,护理人员定期随访用药情况,及时给予合理用药指导,解答老年人疑惑,有利于预防老年人药物性营养不良产生。

**【个性化护理案例解析】**

### 案例 1

姚婆婆,80 岁,诊断脑梗死、混合型痴呆(轻度)、帕金森病、高血压。老人存在运动迟缓,行走困难,不能自行外出。3 个月前,入住红星老年护理院,当时体温:36.3℃,血压:115/78mmHg,心率:80 次 /min,呼吸:20 次 /min,身高:155cm,体重:51kg,BMI:21.22kg/m$^2$,营养筛查无营养风险(未予以特殊营养干预)。简易智力状态检查量表(mini-menta state examination, MMSE)轻度认知功能障碍,抑郁量表评分正常。辅助检查:血常规、肝功示正常。近期老人出现食欲下降,诉食堂的匀浆膳不好吃,食量降至原来的 1/2,未诉腹胀腹痛等不适,近段时间病情相对平稳,体重较 1 个月前下降 3kg。复查血常规示正常,肝功示:前白蛋白 156mg/L,总蛋白 50g/L,白蛋白 35g/L。

作为姚婆婆的主管护士,如何对老年人的营养状况进行干预?(提示:红星老年护理院有营养餐厅,配置专职营养师 1 名)

**案例解析**

案例中姚婆婆高龄,患有多种慢性疾病,活动能力差。近 3 个月更换了新的养老生活环境和饮食种类。食欲差,食量减少,体重在一个月下降 3kg。肝功示:前白蛋白、总蛋白降低,白蛋白处于正常值低限。所以,姚婆婆为潜在蛋白质—能量营养不良(PEM)的高风险老人。

护理措施:

1. 收集老人基本信息,建立营养不良健康管理档案。

2. 每周为老人测量体重并记录体重波动曲线。

3. 与营养师一起每月为姚婆婆完成一次营养筛查评估。

4. 与姚婆婆沟通,了解老人的饮食习惯和喜好。与营养师一起讨论姚婆婆的营养饮食治疗方案,并沟通餐厅厨师,督导按要求烹饪和配餐。

5. 与姚婆婆的主管医生沟通,了解老人慢性疾病用药情况,合理调整影响胃肠功能及食欲的药物使用时间。

6. 现场督导并协助护理员照护姚婆婆进食,评估老年人进食情况,耐心听取老人对食物的意见。

7. 与老人家属及子女沟通,介绍老人目前营养状态及进食情况、营养治疗方案,获得家属的理解和配合。鼓励家属探望老人,陪伴老人,给予老人心理慰藉。

## 案例2

案例1中的姚婆婆,83岁,入住红星老年护理院后3年,诊断:脑梗死、混合型痴呆(轻度)、帕金森病、原发性高血压。因老人帕金森病进行性发展,并合并有脑梗死,老人逐渐出现呛咳、吞咽困难,流质饮食更甚,进食量明显减少,并因反复呛咳出现吸入性肺炎,经评估老人洼田饮水试验5级,MNA评分6分。与家属和老人沟通,安置鼻饲管,加强营养干预。请您为姚婆婆制订饮食计划及实施方案。

参照案例1解析,为姚婆婆制订饮食计划及实施方案。

 **知识链接**

临床营养诊疗流程(nutrition care process and model, NCPM)是专业人员提供安全有效的高质量营养诊疗时,可以采用的一套系统解决问题的方法。NCPM包括四个不同但相互关联的步骤:①营养评定;②营养诊断;③营养干预;④营养监测和效果评价。这四个步骤的完成建立在先前营养诊疗工作审查和评价的基础上。尽管每一步建立在上一步的基础上,但这个流程不是线性的。NCPM中营养干预首选肠内营养,有利于维持肠道功能,实施方便,并发症少,便于长期应用;不能耐受或较长时间无法实施肠内营养者考虑选择肠外营养(图3-3-2)。

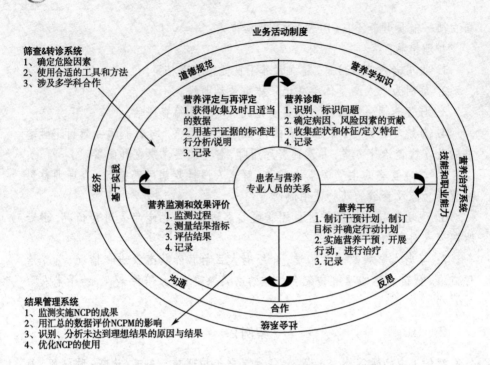

图 3-3-2　临床营养诊疗流程

（赵庆华）

# 第四节　脱　水

　　脱水是指体液丢失所造成的体液容量不足。老年人因生理功能的衰退及各种急慢性疾病的影响，或因治疗疾病使用利尿药、泻药等，容易发生脱水。研究显示我国老年人脱水的发生率为 20%~38%，到医院就诊的老年人中，约 50% 有脱水。

　　与年轻人相比，老年人机体的液体含量减少（图 3-4-1），体液储备及调节能力下降，对脱水的耐受性降低，水分丢失的同时，也会出现离子紊乱。因此，脱水会造成老年人机体代谢的紊乱，进一步恶化可导致器官功能衰竭。对老年人脱水的正确判断并作积极地处理，将直接关系到老年人的安危。

　　【病因及分类】

　　根据水和电解质（主要是钠离子）丢失的比例和性质，临床上常将脱水分为高渗性脱水、等渗性脱水和低渗性脱水三种。

　　1. **高渗性脱水**　主要原因分为水摄入不足和水丢失过多。水摄入不足主要见于水供应障碍和口渴中枢或渗透压感受器受损的疾病，如昏迷、吞咽困难、脑外伤和脑卒中等。水丢失过多可见于中枢性尿崩症、大量应用利尿剂利尿、糖尿病酮症酸中毒、高渗性昏迷和溶质性利尿、中暑、大面积烧伤、哮喘持续状态、气管切开及惊厥等。

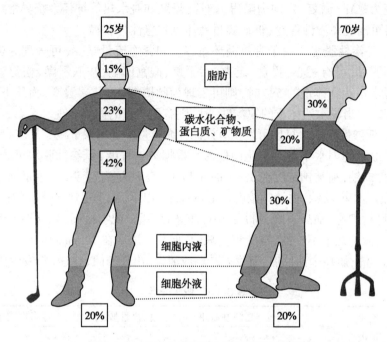

图 3-4-1　老年人与年轻人机体成分差异图

2. **等渗性脱水**　主要原因包括水分从消化道丢失和经皮肤丢失两方面，如呕吐、腹泻、胃肠引流和大面积烧伤、剥脱性皮炎等。

3. **低渗性脱水**　主要原因包括钠离子经肾脏途径丢失而补充水分过多。其中经肾脏途径丢失的常见原因包括大量应用排钠利尿药、溶质性利尿、急性肾衰竭多尿期、肾小管性酸中毒、糖尿病酮症酸中毒、肾上腺皮质功能减退等。

【临床表现】

不同种类的脱水在临床表现、体格检查、化验检查等方面是不同的（表 3-4-1）。

1. **高渗性脱水**　临床表现分为轻、中、重三度。由于水丢失多余钠丢失，细胞外液容量减少，细胞外液渗透压升高。失水量相当于体重 2%~4% 时（轻度脱水），刺激口渴中枢产生口渴，抗利尿激素释放增加，水重吸收增加，尿量减少和尿比重增高。若伴有饮水增加，细胞外液容量和渗透压不会有明显异常；若渴感减退可加重脱水。失水量相当于体重 4%~6% 时（中度脱水），醛固酮释放增加,细胞外渗透压进一步升高,口渴加重,有效循环血容量不足,心率加快,皮肤干燥,弹性下降;由于细胞内液向细胞外转移导致细胞内失水,造成乏力、头晕、烦躁。失水量超过体重 6% 时(重度脱水),脑细胞严重脱水,可表现为躁狂、谵妄、定向力障碍、幻觉、晕厥和脱水热等神经系统异常症状,严重者可出现高渗性昏迷、低血容量性休克和急性肾衰竭。

2. **等渗性脱水** 由于有效循环血容量和肾血流量减少,可表现为少尿、口渴不明显,可有恶心、畏食、乏力;舌干燥、眼窝凹陷、皮肤干燥、松弛等;短期内脱水量达到体重的 5% 时,则可表现为脉搏细速、肢端湿冷、血压下降等休克表现。当脱水达体重的 6%~7% 时,则有更严重的休克表现。

3. **低渗性脱水** 早期可发生有效循环血容量不足和尿量减少,无口渴,严重者导致细胞内水中毒和细胞内低渗。根据缺钠程度,低渗性脱水可分为三度:轻度缺钠,血清钠浓度在 135mmol/L 以下,表现为疲乏、头晕、手足麻木、尿中钠减少;中度缺钠,血清钠浓度在 130mmol/L 以下,除上述症状外,尚有恶心、呕吐、脉搏细速、血压下降、脉压变小、浅静脉萎陷、视物模糊、站立性晕倒、尿量减少、尿中几乎不含钠和氯;重度缺钠,血清钠浓度在 120mmol/L 以下,表现为神志不清、肌痉挛性抽搐、腱反射减弱或消失,出现木僵、昏迷,常发生休克。

表 3-4-1 脱水分类

|  |  | 高渗性脱水 | 低渗性脱水 | 等渗性脱水 |
|---|---|---|---|---|
| 自觉 | 口渴 | ++~+++ | − | +~++ |
| 症状 | 口腔黏膜干燥 | ++~+++ | − | +~++ |
|  | 食欲缺乏、呕吐 | − | ++~+++ | +~++ |
|  | 头晕、疲倦、乏力 | − | ++~+++ | +~++ |
|  | 头痛 | − | ±~+ | ± |
| 体格 | 意识状态 | 兴奋、幻觉、定向力降低 | 嗜睡 | 症状不明显 |
| 检查 |  |  |  |  |
|  | 皮肤 | 干燥 | 无明显干燥 | 轻度干燥 |
|  | 痉挛 | − | + | ± |
|  | 尿量 | 减少 | 早期减少不明显 | 减少 |
| 化验 | 对体液的影响 | 细胞内液明显减少 | 细胞外液明显减少 | 细胞内、外液均减少 |
| 检查 | 尿比重 | 高 | 低 | 高 |
|  | 尿液中 $Na^+$ 含量 | 低 | 低 | 低 |
|  | 红细胞比容 | 轻度上升 | 中度~高度上升 | 轻度~中度上升 |
|  | 血清中 $Na^+$ 浓度 | 增高 | 低 | 正常 |
|  | BUN | 轻度上升 | 中度~高度上升 | 轻度~中度上升 |

注:+ 轻度;++ 中度;+++ 重度;− 没有

【诊断】

依据病史、临床表现和化验检查结果常可做出诊断。

1. **高渗性脱水**　实验室检查发现尿液和血液浓缩：尿比重高,红细胞计数、血红蛋白量、血细胞比容轻度升高,血清钠浓度在 150mmol/L 以上。

2. **等渗性脱水**　实验室检查可发现血液浓缩,如红细胞计数、血红蛋白量和血细胞比容均明显升高;血清钠和氯等一般无明显降低,尿比重增高。

3. **低渗性脱水**　实验室检查可发现尿比重常在 1.010 以下,尿钠和尿氯常明显减少;血钠浓度常低于 135mmol/L,血钠浓度越低,病情越重;红细胞计数、血红蛋白量和血细胞比容均可增高。

【治疗要点】

1. **积极处理致病原因**　严密监测老年人每日的出入水量及血电解质等指标的变化。应根据脱水的类型、程度和机体情况,决定补液的种类、途径和速度。补液总量包括已丢失液体量及继续丢失的液体量。临床实践中应根据老年人的实际情况适当增减。

2. **补液**　高渗性脱水的治疗,对伴有细胞外液容量不足的老年人,首先应补充血容量。对中重度脱水者应分次补充,不能用过快补充低渗液纠正高渗性脱水,以预防脑水肿和渗透压性脱髓鞘综合征,血钠浓度下降速度不应过快,以每小时 0.5mmol/L,即每天下降 10~12mmol/L 左右为宜。等渗性脱水时,以补充等渗溶液为主,首选生理盐水,但注意大量应用有引起高氯性酸中毒的危险。低渗性脱水者以补充高渗液体为主,严重低钠低渗血症者应将血钠浓度提高至 120~125mmol/L。但补充高渗液不能过快,一般以血钠浓度每小时升高 0.5mmol/L 为宜。慎用乳酸林格液,以防乳酸酸中毒。

3. **补液注意事项**　补液速度应先快后慢,开始 4~8h 内补液总量的 1/3~1/2,其余在 24~48h 内补完。具体的补液速度应根据老年人的年龄、心、肺、肾功能和病情严重程度而定。在补液过程中应记录 24h 出入量并监测体重、血压、脉搏、血清电解质和酸碱度;如果需要大量快速补液时应监测中心静脉压等血流动力学指标。

【护理评估】

1. **评估老人发生脱水的风险**　医护人员可以根据老人的表现和化验指标等筛查老人是否发生了脱水,居家的老年人推荐使用脱水风险评估查检表（dehydration risk appraisal checklist, DRAC）,评估老年人发生脱水的风险,所具备的条目越多,发生脱水的风险越高（表 3-4-2）。

2. **评估老人脱水的种类、脱水的严重程度**　根据临床表现、体检结果和化验的结果,评估老人脱水的类型及严重程度。

3. **评估生命体征的变化**　动态测量生命体征的变化。

表 3-4-2 脱水风险查检表(DRAC)

| 项目 | 内容 | 是 | 否 |
|------|------|-----|-----|
| 一般情况 | 年龄 > 85 岁 | □ | □ |
| | 女性 | □ | □ |
| 身体状态 | 尿失禁 | □ | □ |
| | BMI < 21kg/m² 或者 > 27kg/m² | □ | □ |
| | ADL 评分为中度自理能力损害 | □ | □ |
| | 既往发生脱水病史 | □ | □ |
| | 发生感染性疾病 | □ | □ |
| 精神状态 | 认知障碍 | □ | □ |
| | MMSE < 24 分 | □ | □ |
| | GDS ≥ 6 分 | □ | □ |
| 药物因素 | 泻药 | □ | □ |
| | 精神科用药(治疗精神疾病) | □ | □ |
| | 利尿药 | □ | □ |
| 饮食行为 | 饮食不能自理或经常忘记饮水 | □ | □ |
| | 吞咽困难 | □ | □ |
| | 需要协助才能进食、水 | □ | □ |
| | 进食量少 | □ | □ |

注:MMSE:认知评估量表(mini mental state examination scale, MMSE);GDS:老年抑郁量表(geriatric depression scale, GDS);ADL:生活自理能力评估量表(activities of daily living, ADL),ADL 评分大于 40 分为中度自理能力损害

【护理措施】

1. **运动和休息** 发生脱水后,老人会有不同程度的虚弱、乏力,此时下床活动有发生跌倒的风险,建议卧床休息或床上活动,待脱水逐渐改善后,逐渐开始下床活动,或恢复到以前的活动量。

2. **饮食** 需要根据老年人脱水的原因采取不同的补液策略(图 3-4-2)。轻度和中度脱水的老年人优先选择经口补充液体,根据脱水的种类选择不同种类的溶液。补充水分的同时,需要根据血清中离子情况适量的补充离子,特别需要注意钠离子、钾离子和钙离子的补充,选择营养丰富的易消化的软食。重度脱水或不能经口进食的老人选择静脉补充液体,此时,需要禁食水,注意补液的速度,避免渗透压升高过快。发生低渗性脱水时,老人会因为血液的低渗状态而口渴,此时,如果喝入不含盐溶液的水时,会加重低渗,因此

需要限制老人饮水量,可以鼓励老人喝含有盐的溶液,进食含盐高的食物,以改善脱水,如果老人不能经口进食或发生重度低渗性脱水时,需要静脉补充液体,必要时输注高渗盐水。如果发生休克、肾功能不全等情况时,建议留置中心静脉导管,作为补液治疗通路的同时,可以监测血流动力学变化,指导液体治疗。

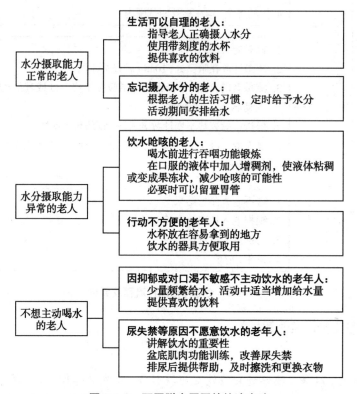

图 3-4-2　不同脱水原因的补液方法

3. **用药护理**　单纯的脱水无需特殊的药物,如需要静脉补充液体时,可以选择葡萄糖溶液、生理盐水、林格液等,治疗时要考虑老人的心脏功能,注意补液的量和速度。如果出现了其他并发症,给予对症治疗。

4. **心理护理**　鼓励老人表达自己的心情,缓解恐惧和焦虑情绪。

5. **健康指导**　让老人知道脱水的危害,学会监测自己是否有脱水,指导老人预防脱水,特别是有肾脏、心脏基础疾病的老人,需监测出入液量、体重、尿量,预防脱水。

【护理技术】

发生脱水的老人需要严密监护生命体征的变化,即体温、脉搏、呼吸和血压(图3-4-3)。

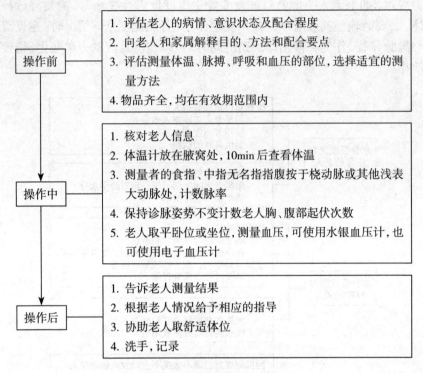

操作前
1. 评估老人的病情、意识状态及配合程度
2. 向老人和家属解释目的、方法和配合要点
3. 评估测量体温、脉搏、呼吸和血压的部位,选择适宜的测量方法
4. 物品齐全,均在有效期范围内

操作中
1. 核对老人信息
2. 体温计放在腋窝处,10min 后查看体温
3. 测量者的食指、中指无名指指腹按于桡动脉或其他浅表大动脉处,计数脉率
4. 保持诊脉姿势不变计数老人胸、腹部起伏次数
5. 老人取平卧位或坐位,测量血压,可使用水银血压计,也可使用电子血压计

操作后
1. 告诉老人测量结果
2. 根据老人情况给予相应的指导
3. 协助老人取舒适体位
4. 洗手,记录

图 3-4-3 生命体征操作流程及要点

【个性化护理案例解析】

### 案例 1

王先生,71 岁,晚餐进食冷饮后出现腹泻,夜内共排便 5 次,第一次为不成形的软便,其余 4 次为水样便,量约 1500ml,自觉虚弱、乏力、恶心,无呕吐,食欲缺乏,未经口进食水,便中无血液,无腹痛、无发热,既往无基础疾病,针对王先生的问题,如何进行个性化护理?

**案例解析**

王先生,进食冷饮后出现腹泻,量比较多,考虑老人存在急性脱水,等渗性脱水可能性大。

护理措施:

1. 监测生命体征。

2. 鼓励老人经口补充液体,必要时可以静脉补充液体。

3. 观察腹泻是否停止,如果持续存在,给予对症处理。

4. 给予老人心理护理。

### 案例2

王女士，72岁，最近1个月出现咳嗽时有尿液溢出，自己无法控制，王女士说："我不愿意到医院看病，我觉得去医院看这个病太丢人了，我少喝点水就能解决"，为不给家人增加负担，王女士每天只喝1杯水，已经坚持了5d。今天王女士自觉头晕，乏力，不爱吃东西，总觉得睡不够，针对王女士的问题，如何进行个性化护理？

**案例解析**

王女士，因有尿失禁，担心自己总排尿，主动减少了液体的摄入，因此有慢性脱水的可能性，脱水的类型可能为高渗性脱水，也可能为等渗性脱水。

护理措施：

1. 监测生命体征。

2. 告诉老人正常喝水、避免脱水的重要性，鼓励老人经口补充液体，必要时可以静脉补充液体。

3. 老年女性因生理特点容易出现尿失禁，这种现象很常见，可以通过盆底肌群训练改善，应及时去就医。

4. 给予老人心理护理。

（栾正刚　张晓春）

# 第五节　疼　　痛

随着器官的衰老及伴随各种疾病，如风湿、关节炎、糖尿病、卒中、癌症等，老人常伴有不同程度的疼痛，若不能得到及时治疗，还会导致肌肉萎缩、压力性损伤，甚至活动障碍，尤其对于长期护理中的老人来说疼痛更是一个主要问题。而老人的感知、认知功能下降，对疼痛的感觉与主诉能力降低，容易被忽视。

## 【概念】

国际疼痛研究协会（International Association for the Study of Pain，IASP）1979年对疼痛的定义是"疼痛是一种不愉快的感觉和情绪上的感受，伴随着现存的或潜在的组织损伤。"疼痛感受是主观的，每个人在生命的早期就通过损伤的经历学会了表达疼痛的词汇。

美国国立综合癌症网络（National Comprehensive Cancer Network，NCCN）2016年对疼痛的定义是："疼痛是组织损伤或潜在的组织损伤所引起的一种不愉快的感觉和情感体验，或对这种损伤相关的描述。"

无论是1979年的定义，还是2016年的，都可以看出疼痛是一种生理、心理的感受。2001年WHO将疼痛列为第五大生命体征，即体温、呼吸、脉搏、血压和疼痛。为唤起全球人类对疼痛的关注，2004 年 IASP 确定每年 10 月 11 日为"世界镇痛日"，10 月中旬的一周定为"镇痛周"。每年确定一个主题，即"世界疼痛年"关注的焦点，如 2016~2017 全球征服手术后疼痛年，2017~2018 全球卓越疼痛教育年。

【分类】

1. **病程分类** ①急性疼痛：有明确病因引起的急性发作，持续时间多在 1 个月以内，常伴有心率增快、出汗、血压升高等自主神经症状。②慢性疼痛：起病较慢，在 3 个月以上，多与慢性疾病有关，如糖尿病、骨质疏松症等，一般无自主神经症状，但常伴有心理问题。

2. **程度分类** 轻度（0~3 分，不影响睡眠）、中度（4~6 分，轻度影响睡眠）、重度（>6 分，不能入睡）。

3. **性质分类** 刺痛、灼痛、酸痛、胀痛等。

4. **系统和器官分类** 躯体痛、内脏痛和中枢痛。

5. **原因分类** 创伤性疼痛、炎性疼痛、神经病理性疼痛、癌痛、精神（心理）性疼痛。

【评估】

1. **视觉模拟量表**（visual analogue scale，VAS） 10cm 长的直线，左端无痛（0），右端剧痛（10 或 100），被测老人在直线上相应部位做好标记，测量从无痛至标记点之间的距离即疼痛强度评分（图 3-5-1）。

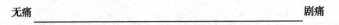

**无痛**                      **剧痛**

图 3-5-1 视觉模拟量表

目前常用改良的 VAS 尺，尺子的背面有刻度，可以看到标记的具体数字（图 3-5-2）。

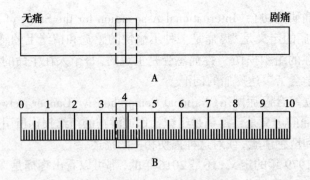

图 3-5-2 改良视觉模拟量表

2. **数字评价量表**(numerical rating scale, NRS) 用 0~10 数字来表示疼痛程度。0 表示无痛, 10 表示剧痛(图 3-5-3)。

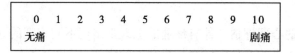

| 0 | 1 | 2 | 3 | 4 | 5 | 6 | 7 | 8 | 9 | 10 |
无痛　　　　　　　　　　　　　剧痛

图 3-5-3 数字评价量表

3. **语言评价量表**(verbal rating scale, VRS) 用语言文字描绘疼痛程度, 用"无痛""轻度痛""中度痛""重度痛""剧痛"等词汇来表达。有 4 级评分、5 级评分、6 级评分、12 级评分和 15 级评分。4、5 级评分较常用(表 3-5-1)。

表 3-5-1 语言评价量表(VRS)

| 4级 | 5级 |
| --- | --- |
| 1. 无痛 | 1. 无痛 |
| 2. 轻度痛 | 2. 轻度痛 |
| 3. 中度痛 | 3. 中度痛 |
| 4. 重度痛 | 4. 重度痛 |
|  | 5. 剧痛 |

4. **疼痛问卷** 简明 McGill 疼痛问卷(short-form of McGill pain questionnaire, SF-MPQ)、疼痛简明评估量表(brief pain inventory, BPI)、ID Pain 自评量表等。

5. **面部表情疼痛量表**(FPS, Wong-Baker 脸) 适用于语言表达能力受损的老人(图 3-5-4)。

无痛　　　有点痛　　　轻微疼痛　　　疼痛明显　　　疼痛严重　　　剧烈痛

图 3-5-4 Wong-Baker 脸

6. **疼痛日记评分法**(pain diary scale, PDS) 由老人、家属或护士记录每天各时间段与疼痛相关的内容, 便于医务人员掌握疼痛与老人生活方式、药物剂量之间的关系等。

7. **痛觉定量分析测定** 应用特定的仪器进行测量, 如热辐射法、电刺激法等。

8. **Doloplus-2 痴呆疼痛评估量表**　由法国和瑞士的老年病学专家修订的针对痴呆老人疼痛的评估工具,已有中文版的调适,包括老人躯体反应、精神运动反应、心理社会反应 3 个维度 10 个条目,能较客观地评估痴呆老人疼痛的程度。

9. **疼痛的心理评估**　伴有疼痛的老人常出现不同程度的心理问题,如焦虑、抑郁,而不良的心理问题会加重老人的疼痛,因此对老人疼痛的评估不能忽视心理、感觉、行为和认知等方面。

有研究表明由于老人的认知功能受到一定程度的影响,VAS、VRS 在认知受损老人中错误率较高,FPS 更适合认知功能障碍的老人,而文化程度较高的老人更适合 NRS。目前临床上应用的痛尺将 NRS、VRS、FPS 合并在一起,使用起来更便捷、有效(图 3-5-5)。

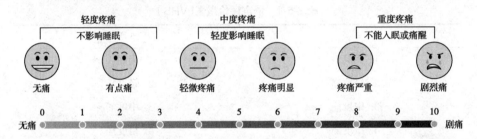

图 3-5-5　痛尺

【老年人疼痛的特点】

1. **多伴有多种疾病**　起病缓,症状不典型,病程长,当积累到一定程度病情会变化迅速,并发症多,且由药物引起的不良反应也随之增多。

2. **对疼痛反应不敏感**　老年人由于功能衰老,对疼痛的反应不敏感,而且对疼痛的症状不重视,会导致病情的延误,如不典型心绞痛。

3. **对治疗效果和毒性反应特别敏感**　易被医务人员忽略。

4. **老年人疼痛程度变化较大**　易受内外因素的影响。

【疼痛对老年人的不良影响】

1. **心理问题**　疼痛的老人易产生心理问题,严重者会导致抑郁。

2. **活动能力下降**　疼痛能降低老人活动及自理能力,也会影响社会交往,更易产生心理问题。长期疼痛导致老人丧失生活自理能力,导致残疾。

3. **睡眠问题**　疼痛可引发老人睡眠问题,从而导致老人机体功能进一步下降。

4. **费用问题**　慢性疼痛增加了医疗保健费用,增加了社会及家庭的经济负担。

**【治疗要点】**

轻度疼痛可采取非甾体消炎药（non-steroid anti-inflammatory drugs，NSAIDs）、理疗、局部阻滞、心理疗法等；中度疼痛可采用弱阿片类药物、联合疗法、辅助用药；重度疼痛可采用强阿片类药物、联合疗法。

1. **药物治疗**　药物治疗是疼痛治疗最基本、最常用的方法。给药途径包括：口服、经皮给药、经直肠给药、皮下注射、肌内注射、静脉给药、经硬膜外腔给药等方式，也可应用病人自控镇痛（patient cotrolled analgesia，PCA）给药。

（1）非甾体消炎药（NSAIDs）：是一类具有解热、镇痛、抗炎及抗风湿作用的药物，对炎症引起的轻、中度疼痛有较强的镇痛作用，起效较快，可以减轻炎症与肿胀，在临床应用较广泛，是 WHO 推荐的"癌痛三阶梯治疗方案"中轻、中度疼痛治疗的主要药物。但存在潜在的心血管意外和消化道出血风险，对老人应慎用。代表药有吲哚美辛、布洛芬、美洛昔康、帕瑞昔布、氟比洛芬酯、对乙酰氨基酚等。

（2）阿片类药物：是一类最经典、止痛作用最强的镇痛药，多用于剧烈疼痛、癌痛的治疗。属于"麻醉性镇痛药"，是国家严格管控的药物之一。无器官毒性，可对长期疼痛进行治疗，无封顶作用，可针对个体化用药，但必须遵从专科医生医嘱用药。代表药有吗啡、芬太尼、羟考酮、布托啡诺等。此外，还有类阿片类镇痛药如曲马多，人工合成的芬太尼类阿片类镇痛药阿芬太尼。

（3）抗癫痫药：用于治疗神经源性疼痛，如三叉神经痛、带状疱疹后神经痛及糖尿病性神经病变，代表药有卡马西平、加巴喷丁等。

（4）抗抑郁药：疼痛对心理的影响主要是抑郁，并且两者可形成恶性循环，因此抗抑郁药物的应用可起到改善老人情绪、提高活力的作用。代表药有阿米替林、多塞平、氟西汀等。

（5）外用药物：芬太尼透皮贴剂等外用止痛药。

（6）中医治疗：中医根据疼痛辨证施治，常用的单味中药和中成药对治疗疼痛也有效果。

2. **神经阻滞治疗**　在脑、脊神经或内脏神经的节、根、干、丛或末梢等处的神经内或神经附近注入局麻药或以物理方法阻滞神经传导功能，达到镇痛、治疗疼痛的目的，可在超声、CT 等仪器引导下进行精准注射治疗。适应证广泛，可进行痛点注射治疗、外周神经阻滞、神经节阻滞、神经丛阻滞、硬膜外腔神经阻滞、蛛网膜下腔神经阻滞、关节腔阻滞。

3. **微创介入治疗**　是以神经阻滞技术和影像诊断学为基础，以治疗疼痛性疾病为目的的临床治疗技术。常用方法有射频治疗、等离子治疗、臭氧治疗、激光治疗、经皮旋切间盘减压治疗、神经调控治疗（中区神经电刺激），腰椎间盘突出脊柱内镜治疗技术及胶原酶化学溶解术、腰椎硬膜外腔镜技术、鞘内药物输注系统植入技术。

**4. 术后疼痛的治疗**　手术疼痛主张预防性镇痛和多模式镇痛,将止痛治疗贯穿于围术期全程,联合应用作用不同的镇痛药物、辅助药和镇痛技术,达到最佳的止痛效果。

**5. 其他方法**　物理疗法包括电疗法、光疗法、超声波疗法、体外冲击波疗法、冷冻疗法、医疗体育疗法、中医、针灸治疗及心理治疗。

【护理评估】

1. **病史**　用药史、疾病史,老人睡眠情况,疼痛对日常生活的影响等。

2. **疼痛的特点**　详细询问老人疼痛的部位、性质、疼痛起病的急缓(急性疼痛、慢性疼痛)、疼痛来源(躯体疼痛、内脏疼痛、神经性疼痛)、疼痛开始时间与持续时间、疼痛强度、疼痛加强与缓解的因素等。疼痛的评估应当尊重老人的主诉,此外也可通过老人面部表情、体位、躯体紧张度及自主神经症状来综合判断。

3. **心理 - 社会状况**　慢性疼痛常伴有不同程度的心理问题,因此应注重老人心理的评估,家属与他人对老人的支持情况,及时发现老人的不良情绪,防止意外发生。

【护理措施】

1. **指导老人正确使用疼痛的评估工具**　掌握自评方法。

2. **用药护理**

(1)癌痛治疗应符合 WHO 三阶梯镇痛原则,选择药物从第一阶梯到第三阶梯,逐渐升级(图 3-5-6)。尽量选择口服给药的方式,按时不按需给药,保持有效的血药浓度,并个体化给药,密切观察与宣教。老年癌痛病人的药物选择应尽量选择无创和低不良反应的药物,老年人使用阿片类药物应从小剂量开始,缓慢加量,起始剂量为年轻人的 50%~75%,随着疼痛强度的改变应经常进行评估调整。

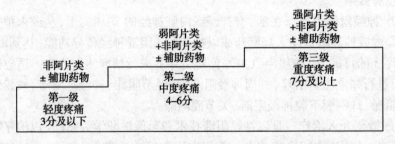

图 3-5-6　癌症三阶梯镇痛治疗示意图

（2）《癌痛老人护理指引专家共识（2017 年版）》提出"以老人主诉为依据，遵循'常规、量化、全面、动态'的原则，即常规评估疼痛情况、使用疼痛程度评估量表来评估老人疼痛程度、对老人疼痛病情及相关病情进行全面评估、持续、动态评估老人的疼痛症状变化情况。"

（3）严格遵医嘱用药，不可自行调整；口服缓释药物整片吞服，不能掰开、碾碎服用；非甾体类抗炎药物应在饭后服用，防止胃肠道不适症状。

（4）药物不良反应与护理：①阿片类药物用药后可产生便秘、恶心、呕吐、皮肤瘙痒等并发症，注意指导老人每天保证足够的饮水量，以 1500~2000ml 为宜，多吃蔬菜和水果，适当运动，保持定时排便的习惯，必要时可预防性使用缓泻剂。有恶心症状的老人可采用针灸疗法、放松疗法、音乐疗法等，严重者或伴呕吐的老人需应用止吐药物。叮嘱皮肤瘙痒的老人不可抓挠以防皮肤损伤，局部可使用润肤剂或止痒剂。阿片类药物对神经系统的影响会造成嗜睡、镇静和呼吸抑制，对老年人影响更为突出，因此应加强对老人呼吸与镇静的评估，防止意外发生。② NSAIDs 长期使用有封顶效应，不可盲目增加剂量，特别要注意潜在的心血管意外和消化道出血风险，对有溃疡病、高血压、心功能不全等老人均需慎重使用。用药期间需戒烟、忌酒、不饮用含咖啡因或酸性饮料，同时配合使用胃黏膜保护药，监测血常规与便潜血，及时发现出血问题。

（5）长期、大剂量应用阿片类镇痛药应逐渐减量，最终停药。警惕突然停药所致"戒断综合征"。初始前 2d 内减量 25%~50%，此后每 2d 减量 25%，当日用量减至 30~60mg 时即可停药。出现戒断症状或有腹泻等激惹症时，应将减量的速度减缓。

3. **使用自控镇痛泵（PCA）的护理** PCA 是指老人参与及控制的镇痛治疗，增加老人可控制感，从心理学角度来说还可减少焦虑，从而达到更好的止痛效果。将不同机制的止痛药物、辅助药物放入 PCA 泵里，通过导管连接到老人的静脉、皮下、硬膜外腔等部位发挥作用，当老人有止痛需求时还可追加药物剂量。医生事先设定好各项参数，可根据老人的需要达到用药个体化。PCA 更安全、且不良反应更小。分为静脉 PCA（PCIA）、硬膜外 PCA（PCEA）、皮下 PCA（PCSA）、神经丛 PCA（PCNA）。护士需指导老人和家属正确使用 PCA 设备，定时评估止痛效果，同时注意观察用药的效果与不良反应，设备是否正常运行。

4. **神经阻滞或微创介入治疗的护理** 保持局部敷料的清洁与干燥，防止感染；电刺激治疗或植入导管的老人应避免电极移位，防止导线断裂；使用止痛泵或输注系统的老人需做好仪器使用的指导，同时需注意观察止痛药物的效果及不良反应，保证老人的安全。

5. **其他护理措施** 针灸，冷、热疗法，按摩，音乐，运动疗法等非药物止痛方法也有一定的止痛效果，还可减少止痛药物的用量。为老人创造一个舒适温馨的环境,适宜的温湿度、良好的光线与通风设备也可以减轻老人的疼痛强度。此外,运用心理疏导、倾听老人的主诉,适当给予安慰,使用转移注意力、放松练习等心理护理措施不仅可以减轻由于疼痛引起的心理问题,也可以缓解疼痛的强度。

【个体化护理案例解析】

## 案　例

王先生,诊断为肝癌晚期肺转移,伴胸、腹水。老人目前疼痛评分为8分,不能平卧,气促、咳嗽。现住院治疗,丧偶,儿子于外地工作,需 3d 后请假回来陪护,目前有一位护理员进行护理。请针对老人目前情况制订个性化护理方案。

### 案例解析

王先生为晚期肿瘤癌痛老人,疼痛程度为重度。老人无家属陪伴,需注重老人的心理问题。

护理措施:

1. 入院当天完成对老人疼痛的全面评估。

2. 指导老人痛尺的使用,如何正确描述自己疼痛的强度。

3. 为老人创造一个安静、舒适、整洁的环境,床头抬高,利于老人呼吸。

4. 根据医嘱给予雾化、对症护理。给予止痛治疗,按照医嘱规律、按时应用止痛药物,评估药物的不良反应,及时采取有效护理措施。根据疼痛评分调整止痛药物的剂量。

5. 关心体贴老人,加强巡视,多与老人沟通,安慰老人,及时了解老人的想法,评估老人的心理状态。鼓励老人配合治疗,儿子马上就能赶过来不要太焦虑。了解老人的爱好,尽量满足老人的需求,通过帮助老人从事喜欢做的事情转移注意力缓解疼痛。

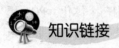 知识链接

### 癌性疼痛的控制标准

要求癌性疼痛的控制标准达到夜间睡眠时、白天休息时、日间活动和工作时无疼痛,这个目标比较完美,在临床实践中难以做到。近年来在临床癌痛管理中推荐"3个3的标准",即依据0~10分的数字评分法,评估疼痛强度<3分,24h 内突发性疼痛次数<3次,24h 内需要药物解救的次数<3次。

(郑　瑾)

# 第六节 头晕与晕厥

头晕与晕厥是老年人的常见症状,随着年龄的增长其发生率增高。晕厥发作时肌肉失张力可导致老年人跌倒,甚至会威胁老年人的生命健康。

## 一、头晕

【定义】

头晕(dizziness)指的是自身不稳感和头脑不清晰感,是一种机体的空间感觉和定位觉的变形和扭曲,其症状可能包括头重脚轻、站立不稳、眩晕、晕厥前感觉等。根据头晕发作的持续时间,可将头晕分为急性头晕(时间 ≤ 1~2 个月)和慢性头晕(时间 > 1~2 个月),老年人的头晕往往持续时间较长。

【分类】

**1. 前庭系统疾病性头晕** 分中枢性及周围性两大类。

(1)中枢性前庭系统疾病性头晕:包括后循环缺血(指椎 - 基动脉系统短暂性缺血发作和脑梗死)、脑出血、脑肿瘤、脑炎或脱髓鞘病、前庭性偏头痛、眩晕性癫痫等。

(2)周围性前庭系统疾病性头晕:主要有良性发作性位置性眩晕(benign paroxysmal positional vertigo, BPPV)、梅尼埃病、前庭神经(元)炎、迷路炎、淋巴管漏等。

**2. 非前庭系统疾病性头晕** 主要指由内科系统疾病(如血压高或低、心律失常等心血管病、血液病、内分泌疾病)、活动过度、环境条件改变(严寒、酷暑、高原、低氧)、头部轻微外伤后综合征、视觉疲劳及眼部疾病、上呼吸道感染、药物不良反应或药物中毒等引起。此外,心因性头晕,如抑郁、焦虑、强迫症等也可以引起头晕。

【流行病学】

头晕是老年人最常见的症状之一,国外一项流行病学调查显示,65 岁以上人群中 19.6% 有头晕症状。美国和英国基于社区人群的调查,头晕发生率分别为 21% 和 29%。另一社区研究显示,头晕每天发作的占 35%,每月发作的占 51%。我国研究发现,60 岁以上人群的眩晕总体患病率为 4.1%。一般在 65 岁以上的人群中,年龄每增长 5 岁,头晕发生的可能性增长 10%;在 85 岁以上的老年人群中,这一比例可达 50%。

【病因及临床特点】

1. BPPV 起病突然,眩晕与头位有关,当头处于某一位置时即出现眩晕,可持续数十秒,转向或反向头位时眩晕可减轻或消失,但可见显著眼震。

**2. 梅尼埃病** 常伴有耳鸣、耳聋、眩晕、耳内闷胀感,眩晕呈间歇性反复发作,开始时眩晕即达到最严重的程度,头部活动及睁眼时加剧,伴恶心、呕吐、面色苍白、心率缓慢、血压下降和眼球震颤。

**3. 后循环缺血** 有眼球震颤伴随神经系统其他症状和体征,常有高血压、糖尿病和心脏病病史。按临床表现可分为:

(1)短暂缺血发作型:发作可一日内数次或数日一次发作,一般数分钟至半小时缓解。轻者仅有眩晕、不稳,重者频繁发作进展为完全性迷路卒中。

(2)进展性卒中型:发病后眩晕、耳鸣持续进展加重,数日后达高峰,明显眼震,伴神经系统局灶性体征。

**4. 前庭性偏头痛** 反复发作伴有或不伴有头痛的眩晕发作,发作持续短则数十秒,长则数天。多伴有恶心、呕吐,可伴有畏声、畏光,可有视物模糊,症状发作期间若头位变化时可使头晕加重,一般安静休息或睡眠后症状即可好转。

**5. 心因性头晕** 也称精神性头晕。与精神障碍或心因性因素有关,如抑郁、焦虑、惊恐或躯体障碍。常伴随躯体症状,如心慌、胸闷、消化不良、睡眠不佳;症状持续时间长,往往持续数月甚至数年。

**6. 系统性疾病** 老年人常患有高血压、冠心病、充血性心力衰竭、糖尿病、甲状腺功能减退、贫血和眼部疾病等,使老年人易发生头晕。其特点是头晕眼花,无眩晕感和眼震,通常不伴有恶心和呕吐。

**7. 直立性低血压** 老年性眩晕大约有 2%~15% 是直立性低血压导致的,其标准是:由平卧位变为直立时收缩压下降 20mmHg,舒张压下降 10mmHg,或从仰卧位或坐位站立后,任何血压下降时出现的相关典型症状。

**8. 药物所致头晕** 多种药物可引起头晕,其中包括抗高血压药、抗心律失常药、抗抑郁药、抗焦虑药、抗组胺药、非甾体抗炎药、抗生素、感冒药和安眠药的过度应用等。这些药物通过不同的机制造成头晕。

【治疗】

1. 病因治疗

(1)前庭功能尚属可逆损害性眩晕,如 BPPV,浆液性迷路炎等。治疗应针对病因,一旦病因解除,头晕症状即消失。

(2)前庭功能一次性损害不可逆转的眩晕征,如化脓性迷路炎、突聋、前庭神经元炎等,病因虽除,迷路或前庭功能完全破坏,前庭功能不能恢复,需要依靠前庭中枢代偿消除眩晕。

(3)病因难治的前庭功能波动性损害或不可逆损害,保守治疗无效者可行外科治疗。

2. **对症治疗** 选择舒适体位,避免声光刺激。必要时服用药物治疗,如镇静药、止吐药、血管扩张药、利尿及脱水药、激素类等药物。

3. **手术治疗** 持续性的重度周围性眩晕,可做内耳手术治疗。

4. **前庭康复训练** 经过前庭康复训练,达到重建视觉、本体感和前庭传入信息的整合功能,建立平衡感。

【护理评估】

1. **病史评估**

(1)根据眩晕持续时间评估:持续数秒者考虑为 BPPV;持续数分至数小时者考虑为梅尼埃病、TIA 或偏头痛相关眩晕;持续数小时至数天者考虑为前庭神经元炎或中枢性病变;持续数周到数月者考虑为心因性头晕。

(2)根据眩晕发作频度评估:单次严重眩晕应考虑前庭神经元炎或血管病;反复发作性眩晕应考虑为梅尼埃病或偏头痛;伴有其他神经系统表现的反复发作性眩晕考虑为后循环缺血;反复发作性位置性眩晕考虑为 BPPV。

(3)根据伴随症状评估:不同疾病会伴随不同症状,包括耳闷、耳痛、头痛、耳鸣、耳聋、面瘫、失衡、畏光、畏声或其他局灶性神经系统体征。

(4)根据诱发因素评估:有些眩晕为自发性或位置性,有些则是在感染后、应激或外伤后发病。

2. **实验室检查评估**

(1)耳科检查:包括外耳道检查、前庭功能检查、听力检查等。

(2)神经系统检查:位置试验、视力和眼底检查、眼震电图等。

(3)影像学及电生理相关检查:头颅 CT、CTA、MRI、DSA、TCD 等。

(4)血液生化学检查。

(5)内科疾病引起的眩晕检查。

【护理要点】

1. **详细了解老人的病史及体格检查** 初步判定老人的头晕类型。

2. **遵医嘱给予病因治疗、对症治疗及康复治疗** 在治疗和护理头晕的全过程中,最关键的是保证老人的安全,特别是预防跌倒的发生。这需要与老人和照护者进行良好的沟通,评估跌倒的风险、家庭环境的安全和老人药物的应用情况,并做好健康指导,最大程度地防止跌倒的发生。

## 二、晕厥

【定义】

晕厥是全大脑半球及脑干血液供应减少,导致发作性短暂意识丧失伴姿势性张力丧失综合征。可因血管迷走反射,直立性低血压,心排血量减少引起全脑低灌注,或由于椎基底动脉缺血引起脑干选择性低灌注所致。老年人常因姿势性张力丧失不能站立而倒地,历时数秒至数分钟,随后自动完全恢复。有些晕厥有先兆症状,更多的是无先兆症状。晕厥的发生率随年龄的增加而增高,据不完全统计,老年性晕厥的发生率占76.16%。

【分类】

1. **反射性晕厥** 因血压调节,心率反射弧功能障碍及自主神经功能不全导致血压急剧下降,心排血量突然减少所致。包括血管迷走性晕厥(单纯性晕厥)、直立性低血压晕厥、特发性直立性低血压晕厥(shy-drarger综合征)、颈动脉窦性晕厥、排尿性晕厥、吞咽性晕厥、咳嗽性晕厥、舌咽神经痛性晕厥等。血管迷走性晕厥是整体人群中最常见的一种晕厥类型;直立性低血压晕厥是老年人晕厥的重要原因之一,大于65岁的老年人有32%有直立性低血压。颈动脉窦性晕厥也称为颈动脉窦综合征,由于颈动脉窦反射过敏所致。健康老年人群中有30%患有颈动脉窦反射过敏症,而伴有冠心病或高血压的老年人发病率更高。

2. **心源性晕厥** 心源性晕厥因心排血量突然减少,血压急剧下降导致脑血流减少并引起晕厥。发生迅速,无任何预感,与直立体位无关,运动诱发晕厥提示心脏性原因,患各种心脏病是独有的特点,常见的原因为严重的心律失常。老年人需特别关注其晕厥原因是否为心源性晕厥。

3. **脑源性晕厥** 严重脑血管闭塞疾病、主动脉弓综合征、高血压脑病、基底动脉型偏头痛,以及脑干病变如肿瘤、炎症和延髓血管运动中枢病变所致。

4. **其他晕厥** 如哭泣性晕厥(情感反应)、过度换气综合征、低血糖性晕厥和严重贫血性晕厥等。

【流行病学】

反射性晕厥是目前最常见的晕厥类型。超过65岁以上人群中又呈现一个高峰。在养老院中晕厥发生率比居家老年人高6%,复发率可高达30%。老年人晕厥的预后取决于晕厥的病因、所受外伤情况及老龄因素,年龄本身即为预后不良的标志。

【临床特点】

晕厥发作起病突然,持续时间短。典型可分为三期:

1. **晕厥前期** 晕厥前期症状通常持续10s至1min,表现倦怠、全身无力、头晕目眩、昏沉眼花、面色苍白、恶心、出汗、流涎、视物模糊、恍惚和心动过速等。有预感时立刻躺下可减少损伤。

2. **晕厥期** 老人感觉眼前发黑、站立不稳、意识丧失而跌倒,伴面色苍白、大汗、血压下降、脉缓细弱和瞳孔散大,心动过速变为心动过缓,肌张力减低等。一般无括约肌障碍,偶有尿失禁。偶见强直或角弓反张、强直-阵挛样发作,可误诊为癫痫。数秒至数十秒恢复,神经系统检查无阳性体征。

3. **晕厥后期** 老人平卧后意识迅速(数秒至数分钟)恢复,脉搏逐渐变得有力,面色开始恢复正常,但仍可见面色苍白、头痛、恶心、出汗、周身无力和便意感等。休息数分钟或数十分钟缓解,不留任何后遗症,偶有极短暂的(<30s)发作后模糊状态伴定向力障碍和易激惹。

**【治疗要点】**

晕厥的治疗方法主要取决于晕厥的病因,不同的病因有不同的治疗方法,但在晕厥发作时处理方法基本相似。

1. **晕厥前期和晕厥期处理** 在晕厥前期老人感觉无力或已经视物模糊时,应立即将老人置于使脑血流最大的位置,最好为仰卧位并抬高双腿,解开衣领,头转向一侧,以防舌后坠,避免误吸。老人意识恢复前不要经口服用任何水、食物和药物,体力未恢复前不要站立。

2. **晕厥恢复后处理** 应详细查询病因,特别要注意是否有需要急诊治疗的疾病,如内脏大出血、无痛性心肌梗死或心律失常等。对直立性低血压的老年人给予忠告,久坐或久蹲后应避免突然站立。应避免服用可能引起直立性低血压的药物,如β受体阻滞剂、利尿剂、抗抑郁药等。颈动脉窦性晕厥的治疗主要是让老人尽量减少跌倒的风险,学会侧视时转身而不转头。

3. **易发生晕厥的老年人的保护措施** 对于经常发生晕厥的老年人要预防跌倒,以防止骨折和其他损伤的发生。老年人不要长时间站立不动,以避免诱发晕厥发作。

**【护理评估】**

1. **详细询问病史** 通过详细的病史、体格检查、测量卧立位血压、颈动脉窦按摩可以明确50%以上的晕厥诊断。直立性低血压在老年人常不易被诱发,特别是那些药物相关或年龄相关的直立性低血压应反复进行检查。如果怀疑晕厥的原因是药物性低血压或直立性低血压,24h动态血压监测将有助于诊断。

2. **检查和测量** 年龄本身不是检查和干预的禁忌证,不同体位血压的测量、颈动脉窦按摩和直立倾斜试验为耐受较好的检查,也适用于认知功能障碍的老年人。但对于虚弱的老年人,应在评估各项检查可能对老人带来益处之后再作出决定。

**【护理要点】**

1. **原发病的防治** 老年人机体功能逐渐减退,且通常并发多种疾病,还往往伴随就医不及时、平时对原发病控制不到位等因素,晕厥后所造成的意外伤害就更加严重,如晕厥跌倒所造成的骨折、软组织甚至脏器的损伤,成为导致老年人死亡的重要因素之一。因此需要重视对引起老年人晕厥的原发病的防治,从而减少晕厥的发生。

2. **健康指导** 避免不良刺激,如恐惧、悲伤、紧张、过度劳累等。老年人一切行动宜缓慢，避免突然站立、仰脖与转头等动作。注意饮食调节，避免因饥饿引起低血糖而诱发晕厥。

【意识障碍评估】

意识（consciousness）在医学中指大脑的觉醒程度，是中枢神经系统（central nervous system, CNS）对内、外环境刺激做出应答反应的能力，或机体对自身及周围环境的感知和理解能力。意识内容包括定向力、注意力、感知力、思维、记忆力、情感和行为等，是人类的高级神经活动，可通过语言、躯体运动和行为等表达出来。

1. 根据意识障碍程度分类

（1）嗜睡：是意识障碍早期表现。唤醒后定向力基本完整，能配合检查，常见于颅内压增高的老人。

（2）昏睡：处于较深睡眠，较重的疼痛或言语刺激方可唤醒，模糊地作答，旋即熟睡。

（3）昏迷：意识水平严重下降，是一种睡眠样状态，老人对刺激无意识反应，不能被唤醒。

2. 特殊类型的意识障碍

（1）无动性缄默症（akinetic mutism）：表现为对外界刺激无意识反应，四肢不动，出现不典型去脑强直姿势，肌肉松弛，无锥体束征。无目的睁眼或眼球运动，觉醒—睡眠周期保留或呈过度睡眠，伴自主神经功能紊乱，如体温高、心律或呼吸节律不规则、多汗、尿便潴留或失禁等。为脑干上部或丘脑网状激活系统及前额叶—边缘系统损害所致。

（2）去皮质综合征（decorticate syndrome）：表现为无意识地睁眼闭眼，瞳孔对光反射、角膜反射存在，对外界刺激无意识反应。无自发言语及有目的动作，呈上肢屈曲、下肢伸直的去皮质强直姿势，常有病理征，保持觉醒—睡眠周期，可无意识地咀嚼和吞咽。见于缺氧性脑病，脑血管疾病及外伤等导致的大脑皮质广泛损害的老年人。

（3）谵妄（delirium）状态：表现为觉醒水平、注意力、定向力、知觉、智能和情感等发生极大紊乱，常伴激惹、焦虑、恐怖、视幻觉和片断妄想等，可呈间歇性嗜睡，有时彻夜不眠；可伴发热，酒精或药物依赖者戒断性谵妄易伴癫痫发作。常见于急性弥漫性脑损害、脑炎和脑膜炎、中毒性脑病的老年人。

（4）模糊（confusion）状态：起病较缓慢，定向力障碍多不严重，表现淡漠、嗜睡、注意力缺陷。见于缺血性卒中、肝肾功能障碍引起的代谢性脑病、感染及发热、高龄术后的老年人。

（刘丽娟）

# 第七节 视 觉 障 碍

视觉障碍(visual impairment)是依赖、死亡、跌倒、进入社会收容机构和利用卫生服务的重要预测指标。在中国,有 7550 万人存在视力受损(占全球视力受损人口的 26.5%),其中大部分为 60 岁以上的老年人。造成老年人视力受损的主要原因是未矫正的屈光不正和白内障、青光眼。本节主要介绍年龄相关性白内障和原发性闭角型青光眼。

## 一、年龄相关性白内障

白内障(cataract)是各种原因引起的房水成分和晶体囊渗透性改变及代谢紊乱时,晶体蛋白变性、肿胀,晶体由透明变为混浊称为白内障。白内障可以按病因,发生年龄、发展速度,晶体混浊程度和部位进行分类,本节介绍老年性白内障,也称年龄相关性白内障。

年龄相关性白内障(age-related cataract),是最常见的后天性原发性白内障,多发生在 50 岁以上的老年人,故又称老年性白内障(senile cataract),是最主要的致盲原因之一。发病率随年龄增长,多为双眼发病,但发病有先后,主要表现为无痛性、进行性视力减退。

【病因和发病机制】

可能与代谢、全身性疾病、辐射、外伤和遗传等多种因素有关。发病机制较为复杂,一般认为由氧化损伤引起。

1. 氧化作用使晶状体细胞膜的 Na-K-ATP 酶泵的功能受损,对钠离子的通透性增加,钠离子进入后晶状体渗透压升高,水分也随着进入晶状体,逐渐形成皮质性白内障。

2. 晶状体蛋白的氧化水解、糖化和脱酰胺作用,使蛋白质聚合,形成核性白内障。

【临床表现】

常常双眼患病,但发病有先后,严重程度也不一致。

1. 双眼呈渐进性无痛性视力下降,严重者仅剩光感。早期常出现眼前固定不动的黑点,可有单眼复视或多视、屈光改变等表现。

2. 根据晶状体混浊开始出现的部位,老年性白内障分为 3 种类型,包括皮质性、核性以及囊膜下性,以皮质性白内障为最常见,根据病程可分为四期:

(1)初发期:仅有晶状体周边部皮质混浊,呈楔状,尖端指向中央,晶状体大部分仍透明。早期无视力障碍,混浊发展缓慢,可达数年才进入下一期。

(2)膨胀期或未成熟期:混浊逐渐向中央发展,并伸入瞳孔区,晶状体有不均匀的灰白色混浊,视力明显减退,晶状体皮质吸收水分而肿胀,将虹膜推向前,使前房变浅,可诱发闭角型青光眼。因晶状体皮质层尚未完全混浊,虹膜瞳孔缘部与混浊的晶状体皮质之间尚有透明皮质,用斜照法检查时,光线投照侧的虹膜阴影投照在深层的混浊皮质上,在该侧瞳孔区内出现新月形投影,称虹膜投影,为此期的特点。

(3)成熟期:晶状体完全混浊,呈乳白色;视力仅剩光感或手动;虹膜投影消失;前房深度恢复正常。

(4)过熟期:晶状体皮质溶解液化变成乳汁状物,核失去支撑,随体位变化而移位。直立时核下沉,避开瞳孔区,视力有所提高;低头时核上浮遮挡瞳孔区,视力突然减退。由于核下沉,上方前房变深,虹膜失去支撑而出现虹膜震颤。液化的皮质渗漏到囊外,可引起晶状体过敏性葡萄膜炎;皮质沉积于前房角,可引起晶状体溶解性青光眼。晶状体悬韧带退行性变化,可发生晶状体脱位。

3. **并发症**　①急性闭角型青光眼,多见于膨胀期;②晶状体过敏性葡萄膜炎、晶状体溶解性青光眼等,见于过熟期。

【治疗要点】

目前药物治疗效果不肯定,主要以手术治疗为主。

1. **手术时机**　过去认为白内障成熟期为最佳手术时机。近年由于显微手术技术的快速发展,如果视力下降影响工作和生活质量,即主张手术。

2. **手术方法的选择**　①白内障囊外摘出联合人工晶体植入,已成为目前最广泛使用的手术方法之一;②白内障超声乳化吸出术:用超声乳化仪将硬的晶状体核粉碎使其呈乳糜状,通过小切口将之吸出,保留后囊膜。优点是手术时间短,切口小,不需要缝合,炎症反应轻,术后散光小,视力恢复快,可同时进行人工晶体植入,是目前被公认的最安全有效的白内障手术方法之一。

【护理措施】

1. **运动和休息**　老人视力不好期间要注意适当休息,防止发生意外。

2. **饮食**　进食易消化软食,保持大便通畅,尤其是手术后的老人。

3. **用药护理**　白内障早期,根据医嘱指导用药:谷胱甘肽滴眼液、口服维生素C等药物,以延缓白内障进展。慎用散瞳剂如阿托品,尤其在膨胀期,容易诱发急性青光眼。

4. **心理护理**　老年人视力减退时可伴有焦虑、烦躁、甚至抑郁等心理,应及时评估并给予相应的护理措施。

5. 健康教育

(1)向老人及家属讲解有关的护理常识,保持个人卫生,勤洗手,脸盆、毛巾等生活用具专人专用,禁止用手或不干净的物品揉眼。洗头洗澡时,不要让脏水进入眼睛等。

（2）术后配镜指导：白内障摘除术后，无晶状体眼呈高度远视状态，一般为 +10D~+12D。矫正方法可有眼镜、接触镜或人工晶体植入，后房型人工晶体植入是最好最有效的方法。

（3）定期门诊随访，特别注意急性青光眼早期症状，嘱病人如出现头痛、眼痛、视力下降、恶心、呕吐等，应立即到医院检查，可能为急性青光眼先兆。如有眼压升高，应立即采取降低眼压等措施。

（4）白内障成熟期，动员老人早日手术，以免引起并发症。

**6. 手术的护理**　按照眼部手术病人的护理常规，协助老人进行各项术前检查，并说明检查目的、意义。需要进行的眼部检查项目主要有：视功能、角膜、晶状体、眼压、角膜曲率半径和眼轴长度等。

**7. 预防意外损伤**

（1）评估老人自理能力。

（2）老人入院时热情接待，向其介绍主管医务人员及周围环境。按方便老人使用的原则，将常用物品固定摆放，活动空间不留障碍物，避免跌倒。

（3）协助做好术前各项检查。

（4）教会老人使用传呼系统，鼓励其寻求帮助。

（5）厕所必须安置方便设施，如坐便器、扶手等，并教会老人使用。

## 二、原发性闭角型青光眼

青光眼（glaucoma）是一组以眼压异常升高，视功能减退和眼组织的损害，引起视神经凹陷性萎缩、视野缺损为特征的眼病。青光眼是主要的致盲眼病之一，若能及早诊治，大多数人可避免失明。

原发性闭角型青光眼（primary angle-closure glaucoma）是由于周边虹膜堵塞了前房角，或与小梁网发生永久性粘连，房水流出受阻，导致眼压升高的一类青光眼。亚洲地区发病率高，尤其在我国，是最常见的青光眼类型；我国闭角型青光眼的患病率为 1.79%。女性多见，男女发病比约为 1∶3，发病年龄多在 40 岁以上。可双眼同时或先后发病，与遗传因素有关。原发性闭角型青光眼根据眼压升高是骤然发生还是逐渐发展，可分为急性闭角型青光眼和慢性闭角型青光眼。本节主要介绍急性闭角型青光眼老人的护理。

**【病因及分类】**

目前公认的观点是与眼球异常的解剖结构和促发因素的存在有关。

**1. 解剖因素**　特征性的眼部解剖结构包括：眼轴短、前房浅、房角窄及晶状体较厚，位置相对靠前等。发病机制主要是周边部虹膜机械性堵塞了房角，阻断了房水的出路而致眼压急剧升高。

**2. 促发因素** 情绪激动、暗室停留时间过长、长时间阅读或近距离用眼、过度疲劳和疼痛、局部或全身应用抗胆碱类药物，均可使瞳孔散大，增加瞳孔阻滞，同时周边虹膜松弛，导致狭窄的房角关闭，从而诱发急性闭角型青光眼。

【临床表现】

典型的急性闭角型青光眼有以下几个不同的临床阶段：

**1. 临床前期** 当一眼急性发作被确诊为本病，另一眼只要具有前房浅、虹膜膨隆、房角狭窄等表现，即使老人没有任何临床症状也可以诊断为临床前期；部分老人在急性发作前没有自觉症状，但具有上述的眼球解剖特征或青光眼家族史，尤其是在促发因素如暗室试验后房角关闭，眼压明显升高，也可诊断为本病的临床前期。

**2. 先兆期** 表现为一过性或反复多次的小发作，多出现在傍晚时分。表现为轻度的眼痛伴同侧偏头痛、视力减退、鼻根部酸胀和恶心，轻度睫状充血、角膜轻度雾状混浊、眼压略高，经睡眠或充分休息后可自行缓解。

**3. 急性发作期**

（1）症状：表现为剧烈的头痛、眼痛、虹视、雾视，视力急剧下降，常降到指数或手动，可伴有恶心、呕吐等全身症状。

（2）体征：①球结膜水肿，混合充血或睫状充血；②角膜水肿，呈雾状或毛玻璃状；③瞳孔中等散大，常呈竖椭圆形，对光反射迟钝或消失，有时可见局限性后粘连；④前房变浅，周边部前房几乎完全消失，房角镜检查可见房角完全关闭；⑤眼压升高，可突然高达 50mmHg 以上，少数病例可达 100mmHg 以上，指测眼压时眼球坚硬如石；⑥高眼压缓解后，眼前段常留下永久性组织损伤。如角膜后色素沉着、虹膜节段性萎缩及色素脱落、晶状体前囊下点状或片状灰白色混浊（青光眼斑），临床上称为青光眼三联征。

**4. 间歇期** 指小发作缓解后，房角重新开放，症状和体征减轻或消失，不用药或仅用少量缩瞳剂就能将眼压维持在正常范围内。但瞳孔阻滞的病理基础尚未解除，随时有再次发作的可能。

**5. 慢性期** 急性大发作或多次小发作后，房角发生广泛粘连，小梁功能严重损害，表现为眼压中度增高，视力进行性下降，眼底可见青光眼性视盘凹陷，并有相应的视野缺损。

**6. 绝对期** 眼压持续升高，眼组织特别是视神经遭到严重破坏。视功能完全丧失，无光感，症状不显或出现顽固性眼痛、头痛，瞳孔极度散大强直，角膜上皮水肿、知觉减退。

【治疗要点】

急性闭角型青光眼的治疗原则是迅速降低眼压，减少组织损害，积极挽救视力。首先用药物降低眼压，待眼压恢复正常后，可考虑手术治疗。

1. **药物治疗**

（1）拟副交感神经药（缩瞳剂）：通过兴奋虹膜括约肌，缩小瞳孔和增加虹膜张力来解除周边虹膜对小梁网的堵塞，使房角重新开放，从而降低眼压。常用1%~4%的毛果芸香碱（pilocarpine）滴眼液。

（2）β肾上腺素能受体阻滞剂：通过抑制房水生成而降低眼压，不影响瞳孔大小和调节功能，但因降压幅度有限，长期应用降压效果减弱。常用0.25%~0.5%噻吗洛尔（timolol）滴眼液。

（3）碳酸酐酶抑制剂：通过减少房水生成来降低眼压，常用乙酰唑胺（diamox）口服。

（4）高渗剂：可在短期内提高血浆渗透压，使眼组织特别是玻璃体中水分进入血液，从而减少眼内容积。常用20%甘露醇（mannitol）注射液静脉快速点滴。

2. **辅助治疗** 局部滴用糖皮质激素有利于减轻充血及虹膜炎症反应。全身症状重者，可给予止吐、镇静和安眠药物。

3. **视神经保护性治疗** 青光眼的治疗除降眼压外，应重视神经保护性治疗。钙离子通道阻滞剂、谷氨酸拮抗剂、神经营养因子、抗氧化剂（维生素C、维生素E）及某些中药可起到一定的保护视神经的作用。

4. **手术** 原发性闭角型青光眼以手术治疗为主。手术的目的是：①沟通前后房，平衡前后房压力，解除瞳孔阻滞；②建立房水向外引流的新通道。常用的手术方法有：①激光手术，如激光周边虹膜切除术。②显微手术，如周边虹膜切除术、小梁切除术、房角切开术等；对于难治性青光眼尚可采用房水引流装置植入术。

【护理评估】

评估老人青光眼发作的诱发因素，发病时的症状及伴随症状；评估药物的作用及不良反应；评估视力状况及生活自理能力；评估老人的心理状况。

【护理措施】

1. **运动和休息** 保证充足的睡眠，避免情绪激动（如过度兴奋、忧郁等），睡眠时适当垫高枕头。避免黑暗环境中停留时间过久。进行适当的有氧运动，避免举重、倒立等增加张力的运动。

2. **饮食** 避免短时间内饮水量过多（一次饮水量 < 300ml 为宜），以免加重病情或引起发作。选择清淡易消化的饮食，保持大便通畅。不宜烟酒、浓茶、咖啡和辛辣等刺激性食物。

3. **用药护理**

（1）缩瞳剂：1%~4%的毛果芸香碱滴眼液的不良反应是可引起眉弓疼痛，视物发暗，近视加深等，若使用高浓度制剂频繁滴眼，还可能出现胃肠道反应、头痛、出汗等全身中毒症状。因此，每次点药后应压迫泪囊区数分钟，如出现上述症状应及时停药。

（2）β肾上腺素能受体阻滞剂：要注意观察心率变化，对心脏房室传导阻滞、窦性心动过缓和支气管哮喘者禁用。

（3）碳酸酐酶抑制剂：有人服用后出现口周及手脚麻木，停药后即可消失。长期服用可引起尿路结石、肾绞痛、血尿及小便困难等不良反应，若发生上述症状，应嘱老人停药，并多次少量饮水。

（4）高渗剂：对体弱或有心血管疾病的老人，应注意呼吸及脉搏变化，防止发生意外。药物作用使颅内压降低，部分老人出现头痛、恶心等症状，用药后宜平卧休息。甘油参与体内糖代谢，糖尿病老人慎用。

4. **心理护理**　根据青光眼老人性情急躁、易激动的特点，做好耐心细致的心理疏导工作。教会老人控制情绪的方法，消除紧张、焦虑心理，保持良好的心态。

5. **健康教育**　向老人或家庭说明坚持用药和定期复查的重要性，不穿紧身的或领子过紧的上衣。

6. **预防外伤**　①教会老人使用床旁传呼系统，并鼓励老人寻求帮助；②厕所、浴池等必须安置方便的设施，如坐便器、扶手等，并教会老人使用方法；③按照方便老人使用的原则，将常用的物品固定位置摆放，活动的空间不设置障碍物，避免老人绊倒；④协助老人各项生活护理，满足老人生活所需。

7. **手术护理**　按眼科手术老人的常规护理。术后第1d开始换药，注意询问老人有无眼痛、观察术眼切口、滤过泡形成，前房形成等情况，对于前房形成迟缓合并低眼压者应加压包扎；为预防炎症发生和促进前房形成，遵医嘱使用散瞳剂。

（王爱平）

# 第八节　老年性耳聋

老年性耳聋（presbycusis）是指随着年龄的增加，双耳听力进行性下降，高频音的听觉困难和语言分辨能力差的感应性耳聋。老年性耳聋是老年人常见的听力障碍。听力障碍给老年人造成重大的功能损失，听力受损可造成老年人的认知能力下降和社会行为退化。

【病因】

外界因素和遗传因素，外界因素包括：

1. **噪声环境**　工作和生活环境中长期受到噪声刺激，对耳蜗产生机械性和代谢性的损伤。

2. **化学物质**　如三氯乙烯、苯乙烯、二甲苯。

3. **药物因素** 如氨基糖苷类药物、顺铂及袢利尿剂。

4. **不良嗜好** 如吸烟和饮酒。

5. **不良饮食** 如过多摄入高脂肪、高胆固醇。

6. **全身性疾病** 如糖尿病、心血管疾病、骨质疏松等均可对人体的血供造成影响,从而影响耳的供血。

【临床表现】

1. **听力下降** 一般双耳同时受累,也可两耳先后发病,程度不一。起病隐匿,进行性加重,但进展速度一般缓慢。

2. **言语识别力降低** 老人能听到声音,但分辨不清言语。

3. **声音定向能力减弱** 老人分辨不出声音来自何方,在嘈杂的环境中辨音困难,如多人在一起谈话时,老人常感听话困难。

4. **耳鸣** 多数老人存在一定程度的耳鸣,开始为间歇性的,以后慢慢加重。耳鸣可严重困扰老人的生活。

5. **眩晕** 耳聋的老人会有眩晕的症状,大多数是随着头和身体的位置改变而出现。

6. **精神心理症状** 由于听力下降,老年人会出现社交能力减弱,精神状态受到不同程度的影响,甚至出现孤独、压抑、反应迟钝等表现。

【治疗要点】

1. **治疗原则** 处理可能与老年性耳聋相关的内科疾病,如血压异常、糖尿病、高血脂、肥胖、甲状腺功能减退等;适当使用能量合剂、血管扩张剂、维生素E、维生素D和微量元素等,目的是延缓老年性耳聋的进程。

2. **使用助听设备** 可根据听力障碍的程度选择不同的助听器。

【护理评估】

1. 评估老人听力障碍的程度、伴随症状、用药、饮食情况及有无不良嗜好等,评估老人心理状况。

2. 老年人听力障碍调查表(the hearing handicap inventory for the elderly,HHIE)可用于评估老人是否有听力障碍以及听力障碍的程度(表3-8-1)。

【护理措施】

1. **运动和休息** 适当运动,促进血液循环,如:散步、打太极拳、慢跑等。

2. **饮食** 清淡饮食、多食蔬菜水果,戒烟。

3. **用药护理** 避免服用具有耳毒性的药物,如庆大霉素、阿司匹林、呋塞米等。

4. **心理护理** 给予心理调适,社会支持,避免紧张情绪。

5. **健康教育** 定期接受听力检查、指导佩戴合适的助听器、积极治疗相关慢性病、避免噪声刺激,听力障碍加重时及时检查和治疗。

### 表 3-8-1 老年人听力障碍调查表

这项调查问卷意在发现听力损失给您带来的困扰有哪些？从"是""有时"或"不是"中选择来回答问题。不要跳过任何问题。如果您正在使用或曾经使用过助听器，请回答出没有助听器的情形。

| 序号 | 条目 | 是 | 有时 | 不是 |
|------|------|-----|------|------|
| 1 | 听力问题使您打电话的次数比以前少了吗？ | 4 | 2 | 0 |
| 2 | 听力问题使您在遇见陌生人时感到窘迫吗？ | 4 | 2 | 0 |
| 3 | 听力问题使您不愿与人多交流吗？ | 4 | 2 | 0 |
| 4 | 听力问题使您易怒吗？ | 4 | 2 | 0 |
| 5 | 听力问题使您在与家人交谈时感到沮丧吗？ | 4 | 2 | 0 |
| 6 | 听力问题使您在参加聚会时感到困难吗？ | 4 | 2 | 0 |
| 7 | 听力问题使您感到自己"愚蠢"或"嘴拙"吗？ | 4 | 2 | 0 |
| 8 | 有人跟您小声说话时是否会感到费劲？ | 4 | 2 | 0 |
| 9 | 听力问题会使您感到障碍或不方便吗？ | 4 | 2 | 0 |
| 10 | 听力问题会使您在拜访亲朋好友时遇到困难吗？ | 4 | 2 | 0 |
| 11 | 听力问题会使您参加活动的次数比以前少了吗？ | 4 | 2 | 0 |
| 12 | 听力问题会使您感到紧张吗？ | 4 | 2 | 0 |
| 13 | 听力问题会使您拜访亲友或邻居的次数减少了吗？ | 4 | 2 | 0 |
| 14 | 听力问题会导致您与家人争吵吗？ | 4 | 2 | 0 |
| 15 | 听力问题会使您在看电视或听广播时感到困难吗？ | 4 | 2 | 0 |
| 16 | 听力问题会使您购物的次数比以前减少了吗？ | 4 | 2 | 0 |
| 17 | 听力问题会使您感到不安吗？ | 4 | 2 | 0 |
| 18 | 听力问题会导致您只想独处吗？ | 4 | 2 | 0 |
| 19 | 听力问题导致您与家人交流的时间比以前减少了吗？ | 4 | 2 | 0 |
| 20 | 您是否感到听力问题影响到了您个人或社会生活？ | 4 | 2 | 0 |
| 21 | 听力问题使您在餐馆与亲友交谈时遇到困难吗？ | 4 | 2 | 0 |
| 22 | 听力问题导致您很沮丧吗？ | 4 | 2 | 0 |
| 23 | 听力问题导致您看电视或听广播的次数比以前少了吗？ | 4 | 2 | 0 |
| 24 | 听力问题会使您与亲友交流时感到不适吗？ | 4 | 2 | 0 |
| 25 | 听力问题使您与多人交谈时感到被孤立吗？ | 4 | 2 | 0 |

情绪问题包括第 2、4、5、7、9、12、14、17、18、20、22、24、25 条；满分 52 分；

情景问题包括第 1、3、6、8、10、11、13、15、16、19、21、23 条；满分 48 分。

判断标准：最后总得分为 0~16，表示无障碍；17~42，表示轻度至中度听力障碍；≥43，表示重度听力障碍。

6. **创造有助于交流的环境**　多与老年人交谈,与老人说话要清楚且慢。

(王爱平)

# 第九节　口 腔 干 燥

口腔干燥症(xerostomia)是指因唾液分泌减少引起的口腔干燥状态或感觉,是一种多诱发因素的口腔症状,并非独立的疾病,而是各种病理生理过程中的一种共同症状。该症在老年人中十分常见,引起老年人口干最常见的原因是其所服药物抗唾液分泌的不良反应,其次是系统性疾病如糖尿病、神经精神疾病、干燥综合征等,免疫治疗、化学治疗和放射治疗也可引起较严重的口干症。

口干症的患病率约为 5.5%~46%,患病率随年龄增长而增加,在 65 岁以上的老年人群中,口干症的发生率约为 30%~40%,而对于原发性干燥综合征和头面颈部肿瘤放疗病人,口干症发生率则几乎为 100%。口干症的发生增加了老人口腔感染和龋齿发生的风险,严重影响老年人的口腔健康和生活质量,已渐渐成为一个亟待解决的问题。

【病因及分类】

（一）根据唾液量有无改变分为假性口干和真性口干两大类

1. **假性口干**　是由于唾液成分改变引起的,唾液量无改变。

2. **真性口干**　是因唾液腺分泌功能减退及分泌受阻引起的,常常会导致猖獗龋、口腔内真菌感染、口臭及灼口综合征。

（二）根据病因分为生理性口干、病理性口干和药源性口干

1. **生理性口干**　指因生理功能改变而出现的口干。随着年龄的增加,唾液腺的结构发生变化,唾液腺腺细胞部分开始发生萎缩,腺导管变性,脂肪组织和结缔组织代替了唾液腺组织,腺体功能逐渐衰退,导致唾液分泌量减少以及唾液的成分发生变化,因此,老年人常有口腔干燥,并且出现夜间加重现象。

2. **病理性口干**　由于某些疾病原因,导致腺体本身发生损害。如慢性炎症、肿瘤等对涎腺的影响可造成口干,其他疾病如干燥综合征、糖尿病、贫血、呼吸系统疾病等常引起不同程度的口干,故老年性口腔干燥症病理性居多。

3. **药源性口干**　老年人由于身患多种慢性疾病,常因服用药物引起口干。通过系统检索药物说明书,抗抑郁药、抗精神疾病药、麻醉性镇痛药、胃药、降压药、血管紧张素转化酶抑制剂、呼吸系统药物、抗溃疡类药物、利尿剂及抗癫痫药等有引起口干的不良反应。

【临床表现】

口干燥症老人常表现为口腔干燥、味觉减退、口中苦涩、口渴感、舌部运

87

动不灵活、吞咽困难、畏食干硬食物、说话以及戴义齿均有困难,也可出现黏膜灼痛、对外界刺激敏感等症状。严重时出现嘴唇干裂、咽喉灼痛等。

部分老年人可伴有白色念珠菌感染,而发生口角炎。口腔干燥症可导致老年人口腔感染和龋齿的发生。

【治疗要点】

口腔干燥的治疗要点是缓解症状和预防并发症发生。

1. **对因治疗**　如果老年人的口腔干燥是由于药物不良反应引起的,医生可以考虑使用替代药物,或在保证疗效的前提下,减小药物的剂量,可能使唾液的流量增加。如果由系统性疾病如糖尿病、神经精神疾病、干燥综合征等引起,应治疗原发病。胆碱能药物如毛果芸香碱能够刺激大腺体中的乙酰胆碱感受器,促进腺体的分泌。

2. **局部治疗**　可用液体湿润口腔,缓解症状,如溴己新口服及 3% 的碳酸氢钠液含漱。伴有念珠菌感染,可局部用制霉菌素。

一般治疗主要是采取措施改善症状,控制和延缓因免疫反应而引起的组织器官损害的进展及继发性感染。全身治疗包括:①糖皮质激素。病情稳定者,应避免皮质激素治疗;合并各种结缔组织病者为糖皮质激素应用的指征。②免疫抑制药。

【护理评估】

1. 评估老人口腔及口腔黏膜。

2. 评估口腔干燥的程度,可根据口干燥症分级标准(表 3-9-1)对老人的口腔干燥程度进行分级。

3. 既往饮食、饮水习惯。

4. 心理社会状况。

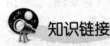 知识链接

表 3-9-1　建议使用的口干燥症分级标准

| 分级 | 口干程度 | 症状 |
| --- | --- | --- |
| 0级 | 无 | 无口干 |
| 1级 | 轻微 | 夜间睡眠或醒来时轻微口干 |
| 2级 | 轻度 | 口干不影响进食及讲话,唾液稍少 |
| 3级 | 中度 | 经常性口干,进食或讲话时需饮水;唾液少且黏 |
| 4级 | 重度 | 口干致口腔伴烧灼感,言语、咀嚼和吞咽困难,须随身带水;唾液极少至无 |

【护理措施】

**1. 口腔护理**

（1）保持口腔湿润：避免用口呼吸，平时多饮水，每天 2500~3000ml。宜少量多次饮用。

（2）保持口腔清洁：老年性口腔干燥症使唾液分泌少，自洁作用减弱，会导致多种口腔疾病。为防止龋齿、口腔溃疡、霉菌性口腔炎、口角炎等疾病的发生，应做到：早晚正确刷牙、餐后漱口，养成餐后使用牙线的习惯，尤其是晚上临睡前刷牙更为重要。

（3）牙刷的选择和保管：选用磨头软毛牙具，每 1~3 个月更新牙刷。刷牙毕即清洗牙刷，刷头向上，置于通风处晾干，以减少细菌的滋生。维持正常唾液的 pH 值，可以抑制口腔中的细菌生长，预防龋齿。

（4）重视牙齿保健：养成每日叩齿、按摩牙龈的习惯，以促进牙体和牙周血液循环，增强牙周组织的功能和抵抗力，保持牙齿的稳固，每年做 1~2 次牙科检查，及时治疗口腔疾病，修复缺损牙齿，促进牙龈健康，少食甜食，睡前不吃糖果、糕点。

**2. 注意饮食调理**

（1）食物选择：宜吃清淡、多汁、多维生素的新鲜瓜果蔬菜或富含粗纤维的食物。多食用滋阴清热生津食物，如：豆豉、丝瓜、芹菜、红梗菜、黄花菜、枸杞头、淡菜、甲鱼。水果可选择甘寒生津的西瓜、甜橙、梨、鲜藕等。应避免饮酒、吸烟，避免进食过咸、过酸、辛辣、刺激性食物。

（2）缓解口渴症状：经常用液体湿润口腔是缓解口腔干燥和口渴的简便方法，无糖型口香糖、枸橼酸及柠檬汁有刺激涎腺分泌作用，也是缓解口腔干燥的好方法。

**3. 用药护理** 有些药物可致唾液减少，药物是引发口腔干燥的最常见且易忽视的原因。因此，应尽量避免应用可引起口腔干燥的药物，或调整用药种类、剂量或剂型。若无法找到替代药品，应做好健康教育，告知老年人口腔干燥只是暂时的，多数口腔干燥在治疗结束后可得到缓解，唾液腺功能将恢复至药物治疗前状况。可能引起口腔干燥的药物有抗抑郁药、麻醉性镇痛药、血管紧张素转化酶抑制剂、呼吸系统药物、抗溃疡类药物、利尿剂及抗癫痫药等。出现口腔溃疡的老年人，应在医生指导下用药。

**4. 心理护理** 对存在焦虑、抑郁和紧张情绪的老年人，应多与其沟通交流，鼓励老年人采取积极的应对方式，指导家属多关心陪伴老年人，帮助并督促老年人注意口腔卫生，发挥社会支持系统作用，使老年人增强对治疗成功和回归社会的信心。

**5. 健康教育** 指导老年人生活规律，常漱口、多饮水，按时入睡不熬夜。

室内相对湿度控制在 50%~60%，温度保持在 18~21℃，可使用加湿器来调节环境湿度。戒烟、戒酒，尤其夜间入睡前勿饮酒和过量吸烟，以免引起呼吸道充血。治疗鼻腔、肺部疾病，改变张口呼吸习惯。积极参加体育锻炼、慢跑、打太极拳等增强肺活量和体质。

【护理技术】

口腔护理操作流程及要点（图 3-9-1）。

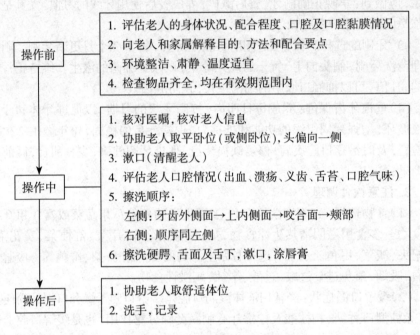

操作前
1. 评估老人的身体状况、配合程度、口腔及口腔黏膜情况
2. 向老人和家属解释目的、方法和配合要点
3. 环境整洁、肃静、温度适宜
4. 检查物品齐全，均在有效期范围内

操作中
1. 核对医嘱，核对老人信息
2. 协助老人取平卧位（或侧卧位），头偏向一侧
3. 漱口（清醒老人）
4. 评估老人口腔情况（出血、溃疡、义齿、舌苔、口腔气味）
5. 擦洗顺序：
　左侧：牙齿外侧面→上内侧面→咬合面→颊部
　右侧：顺序同左侧
6. 擦洗硬腭、舌面及舌下，漱口，涂唇膏

操作后
1. 协助老人取舒适体位
2. 洗手，记录

图 3-9-1　口腔护理操作流程及要点

（刘　琰）

# 第十节　吞　咽　障　碍

吞咽障碍（dysphagia）是临床上多学科常见的症状。是指由于下颌、双唇、舌、软腭、咽喉、食管等器官结构和（或）功能受损，不能安全有效地把食物输送到胃内的过程。广义的吞咽障碍概念应包含认知精神心理等方面问题引起的行为和行为异常导致的吞咽和进食问题，即摄食吞咽障碍。

目前，全球已进入人口快速老龄化阶段，吞咽功能对于老年人的生存尤为重要。美国的研究表明，吞咽障碍在一般人群中的患病率超过 15%，在宅老人群中的发生率则高达 30%~40%。据国外学者报道，脑卒中后吞咽障碍发生率高达 51%~73%。吞咽障碍不仅导致机体营养摄入不足、低蛋白血症、营养不良，而且进食时容易发生误吸，引起呼吸困难、吸入性肺炎等，严重者有窒息及致死性肺炎发生的风险。

【病因及分类】

（一）病因

随着年龄的增长、生理功能的减退、疾病的增多，易导致老年人发生吞咽障碍。

1. **生理因素**　人的衰老是导致吞咽障碍的重要危险因素。随着年龄增加，牙齿的脱落和损伤，喉腔黏膜萎缩变薄，神经末梢感受器的反射功能逐渐迟钝，咽及食管的蠕动能力减弱，对食团的感知能力下降，这些退行性变化容易导致老年人吞咽功能障碍。同时，参与吞咽的肌群和神经协调性变差，运动及感觉功能下降都可导致吞咽障碍。

2. **疾病因素**　脑血管疾病、阿尔茨海默病及其他痴呆综合征、帕金森综合征、颅内肿瘤、重症颅脑损伤、舞蹈病、重症肌无力、运动神经元病、糖尿病、慢性阻塞性肺气肿、慢性心功能不全、慢性胃炎及口腔、咽喉、食道肿物等可导致吞咽功能障碍。

3. **药物因素**　长期服用氨茶碱，精神类、抑酸类、镇静催眠类药物等。

4. **进食因素**　进食体位、进食方式、一口量、食物形态的选择、食团入口的位置、饮食器具的选择等。

5. **其他因素**　相关知识缺乏，对自理能力下降者强行喂水、喂饭，精神心理问题等。

（二）分类

1. **按功能分类**

（1）功能性吞咽障碍：由中枢神经系统或周围神经系统损伤引起的与吞咽功能有关的肌肉无力、不协调、瘫痪或运动不精确造成的吞咽困难，无器官解剖结构改变的吞咽障碍。

（2）器质性吞咽障碍：是指口、咽、喉、食管等解剖结构出现病理改变引起的吞咽障碍。

2. **按吞咽过程分类**

正常的吞咽过程分为认知期、口腔准备期、口腔期、咽期和食管期 5 个时期。也有将准备期和口腔期合并为一个期（图 3-10-1）。

【临床表现】

临床上多种疾病都可以引起吞咽障碍，吞咽的不同期，会出现不同的症状。

1. **认知期**　意识水平低下的老年人，即使见到食物亦无任何反应；精神不能集中、对食物反应冷漠的老年人,会导致吞咽的各期延长,临床表现为进食中断、反复提示才可进行咀嚼或吞咽动作,在进食时极易发生误咽,如部分认知障碍严重的老人会出现任何物品均放入口中进行咀嚼的现象。

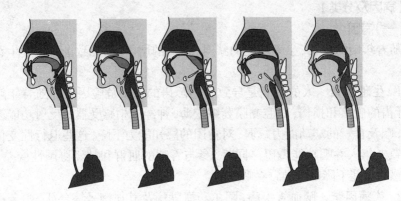

图 3-10-1　吞咽生理过程

2. **准备期、口腔期**　表现为食物从口角流出、流涎,食物不能咀嚼或固定位置咀嚼,食团形成障碍;软腭张力低,进食或饮水容易发生误吸。

3. **咽期**　临床表现为呛咳、误吸、食物长时间在口内存留不下咽、导致食物梗阻感、用力吞咽、咽部食物滞留、小口多次吞咽,音质变化、鼻腔反流。此期也是吞咽过程中最容易出现障碍的时相。

4. **食管期**　咽部梗阻感,食物无法下咽,食管反流,滞留,胸骨后灼烧感。

【治疗要点】

1. **基础训练**

(1)感官刺激:感官刺激包括触觉训练、味觉刺激、咽部冷刺激和空吞咽等。

(2)面部肌肉训练:即颜面部、口、舌功能训练,让老人做鼓腮、微笑、呲牙、噘嘴、卷舌等口、面部的各种动作。

2. **摄食训练**　可对老人逐步进行摄食训练,一般选半卧位或坐位。如多次吞咽、交互吞咽、点头式吞咽等。

3. **针灸治疗**　主要通过改变脑皮层神经细胞的兴奋性,促进神经功能恢复。如体针、电针、项针、咽针、穴位注射及针药合用。

4. **其他治疗**　电刺激治疗,球囊扩张术,心理治疗等。

【护理评估】

(一)摄食前的一般评估

1. **基础疾病**　要了解老人所患的疾病,如老年人患有脑卒中、阿尔茨海默病、帕金森病、脑外伤、脑肿瘤、重症肌无力等疾病,要进行功能的评估。

2. **全身状态**　老年人在出现发热、脱水、营养低下、疾病不稳定、呼吸困难等身体状况不佳时容易出现吞咽障碍，因此，需要确认老人是否属于适合摄食的状态。

3. 判断老年人意识水平、语言功能，认知、行为、注意力、记忆力、情感或智力水平有无问题。

4. **既往饮食情况**　饮食习惯、进食姿势、对食物的认知、吞咽动作、进食吞咽时间、一口量、喉活动度、咳嗽力量、口腔残留量、食物反流、进食时老人是否有咳嗽和清嗓表现，进食的时间，进食总量，呼吸能力。

5. **心理社会状态**

**（二）摄食-吞咽功能评价**

1. **口腔功能观察**　观察老人口腔开合、口唇闭锁、舌部运动、有无流涎、牙齿状态、口腔内卫生状况。

2. **吞咽功能观察**

（1）反复唾液吞咽测试：被检查者采取坐位、卧床时采取放松体位。检查者将手指放在被检查者的喉结及舌骨处，让其尽量快速反复吞咽，观察 30s 内喉结及舌骨随着吞咽运动越过手指，向前上方移动再复位的次数，高龄老人做 3 次即可，30s 少于 3 次确认为吞咽困难（图 3-10-2）。

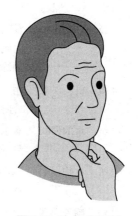

图 3-10-2　反复唾液吞咽测试

（2）洼田饮水试验（water swallowing test，WST）：由洼田俊夫提出，测试方式是饮水。饮水量从 3~5ml 开始，如果老人喝下两三口一茶匙水没有问题，让老人再喝下 30ml 温水，然后观察和记录饮水时间、有无呛咳及饮水状况等。在 5s 内将水一次喝完，无呛咳属正常；饮水时间超过 5s 或分 2 次喝完，均无呛咳者属可疑；分 1~2 次喝完，或难以全部喝完，出现呛咳者属异常。饮水试验不但可以观察老人饮水的情况，而且可以作为能否进行吞咽造影检查的筛选标准（表 3-10-1）。

洼田饮水试验测试结果 2 级以上者可经口进食；3 级及以下，说明老人存在吞咽功能障碍；4 级则存在严重的吞咽功能障碍，应禁止经口进食。对于 3 级以下老人，均需接受专门的康复训练或治疗。

（3）吞咽障碍程度分级：又称才藤吞咽障碍 7 级评价法，是日本学者才藤结合康复锻炼方法制订的，将症状与康复治疗的手段结合，对临床指导价值较大（表 3-10-2）。

表 3-10-1　洼田饮水试验

| 级别 | 评定指标 |
| --- | --- |
| 1级（优） | 能顺利地1次将水咽下 |
| 2级（良） | 分2次以上，能不呛咳地咽下 |
| 3级（中） | 能1次咽下，但有呛咳 |
| 4级（可） | 分2次以上咽下，但有呛咳 |
| 5级（差） | 频繁呛咳，不能全部咽下 |

评定：正常：1级，5秒之内；可疑：1级，5秒以上或2级；异常：3~5级。

表 3-10-2　才藤吞咽障碍7级评价法

| 分级 | | 要点及说明 |
| --- | --- | --- |
| 7级 | 正常范围 | 摄食咽下没有困难，没有康复训练的必要 |
| 6级 | 轻度问题 | 摄食时有必要改变食物形态，口腔残留少，不误咽 |
| 5级 | 口腔问题 | 吞咽时口腔有中度或重度障碍，改变咀嚼形态，吃饭时间延长，口腔内残留食物增多，摄食吞咽时他人提示，没有误咽，这种程度是吞咽训练的适应证 |
| 4级 | 机会误咽 | 用一般方法摄食吞咽有误咽，但经过调整姿势或进食一口量后可充分防止误咽，此时需要积极进行吞咽训练 |
| 3级 | 水的误咽 | 有水的误咽，使用误咽防止法也不能控制，改变食物形态有一定的效果，吃饭只能咽下食物，但摄取的能量不充分，可以尝试进行吞咽训练 |
| 2级 | 食物误咽 | 有误咽，改变食物形态有效果，水和营养基本上由静脉和鼻饲供给，这种情况随时可行间接训练，直接训练要在专门设施下进行 |
| 1级 | 唾液误咽 | 唾液产生误咽，有必要进行持续静脉营养，不宜行直接训练 |

（4）容积 - 黏度筛查试验（volume viscosity screening test，V-VST）：V-VST 是一种可以在床边进行的吞咽困难筛查方法，是上个世纪 90 年代西班牙的 Pere Clave 教授设计，主要用于吞咽障碍安全性和有效性的评估，帮助老人选择摄取液体量最合适的容积和稠度。测试时选择的容积分为少量（5ml）、中量（10ml）、多量（20ml）；稠度分为低稠度（水样）、中稠度（浓糊状）、高稠度（布丁状），按照不同组合，完整测试共需 9 口进食，观察老人吞咽的情况（图 3-10-3）。根据安全性和有效性的指标判断进食有无风险。V-VST 在中国吞咽障碍评估与治疗专家共识（2017 年版）中也有推荐。鉴于中国人的进食习惯，也可把进食量改良为 3ml、5ml、10ml。

1）安全性方面的临床特征：提示老人可能存在误吸，导致呼吸系统并发症、肺炎的相关风险，基于安全性指征，以下指标可判断是否有必要增加稠度继续检测或暂停测试。①咳嗽:吞咽相关的咳嗽提示部分食团已经进入呼吸道,可能发生了误吸;②音质变化:吞咽后声音变得湿润或沙哑,提示可能发生了渗漏或误吸;③血氧饱和度水平下降:基础血氧饱和度下降5%,提示发生了误吸。

2)有效性方面的临床特征:可提示老人未摄取足够热量、营养和水分,可能导致营养不良和脱水等相关风险,因其不会使老人受到威胁,故没有调整稠度的必要。基于有效性方面的特征,需进行以下相关记录:①唇部闭合,闭合不完全导致部分食团漏出;②口腔残留,提示舌的运送能力受损,导致吞咽效率低;③咽部残留,提示咽部食团清除能力受限;④分次吞咽,无法通过单次吞咽动作吞下食团,降低摄取有效性。

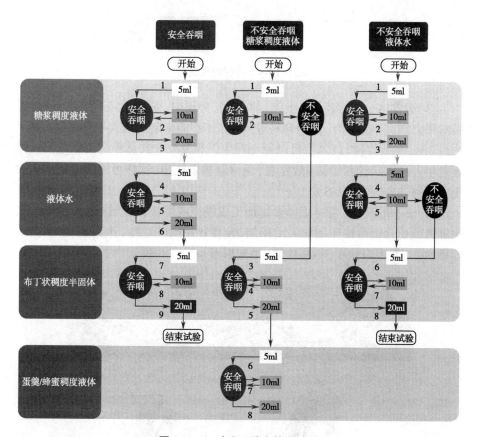

图 3-10-3　容积-黏度筛查试验

【护理措施】

1. **运动和休息**　每天安排适量的运动,避免久坐、久卧。进餐前进行优美动听、舒缓韵律练习,放松精神,保持轻松,进行吞咽功能训练操训练,意在锻炼老人的咽喉肌群,防止进餐时老人噎呛。进餐后保持舒适坐位或半坐卧位安静休息 30~60min。

**2. 进食照护**

（1）餐前准备：餐前洗手，创造安静、舒适的就餐环境。

（2）进食器具选用：用薄而小的、圆润、无尖角、光滑的勺子，这样不需要张口很大就容易将食物送入口腔内，而且还能限制一口量（3~5ml）。勺子喂食时触压舌体表面，能促进吞咽反射的启动。老年人禁止使用吸管（图 3-10-4）。

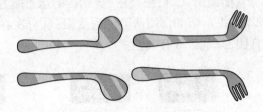

图 3-10-4　进餐用具选择

（3）进食体位：老年人取坐位，躯干直、头正中、颈部稍向前屈曲，使舌骨肌的张力增高，喉上抬，食物容易进入食管；不能坐起的老人取仰卧位，躯干抬高 30°，头颈前屈，该体位可以避免发生误吸及减少向鼻腔逆流的危险。偏瘫老年人身体向健侧倾斜 45°左右，偏瘫侧垫以枕垫，这样可使健侧咽部扩大便于食物进入（图 3-10-5）。

（4）食物的改进：可将固体食物加工成糊型或泥状，对于饮用水、果汁、牛奶等稀流质食物可按比例加入增稠剂，使食物黏稠度增加，达到柔软、密度及性质均一，有适当黏度、不易松散，易变形不易粘在黏膜上。

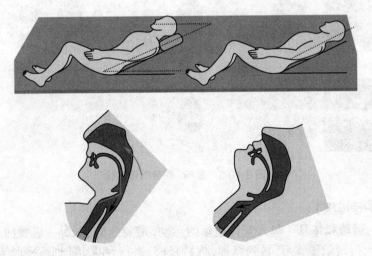

图 3-10-5　进食体位

（5）一口量：一口进食过多或过少都会引起问题。一口量过多难以通过咽喉，残留在咽部会加大误咽的危险；一口量过少，难以诱发吞咽反射，容易发生误咽。要从少量（约3~4ml）开始，以后酌量增加至20ml。

（6）食团入口位置：①护理者最好坐在椅子上进行服务，与老年人的视线相对，勺子的背部与老人嘴唇均呈水平方向，防止误吸发生；②从嘴唇的正中央偏向护理者一侧30°~45°的角度，将勺子送入口中，老人自行进食时也应同样进行；③撤出勺子的时候让老人轻微闭合口腔，勺子背部要轻轻压住舌头，最好是用勺子在唇上擦拭一下再撤出来（图3-10-6）。

（7）进餐过程：自行进餐的老人注意力要集中，细嚼慢咽，前一口完全吞咽后再吃下一口；协助偏瘫老人进餐时，照护者位于老人健侧喂食，食物不易从口中漏出，利于食物向舌部运送，减少反流和误咽。

（8）进餐后协助老人清洁口腔，保持舒适坐位或半坐卧位，安静休息30~60min。

### 3. 饮水的护理

（1）长嘴壶饮水：吸嘴应从嘴角附近斜向面颊插入口中，这样水可以经面颊内侧流入。掌握老人每次饮入量，一次饮水量为3~5ml。瘫痪的老人应把吸嘴从健侧嘴角附近斜向健侧面颊插入，水分会经健侧面颊流入喉部，避免误吸发生（图3-10-7）。

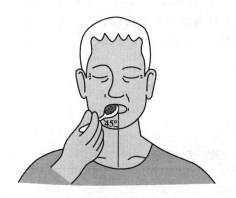
图3-10-6　食团入口位置

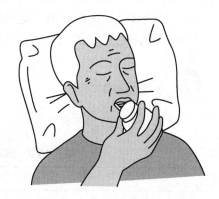
图3-10-7　长嘴壶饮水图

（2）茶杯茶碗饮水：用茶杯茶碗行饮水护理时，老人不能睡着，尽量把床头抬高30°以上，必要时用手支撑在头后部，同时将茶杯茶碗靠近口部，防止呛咳（图3-10-8）。

### 4. 不宜食用的食物

干噎或易松散的食物，如饼干；不易咀嚼的食物，如大块肉类，避免带骨、带刺食物；黏性高的食物，如年糕；汤汁较多的食物；大块食物；块状或叶茎较长的蔬菜，如芹菜等。其他如高脂、咖啡、碳酸饮料、辛辣食品以及温度较高的食物等。

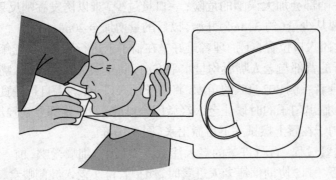

图 3-10-8　杯子饮水

5. **健康教育**　指导老人生活规律，锻炼老人的咽喉肌群，养成进食前做吞咽功能训练操的习惯。指导老人最佳的进食体位，尤其是活动受限、卧床的老人采取坐位或床头抬高，使头颈前屈。养成良好的进食习惯，正确选择餐具、饮食种类，掌握食物放入口中的位置、进食速度，做到细嚼慢咽。教会老人咳嗽的技巧。

6. **其他**　①严密观察老人病情和药物不良反应；②老人吞咽反射迟钝，给予软食，必要时给予半流质饮食，避免带骨、带刺食物；③加强饮食管理，对抢食、暴食者做好饮食控制，单独进食；④对痴呆等不能自理老人给予喂食；⑤对慢性阻塞性疾病的老人，及时清理呼吸道，必要时给予吸痰。

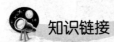　**知识链接**

窒息噎食危险因子评估表（表3-10-3）。

表3-10-3　窒息噎食危险因子评估表

| 项目 | 分值 | 得分 |
|---|---|---|
| 年龄大于65岁 | 1 | |
| 阿尔兹海默病中重度 | 2 | |
| 血管性痴呆 | 3 | |
| 口服镇静药、流涎明显、吞咽困难 | 4 | |
| 自我意识不清 | 1 | |
| 自我控制差，有抢食行为（包括糖尿病抢食等） | 2 | |

续表

| 项目 | 分值 | 得分 |
|---|---|---|
| 少牙、无牙或全副义齿 | 4 | |
| 长期卧床不起 | 1 | |
| 慢性阻塞性病、咳嗽、咳痰明显 | 2 | |
| 总体评分：20~16分为极危险；15~11分为高危险；<br>10~6分为危险；5分以下为安全 | 总分 | |

【护理技术】

喂食技术（图3-10-9）。

在疾病的严重阶段，为维持老人营养状态，需做好评估，必要时鼻饲。

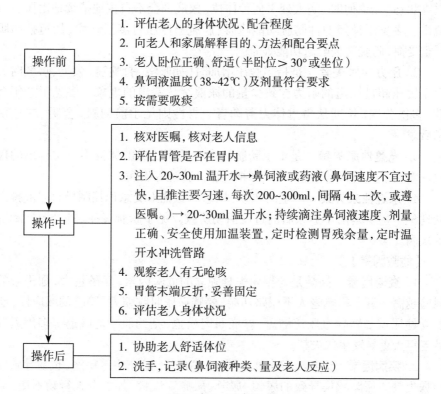

操作前
1. 评估老人的身体状况、配合程度
2. 向老人和家属解释目的、方法和配合要点
3. 老人卧位正确、舒适（半卧位＞30°或坐位）
4. 鼻饲液温度（38~42℃）及剂量符合要求
5. 按需要吸痰

操作中
1. 核对医嘱，核对老人信息
2. 评估胃管是否在胃内
3. 注入20~30ml温开水→鼻饲液或药液（鼻饲速度不宜过快，且推注要匀速，每次200~300ml，间隔4h一次，或遵医嘱。）→20~30ml温开水；持续滴注鼻饲液速度、剂量正确、安全使用加温装置，定时检测胃残余量，定时温开水冲洗管路
4. 观察老人有无呛咳
5. 胃管末端反折，妥善固定
6. 评估老人身体状况

操作后
1. 协助老人舒适体位
2. 洗手，记录（鼻饲液种类、量及老人反应）

图 3-10-9 喂食技术

（刘　琰）

# 第十一节 尿便失禁

## 一、尿失禁

**【定义与流行病学】**

尿失禁（urinary incontinence, UI）是指尿液不受主观意志控制而从尿道口溢出或流出。是老年人最为常见的健康问题，严重影响老人的生活质量。尿失禁的发病率随着年龄的增长而增加，女性多于男性，但就医率较低。居家非卧床老人尿失禁的患病率在20%左右，而养老机构则高达30%。尿失禁被称为"社交癌"，严重影响老年人的生活质量。

**【分类】**

1. **持续性尿失禁** 又称真性尿失禁，指尿液连续从膀胱中流出，膀胱呈空虚状态，无论何时、病人处于何种体位，尿液都会不自主地持续地由尿道口流出。多见于神经源性膀胱功能障碍、膀胱逼尿肌过度活动症、尿道括约肌严重受损、膀胱失去贮尿功能等原因。

2. **压力性尿失禁** 是指当腹压增加时（如咳嗽、打喷嚏、大笑、屏气时），由于腹压超过尿道的阻力导致少量的尿液突然漏出的现象。多见于老年女性、多次分娩、长期从事重体力劳动者。男性则见于前列腺、会阴、尿道手术后。

3. **充盈性尿失禁** 是由于膀胱过度充盈而造成的尿液不自主排出的现象。多见于前列腺增生症、肥胖和神经源性膀胱等疾病。

4. **急迫性尿失禁** 严重的尿频、尿急而膀胱不受意识控制导致尿液排出的现象。主要是由于逼尿肌的过度活动所致。见于膀胱炎症、神经源性膀胱等疾病。

**【危险因素】**

1. **衰老因素** 高龄是老年尿失禁独立的危险因素，年龄越大，尿失禁的风险越高。衰老影响老人下尿路功能、膀胱逼尿肌收缩力、膀胱的顺应性，老年女性尿道萎缩导致尿道缩短、盆底肌肉松弛、括约肌功能减退等多因素导致老年人更易发生尿失禁。

2. **疾病因素** 老年人常合并糖尿病、高血压、脑卒中等疾病，也易导致发生尿失禁。尿路感染导致的尿频、尿急、尿痛等症状，加之老人行动不便，易发生尿失禁，当感染控制后，尿失禁可以得到缓解。

3. **药物因素** 老年人由于合并多种疾病，常服用较多药物，一些药物可以影响逼尿肌、括约肌和神经系统功能，如镇静催眠药、抗精神类、抗抑郁类、抗帕金森药物、非甾体类抗炎药等。

**4. 谵妄**　谵妄、神经系统紊乱时,尿失禁会是伴随症状,经治疗后老人意识恢复时尿失禁可缓解。

**5. 大便干燥**　便秘可诱发尿失禁,解除便秘后尿失禁可缓解。

**6. 活动受限**　患有关节炎、脑卒中、心衰等一些疾病的老人活动受限,也较易发生尿失禁。

**7. 尿量增多**　饮水量过多或药物原因等导致的尿量增多也可导致尿失禁的发生。

【辅助检查】

实验室检查包括尿常规、尿培养、生化检查。测定残余尿量,尿失禁的老人可出现残余尿量增多。尿流率检查可描记排尿的尿流曲线,初步评估老人排尿功能。尿流动力学检查可准确测定膀胱尿道功能。影像学检查可了解尿路形态,是否合并积水等情况。

【治疗要点】

老年人尿失禁的原因较多,因此应根据老人的具体情况采取有效措施。

**1. 调节生活方式**　指导老人调节生活方式,适度减肥、降低咖啡因的摄入、减少液体的过度摄入、食用富含纤维的食物防止便秘、戒烟、治疗肺部疾病减少咳嗽、避免剧烈运动等,养成规律排尿习惯。

**2. 药物治疗**　抗毒蕈碱受体药物,如托特罗定、奥昔布宁、索利那新等;钙离子拮抗药,如维拉帕米、硝苯地平等;镇静抗焦虑药,如地西泮、氯丙嗪等;前列腺素合成抵制剂,如吲哚美辛等。

**3. 物理治疗**　盆底肌训练(Kegel 训练)、生物反馈治疗、行为治疗。

**4. 电刺激和磁刺激治疗。**

**5. 手术治疗**　女性压力性尿失禁可行无张力中段尿道悬吊术(TVT、TVT-O、TOT)、人工尿道括约肌置入术、骶神经调节术等。

【护理评估】

**1. 健康史**

(1)老人一般资料:了解尿失禁老人的年龄、性别、家庭情况、生活习惯、经济收入等一般情况。

(2)与尿失禁相关的疾病因素:①有无脑卒中、脊髓病变等引起的神经源性膀胱;②有无前列腺、膀胱、直肠等手术史;③有无前列腺增生、不稳定膀胱、尿道狭窄等疾病;④了解老年女性绝经时间、有无多产、子宫脱垂等情况;⑤了解老人的用药史、有无便秘。

**2. 尿失禁的特点**　了解老人排尿时有无其他伴随症状、有无咳嗽、打喷嚏等诱因,尿失禁发生的时间、流出尿液的量等特点,可根据老人尿失禁的特点进行分类。

**3. 尿失禁的问卷调查** 尿失禁相关的问卷较多,可根据老人具体情况进行选择,包括布里斯托女性下尿路症状问卷、尿失禁症状调查与评分、约克尿失禁感知评分表、尿失禁认知程度调查、尿失禁生活质量问题 I-QOL 等,较常用的有国际尿失禁咨询委员会尿失禁问卷表简表(international continence inquiring committee's questionnaire short form, ICI-Q-SF)。

**4. 辅助检查**

(1)血、尿生化检查:尿常规、尿培养、血生化检查。

(2)尿垫试验。

(3)残余尿量测定。

(4)尿流率与尿动力学检查。

(5)排尿记录。

**5. 心理 - 社会状况** 尿失禁的老人身上会有异味与皮肤湿疹或糜烂,给老人与家属带来非常严重的精神负担与经济压力,老人害怕出门,不愿与其他人接触,长期会造成老人孤独、抑郁等心理问题的产生,并出现社交障碍,因此对尿失禁的老人应注重其心理问题。

**【护理措施】**

**1. 尿失禁护理用具的选择与护理** 如护垫、纸尿裤、接尿器等,对于老年男性适合使用避孕套式接尿袋。指导老人使用与更换方法,保持清洁,防止感染。对于可能出现的皮肤问题应使用臀油、皮肤保护膜等。

**2. 行为干预**

(1)生活方式干预:指导老人合理膳食,适度减肥、戒烟等。

(2)盆底肌训练:平卧位、坐位或站立位,收缩盆底肌肉并保持 10s,放松 10s,重复收缩与放松 10 次,每天 3~4 组,坚持 10 周,一般最早可在 4~6 周看到效果(图 3-11-1)。

(3)膀胱训练:指导老人白天每小时饮水 150~200ml 左右,做好饮水量与饮水时间记录,根据老人平时排尿间隔,鼓励老人在发生急迫性尿失禁之前如厕,若能自行控制 2h 无尿失禁情况发生,可逐渐延长排尿间隔,直至 3~4h。

**3. 用药护理** 指导老人按医嘱定时服药,告诉老人用药治疗与行为干预共同配合才能取得较好的效果,把药物的注意事项与不良反应告诉老人,如抗毒蕈碱受体药物会引起口干、便秘、视力受损的不良反应,指导老人通过饮食、饮水调整减少不良反应的发生,若出现视力问题及时就诊。

**4. 手术的护理** 手术老人按手术前后的护理措施执行。

**5. 心理护理** 尿失禁的治疗周期比较长,治疗期间老人会出现焦虑、烦

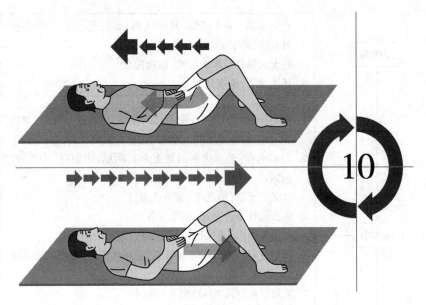

图 3-11-1　盆底肌群功能锻炼（凯格尔运动）

躁的情绪,甚至怀疑治疗的效果,因此护士应做好指导,让老人了解治疗的方法与具体效果,尊重老人,注意保护老人的隐私与尊严,倾听老人的述说,帮助老人缓解压力。

**6. 健康教育**

（1）皮肤护理:尿失禁的老人皮肤护理非常重要,护士应指导老人及家属如何使用保护皮肤的产品、尿失禁的护理用具,注意加强会阴部的卫生,每天温水清洗,保持会阴部皮肤的干燥与清洁。注意定时更换体位,预防压疮。适当增加营养,预防营养不良,也利于皮肤健康。

（2）饮水与饮食指导:向老人解释饮水的重要性与必要性,指导老人每天液体摄入量在 2000~3000ml,饮水量全天平均分配,减少睡前的饮水量。禁饮浓茶、咖啡、酒等。老人应均衡饮食,增加维生素与纤维素的摄入,避免便秘,必要时可使用药物通便或灌肠。

（3）减肥:过于肥胖的老人应指导其适当控制高脂高糖饮食,适度减肥。

（4）功能锻炼:指导老人进行盆底肌肉与膀胱训练,进行适当的运动,如散步、打太极拳等。

（5）用药指导:指导老人按时服药,可用小药盒将每顿的药放好,标记好时间,防止老人遗忘。告诉老人出现不适症状及时告诉医务人员或到医院就诊。

**【护理技术】**

**1. 留置导尿技术(女性)操作流程及要点**　见图 3-11-2 和图 3-11-3。

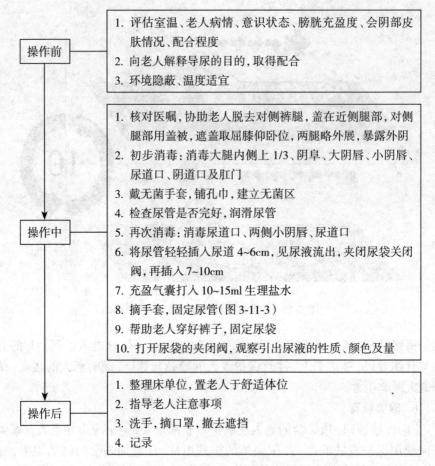

操作前
1. 评估室温、老人病情、意识状态、膀胱充盈度、会阴部皮肤情况、配合程度
2. 向老人解释导尿的目的,取得配合
3. 环境隐蔽、温度适宜

操作中
1. 核对医嘱,协助老人脱去对侧裤腿,盖在近侧腿部,对侧腿部用盖被,遮盖取屈膝仰卧位,两腿略外展,暴露外阴
2. 初步消毒:消毒大腿内侧上 1/3、阴阜、大阴唇、小阴唇、尿道口、阴道口及肛门
3. 戴无菌手套,铺孔巾,建立无菌区
4. 检查尿管是否完好,润滑尿管
5. 再次消毒:消毒尿道口、两侧小阴唇、尿道口
6. 将尿管轻轻插入尿道 4~6cm,见尿液流出,夹闭尿袋关闭阀,再插入 7~10cm
7. 充盈气囊打入 10~15ml 生理盐水
8. 摘手套,固定尿管(图 3-11-3)
9. 帮助老人穿好裤子,固定尿袋
10. 打开尿袋的夹闭阀,观察引出尿液的性质、颜色及量

操作后
1. 整理床单位,置老人于舒适体位
2. 指导老人注意事项
3. 洗手,摘口罩,撤去遮挡
4. 记录

图 3-11-2　留置导尿技术(女性)操作流程及要点

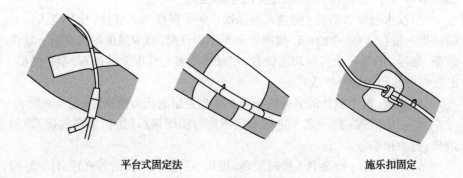

平台式固定法　　　　　　　　　　　　　　施乐扣固定

图 3-11-3　尿管固定方法

2. **留置导尿技术（男性）操作流程及要点**　操作前与操作后流程与女性一致（图 3-11-4，图 3-11-5，图 3-11-6）。

操作中

1. 核对医嘱，协助老人脱去对侧裤腿，盖在近侧腿部，对侧腿部用盖被，遮盖取屈膝仰卧位，两腿略外展，暴露外阴
2. 初步消毒：消毒大腿内侧上 1/3、阴阜、阴茎、阴囊、尿道口、龟头及冠状沟
3. 戴无菌手套，铺孔巾，建立无菌区
4. 检查尿管是否完好，润滑尿管
5. 再次消毒：消毒尿道口、两侧小阴唇、尿道口
6. 提起阴茎与腹壁呈 60°角（图 3-11-5），将尿管轻轻插入尿道 20~22cm，见尿液流出，夹闭尿袋关闭阀，再插入 7~10cm（备注）
7. 充盈气囊打入 10~15ml 生理盐水
8. 摘手套，固定尿管
9. 帮助老人穿好裤子，固定尿袋
10. 打开尿袋的夹闭阀，观察引出尿液的性质、颜色及量

备注：由于老人多伴有前列腺增生，为防止尿管气囊未全部进入膀胱即注入生理盐水造成尿道损伤、甚至血尿，因此建议将尿管全长下至分叉处，再向气囊注入生理盐水（图 3-11-6）

图 3-11-4　留置导尿技术（男性）操作流程及要点

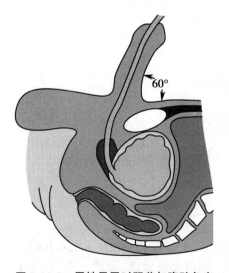

图 3-11-5　男性导尿时阴茎与腹壁角度

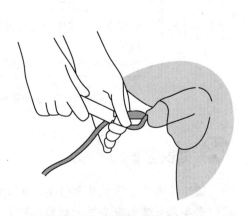

图 3-11-6　男性导尿管留置深度

**3. 会阴护理操作流程及要点**　见图3-11-7。

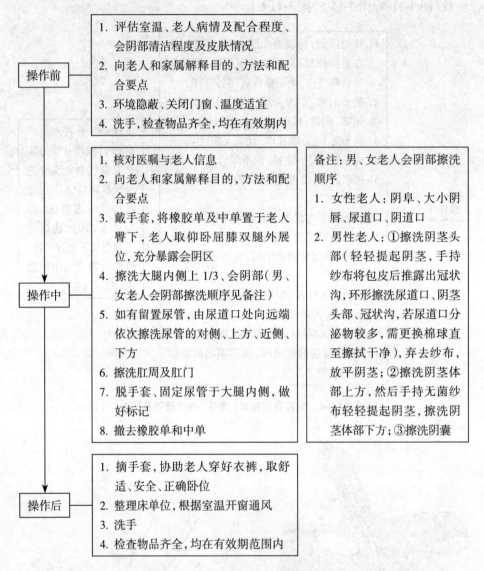

**操作前**
1. 评估室温、老人病情及配合程度、会阴部清洁程度及皮肤情况
2. 向老人和家属解释目的、方法和配合要点
3. 环境隐蔽、关闭门窗、温度适宜
4. 洗手，检查物品齐全，均在有效期内

**操作中**
1. 核对医嘱与老人信息
2. 向老人和家属解释目的、方法和配合要点
3. 戴手套，将橡胶单及中单置于老人臀下，老人取仰卧屈膝双腿外展位，充分暴露会阴区
4. 擦洗大腿内侧上 1/3、会阴部（男、女老人会阴部擦洗顺序见备注）
5. 如有留置尿管，由阴道口处向远端依次擦洗尿管的对侧、上方、近侧、下方
6. 擦洗肛周及肛门
7. 脱手套、固定尿管于大腿内侧，做好标记
8. 撤去橡胶单和中单

备注：男、女老人会阴部擦洗顺序
1. 女性老人：阴阜、大小阴唇、尿道口、阴道口
2. 男性老人：①擦洗阴茎头部（轻轻提起阴茎，手持纱布将包皮后推露出冠状沟，环形擦洗尿道口、阴茎头部、冠状沟，若尿道口分泌物较多，需更换棉球直至擦拭干净），弃去纱布，放平阴茎；②擦洗阴茎体部上方，然后手持无菌纱布轻轻提起阴茎，擦洗阴茎体部下方；③擦洗阴囊

**操作后**
1. 摘手套，协助老人穿好衣裤，取舒适、安全、正确卧位
2. 整理床单位，根据室温开窗通风
3. 洗手
4. 检查物品齐全，均在有效期范围内

图3-11-7　会阴护理操作流程及要点

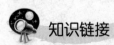知识链接

国际尿失禁咨询委员会（International Consultation on Incontinence, ICI）建议对老年尿失禁人群要综合权衡治疗目标、风险与收益比、心理预期、社会学

和经济等多方面的因素，区别对待体质衰弱和健康的老年尿失禁人群。结合行为治疗短期应用奥昔布宁速效片治疗体质衰弱老年性尿失禁有一定疗效，但对痴呆、脑血管疾病或偏瘫女性的尿失禁手术率很低。老年人接受抗尿失禁手术的死亡风险较低，但常由于心、脑血管等并发症导致死亡。

对健康老年女性的压力性尿失禁，推荐无张力尿道中段吊带术，短期疗效均在90%以上。最大优势在于疗效稳定、损伤小、并发症少。目前我国较常用的术式为阴道无张力中段尿道吊带术（TVT）和经闭孔无张力中段尿道吊带术（TVT-O）。

## 二、便失禁

**【定义与流行病学】**

便失禁（fecal incontinence）指反复发生的不能控制的粪便排出。症状持续至少3个月。老年人大便失禁的发生率与尿失禁相比较低，国内外文献报道在2%左右，但大便失禁给老人及家属带来的痛苦更为严重。

**【病理生理与常见类型】**

1. **肌源性大便失禁** 由于肛门内外括约肌和肛提肌等肌肉松弛、张力降低、缺失或大面积瘢痕形成造成的排便失禁。常见于：①先天性疾病引起的肌肉萎缩或发育不良；②直肠脱垂、分娩困难、痔疮等原因引起的肌肉松弛；③肛门直肠脓肿、肛瘘、直肠癌等手术原因导致的括约肌损伤或切断；④药物不良反应：如泻药；⑤烧伤、烫伤、化学药品等造成的瘢痕形成；⑥溃疡性结肠炎、克罗恩病导致的直肠依从性降低和收缩增加；⑦肛管直肠癌等。

2. **神经源性大便失禁** 由于脑卒中、痴呆、胸腰骶椎损伤等因素导致的神经功能障碍或损伤引起的排便失禁。

3. **功能性大便失禁** 指无神经源性损害和结构异常，临床上出现持续至少1个月、反复发作的排便失控，90%以上的老人有便秘史或粪便嵌顿史。由于便秘老人长期用力排便，继发黏膜、底神经和盆底肌群损伤造成，另外心理因素是发病原因之一。

**【临床表现】**

1. **不能随意控制排便、排气** 气体及粪便不自主地溢出肛门，污染内裤。可伴有腹胀或腹痛。根据病因与严重程度表现也有所不同。

2. **消瘦、体重下降** 老人会阴部受到粪水刺激，肛周皮肤出现瘙痒、糜烂、溃疡或疼痛等表现，一些老人会为此控制饮食，出现消瘦、体重下降。

3. **腹部包块** 严重的老人体检可出现腹部包块、肛门张开呈圆形，肛周有粪便污染、皮肤呈红肿、溃烂、湿疹等表现。

【治疗要点】

1. **保守治疗**　调整老人饮食与生活方式,建立正常的排便规律,进行提肛训练、生物反馈治疗等方法提升肛门直肠括约肌功能,增加膳食纤维的摄入,加强锻炼。对于粪块嵌顿造成的大便失禁需将粪块清除,定期灌肠,必要时使用缓泻剂。

2. **手术治疗**　包括原发病治疗与便失禁手术治疗,如肛门括约肌修补术、肛后修补术、人工肛门括约肌、结肠造口术等,需充分评估老人情况,慎重选择。

【护理评估】

1. **健康史**

(1)一般资料:了解便失禁老人的年龄、性别、家庭情况、生活习惯、经济收入等一般情况。

(2)与大便失禁相关的疾病因素:有无尿失禁、肠疾病、排便习惯、手术史、分娩史等情况。

(3)认知功能、日常生活功能指数评价、老年人能力评估、营养与皮肤评估等。

2. **体格检查**　腹部有无包块、神经系统体征、营养情况、肛门指诊等。

3. **辅助检查**

(1)粪便检查:粪便常规与培养。

(2)影像学检查:X线检查、腹部CT等。

(3)结肠镜检查。

【护理措施】

1. **调整饮食**　记录饮食与排便情况,寻找相关因素。美国结直肠外科医师协会推荐膳食纤维的摄入量为25~30g/L,腹泻老人增加膳食纤维同时需限制饮水。食物纤维不会被机体吸收,但可以增加粪便的体积,刺激肠蠕动,有助于恢复肠道功能,加强排便的规律性。

2. **皮肤护理**　注意保护老人肛周皮肤,保持清洁与干燥,使用含有润肤剂、保湿剂或保护剂的皮肤清洁产品,保护皮肤的屏障功能。必要时也可使用特殊敷料进行保护,防止发生失禁相关性皮炎,一旦出现建议到专科门诊进行治疗。

3. **心理指导**　大便失禁给老人造成生活上的不便,担心被家属或他人嫌弃,长期大便失禁使老人产生社交障碍及孤独、抑郁等心理问题,因此应关心老人,给予必要的帮助,鼓励老人积极面对,战胜疾病。心理问题严重的老人必须进行心理干预。

4. **用药指导**　指导老人正确服药及出现不良反应的应对措施,调整饮水量与饮水时间、间隔。对出现体位性低血压的药物可指导老人服药后卧床休息或采用夜间睡前服用。

5. **护理用具**　有文献报道使用气囊尿管、自制用具对便失禁的老人有一定帮助,可根据老人情况进行选择。

6. **健康教育**

(1)指导老人饮食清淡,忌刺激性或油腻食物。多食富含纤维素的食物,如新鲜水果与蔬菜,少吃辛辣刺激性的食物,早晨空腹一杯温开水(300~400ml)润滑肠道、刺激肠管蠕动,预防便秘。

(2)每天养成定时排便的习惯。

(3)积极参加体育活动,适当锻炼,增强体质。

(4)功能锻炼:加强盆底肌锻炼,如凯格尔运动,但需长期坚持才能有效果。

(5)当老年人发生便秘时不要随便使用通便药物,需在医生指导下用药,防止出现肠功能紊乱。

**【个体化护理案例解析】**

**案　例**

王奶奶,72岁,平时总有便秘的情况发生,习惯服用芦荟胶囊进行通便。前日老人因粪块较硬难以排出,服用芦荟胶囊3倍剂量,出现严重腹泻,严重时出现大便失禁,不能控制,已有2d。老人有糖尿病8年,无其他疾病。如何针对王奶奶的问题进行个性化护理?

**案例解析**

王奶奶由于便秘、粪块较硬,过量服用通便药物出现功能性大便失禁,建议通过饮食调整、增加活动等措施进行调整。

护理措施:

1. 调整饮食与生活方式　指导老人多食富含纤维素的食物,如新鲜蔬菜,增加粗粮的摄入,少吃辛辣刺激性的食物,早晨空腹一杯温开水(300~400ml)润滑肠道。每天清晨定时排便,逐渐训练排便习惯。

2. 指导王奶奶用药必须遵医嘱,按要求量服用,不可擅自增、减药量。

3. 在王奶奶身体允许的情况下,增加活动量,可进行散步、跳广场舞等活动,促进胃肠蠕动。

4. 协助王奶奶清洗会阴,保持会阴部皮肤干燥,大便失禁严重时可使用一次性尿垫,勤更换,臀部涂按摩油或护臀膏,污染的床单或裤子及时更换。

5. 若粪块较硬,可使用小肥皂块润滑,配合人工排便进行清除,严重时也可定期灌肠。

6. 给予王奶奶心理护理。

(郑　瑾)

# 第十二节　便秘与腹泻

## 一、便秘

便秘（constipation）是指排便次数减少、粪便干硬和（或）排便困难。排便次数减少是指每周排便次数少于 3 次。然而，不能仅依据排便次数定义便秘，老年人排便次数少于每周 3 次，无粪便干硬，无排便费力，无不适感不应定义为便秘。相反，每周排便次数大于 3 次，但伴随排便费力，粪便干硬，排出困难，伴不适感，是便秘。

老年便秘（senile constipation）是老年人群的常见综合征，严重影响老年人的生活质量。有研究显示，我国 60 岁以上老人慢性便秘患病率高达 22%，同时，随着人口老龄化加剧，生活节奏加快，饮食结构改变及心理 - 社会等因素影响，我国慢性便秘发病率呈现逐年上升的趋势。

【病因及分类】

按照病因将便秘分为 3 类：器质性便秘、药物性便秘和功能性便秘。

1. **器质性便秘**　可由结肠、直肠肿瘤导致的肠腔狭窄引起；也可由直肠、肛门病变引起，如痔、肛裂等；可由内分泌、代谢疾病引起，如糖尿病、甲状腺功能减退、尿毒症等；也可由神经系统、肌肉疾病引起，如脑血管病、老年痴呆、帕金森病、脊髓损伤等。

2. **药物性便秘**　老年人常多病共存、多重用药，故药物引起的便秘更常见。钙拮抗剂等抗高血压药物、利尿剂、抗抑郁药、抗癫痫药、抗精神病药、解痉药、阿片类止痛药、含铝或钙的抗酸药、钙剂、铁剂、止泻药等都能引起便秘。

3. **功能性便秘**　功能性便秘可占老年人便秘的绝大多数，与饮食因素、运动、生活习惯、排便习惯、情绪等密切相关。生活不规律、缺少运动、不重视便意，排便时精力不集中、饮水少、饮食缺乏蔬菜水果及粗纤维、进食量过少、进食刺激性食物等，都是功能性便秘的危险因素。

【临床表现】

1. **便秘的主要表现**　排便次数减少、排便不畅和排便困难。严重者 1~2 周排便一次，甚至时间更长。粪便质硬或呈团块状，重者呈羊粪状。排便时肛门有堵塞感或有肛门直肠部位的疼痛，可有排便不尽感，想排便而排不出（空排）。

2. **伴随症状**　部分老年人还伴有失眠、烦躁、多梦、抑郁、焦虑等情绪改变。

3. **诱发疾病**　便秘可诱发肛裂、痔疮、粪便嵌塞（干硬粪便在直肠内不能排出）、不全性肠梗阻等。老年人如过度用力排便可能会导致心绞痛、急性心肌梗死、心律失常、急性脑血管疾病，甚至猝死。

【治疗要点】

治疗目的是缓解症状、恢复正常肠道动力和排便生理功能。

1. **对因治疗**　查找引起便秘的原因及引起便秘的原发疾病，采取相应的措施。饮食结构不合理、生活方式不健康的老人可调整饮食结构及生活方式；药物性便秘，可停用该药物或改用其他药物；内分泌代谢性疾病所致便秘应进行相应治疗；肛肠科疾病可进行手术治疗。

2. **药物治疗**　合理选用药物，防止长期使用出现不良反应。临床常用的药物有：容积性通便药、渗透性通便药、刺激性通便药、润滑性通便药等。

【护理评估】

1. 评估老人排便间隔时间、大便性状、有无排便困难、便后有无出血。评估腹部有无硬块、有无腹痛等。

2. 评估既往饮食习惯，饮食是否均衡，每天是否摄入足量水、蔬菜及水果。

3. 评估老人心理社会状况，有无焦虑抑郁情绪。

【护理措施】

1. **运动和休息**　每天安排适量的运动，以增加肠蠕动，避免久坐、久卧。

2. **饮食**　调整饮食结构，多食蔬菜、水果及粗纤维食物，每日膳食纤维摄入 25~35g。膳食纤维含量丰富的食物有：燕麦、无花果、茄子、芹菜、韭菜、白菜、梨等。如果老人咀嚼差或吞咽困难，可将含膳食纤维丰富的食材，改变烹饪方式以适合老人食用。如将食物加工成糊状以利吞咽或制作成匀浆以利于胃管注入。多饮水，每日饮水 1.5~2L，一次多饮比分次少饮效果好，无糖尿病的老年人，可以每日晨起饮用蜂蜜水。

3. **用药护理**　慎用缓泻剂，容积性通便药如麦麸等，主要为植物纤维成分，轻度便秘者可长期使用。渗透性泻药如聚乙二醇电解质散、乳果糖等，可在肠道内形成高渗状态，刺激肠蠕动，轻、中度便秘老人，可长期使用。刺激性泻剂，如通便中成药或通便茶，主要含大黄、芦荟、决明子等，长期使用可致不可逆肠神经损害，可形成药物依赖，故应慎用。通过调整饮食结构，改变生活方式，老人仍然呈现便秘，排便困难时，可协助使用开塞露（方法详见肛注的操作流程及要点），不要盲目用力排便，以防引发脑血管意外等。

4. **心理护理**　给予老人心理疏导，告知老人不良的心理情绪也会导致便秘。对于反复便秘的老人，帮助老人分析原因，安慰老人，减少不必要的紧张,树立信心,配合医护人员,解除痛苦。

5. **健康教育** 指导老人生活规律,重视便意,排便时集中注意力,养成定时排便的习惯。如可鼓励老年人晨起排便,无论是否有便意,均定时如厕。指导并协助老人采取最佳的排便姿势,以合理利用重力和腹内压。尤其对于活动受限的老人,最好协助采取坐姿或抬高床头。另外,应提供适当的单独隐蔽的排便环境及充裕的排便时间。

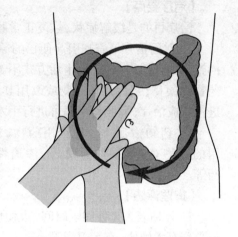

6. **便秘的护理** 对于便秘的老人,进行适当的腹部按摩,顺结肠走形方向做环形按摩,刺激肠蠕动,帮助排便(图3-12-1)。

**【护理技术】**

通过调整饮食结构,使用通便药物,仍旧不能顺利排便,必要时,经评估后,可进行灌肠。

图3-12-1 结肠走形及按摩方法示意图

灌肠的操作流程及要点(图3-12-2)。

肛注的操作流程及要点(图3-12-3)。

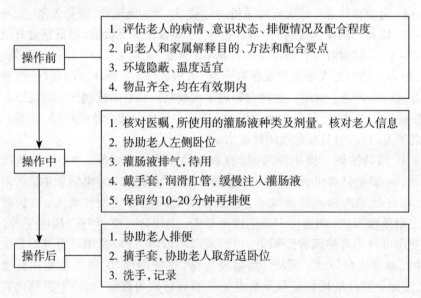

**操作前**
1. 评估老人的病情、意识状态、排便情况及配合程度
2. 向老人和家属解释目的、方法和配合要点
3. 环境隐蔽、温度适宜
4. 物品齐全,均在有效期内

**操作中**
1. 核对医嘱,所使用的灌肠液种类及剂量。核对老人信息
2. 协助老人左侧卧位
3. 灌肠液排气,待用
4. 戴手套,润滑肛管,缓慢注入灌肠液
5. 保留约10~20分钟再排便

**操作后**
1. 协助老人排便
2. 摘手套,协助老人取舒适卧位
3. 洗手,记录

图3-12-2 灌肠的操作流程及要点

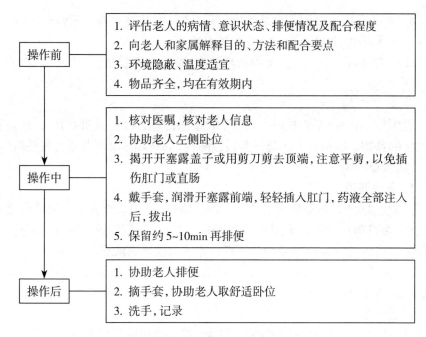

操作前
1. 评估老人的病情、意识状态、排便情况及配合程度
2. 向老人和家属解释目的、方法和配合要点
3. 环境隐蔽、温度适宜
4. 物品齐全,均在有效期内

操作中
1. 核对医嘱,核对老人信息
2. 协助老人左侧卧位
3. 揭开开塞露盖子或用剪刀剪去顶端,注意平剪,以免插伤肛门或直肠
4. 戴手套,润滑开塞露前端,轻轻插入肛门,药液全部注入后,拔出
5. 保留约5~10min再排便

操作后
1. 协助老人排便
2. 摘手套,协助老人取舒适卧位
3. 洗手,记录

**图 3-12-3　肛注的操作流程及要点**

## 【个性化护理案例解析】

## 案　例

　　张先生,65 岁,退休后入住养老院,3 个月后,出现便秘,每周排便 1~2 次,伴随排便困难,粪便性质也变硬,颜色为褐色,未出现过黑便、柏油样便或便中带血。张大爷既往职业为机械厂工程师,高血压 10 年,无糖尿病,无其他疾病。如何针对张大爷的问题,进行个性化护理?

**案例解析**

　　张先生,排便次数减少,大便干硬,排便困难,为便秘典型表现;未出现过黑便、柏油样便或便中带血,初步排除肠道肛门疾病,可做筛查,排除肠道疾病;无其他合并疾病,应非药物源性便秘。因此,张大爷的便秘应为功能性便秘。

护理措施:

　　1. 调整饮食结构　评估张先生的饮食结构,适当增加水果蔬菜的摄入,多摄入含纤维素丰富的食物,如韭菜、芹菜、白菜等。保证每天足够的饮水量。

　　2. 增加活动量　鼓励张先生根据身体状况,每天适当增加运动量,可以早晚进行散步、慢跑等。

　　3. 药物治疗　如不见缓解,使用通便药物,缓解症状。

4. 健康指导　向张先生讲解便秘的危害,尤其对于高血压的老人,有诱发脑出血的危险,提高其配合治疗的依从性。

5. 心理护理　评估张先生的心理状态,给予心理护理。

## 二、腹泻

腹泻(diarrhea)是指排便次数较平时增加,粪质稀薄,或带有黏液、脓血和未消化的食物。腹泻可分为急性与慢性两种,病程超过 2 个月者为慢性腹泻。

【病因及分类】

1. **急性腹泻**

(1)肠道疾病:包括细菌、病毒、真菌、原虫、蠕虫等引起的感染性肠道疾病,如细菌性痢疾、霍乱、轮状病毒胃肠炎、白色念珠菌性肠炎等,以及急性出血性坏死性肠炎、Crohn病或消化不良等非感染性肠道疾病。

(2)食物中毒:食物被金黄色葡萄球菌、肉毒杆菌等毒素污染,或进食毒蕈、河豚、鱼胆等食物。

2. **慢性腹泻**

(1)消化系统疾病:慢性萎缩性胃炎、胃大部切除后胃酸缺乏;慢性细菌性痢疾、溃疡性结肠炎、肠道恶性肿瘤;慢性胰腺炎、胰腺癌;肝硬化、慢性胆囊炎与胆石症,以及神经功能性腹泻。

(2)全身性疾病:甲状腺功能亢进、肾上腺皮质功能减退、尿毒症、放射性肠炎等。

(3)药物不良反应:服用利血平、甲状腺素、洋地黄类药物、某些抗肿瘤药物和抗生素等引起的腹泻。

【临床表现】

急性腹泻起病急,病程短,每日排便次数可达 10 次以上,粪便量多而稀薄,可伴腹痛、里急后重、尿量减少、发热、离子紊乱等症状。慢性腹泻起病缓慢、病程较长,每日排便数次,或腹泻与便秘交替。

由于病因与发生机制不同,粪便的量及性状等亦有所不同,具体如下:

1. **分泌性腹泻**　多为水样便,排便量每日大于 1000ml,粪便无脓血及黏液,与进食无关,多无明显腹痛。

2. **渗出性腹泻**　粪便量少于分泌性腹泻,有脓血或黏液,多伴有腹痛与发热。

3. **渗透性腹泻**　粪便常含不消化食物、泡沫及恶臭,多不伴腹痛,腹泻可在禁食24~48h 后缓解。

4. **动力性腹泻**　多不伴有腹痛,粪便较稀,无脓血及黏液。

频繁排便可致肛周皮肤受刺激,引起肛周皮肤糜烂、破损。长期慢性腹泻可致营养不良、维生素缺乏、体重下降,甚至发生营养不良性水肿。

【治疗要点】

1. **对因治疗** 查找引起腹泻的原因及引起腹泻的原发疾病,采用相应的措施进行治疗。养成良好的饮食习惯,调节饮食结构。

2. **对症治疗** 合理选用药物,防止长期使用的不良反应。

(1)抗生素:常用的有庆大霉素、甲硝唑、氧氟沙星等,根据病情给予口服或静脉给药。

(2)止泻药:常用的有盐酸洛哌丁胺(易蒙停)。

(3)助消化药:常用的有多酶片、胃蛋白酶合剂等。

(4)解痉剂:常用的有抗胆碱能药物如654-2、阿托品、普鲁本辛等。

(5)调节肠道菌群:常用的有双歧杆菌(如思连康等)。

3. **补液** 急性病例,脱水严重,口服补液效果不好,及时给予静脉补液治疗。

【护理评估】

1. 评估老人有无腹泻诱因,腹泻次数,粪便量、性状和气味等。

2. 评估老人有无脱水、电解质紊乱、乏力,肛周皮肤有无糜烂或破损,以及腹泻是否影响老人的休息与睡眠。

3. 评估老人有无腹泻相关的疾病、用药史。

4. 评估老人的社会心理状况,有无精神紧张、焦虑等情绪。

【护理措施】

1. **运动和休息** 适当减少活动,尤其是急性起病,全身症状明显的老人应注意休息。症状轻者可适当活动。

2. **饮食** 给予易消化、少渣食物,如粥、面片、软面条等,避免生冷、多纤维、刺激性食物。急性腹泻根据病情和医嘱给予禁食、流食、半流食或软食。

3. **用药护理** 遵医嘱用药,注意观察药物的不良反应。

(1)遵医嘱给予补液,注意根据老人的身体状况调节输液速度,保证及时补液的同时,防止输液速度过快诱发循环衰竭。

(2)应用止泻药时注意观察老人的排便情况,腹泻得到控制时应及时停药。

(3)观察解痉止痛剂如阿托品的副反应:有无口干、视力模糊、心动过速等,并遵医嘱给予对症处理。

4. **心理护理** 给予老人心理疏导,安慰老人,减少不必要的紧张,对于慢性腹泻的老人,帮助老人树立信心,配合医护人员,解除痛苦。

5. **健康教育** 向老人及家属讲解腹泻的病因及治疗护理的知识,使老人积极配合治疗;指导老人注意饮食卫生,尤其是夏季,尽量不吃隔夜的食物;慢性腹泻的老人注意饮食的种类及规律,发生腹泻应及时就医。

**6. 皮肤护理**　排便频繁时,粪便的刺激可导致肛周皮肤损伤,引起糜烂及感染。排便后应用温水清洗肛周,保持清洁干燥,涂抹无菌凡士林或抗生素软膏以保护肛周皮肤或促进损伤处愈合。

(王延莉)

# 第十三节　皮 肤 瘙 痒

老年性皮肤瘙痒症(cutaneous pruritus)是一种老年人常见的皮肤病,男性多于女性。随着社会人均寿命的增加和人口老龄化,老年皮肤瘙痒症的发病率也不断升高,该病病因复杂且经久反复,严重影响老年人的身体健康及生活质量。国外有研究显示,老年性皮肤瘙痒患病率约为 10%~50%,年龄越大,皮肤瘙痒的频率和程度越高。

【概念】

目前国内尚无权威的老年瘙痒症定义。既往一般是指发生于 60 岁或 60 岁以上,无原发皮疹,仅有瘙痒,或伴有皮肤干燥、粗糙和鳞屑。以往国际皮肤病学研究者一致认为,老年瘙痒症是指发生于老年人的任何原因引起的超过 6 周的慢性瘙痒。

【病因】

老年皮肤瘙痒症发病机制不明。可能是老年皮肤退行性改变、皮脂腺及汗腺分泌减少、皮肤干燥等引起皮肤感觉神经末梢功能异常所致,也可能与食物、药物(如利尿药)或某些系统性疾病(如胆汁淤积性瘙痒、尿毒症瘙痒、糖尿病瘙痒等)有关。另外,精神紧张、抑郁、焦虑和器质性脑疾患是老年瘙痒症的常见原因。

【临床表现】

老年皮肤瘙痒症是一种全身性疾病,呈阵发性瘙痒,且往往由一处移到另一处。瘙痒程度不尽相同,但多自觉剧痒,瘙痒以晚间为剧,影响老人睡眠。主要表现为皮肤干燥变薄,表面有糠状脱屑,长期搔抓皮肤上出现抓痕、血痂,也可有湿疹样变、苔藓样变及色素沉着等,重者可见皮肤继发感染。当老人出现皮肤瘙痒后常认为可能是不卫生引起的,常常每天要烫洗,结果越洗越痒,越痒越抓,形成恶性循环。饮酒、情绪变化、冷热刺激甚至某些暗示均可诱发瘙痒或使瘙痒加重。

老年皮肤瘙痒症分为泛发性瘙痒和局限性瘙痒。泛发性瘙痒症:常由一处开始,逐渐扩延,甚至可遍布全身,如常见的冬令瘙痒症,与皮脂缺乏有关。局限性瘙痒症:阴囊、大阴唇、肛门等局部的瘙痒,多与真菌感染、接触性过敏等因素有关。

【治疗要点】

老年性皮肤瘙痒症病程较长，西医治疗止痒速度快，但易于复发，若长期使用西药容易产生耐受，且容易出现不良反应；中医治疗则根据老人个体情况，辩证治疗，若老人体质改善后病情不易复发且无明显不良反应，中西医结合综合治疗是治疗老年性皮肤瘙痒症的一个理想选择。

1. **一般治疗**　瘙痒老人应该有充足睡眠；不吃辛辣食物；不过度洗浴；保持室内温、湿度适宜，穿宽松柔软内衣；及时修剪指甲；避免摩擦、挤压、搔抓患处；外用保湿润肤霜保护皮肤屏障功能。

2. **外用治疗**　根据不同类型瘙痒可选择外用保湿润肤霜、糖皮质激素（短期）、抗组胺药物、薄荷、樟脑制剂、辣椒素软膏、炉甘石洗剂、中药制剂等。

3. **系统治疗**　当一般治疗和局部外用治疗效果不佳时可考虑系统治疗。包括抗炎及免疫抑制剂，抗组胺药物、复方甘草苷酸、葡萄糖酸钙、硫代硫酸钠、维生素 C、沙利度胺、阿片受体拮抗剂、中药等。

4. **光疗**　常用的光疗仪器为窄波 UVB，可用 BB-UVB、UVAI、PUVA。光疗治疗瘙痒的机制可能与抗炎 / 免疫抑制作用、减少表皮与真皮神经纤维、增加痒阈值等有关。

5. **心理治疗**　从感情上支持和帮助老人，改变不良习惯，避免搔抓，阻断因搔抓引起的恶性循环。

6. **病因治疗**　病理因素引起的老年皮肤瘙痒症应根据不同的病因给予相应的治疗。

【护理措施】

1. **保养皮肤**

（1）秋冬季洗澡次数一般每周 2 次为宜，水温 40~50℃为佳。用中性护肤浴液或清水。

（2）沐浴后涂石蜡油或凡士林油等护肤。

（3）保持床铺整洁。

（4）尿失禁者要及时更换尿布，每次更换尿布时先用温水抹洗皮肤，视情况必要时可留置导尿管。

（5）可轻轻地拍打皮肤、刺激皮肤止痒等，以减少对皮肤的搔抓。

（6）指甲的护理：每周修剪指甲 1 次，每次剪完要将指甲研磨至平滑。

2. **环境适宜**　室内温度维持在 18~20℃，相对湿度 50%~60% 为宜，适当通风，除湿。

3. **衣物的选择**　选择纯棉衣物及床单被褥等。

4. **衣物的洗涤**　不可用消毒液浸泡，宜用中性洗涤剂，清水充分过清后太阳直接晒干，或用干衣机烘干。

**5. 合理的饮食**

（1）适量进食易消化的优质蛋白，如蛋类、奶类、瘦肉类等；适量的脂肪摄入能使皮肤得到滋润，利于维生素 A、维生素 E 的吸收。

（2）多进食新鲜蔬菜和水果，适量饮水，补充体内水分。

（3）少食刺激性食物如烟、酒、浓茶、咖啡、葱、蒜、辣椒等，忌食易致敏的食物如虾、蟹、鱼等。

**6. 用药的护理** 外用药宜选择含激素的软膏制剂，利于药物长时间黏附在皮肤上和滋润皮肤，一般早晚各涂 1 次，若被尿液浸湿，则要用温水清洗后再涂药。

**7. 心理护理** 鼓励老人积极参加老年人健身操或看电视、听音乐、聊天等以转移注意力。

**8. 基础疾病的治疗** 加强老人病情的观察，准确执行医嘱，注意观察疗效和不良反应，及时向医生做出反馈，以便及时用药，控制病情的发展。

**9. 指导老人做适量运动** 可以提高老人的身体素质，增强老人的抵抗力。如打太极拳，八卦掌等。

**【老年人洗浴技术】**

病情较轻，能够自行完成洗浴的老人可采用淋浴或盆浴。根据老人的需要和病情选择适当的洗浴方式，确定洗浴时间和频率，并根据老人的自理能力适当给予协助。

**（一）目的**

1. 去除皮肤污垢，保持皮肤清洁，促进身心舒适，增进健康。

2. 促进皮肤血液循环，增强皮肤排泄功能，预防感染和压疮等并发症发生。

3. 促进老人身体放松，增加老人活动机会。

4. 提供观察老人并与其建立良好关系的机会。

**（二）操作前准备**

**1. 评估老人并解释**

（1）评估老人的病情、意识、自理能力、心理状态、配合程度、皮肤情况及日常沐浴习惯。

（2）向老人及家属解释沐浴的目的、方法、注意事项。

**2. 老人准备**

（1）了解沐浴的目的、方法及注意事项。

（2）根据需要协助老人排便。

**3. 护理员准备** 衣帽整洁，修剪指甲，洗手，戴口罩。

**4. 用物准备** 脸盆、毛巾、浴巾、浴皂、洗发液、清洁衣裤、拖鞋、手消毒液、垃圾桶。

5. **环境准备** 调节室温至22℃以上,水温以皮肤温度为准,夏季可略低于体温,冬季可略高于体温,也可按老人习惯调节,水温不宜超过45℃。

（三）操作步骤

1. **准备用物** 检查浴盆或浴室是否清洁,浴室放置防滑垫。协助老人准备洗浴用品和护肤用品,将用物放于浴盆或浴室内易取处。

2. **解释** 协助老人穿好浴衣和拖鞋入浴室。指导老人调节冷、热水开关及使用浴室呼叫器。嘱老人进、出浴室时扶好安全把手。浴室勿闩门,将"正在使用"标记挂于浴室门外。

3. **沐浴** 老人沐浴时,护理员应在可呼唤到的地方,并每隔5min检查老人情况,注意观察老人在沐浴过程中的反应。

4. **沐浴后处理**

（1）若是盆浴,应根据情况协助老人移出浴盆,帮助老人擦干皮肤。

（2）协助老人穿好清洁衣裤和拖鞋。协助老人回卧室,取舒适卧位。

（四）注意事项

1. 沐浴应在进食1h后进行,以免影响消化功能。

2. 向老人解释呼叫器的使用方法,嘱老人若在沐浴过程中感到虚弱无力、眩晕,应立即呼叫帮助。老人呼叫后,应先敲门再进入浴室,以保护老人隐私。

3. 浴盆浸泡时间不应超过10min。

4. 沐浴次数以每周1~2次为宜。

5. 若老人病情较重、长期卧床、活动受限及身体衰弱而无法自行洗浴可为其进行床上擦浴。

（叶　茂）

# 第十四节　压力性损伤

压力性损伤（pressure injury）是指由于压力或压力联合剪切力导致的皮肤和（或）皮下软组织的局限性损伤,通常发生在骨隆突处或与医疗器械相关的部位。压力性损伤曾被称为压力性溃疡,简称压疮,2016年美国国家压疮咨询委员会（National Pressure Ulcer Advisory Panel,NPUAP）将其更名为压力性损伤。

压力性损伤是长期卧床及身体移动障碍的老年人最严重的并发症之一。一旦发生将影响老年人的生活质量,甚至危及生命;给护理工作增加难度,给社会及家庭带来沉重的经济压力与医疗负担。

【发病机制】

压力性损伤是由多种因素引发的复杂的病理性过程,其发病机制尚待研究。局部组织承受过高的压力和机体组织对压力的耐受性降低,是导致压力性损伤发生的重要因素。

（一）压力增加

局部组织持续承受过高的压力是压力性损伤发生的首要因素。长期卧床的老年人在相应的骨隆突处或使用医疗器械不当时在相应的部位承受很高的压力。当压力超过皮肤毛细血管正常压（16~32mmHg）时，可阻断血管对组织的血液灌注，造成组织缺血、缺氧，代谢物质排泄受阻，导致组织细胞变性、坏死。压力性损伤的形成与局部压力的强度及持续时间密切相关。

（二）组织耐受性降低

1. 外因

（1）剪切力是作用于相邻物体表面，引起相反方向进行性平行滑动的力量。剪切力作用于深层组织，引起组织间的相对移位，毛细血管被牵拉、扭曲、撕裂，导致局部组织氧张力下降。当老人半坐卧位或坐轮椅时身体下滑或挪移，在相应的骨隆突处产生很高的剪切力。剪切力造成的损伤常发生在深部组织，其损伤的特点是形成口小底大的潜行伤口。

（2）摩擦力是由两层相互接触的表面发生相对移动而产生。损伤皮肤的表层，使皮肤屏障功能受损。搬动老人操作不当时发生，如拖、拉、拽、推老人。

（3）皮肤潮湿使皮肤浸软，弹性下降，屏障功能受损；同时增加皮肤的摩擦系数。大小便失禁时会阴部及骶尾部皮肤常出现潮湿及浸渍。

2. 内因

（1）营养因素在压力性损伤发生、发展过程中起着重要的作用。营养不良的老年人常伴有负氮平衡、贫血、低蛋白血症、肌肉萎缩和皮下脂肪减少等；营养不良的老人因消瘦骨隆突处缺乏肌肉和脂肪组织的保护。

（2）老年人生理功能和免疫功能减退，皮肤感觉迟钝，皮下脂肪萎缩变薄，皮肤弹性降低，皮肤血流速度变慢，血管脆性增加。这是老年人压力性损伤高发的重要因素。

（3）其他诱发因素，如吸烟、大小便失禁，患有某些慢性疾病，如长期发热、周身水肿、严重脱水、影响组织灌注的疾病等，也可以导致组织耐受性降低。

【分期及分类】

按 2016 年美国国家压疮咨询委员会对压力性损伤分期及分类。

1. 1 期压力性损伤（stage 1 pressure injury）　皮肤完整，出现压之不褪色的局限性红斑，通常发生在骨隆突处，局部皮肤可出现疼痛、硬块或松软，皮温升高或降低（图 3-14-1）。

2. 2 期压力性损伤（stage 2 pressure injury）　部分皮层缺失或出现水疱，真皮层部分缺损，表现为浅表开放的粉红色创面，也可表现为完整或开放/破溃的浆液或血清性的水疱（图 3-14-2）。

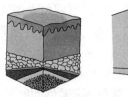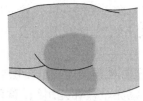

图 3-14-1 1 期压力性损伤示意图

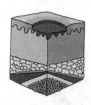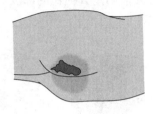

图 3-14-2 2 期压力性损伤示意图

3. **3 期压力性损伤**（stage 3 pressure injury） 全层皮肤组织缺失,可看到皮下脂肪组织,但没有骨骼、肌腱或肌肉组织暴露。伤口床可能存在腐肉及坏死组织、潜行或窦道（图 3-14-3）。

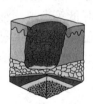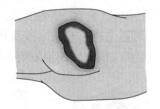

图 3-14-3 3 期压力性损伤示意图

4. **4 期压力性损伤**（stage 4 pressure injury） 全层组织缺失,伴有骨骼,肌腱或肌肉暴露。可能见到腐肉或焦痂,常常伴有潜行和窦道。可深及肌肉和（或）支撑组织如筋膜、肌腱或关节囊,可能发生骨髓炎。可直接看到或探测到外露的骨骼或肌肉组织（图 3-14-4）。

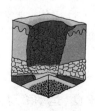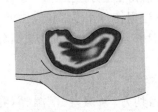

图 3-14-4 4 期压力性损伤示意图

　　3 期或 4 期压力性损伤的深度因解剖部位不同而表现各异。鼻背、耳、枕部和踝部等没有皮下组织，因此溃疡较表浅。相反在臀部等脂肪组织较多的部位溃疡会很深。

　　5. **不可分期压力性损伤**　皮肤全层或组织全层缺损，深度未知，缺损涉及组织全层，但溃疡完全被坏死组织（黄色、棕褐色、灰色、绿色或棕色）和/或焦痂（棕褐色、棕色或黑色）所覆盖。只有彻底清除坏死组织和（或）焦痂，暴露出创面基底，才能确定其损伤的深度。其损伤程度一定是 3 期或 4 期压力性损伤（图 3-14-5）。

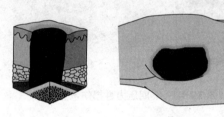

图 3-14-5　不可分期压力性损伤示意图

　　6. **深部组织损伤期压力性损伤**　深度未知，由压力或压力联合剪切力导致的皮下软组织的损伤。局部出现紫色或紫黑色、充血性水疱或淤伤，可出现疼痛、硬结、糜烂、松软、潮湿、皮温升高或降低等表现。对肤色较深的老年人可能难以鉴别。可能会进一步发展成黑色创面上形成水疱或被薄层焦痂覆盖。即使接受最佳治疗，也会快速地发展为深层组织损伤（图 3-14-6）。

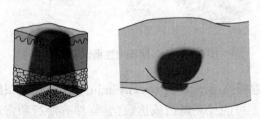

图 3-14-6　深部组织损伤期压力性损伤示意图

　　7. **医疗器械相关性压力性损伤**　使用医疗器械不当而导致的压力性损伤。

　　8. **黏膜压力性损伤**　黏膜部位发生的压力性损伤，常常因医疗器械使用不当而导致。无法按皮肤压力性损伤进行分期。

【风险评估】

（一）风险因素

　　包括压力、剪切力、摩擦力、潮湿、营养不良、运动障碍、体位受限、手术时间、高龄、吸烟、使用医疗器械、合并心脑血管疾病等。

（二）高危人群

患神经系统疾病、脊髓损伤、高龄、营养不良、肥胖、认知障碍、使用医疗器械及手术等老年人。

（三）易患部位

1. **好发部位** 易发生在长期受压的部位,特别是骨隆突处。根据不同体位,好发部位也不相同。

（1）仰卧位:枕骨粗隆、肩胛部、肘部、骶尾部及足跟部。

（2）侧卧位:耳廓、肋骨、肘部、髋部、膝关节内外侧及内外踝处。

（3）俯卧位:面颊部、女性乳房、男性生殖器、髂嵴、膝部、足尖处。

（4）坐位:坐骨结节处。

2. **医疗器械相关性压力性损伤** 好发生在器械与皮肤接触的相关部位。

（四）营养状态

营养评估内容包括身高、体重、体重指数、三头肌皮褶厚度、上臂肌围、实验室指标、食物摄入情况、皮肤营养情况等。也可以通过评估皮肤的弹性、颜色、温度、水分、感觉来评估营养状况。必要时请专业人士使用专业的评估工具进行营养状态筛查。

（五）风险因素评估工具

采用压力性损伤风险因素评估量表,准确筛检出存在风险的老人。

1. **Braden 压力性损伤危险因素评估量表** 量表采用 3~4 级评分法对 6 个风险因素进行评估,包括感觉、潮湿、活动力、移动力、营养、摩擦力和剪切力。得分范围 6~23 分,分值越低,提示发生压力性损伤的风险越高（表 3-14-1）。

表 3-14-1　Braden 压力性损伤风险因素评估量表

| 项目／评分 | 1 | 2 | 3 | 4 |
|---|---|---|---|---|
| 感知（对压力相关不适的感觉能力） | 完全受限 | 非常受限 | 轻度受限 | 未受损 |
| 潮湿（皮肤暴露于潮湿环境的程度） | 持久潮湿 | 潮湿 | 有时潮湿 | 很少潮湿 |
| 活动力（身体活动程度） | 限制卧床 | 坐位 | 偶尔行走 | 经常行走 |
| 移动力（改变和控制体位的能力） | 完全无法移动 | 严重受限 | 轻度受限 | 未受限 |
| 营养（日常饮食摄入状态） | 非常差 | 可能缺乏 | 充足 | 丰富 |
| 摩擦力和剪切力 | 有问题 | 有潜在问题 | 无明显问题 | —— |

**2. Norton 压力性损伤危险因素评估量表**　采用 4 级评分法对 5 个风险因素进行评估,包括身体状况、精神状态、活动力、移动力和失禁。得分范围 5~20 分,分值越低,提示发生压力性损伤的危险性越高(表 3-14-2)。

表 3-14-2　Norton 压力性损伤风险因素评估量表

| 项目 / 评分 | 4 分 | 3 分 | 2 分 | 1 分 |
|---|---|---|---|---|
| 身体情况 | 良好 | 尚可 | 虚弱 | 非常差 |
| 精神状态 | 清醒 | 淡漠 | 混淆 | 木僵 |
| 活动力 | 活动自如 | 扶助行走 | 轮椅活动 | 卧床不起 |
| 移动力 | 移动自如 | 轻度受限 | 严重受限 | 移动障碍 |
| 失禁 | 无 | 偶尔 | 经常 | 二便失禁 |

【预防】

大多数压力性损伤是可以预防的,通过科学的管理和专业化的护理,也可以降低压力性损伤的发生及损伤程度。

(一)体位安置与变换

**1. 体位安置**

(1)长期卧床的老年人,采取 30° 侧卧位,以增加身体与床面接触面积,减轻骨隆突处的压力,并使用体位垫或枕头等支撑物来保持正确的体位;尽量避免 90° 侧卧位,这种体位接触面承受很高的压力;协助变换体位时,避免拖、拉、拽、推老人,并保持床铺平整无渣屑。

(2)为预防足跟部压力性损伤,可使用足跟托起装置,也可使用软枕或泡沫垫沿小腿全长托起,膝关节呈 5°~10° 弯曲的状态,足跟部悬空,避免在跟腱处出现高压区域。

(3)除非病情需要,避免长时间床头抬高超过 30°,可选择特殊床或在臀部用软枕等物支撑避免身体下滑。

(4)坐轮椅时,轮椅座位面应使用减压垫,分散坐骨结节处的压力,并使用束缚装置防止身体挪移。

**2. 体位变换**　经常变换体位是解除局部压力最简单、最有效的方法。意识丧失、感知觉障碍或移动能力受限的老年人,无法自主变换体位,需要协助变换体位。变换体位的频次应根据老年人的病情、皮肤耐受性、移动能力和所使用的支撑面的材质而定。一般每 2h 协助变换体位一次,必要时每 30min 一次。

(二)支撑面

支撑面是指管理压力、剪切力、摩擦力和微环境的装置,如气垫床垫、泡沫床垫及减压坐垫等。使用支撑面是预防压力性损伤非常重要的措施。

（三）皮肤保护

床铺保持整洁、干燥、无渣屑；搬运老年人时可使用特殊的搬运设备；协助变换体位时抬起老年人的身体，避免拖、拉、拽、推；大小便污染会阴部皮肤时及时给予清理，动作轻柔避免损伤皮肤；避免使用刺激性清洁剂；骨隆突处等受压部位可以选择伤口敷料保护皮肤。

（四）营养支持

制订个性化的营养支持方案，并监测和评价营养支持效果。当老年人不能经口进食或经口进食困难时，根据医嘱给予肠内或肠外营养。

（五）敷料应用

敷料可以减缓局部承受的压力、剪切力和摩擦力；同时有调节和控制微环境的能力。可以选择硅胶敷料、液体敷料、泡沫敷料、水胶体敷料及薄膜敷料强化压力性损伤的预防。

【护理措施】

（一）伤口评估

1. **伤口的局部评估**　包括压力性损伤发生的部位、大小和深度、渗出液、伤口床状态、边缘、伤口有无感染征象、周围皮肤、窦道、潜行或腔隙、伤口气味、有无疼痛和不适等，并做好记录。

2. **老人的全身评估**　包括慢性系统性疾病、全身营养状况、长期服用激素或免疫抑制剂、正在进行放疗或化疗、低蛋白血症、组织血流灌注情况、神经系统损害情况及吸烟等。

（二）伤口清洗

伤口清洗的目的是清除伤口上的污染物，减少微生物数量。每次更换敷料时都需要清洗伤口。伤口清洗液可以选择生理盐水、蒸馏水、饮用水或冷开水（需符合灭菌要求）。伤口内存在坏死组织或已出现感染征象时，可以选择含有表面活性剂和（或）抗菌剂的清洗液清洗创面，但需要用生理盐水冲洗干净。

（三）伤口清创

伤口清创是指清除伤口床及边缘无活性的坏死组织的过程。坏死组织的存在将加重伤口炎症反应，增加感染的风险，阻碍上皮细胞的移行。临床常用的清创方法有外科清创、器械清创及自溶性清创等。多种清创方法联合使用更安全、更有效。有出血倾向、服用抗凝药物、组织灌注不足、免疫功能低下、肢体血液供应不足、全身状态差及危重的老年人不宜进行器械清创。

（四）感染伤口的处理

注意观察伤口有无红、肿、热、痛和蜂窝组织炎等感染的征象；有无脓性渗液、肉芽组织脆弱、伤口疼痛或出现异味等。必要时做创面细菌培养。伤口感染导致伤口愈合延迟,也可引起败血症等全身感染,严重者导致死亡。预防和控制伤口感染可以选择含银敷料或高张盐敷料。必要时可遵医嘱全身应用抗生素。伤口局部出现波动感时,配合医生给予切开引流。

（五）伤口敷料

利用密闭、半密闭的伤口敷料,为伤口愈合提供湿性愈合环境。伤口敷料种类很多,包括薄膜敷料、水胶体敷料、水凝胶敷料、藻酸盐敷料、泡沫敷料、硅胶敷料、含银敷料、含碘敷料等。这些敷料可以为伤口愈合提供湿性愈合环境及其他微环境,可以促进清创过程,管理伤口渗液,预防和控制感染。

（六）各期压力性损伤的护理目标及处理原则

1. **1 期压力性损伤** 加强预防护理,观察转归,促进局部血液循环。局部选择敷料促进修复,如水胶体敷料、泡沫敷料、硅胶敷料或液体敷料等。

2. **2 期压力性损伤** 提供湿润的愈合环境,管理伤口渗液,预防感染,保护新生的上皮组织。创面有较大水疱时,可以用注射器抽吸。局部选择敷料促进愈合,如水胶体敷料、泡沫敷料、硅胶敷料或藻酸盐敷料等。

3. **3、4 期压力性损伤** 清除腐肉或焦痂,管理伤口渗液,控制感染,减少无效腔残留;保护暴露的骨骼、肌腱和肌肉。3、4 期压力性损伤需要请专业人士处理伤口。必要时遵医嘱全身使用抗生素。

4. **不可分期压力性损伤** 特点是损伤被掩盖,只有彻底清除坏死组织或焦痂,才能了解损伤的深度。需要请专业人士给予清创。

5. **深部组织损伤期压力性损伤** 加强预防护理,局部选择敷料保护,如液体敷料、泡沫敷料、硅胶敷料等,观察转归。

【个性化护理案例解析】

## 案 例

章女士,84 岁,5 年前诊断脑干梗死,意识不清,双瞳孔等大正圆,光反应灵敏,四肢肌力 0 级,生命体征平稳,卧床,由家人照顾,给予鼻饲饮食,每周排便 1~2 次,尿失禁。10d 前骶尾部皮肤出现破溃,伴有渗出。实验室检查:血清总蛋白测定 55g/L,血清白蛋白测定 25.9g/L,血红蛋白浓度 92g/L。

**案例解析**

1. 导致压力性损伤的因素 ①全身因素:老人意识不清、长期卧床、高龄、营养状态差。②局部因素:护理不当,骶尾部承受很高的压力,尿失禁造成局部皮肤尿液浸渍。

2. 伤口局部评估 损伤大小 6cm×5cm,浅表性溃疡,少量浆液样渗出,周围皮肤色素沉积并伴有轻度发红,诊断骶尾部 2 期压力性损伤。

3. 局部处理 碘伏局部消毒,生理盐水脱碘待干;硅胶泡沫敷料局部贴敷。硅胶泡沫敷料可以管理伤口渗出液,营造伤口愈合的微环境,也可以减缓局部组织承受的压力、剪切力及摩擦力。

4. 尿失禁管理 遵医嘱留置尿管。

5. 营养支持 给予营养支持治疗,遵医嘱给予白蛋白输入。

6. 局部减压护理 指导家属正确使用气垫床及定时变换体位。

效果:几天后伤口渗出明显减少,周围皮肤发红消退;2周后伤口基本愈合。

伤口换药技术操作流程(图3-14-7)。

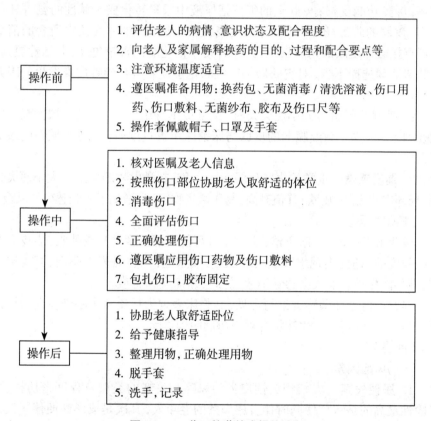

**图 3-14-7 伤口换药技术操作流程**

(朴 莹)

# 第十五节 失禁相关性皮炎

失禁相关性皮炎(incontinence-associated dermatitis,IAD)是指皮肤长期暴露于尿液和(或)粪便之中造成的一种刺激性皮炎。局部皮肤表现为红斑、浸溃或糜烂伴有渗出,也可伴有皮肤继发感染,其影响范围不仅限于会阴部皮肤,臀部及大腿部位皮肤也常受累。

很多老年人会有不同程度的尿便失禁,是失禁相关性皮炎的高危人群。随着人口老龄化,失禁相关性皮炎的发生率在不断攀升,严重影响着老年人的生活质量,已成为全社会面临的共同难题。

**【病因】**

1. **化学性刺激** 尿失禁时,皮肤处于潮湿环境中,皮肤角质层结构受到破坏,屏障功能受损;皮肤上的细菌把尿液中尿素转化成了碱性的氨,pH 值升高,皮肤的防御功能降低,导致皮炎发生。便失禁时,粪便中所含的消化酶可直接破坏皮肤的角质层结构;水样便中消化酶的含量更高,其活性更强。皮肤清洁剂选择不当,对皮肤局部造成的化学性刺激是导致皮炎发生的因素之一。

2. **机械性刺激** 大小便失禁时,反复擦拭且用力不当,是机械性刺激的重要因素。此外,潮湿脆弱的皮肤与床铺床单等过度摩擦,是机械性刺激的因素之一。

3. **继发感染** 正常的皮肤呈弱酸性,可抑制微生物的繁殖。大小便失禁时,局部皮肤潮湿,皮肤 pH 值升高,易于微生物定植,增加了皮肤感染的风险。

**【临床表现】**

早期出现红斑,界限不清;炎症反应可使局部温度升高或肿胀;表皮会有不同程度的受损,出现水疱或大疱、丘疹或脓疱;严重时表皮溃烂、真皮层外露,并伴随渗出。老人会感觉不适、烧灼、瘙痒或刺痛感。

继发白色念珠菌感染最为常见,其临床表现为丘疹从中心部位向四周扩散,颜色为亮红色。微生物培养可以协助明确诊断。

**【评估】**

(一)风险因素

1. **尿便失禁** 失禁相关性皮炎的风险与失禁的类型及程度密切相关。风险性最高的是水样便同时伴有尿失禁的老年人,其次是成形粪便伴尿失禁时,再其次是尿失禁的老年人。

2. **活动能力低下** 老年人患有某些疾病时活动能力低下,不能正常如厕;发生尿便失禁时,也没有能力处理这些排泄物,导致排泄物长时间与皮肤接触。

3. **认知能力下降** 患有认知障碍的老年人,对排尿排便的控制能力下降;认知能力越低,失禁相关性皮炎的发生率越高。

4. **应用某些药物** 如类固醇、化疗药物及抗生素等是失禁相关性皮炎发生的危险因素之一。

（二）影响部位

1. **尿失禁**　女性大阴唇或男性阴囊的皱褶以及腹股沟皱褶处，还会影响下腹以及大腿前部和内侧。

2. **便失禁**　肛门周围、臀沟和臀部，向上影响至骶尾部和背部，向下影响至大腿后部。

（三）严重程度分级

1. **轻度皮炎**　皮肤完整，局部轻度发红和不适。

2. **中度皮炎**　中度发红，小水疱或小范围部分皮层受损，伴有疼痛或不适。

3. **重度皮炎**　皮肤变暗或呈深红色，大面积皮肤剥落、水疱和渗出。

（四）**失禁相关性皮炎与压力性损伤的鉴别**

失禁是导致压力性损伤公认的危险因素。导致失禁相关性皮炎和压力性损伤病因不同，但是它们有许多共同的危险因素，两者可以同时存在（表3-15-1）。

表3-15-1　失禁相关性皮炎与压力性损伤的鉴别

|  | 失禁相关性皮炎 | 压力性损伤 |
|---|---|---|
| 原因 | 尿液/粪便 | 压力/压力联合剪切力 |
| 特点 | 损伤由外向内/自上而下 | 损伤由内向外/自下而上 |
| 部位 | 肛周及会阴部 | 骨隆突处或医疗器械相关部位 |
| 形状 | 弥散的 | 局限的 |
| 边缘 | 模糊、不规则 | 清晰 |
| 坏死 | 无 | 可能有 |

【护理】

（一）失禁护理

1. **皮肤护理**

（1）及时清理：发生大小便失禁时及时清理，避免长时间浸渍、刺激皮肤；避免臭味弥散整个环境，引起老人不舒适。

（2）皮肤清洁剂：应选择接近皮肤 pH 值的弱酸性溶液，肥皂溶液呈碱性避免使用；一般情况下可用温水清洁皮肤；推荐使用以清洁、保湿及保护为一体的清洗剂。

（3）清理布：选择柔软的清理布，建议使用以清洁、保湿及保护为一体的一次性纸巾。

（4）动作轻柔：避免用力过大损伤皮肤，可选择冲洗的方法清洗局部。

（5）适度通风：保持会阴部皮肤适度通风，保持干爽。

（6）皮肤保湿：保持和增加皮肤的含水量，减少经表皮的失水量。

**2. 隔绝排泄物**

（1）皮肤保护膜：涂抹在皮肤上形成一层透明薄膜。具有透气性、防水，对皮肤无任何刺激。可以隔绝尿液及粪便对皮肤的刺激，避免细菌感染。皮肤保护膜有两种，一种不含酒精，不刺激皮肤，无疼痛感；另一种含酒精成分，有伤口时会引起疼痛。

（2）液体敷料：在皮肤上形成脂质保护层，并有保湿功能。隔绝排泄物对皮肤的腐蚀，不刺激皮肤，还可滋润皮肤。

（3）薄膜敷料：可直接粘贴于肛门周围皮肤。无菌透明、易于观察皮肤情况；柔软有弹性、顺应性好；隔绝细菌及排泄物。

（4）水胶体敷料：透气防水，避免皮肤潮湿；隔绝尿液及粪便对皮肤的刺激，保护皮肤；提供湿性愈合环境。

（5）凡士林：是油性物质，具有保湿性及防水性。在皮肤上形成保护层，防止皮肤潮湿及排泄物对皮肤的刺激。局部有湿疹或真菌感染时禁用。

（6）氧化锌软膏：具有良好的收敛和隔绝作用。清除比较困难，残留的白色物质易与白色念珠球菌的感染相混淆。

**3. 引流收集尿液**

（1）尿套：男性可以选择尿套引流和收集尿液。需要密切观察阴茎局部血运情况、有无水肿及溃烂等。

（2）留置尿管：对于经常性尿失禁或严重性尿失禁的老年人，可以遵医嘱选择留置导尿，缺点是易引起尿路感染。

（3）尿垫尿裤：优点是方便使用，价格便宜。缺点是吸收量有限，易引起皮肤问题。

**4. 引流收集大便**

（1）造口袋：选择一件式造口袋粘贴于肛门周围收集粪便。一件式造口袋底盘柔软，易于剪裁和粘贴。适用于水样便或糊状便的老年人。

（2）大便失禁护理套件：是专门为失禁病人收集粪便而设计的。适用于排出物为液体或半液体粪便的老年人。

**（二）刺激性皮炎护理**

**1. 清洗皮肤** 用生理盐水棉球轻轻擦拭会阴部皮肤，也可用冲洗法清洗皮肤。

**2. 促进修复** 选择伤口敷料促进损伤修复。

（1）液体敷料：可以改善皮肤微循环，形成脂质保护层，具有保湿功能，增强皮肤抵抗力，加快损伤的修复。早期刺激性皮炎可以选择含有人体必需脂肪酸的液体敷料局部涂抹，但不适用于已破损的皮肤。

（2）造口粉：吸收伤口渗出液，阻隔尿液及粪便对皮肤的刺激，在皮肤上形成保护层,促进损伤修复。可以与皮肤保护膜联合使用。喷撒一层造口粉,再涂抹一层皮肤保护膜。根据刺激性皮炎的程度,每次可以反复涂抹几次。

(3)水胶体敷料:透气防水,避免皮肤潮湿;隔绝尿液及粪便对皮肤的刺激,保护皮肤;管理伤口渗出液,提供湿性愈合环境,促进损伤修复。

(4)氧化锌软膏:局部渗出较多时,可以选择具有收敛作用的氧化锌软膏。

(三)机械性皮肤损伤护理

1. **正确清洗皮肤** 避免过度擦拭,注意保护皮肤,尤其是频繁失禁的老人。

2. **促进损伤修复** 选择既有隔绝作用,又有促进伤口修复功能的伤口敷料促进损伤愈合。

(四)继发感染

观察局部有无继发感染的征象,特别是有无白色念珠菌感染的征象。请相关科医生会诊,遵医嘱给予相应的处理。

【个性化护理案例解析】

### 案 例

林先生,74 岁。因肺内感染住院治疗,治疗过程中出现腹泻,大量稀水样便,每日 10 次左右,伴便失禁。导致肛门周围皮肤出现刺激性皮炎,局部出现红斑,轻度水肿,皮温升高。既往无神经系统疾病。

**案例解析**

林先生,因肺内感染使用大量抗生素,在治疗期间出现腹泻,考虑与使用抗生素有关。鉴于肺内感染基本控制,遵医嘱停用抗生素,药物治疗腹泻,局部失禁相关性皮炎给予以下处置。

1. 用生理盐水棉球轻轻擦拭会阴部皮肤,用无菌纱布将局部皮肤沾干。

2. 造口粉局部喷撒,等待片刻,再涂抹皮肤保护膜待干。

3. 使用一件式造口袋粘贴在肛门周围,收集大便。

效果:2d 后腹泻次数逐渐减少,便失禁症状逐渐好转。4d 后失禁相关性皮炎明显好转。

(朴 莹)

# 第十六节 性 生 活

性,是人类根本欲望之一,是马斯洛需求层次理论中最基本的生理需求之一。随着年龄的增长,老年人性激素水平与性生理功能均有所降低,在大多数情况下,这种减退不会造成性功能的严重丧失。研究表明老年人仍有性方面的需求,仅有 12%~16.8% 的老年男性性欲望消失,约高达 88% 的老年男性在生理上仍然具备着较强的性欲望。老年女性在 50~60 岁有 75% 仍有性生活。但由于受传统文化观念、世俗偏见和老年人心理改变的影响,老人的性生活受到压抑,甚至被嘲笑,导致老人产生焦虑、抑郁、紧张等心理问题。目前对老年人性问题的重视与研究存在不足,严重影响了老年人身心健康。关注我国老年人性需求现状,正确引导老年人的性行为,对促进老年人全身心的健康具有重要意义。

【性健康的定义】

性健康需求属于人类健康需求中最具普遍性的需求,世界卫生组织对性健康的定义是通过丰富和提高人格、人际关系和增进爱情的方式达到性生活的肉体、情感、理智和社会等方面的满足和协调。由定义可知性健康涉及生理、心理、社会等方面而不是简单的性行为,要促进老年人的性健康必须从多个方面着手。

【影响老年人性健康的因素】

1. **生理因素** 随着年龄的增长,老年人性激素分泌、性器官与功能均下降,老年男性会导致阴茎勃起不足或时间延长,不能射精或射精延迟等;老年女性绝经后,体内雌激素水平下降,生殖器官逐渐萎缩,这些生理上的老化都会不同程度地影响老人的性功能。

2. **精神心理因素** 精神长期处于紧张状态、生活压力大、失眠、抑郁、感情不和等因素均可引起老年男性性功能障碍(一般表现为勃起功能障碍)、老年女性性冷淡。

3. **病理因素** 老年人多伴有一种或多种疾病,如慢性梗阻性肺疾病、心脑血管疾病、泌尿生殖系统疾病、内分泌疾病等,长期服用某些药物如抗抑郁药、降压药、催眠药等,对老人的性功能都会产生影响。直肠、盆底等手术术后也会导致老人性功能降低甚至丧失。泌尿系统疾病、生殖系统手术对老年人性功能都存在一定的影响。有研究发现下尿路综合征(lower urinary tract symptom, LUTS)与性功能障碍密切相关,相比糖尿病、高血压、心脏病等,LUTS 是勃起功能障碍(erectile dysfunction, ED)最强的危险因子。

4. **经性传播疾病** 老年人存在着正常的性需求,若长期得不到满足,极易成为特殊不正当行业的目标,而老年人由于长期压抑的性欲望,难以拒绝诱惑而易发生不正当的婚外性行为。有调查表明,老年人的性传播疾病的主要感染途径为不洁的婚外性行为,老年性传播疾病病人的数量在不断上升,有学者通过当地医院 3 年来的性病病例回顾总结发现,所有性病病人中,老年人约占 5.7%,其中 66~70 岁老人的构成比逐年递增,70 岁以上病例也在增加,但主要发病年龄段还是 60~65 岁。老年女性多由配偶传染。

**【健康性生活对老人的益处】**

性生活不是年轻人的"专利",年纪大了并不意味着没有性生活。健康的性生活不仅能给老人带来诸多好处,还有利于减缓衰老、延长寿命,同时和谐美满的性生活可以让老人获得激素的活跃分泌,产生愉快的感觉,并感受到生活的欢乐。性爱是老年人的保养品,有以下好处:

1. **提高自信心** 性爱让老年人心理更乐观,减少老年抑郁症的发生。研究显示,坚持性生活的老年人更有朝气,皮肤更红润,皱纹减少。

2. **促进睡眠** 性生活由于需要较大体力的支出,性交活动之后会使老人感到疲倦,促进夫妻双方老人更早入睡。对入睡困难的老年男性更有益处。

3. **增进心脏功能** 性生活需要付出体力,适度的性生活可以加强对心脏功能的锻炼和改善,降低老人心脏病的危险。英国科学家曾对1000名男性进行了10年跟踪调查,发现每周有两次或以上性生活的男性,其早死的几率比每月只有一次或更少性生活的人低50%。尤其是那些有高频率性生活的人,他们出现冠状动脉疾病,如中风、脑血栓等的几率,是那些性生活匮乏者的一半。

4. **锻炼全身肌肉** 性交活动是一种全身性的运动,规律的性生活对老人的身体肌肉骨胳非常有益处。

5. **促进激素的分泌** 规律的性生活可促进老年男性雄性激素的规律分泌,对保持老年男性活动非常重要。

6. **发现健康隐患** 如勃起功能障碍(ED)可能预示心脏疾病,性生活后出血可能跟妇科肿瘤有关。

**【性生活障碍对老年人的影响】**

1. **严重影响老年人的生活质量** 老年人对自身外表的改变会导致自信心的丧失,并认为对异性的吸引力减弱,加之退休后从社会角色退出,生活质量受到严重影响,表现出忽略配偶的性需求,甚至不再与对方有身体的亲密接触,严重者导致双方感情受到伤害,影响婚姻状态。

2. **导致老年人心理问题加剧** 老年人逐渐与社会脱离,会产生焦虑、抑郁等心理问题,更需要爱与被爱,这种感情上的需要不是亲属与子女能替代的。老年夫妻需要互相依赖与寄托,若对性存在不正确的认知与偏见,更会抑制自身的性需求,加之老年性功能的减弱,更会认为自己"性无能",从而更加重了孤独、抑郁等负性心理问题,有些老年女性更是性厌恶感增强,严重影响了老年人的心理健康。

3. **影响老年人身体健康** 性生活障碍使部分老年人婚外性行为增加,导致性传播疾病增多,严重影响了老年人身体健康。

**【老年人性生活的健康教育】**

1. **性生活频率** 60岁身体健康的老人,可以10d左右一次。美国2013

年的一项大型调查显示,65 岁的老人每个月会有两次性生活,75 岁以上每个月有一次性生活,80 岁以上每两个月有一次。美国学者还根据年龄因素对性能力的影响规律,总结出一个"性爱频率公式",即性爱频率＝年龄的首位数 ×9,即用自己年龄的十位数乘以 9,所得乘积的十位数即为一个性爱周期所持续的天数,而个位数则为应有的性爱频率。比如说 60 多岁的男性,6×9=54,应该是在不影响身体健康和工作状态的情况下,50d 内可性爱 4 次。影响性爱次数的因素是复杂的,既与年龄、体质有关,又与夫妻双方的需要相关。过度的性生活对老人来说也是一种伤害,甚至透支老人的身体,影响健康,因此老人应适当节制性生活,不可过于频繁。

2. **性生活的姿势**　可以遵循以下 3 个动作原则。一要慢,老年人性爱动作过快,可能会出现体力不支,造成性生活"半途而废",甚至诱发眩晕、心慌等不适反应,因此性爱的动作要缓慢而充分。二要侧,是指老年人在性生活时,双方均宜采取侧位。老年人的肌力水平、骨骼密度、机体协调能力都不如以前。选择侧位,双方身体的支撑点都在床上,会更安全、省力。而且,此时双方的性器官接触最完全,刺激强度更大。三要护,有腰颈椎问题的老人,尽量减少身体关节的活动幅度,提前做好保护工作。

3. **性生活前后注意事项**

(1)在进行性生活前尽量避免洗热水澡、过度疲劳、高度兴奋和过度悲伤,以免消耗过多体力,需要用温水清洗局部。在患有某些疾病的时候(如高热、高血压低压超过 120mmHg、心肌梗死的发作期等)、重病期的老人不适合进行性生活,康复期的老人应量力而行,必要时需要专科医生指导下进行。有性传播疾病的老人不应隐瞒对方,应在积极治愈后再进行性生活。

(2)床头放润滑剂,可避免受到老年女性阴道干涩的困扰。性爱后要静躺一会,因为性生活时血管收缩会减少脑部供血,造成脑细胞暂时性缺氧,引起疲惫感,静躺则有助于恢复。

(3)性生活后喝杯温水,防止因性生活对体能消耗较大造成的身体水分大量流失。过一会儿,还可以再吃点东西补充能量。

(4)注意保暖,腰腹部受凉,男性易出现尿急、尿频等问题,女性则会造成宫寒、手脚冰凉,所以,性生活前应调节好室温,性生活后注意局部保暖。

4. **心理指导**　许多老人为有性欲和性的要求而感到羞愧、困惑,所以在心理上常常压抑自己的性需求,克制自己的性行为,久而久之,造成对自己身体和心理上的伤害。因此应针对老年人的性生理特点,加强性知识方面的宣传与教育,去除老年人的曲解和偏见,正确面对和表达性需求,保持良好的心态,并追求健康的性生活。告诉老人适当的性生活不仅可以让精神焕发、减缓衰老,还可以增强自信,缓解心理的紧张和压力。保持配偶相互间的沟通与交流,保持身体间的接触与爱抚,互相理解与支持,也可以达到心理和生理上的满足。

**5. 生活方式改变**　指导老人减少吸烟、平衡膳食、合理营养对老年人的性能力有一定帮助。多吃富含维生素、矿物质、有益脂肪酸和氨基酸的食物。适当增加韭菜、蛋类、牡蛎、新鲜蔬菜和水果等。不宜大量饮酒,因为少量酒精由于扩张血管和抵制焦虑而促进勃起功能和性活动,但大量酒精则引起中枢镇静,使性欲降低,甚至导致男性老人短暂勃起功能障碍。长期大量饮酒可导致慢性肝功能损害,也会导致性功能障碍。适当摄入红枣、枸杞、人参、灵芝等补品或中药,但需慎重。适度的体育锻炼可以改善老年人的勃起功能,老年人应选择合适的项目,坚持有氧运动,有意识地锻炼盆底肌肉,增强肌肉的收缩力与弹性,促进局部血液循环,提高性生活的满意度。

**6. 用药指导**　必须在医生的指导下治疗相关疾病或应用改善性功能的药物,如患有心脏疾病、中风、色素性视网膜炎、肾脏疾病、肝脏疾病、血液病、阴茎畸形等不可私自服用。正在服用硝酸甘油、硝酸异山梨酯等硝酸酯类药的老人不能随意吃枸橼酸西地那非(伟哥);体力差、心脏负担能力差的老人也不能服用,否则会导致心衰、心梗,甚至猝死。

**7. 术后护理**　阴茎起搏器植入术适用于严重性功能障碍的老人,但需在专业医务人员的指导下正确使用,进行训练,逐渐恢复正常性生活。

（郑　瑾）

# 第十七节　跌　倒

跌倒(fall)是指突发的、不自主的、非故意的体位改变,倒在地上或更低的平面上。按照国际疾病分类(international classification of diseases-10, ICD-10)对跌倒的分类,跌倒包括以下两类:①从一个平面至另一个平面的跌落;②同一平面的跌倒。

跌倒是老年人常见不良事件,发生率高。有文献报道,35%~40% 在社区居住的 65 岁以上老人每年至少跌倒 1 次,在医院或者养老院居住的老人这一比例则达到 50%,其中约 50% 还会反复跌倒。跌倒常伴有骨折、软组织损伤和脑部外伤等,是老年人伤残和死亡的重要原因之一。老年人跌倒死亡率随年龄增长急剧上升,80 岁以上人群达 50%,90 岁老年人跌倒后造成的功能损伤和残疾最为严重。跌倒严重威胁着老年人的身心健康,也增加了家庭和社会的负担。老年人跌倒事件因为存在可预知的潜在危险因素,是可以通过评估和干预进行预防和控制的。

**【临床表现】**

老年人跌倒后的临床表现常见的有骨折、关节脱位、出血、疼痛、扭伤及软组织损伤等。易骨折的部位有髋部、肱骨外髁颈及桡骨远端的骨折、脊柱压缩性骨折等。因骨折断端损伤周围的血管而出现出血及血肿、疼痛，严重的可引起躯体严重器质性损伤，可出现休克等临床表现。髋部骨折等严重影响老年人的活动能力，已成为老年人伤害的首位死因。另外跌倒所致的颅脑损伤，可直接导致死亡。老年人跌倒后因卧床或伤残肢体制动等导致肌肉萎缩、骨质疏松，甚至关节挛缩等。可出现多种继发损害，常见的有压疮、吸入性肺炎、泌尿系感染、血栓性静脉炎和栓塞、便秘等，严重的导致死亡。很多老年人即使度过难关也将终生残疾。有统计表明老年人跌倒总病死率比无跌倒的老年人高5倍。

**【护理评估】**

跌倒作为一种症状，不仅反映了老年人机体功能的改变，如神经、肌肉、认知等问题，还反映了可能存在的药物反应，心理—社会以及环境等问题，因此，跌倒后护理评估应尽早进行。

**（一）一般资料**

收集跌倒老人的年龄、性别及文化背景等基本信息。

**（二）跌倒原因**

跌倒是多种因素相互作用的结果，跌倒的可能性随着危险因素的增加而增加。跌倒的原因分为内在危险因素和外在危险因素两大类。

1. **内在危险因素**　主要来源于老人本身的因素，通常不易察觉且不可逆转，需仔细询问方可获知。

（1）生理因素：①中枢神经系统，老年人智力、肌力、肌张力、感觉、反应能力、反应时间、平衡能力、步态及协同运动能力降低，使跌倒的危险性增加。②感觉系统，老年人的视力、视觉分辨率、视觉的空间/深度觉及视敏度下降；老年性传导性听力损失、老年性耳聋甚至耳垢堆积影响听力，老年人很难听到有关跌倒危险的警告声音；老年人触觉下降，前庭功能和本体感觉退行性改变，导致老年人平衡能力降低，从而增加跌倒的危险性。③步态，步态的稳定性下降也是引发老年人跌倒的主要原因。老年人缓慢踱步行走，造成步幅变短、行走不连续、脚不能抬到一个合适的高度；加之中枢控制能力下降，导致跌倒危险性增加。④骨骼肌肉系统，老年人骨骼、关节、韧带及肌肉的结构、功能损害和退化是引发跌倒的常见原因。老年人骨质疏松会增加与跌倒相关的骨折发生率，尤其是跌倒导致的髋部骨折。

（2）病理因素：①神经系统疾病，脑卒中、帕金森病、脊椎疾病、小脑疾病、前庭疾病、外周神经系统病变。②心血管疾病，直立性低血压、脑梗死、小血管缺血性病变等。③影响视力的眼部疾病，白内障、偏盲、青光眼、黄斑变性。④心理及认知因素，痴呆、抑郁症。⑤其他，如昏厥、眩晕、惊厥、偏瘫、足部疾病及足或脚趾的畸形等都会导致神经反射时间延长和步态紊乱；感染、肺炎及其他呼吸道疾病、贫血、脱水以及电解质平衡紊乱会导致机体的稳定能力受损；老年人泌尿系统疾病或其他伴随尿频、尿急、尿失禁等症状的疾病常使老年人如厕增加或发生排尿性晕厥等而增加跌倒的危险。

（3）药物因素：一些药物通过影响人的神志、精神、视觉、步态、平衡等方面而容易引起跌倒。可能引起跌倒的药物有：①精神类药物，如抗抑郁药、抗焦虑药、催眠药、抗惊厥药等；②心血管药物，如抗高血压药、利尿剂、血管扩张药等；③其他，如降糖药、非甾体类抗炎药、镇痛剂、多巴胺类药物、抗帕金森病药等。

（4）心理因素：沮丧、抑郁、焦虑、情绪不佳及其导致的社会隔离均可增加跌倒的危险。沮丧可能会削弱老年人的注意力，潜在的心理状态混乱也与沮丧相关，都会导致老年人对环境危险因素的感知和反应能力下降。另外，害怕跌倒也使行为能力降低、活动受限，影响步态和平衡能力而增加跌倒的危险。

**2. 外在危险因素** 与内在危险因素相比，外在危险因素更容易控制。

（1）环境因素：①室内环境因素，如昏暗的灯光，湿滑、不平坦的地面，障碍物，不合适的家具高度和摆放位置，楼梯台阶，卫生间没有扶拦、把手等都可能增加跌倒的危险；②户外环境因素，台阶和人行道缺乏修缮，雨雪天气、气温过高、拥挤等都可能引起老年人跌倒；③个人环境，居住环境发生改变，不合适的穿着，如宽大的衣服、过长的裤子、不合适的鞋子，不适宜的行走辅助工具，家务劳动（如照顾小孩），交通损伤等。

（2）社会因素：老年人的教育和收入水平、卫生保健水平、享受社会服务和卫生服务的途径、室外环境的安全设计，以及老年人是否独居、与社会的交往和联系程度等都会影响其跌倒的发生。

（三）既往史

了解老年人的跌倒史和最近一次跌倒的情况；有无惧怕跌倒的心理；既往疾病及其诊治、用药等是否与跌倒有关。

（四）跌倒现场状况

主要包括跌倒环境、跌倒性质、跌倒时着地部位、老年人能否独立站起、现场诊疗情况以及现场其他人员看到的跌倒相关情况等。

（五）跌倒后的身体状况

主要检查是否出现与跌倒相关的受伤。老年人跌倒后容易并发多种损伤，如软组织损伤、骨折等，故需要重点检查着地部位、受伤部位，并对老年人做全面细致的体格检查。详细检查外伤及骨折的严重程度，同时进行头部、胸腹部、四肢等的全面检查；观察生命体征、意识状态、面容、姿势等；检查听觉、视觉、神经功能等。

（六）辅助检查

根据需要做影像学及实验室检查，明确跌倒造成的损伤情况和引发跌倒的现存或潜在健康问题，包括影像学检查、实验室检查和诊断性穿刺等。

（七）心理-社会状况

评估老年人有无跌倒后恐惧心理，跌倒后恐惧可造成老年人"跌倒—丧失信心—不敢活动—衰弱—跌倒"的恶性循环，甚至卧床不起，严重影响老年人的生活质量。

【护理措施】

1. **紧急处理措施** 老年人跌倒后不要急于扶起，要分情况进行个体化跌倒后现场处理。

（1）确认伤情：①询问老人跌倒时的情况及对跌倒过程的记忆，如老人不能记起跌倒过程，提示可能为晕厥或脑血管意外等，需进行 CT、MRI 等检查确诊。②询问老人跌倒时或跌倒后有无剧烈头痛或口角歪斜、言语不清、四肢无力等，提示可能为脑卒中，处置过程中注意避免加重脑出血或脑缺血；检查有无骨折，如有无肢体疼痛、畸形、关节异常及大小便失禁等，以确认骨折情形，给予适当处置。

（2）正确搬运：老人跌倒后如需搬运应保证平稳，保持平卧姿势。

（3）出血、包扎：对伴有外伤、出血者要立即止血包扎，密切观察生命体征，发现异常立即处理。

（4）体位：如果老人试图自行站起时，救助者可协助其缓慢起立、坐位或者卧位休息，确认无碍后方可放手，并继续观察老人的情况。

（5）查找危险因素：查找导致老人跌倒的危险因素，制订防治措施及护理方案。

（6）密切观察病情变化：对跌倒后意识不清的老人，严密监测生命体征的变化。①对于呕吐的老人，应将其头偏向一侧，并及时清理口腔、鼻腔中的呕吐物，保持呼吸道通畅；②对于抽搐的老人，应将其移至平整的地面并在其身体下垫软物，防止碰伤、擦伤，必要时使用牙垫等，防止舌咬伤；③如发生呼吸、心跳停止，应立即进行胸外心脏按压、口对口人工呼吸等急救措施。

2. **一般护理**

（1）病情观察：严密观察老人意识状态和生命体征的变化，观察瞳孔大小及对光反射，警惕内出血及休克征象。

（2）跌倒后的长期护理：大多数老年人跌倒后伴有不同程度的躯体损伤，从而导致长期卧床。对于这类老人需要提供长期照护：①根据老人的日常生活活动能力,提供相应的基础护理,满足其日常生活需求;②预防压疮、肺部感染、泌尿系感染等并发症;③指导并协助老人进行相应的功能锻炼、康复训练,预防失用综合征的发生。

**3. 心理调适** 老年人跌倒后大多会产生恐惧心理,害怕再次出现跌倒而卧床不起,故应做好跌倒后老年人的心理护理。协助其分析产生跌倒的原因及预防再次跌倒的措施,从而减轻或消除老年人的恐惧心理。

**4. 健康指导** 跌倒的健康指导,重点在于如何预防再次发生跌倒。协助老人认识跌倒的危险因素,增强预防跌倒的意识,并给予积极的指导和干预措施,从而减少老年人跌倒的发生,减轻老年人跌倒所致伤害的严重程度。

(1)增强防跌倒意识:①加强防跌倒知识和技能的宣教,协助老年人及其家属正确认识自身身体状态,增强预防跌倒的意识;②告知老年人及其家属老年人发生跌倒时不同情况的紧急处理措施、紧急情况发生时应如何寻求帮助等,做到有备无患。

(2)合理用药:指导老年人遵医嘱正确服药,不要随意加药或减药,更要避免自行同时服用多种药物,并且尽可能减少用药的剂量,了解药物的不良反应,注意用药后的反应。使用易导致跌倒的药物后动作宜缓慢,预防跌倒的发生。

(3)合理运动:指导老年人坚持参加适宜的、规律的体育锻炼,如打太极拳、散步、慢跑、游泳等运动,以增强其肌肉力量、柔韧性、协调性、平衡能力、步态稳定性和灵活性,从而减少跌倒的发生。

(4)选择适当的辅助工具:①指导老年人选择适宜的拐杖及助行器,对老年人经常使用的物品应定位放置,并放在老人触手可及的位置;②如有视觉、听觉障碍的老年人应佩戴眼镜、助听器等其他补偿设施。

(5)创造安全环境:①保持室内灯光明亮,通风良好,地面干燥、平坦、整洁,走廊、洗手间安装扶手;②将经常使用的物品放在触手可及的位置,不要登高取物;③保持家具高度适宜及边缘的钝性,防止对老年人产生伤害;④衣着舒适、合身、长短适宜,避免过于紧身或过于宽松的服饰,以免行走时绊倒,鞋子要合适,鞋底防滑、避免穿拖鞋;⑤提醒老人、家属及其照护人员,共同维护老年人的安全。

(6)调整生活方式:指导老年人及家属在日常生活中应注意:①避免走过陡的楼梯或台阶,上下楼梯、如厕时尽可能使用扶手;②避免过急过快的体位改变,转身、转头时动作一定要缓慢;③走路保持步态平稳,尽量慢走,避免携带过重物品;④避免去人多及湿滑的地方;⑤睡前不要过多饮水,避免导致夜间多次起床如厕,夜间床旁放置小便器避免独自如厕;⑥避免在他人看不到的地方独自活动;⑦乘坐交通工具时,应等待车辆停稳后再上下车。

（7）防治骨质疏松：指导老年人加强膳食营养，保持饮食均衡，适当补充维生素 D 和钙剂，增强骨骼强度，降低跌倒后损伤的严重程度。

【老年人的移动】

老年人移动的照护活动对维持老年人健康非常重要，可以促进人体的新陈代谢，使组织器官充满活力，而且能改善机体的功能。活动还可以增加老年人健康愉快的感觉，提供相互交往的机会，刺激知觉，减慢大脑衰老，从而推迟衰老的进程。对生活不能自理的老人，选择适当的方法协助他们活动，如调整老年人的姿势，适当的活动、离床，都会促进老年人血液循环，增加肌肉的张力和力量，维持关节的活动度，还可以减少老年人因缺少活动造成的骨质疏松。

1. 老年人的主动活动　老年人主动活动时不需要外力协助，能够独立地完成动作。老年人进行主动活动可以预防关节挛缩、肌肉萎缩、加强肌肉的张力与强度。活动需要循序渐进、持之以恒，照护者要积极引导、鼓励并协助老人努力提高自我照顾能力。照护者协助老人进行主动运动时，需要注意维持老人的关节生理活动范围，鼓励老年人弯曲、伸展关节至最大的限度。

2. 老年人的被动活动　老年人被动活动常常需要外力的协助，通过对老年人进行被动活动可以维持或增加关节的最大活动度，促进肌肉协调功能，减少肌肉萎缩的同时可以增加肌力，增加各关节的活动范围。照护者对老人的肢体活动时要慢而有节律地活动，从而维持关节的弹性和活动性，同时避免受伤。

3. 协助老人移动至床头

（1）老人在床上呈半卧位时，容易从床头下滑到床尾，照护者应协助其移向床头，为老人调整为舒适的姿势。床头需要放置一个枕头，以免向床头移动时老人头部撞到床头。将老人双手交叉放在腹部，屈膝双腿，双脚抵住床垫，如老人意识不清可在老人双膝下放置软枕，将头部枕头放置在肩下，以抬高老人的上半身。

（2）照护者站在床头，双手拉枕头的两侧，用枕头将老人移向床头方向。移动后将老人的头部枕头回归原位，使老人更换为仰卧位的姿势（图 3-17-1）。

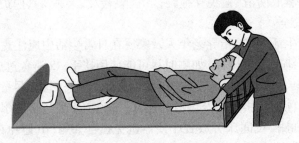

图 3-17-1　协助老人移动至床头

#### 4. 协助老人移动至床边

（1）照护者将老人的双手交叉置于腹部。将枕头自头部下移至肩下，以抬高老人的上半身。

（2）照护者站在床的一侧，用双手拽住枕头上侧，用枕头带动老人移向床边。照护者一手伸入老人背部，一手绕过老人胸前，用双手环抱老人，将老人移向床边，再以双手移动老人的两腿至床边，最后将头部的枕头放回原位（图3-17-2）。

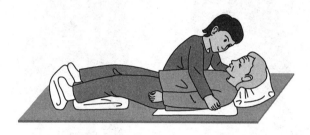

图 3-17-2　协助老人移动至床边

#### 5. 协助老人坐于床边

（1）照护者先将床轮固定牢固，协助老年人移至床边。将床头抬高 60°，将对侧床挡拉上，以防老人坠床。将老年人的双膝微屈，放下床档。照护者面向老人，两脚分开，双膝微屈，一手伸入老人颈肩下，另一手托住老人腘窝处，或者越过老人双膝，由对侧伸入老人腘窝，转身利用身体转动将老人扶起，使其坐于床边（图3-17-3）。

（2）长期卧床的老人突然坐起来，容易出现体位性低血压，需要注意观察老人的面色、脉搏、呼吸情况，同时注意安全和保温。

#### 6. 协助老人下床站立或行走

（1）照护者面对坐在床边的老人，让老人双手环抱照护者肩部，照护者将两腿分开，夹住老人双腿，双手臂抱住老人腰部，若老人体重

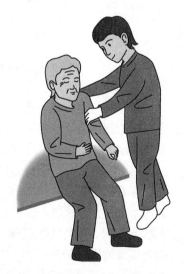

图 3-17-3　协助老人坐于床边

较重，可以用双手拉住老人的腰带，用力协助老人站起来。老人站起后，照护者膝盖抵住老人的膝部以防止老人膝部不自主的弯曲而跌倒。

（2）老人想行走时,照护者要站在老人的一侧,老人用一侧手臂搂住照护者的肩部,握住照护者的手,照护者另一只手围住老人的腰部,再协助老人行走(图3-17-4)。

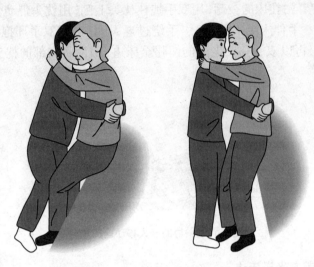

图3-17-4 协助老人下床站立或行走

（刘丽娟）

# 第十八节 起立行走障碍

起立和行走是所有日常生活中最基本的动作。进入老年期后,随着各种生理功能逐渐衰退,老年人各项指标呈下降趋势,运动功能也显著衰退,加之不同程度的视力减退、前庭功能减退、应急反应时间延长、协调能力减弱等原因,导致老年人站立和行走能力受限或受损。据统计,70岁以上的老人约有35%存在行走障碍,85岁以上的老人约有50%存在行走障碍。资料显示,约有53%的老年人跌倒是由于行走或站立不稳定造成的,而跌倒又是造成老年人功能障碍,引发其他老年疾病的重要原因。因此,对于存在起立行走障碍的老年人的康复护理显得尤为重要。

起立障碍是指身体接收到起立动作的信号后,由于下肢肌力下降或肌肉萎缩等原因,难以站立。行走障碍是指控制自发步行的大脑、小脑、脑干、锥体束及锥体外系损害引起下肢肌力降低、肌张力障碍、运动失调,或下肢循环障碍,出现行走姿势异常,行走困难。

**【病因与发病机制】**

起立行走障碍主要受运动系统、神经系统、循环系统三大因素的影响。

（一）运动系统因素

1. **肌力下降**　肌力是保证安全的起立、行走动作的必要因素。衰老过程中，骨骼肌退行性变化显著，主要表现为肌纤维的体积和数量减少，下肢尤其明显。伴随着肌肉体积的减小，肌肉力量也下降，造成动作灵活性、协调性及速度下降，进而出现疲于起立、步行等动作，导致日常活动量的下降。而运动量的减少又进一步导致肌力的下降，形成恶性循环，严重影响日常生活能力。

2. **骨关节因素**　老年人骨关节多伴有明显的退行性改变，主要表现为胶原蛋白流失、关节软骨厚度磨损及钙化、弹性丧失、滑膜面纤维化，关节面退化，关节的稳定性和活动性逐渐变差。随之而来的关节疼痛、活动受限，也会引发起立、行走障碍。

（二）神经系统因素

感受器退化，中枢系统处理信息能力下降，平衡能力和神经系统的工作能力下降。表现为视力减退、听力下降，记忆力减退，对刺激反应迟钝，容易疲劳，恢复速度减慢等，从而引发起立、行走障碍。

（三）循环系统因素

老年人由于心脏和血管系统逐渐老化，大血管弹性纤维减少，交感神经兴奋，可使收缩期血压升高。长期偏高的血压，不仅损害压力感受器的敏感度，还会影响血管和心室的顺应性。同时，老年人耐受血容量不足的能力较差，在突然出现循环血量减少的情况下，体内各个调节系统不能及时做出反应以维持内环境的平衡，而出现直立性低血压，黑矇或一过性失神，造成起立、行走障碍。

【临床表现】

起立、行走障碍主要表现为坐位站起困难、行走启动困难、步态姿势异常（如：偏瘫步态、痉挛性步态、跨阈步态、帕金森病步态、摇摆性步态、失调性步态、间歇性跛行等）。

【治疗要点】

1. **对因治疗**　查找引起起立行走障碍的原发疾病，采用相应的措施进行治疗。因病长期卧床、骨骼肌退行性变的老人可调整运动方式或辅以被动运动；循环系统疾病所致的起立行走障碍应对原发病进行相应治疗；骨科疾病可进行手术治疗。

2. **康复治疗**　因人而异，合理选择康复治疗方案。常用的防止肌肉萎缩、增强肌力的康复治疗有低频电治疗、针灸等；常用的缓解关节疼痛的康复治疗有超短波、超声治疗、蜡疗、冲击波、脉冲激光等；常用的提高肢体运动功能、防止关节僵硬、提高平衡能力的康复治疗有运动疗法、关节松动、平衡功能训练、作业疗法、手功能、电动起立床、功率自行车、经颅磁刺激等。

【护理评估】

1. 运动功能评定，包括肌力评定、肌张力评定、关节活动范围评定、步态分析、神经电生理评定、感觉和认知功能评定、平衡与协调功能评定、日常生活活动能力的评定。

2. 身高、体重、身体情况、认知和合作能力。

3. 生活环境评估。

4. 心理 - 社会状况。

【护理措施】

1. **助行器的应用及护理** 助行器是辅助人体支撑体重、保持平衡和行走的工具，包括拐杖、步行器等。主要用于步态不稳、下肢缩短、一侧下肢不能支撑或步态不平衡的人群，如因疾病、高龄而行动不便的老年人进行活动，以保障老年人的安全。其接触地面面积越大，重心越低，稳定性越好。通过选择合适的助行器并加以正确的训练可补偿受损或受限的起立和行走能力。

根据操作方式，助行器可分为单臂操作助行器和双臂操作助行器。单臂操作助行器指用单臂操作的单个或成对使用的助行器，通常称为拐杖，包括手杖、肘杖、前臂支撑拐、腋杖等；双臂操作助行器指单个使用的需要双臂进行操作的助行器，常称为步行器，包括助行架、助行椅及助行台（表 3-18-1）。

表 3-18-1 助行器的种类

| | 拐杖 | 步行器 |
|---|---|---|
| 适用对象 | 不能完全负重的老年人 | 上肢健康、下肢功能较差的老年人 |
| 优点 | 改善平衡，部分或全部缓解下肢负重 | 改善平衡，部分或全部缓解下肢负重，改善了前向和侧向稳定性 |
| 缺点 | 稳定性差，单一高度 | 笨重，不便于狭小的地方及室外使用，在楼梯上使用不安全 |
| 种类及选择 | 1. 手杖：单足手杖适用于握力好、上肢支撑力强的老年人（图 3-18-1）；多足手杖支撑面广且稳定，适用于平稳能力欠佳、用单足手杖不能够安全行走的老年人（图 3-18-2） | 1. 固定型：适用于下肢损伤或骨折等不能负重的老年人（图 3-18-6）<br>2. 交互型：适用于立位平衡差、下肢肌力差的老年人 |

续表

| 拐杖 | 步行器 |
|---|---|
| 2. 肘杖:适用于握力差、前臂力较弱但又不必用腋杖者(图 3-18-3) | 3. 有轮型:适用于上肢肌力差、提起步行器有困难的老年人,可以向前推动助行器 |
| 3. 前臂支撑拐:适用于手指关节损害严重的类风湿老年人或手部有严重外伤、病变不宜负重的老年人(图 3-18-4) | 4. 老年人用步行车:适用于步行不稳的老年人,有 4 个轮,易于移动(图 3-18-7) |
| 4. 腋拐:用于截瘫且上肢功能正常的老年人(图 3-18-5) | |

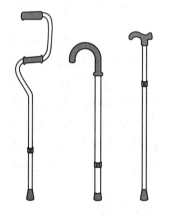

图 3-18-1　单足手杖

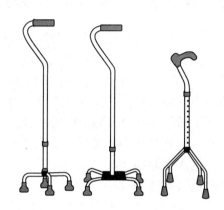

图 3-18-2　多足手杖

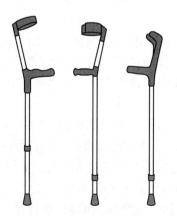

图 3-18-3　肘杖

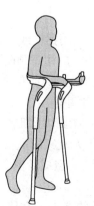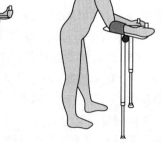

图 3-18-4　前臂支撑拐

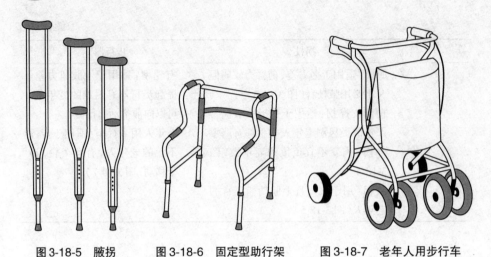

图 3-18-5　腋拐　　　图 3-18-6　固定型助行架　　　图 3-18-7　老年人用步行车

（1）正确选择助行器：根据老年人的具体情况选择合适的助行器种类及长度，在保障老人安全的同时，最大限度发挥助行器功能。①腋拐的长度：身长减去 41cm 即为腋拐的长度，站立时大转子的高度即为把手的位置（测量时老年人应着常穿的鞋站立）。若老年人下肢或上肢有短缩畸形，可让老年人穿上鞋或下肢矫形器仰卧，将腋拐轻轻贴近腋窝，在小趾前外侧 15cm 处与脚底平齐处即为腋拐最适当的长度。②手杖的长度：让老年人穿上鞋或下肢矫形器站立。肘关节屈曲 30°，腕关节背屈，小趾前外侧 15cm 至背伸掌面的距离即为手杖的长度（图 3-18-8）。

（2）心理疏导：帮助老年人正确认识拐杖、助行器的作用，消除紧张、恐惧或否认的心理，最大限度地帮助老年人恢复独立步行的能力。

（3）正确使用：加强对老年人进行有关拐杖或助行器使用的教育，指导老年人学会根据身高调节拐杖或助行器的高度，从而正确使用拐杖或助行器。

（4）预防压疮：对长期使用拐杖或助行器行走的老年人，其腋下、肘部、腕部等处，是压疮的好发部位，应注意预防，可通过增加拐杖或助行器着力部位护垫厚度，缓解局部受压情况，特别要注意局部皮肤的颜色变化和疼痛情况，发现异常要分析原因，及时调整。

（5）肌力和平衡准备：加强躯干肌和上肢肌力训练，提高平衡能力。

（6）安全教育：对老年人及家属进行安全教育，告知老人在使用助行器时避免重心过于前倾或后仰，易造成跌倒。使用轮式助行架时要求路面要平整，上下坡时能灵活运用车闸以保证安全。上、下肢衰弱、不协调或上、下肢均受累而不能通过腕、手负重的老人不宜使用助行器。加强保护措施，重视躯干肌的训练及坐位、站位平衡的训练，避免意外发生。

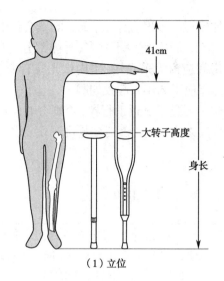

（1）立位

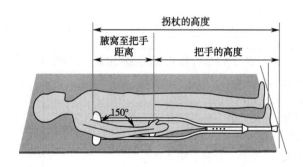

（2）卧位

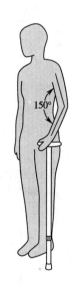

图 3-18-8　腋拐的选择

## 2. 关注老年人的生活环境

（1）室内外进行无障碍设计：不设计门槛、地面无高差，以利于行走，也为助行器进出创造条件。老人行走路线必须通畅无阻，尽可能有扶手。在老年人外出前安排好适宜的出行方式。

（2）预防跌倒设计：卫生间应采用防滑瓷砖，空间足够大，便于护理人员协助沐浴，有特别防滑地面，马桶边缘偏厚，两侧设有扶手。浴缸不宜过高，要安装扶手，浴缸底面要有防滑垫，以确保安全。老年人床铺不宜过软，宜矮,不超过膝高,可加床栏。沙发宜厚重,重心既不会让老年人身体前倾又不至于难以起身为宜。家具实用,宜少不宜多,外露部分应尽量减少棱角。

（3）适宜光线:房间应窗大采光好,室内灯光应有弱有强,夜间设有低度照明,老年人视力减弱,便于老年人起夜如厕。

3. **其他** 迈步时不要过于靠近助行器,否则会有向后跌倒的危险。步行时不要把助行器放得离老人太远,否则会扰乱平衡,使助行器的底部不能牢固地放在地面负重。

【护理技术】

助行器具选择使用流程(图3-18-9)。

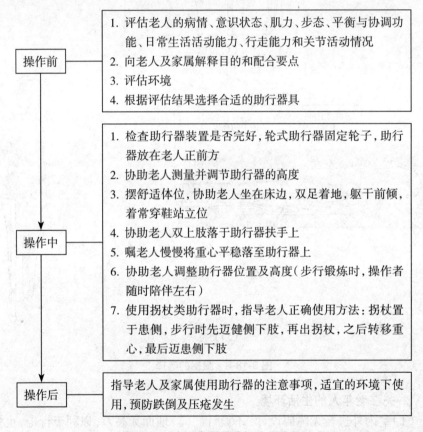

**图3-18-9 助行器具选择使用流程**

（孙永新 张 军）

# 第十九节 焦 虑

焦虑（anxiety）又称焦虑性神经症（anxiety neurosis），以焦虑、紧张、恐惧的情绪障碍为特征，伴有自主神经系统症状和运动不安，且以上特征并非由于实际威胁所致，或其紧张惊恐的程度与现实情况不相称。

老年焦虑症原本是较易治疗的心理疾病，但因识别率低（内科医生对其识别率为 10.5%），导致精神致残、自杀率高，成为影响老年健康的一大问题。有研究显示，我国 60 岁以上老年焦虑患病率高达 6.79%，而且老年焦虑临床表现各异，症状多变，很容易被误诊为躯体疾病，据统计，全球只有不到 10% 的患有焦虑的老年人得到治疗。

## 【病因及发病机制】

发生焦虑症的原因既与先天的素质因素有关，也与外界的环境刺激有关，临床上将焦虑分为广泛性焦虑障碍（generalized anxiety disorder）和惊恐障碍（panic disorder）。广泛性焦虑障碍往往同冗长的现实压力、病人对压力始终缺乏合理的应对方式、又对以上压力毫无自知有关。惊恐障碍的发生往往同快节律、高压力的生活方式相关，病人往往具有争强好胜的人格倾向，障碍的发生往往在脑及躯体持续疲劳之后。具体而言，主要有以下相关因素。

### （一）遗传因素

有研究表明，广泛性焦虑障碍一级亲属发病率并未增加，孪生子研究亦未见明显差异，但惊恐障碍一级亲属患病率为 17.3%，约为一般居民的 10 倍，同卵双生子同病率更是高达 45%，提示惊恐障碍的遗传效应更为明显。

### （二）生物学因素

有研究发现患有焦虑的老年人其血乳酸水平较对照组显著增高，如果给受试者注射乳酸钠可诱发焦虑，提示乳酸盐在焦虑发病中的作用；Bullenger 等人发现在焦虑状态时，脑脊液中去甲肾上腺素的代谢产物 3- 甲氧基 -4- 羟基苯乙二醇（3-methoxy, 4-hy-droxyphenylene glyeol, MHPG）增加，提示焦虑发病可能与去甲肾上腺素能活动增加有关；另外还有 5- 羟色胺假说、苯二氮䓬类受体假说等。

### （三）性格特征

表现为广泛性焦虑障碍的老年人通常自卑、自信心不足、胆小怕事、谨小慎微、对轻微挫折或身体不适容易紧张、焦虑或情绪波动；表现为惊恐障碍的老年人通常自尊心强，有闯劲、遇事容易急躁、不善克制、喜欢竞争、好斗、爱显示自己才华，对人常存戒心等。

## (四)其他

轻微的挫折和不满等精神因素也可成为诱发因素。关于发病机制还有很多不同的说法,有的学者强调"杏仁核和下丘脑"情绪中枢与焦虑症的联系,提出焦虑症的"中枢说";也有学者根据 β 肾上腺素能阻断剂能有效改善躯体症状,缓解焦虑,于是支持焦虑症的"周围说"。心理分析学派认为,焦虑症是由于内心冲突对自我威胁的结果;研究"学习理论"的学者认为焦虑是一种习惯性行为;还有学者提出,遗传素质是本病的重要心理和生理基础,一旦产生较强的焦虑反应,通过环境的强化或自我强化,即可形成焦虑。

【临床表现】

## (一)广泛性焦虑症

广泛性焦虑症又称慢性焦虑症,主要临床表现为:

**1. 精神障碍** 尽管客观上并不存在某种威胁或危险,但老年人仍觉得紧张、害怕,并担心迎来不好的结局,即使明白这是一种主观臆断,但仍无法控制自己不为其苦恼。此外,还会有易激惹、对声音过敏、注意力无法集中、记忆力下降以及运动性不安的表现,如来回踱步、静坐不能等。通常可观察到老人双眉紧蹙、双手颤抖、面色苍白或出汗等表现。

**2. 躯体症状** 表现为交感神经系统活动过度,如口干、上腹不适、恶心、吞咽困难、肠鸣、胀气、腹泻、胸闷、气短、心悸、心动过速、尿频、尿急、阳痿、性感缺乏、月经不适、停经、头晕、出汗、面色潮红等。

## (二)惊恐障碍

惊恐障碍又称急性焦虑症,主要临床表现为明显的自主神经症状,如心悸、心慌、呼吸困难、胸闷、胸痛、四肢发麻、心跳明显加快、不能控制的发抖、出汗。因此老年人发作时通常惊恐万分,有濒死感,甚至会因害怕自己完全失控后精神失常而大声呼救。发作时间短则 1~20min,长可达数小时,发作后可能恢复正常,也可能卧床不起,有的老年人一生只发作数次,有的则可能频繁发作。

【治疗要点】

**1. 心理治疗** 首先要进行心理疏导,使老年人认识焦虑的性质,消除他们的疑虑;其次是要帮助老年人改变不良认知,或进行认知重建;另外,患有焦虑的老年人多存在肌肉紧张、自主神经功能紊乱或消化系统症状,故也可使用呼吸训练、放松训练等行为治疗方法;对于因焦虑而回避社交的老年人,还可以应用系统脱敏(暴露)疗法。

**2. 药物治疗** 由于老年人各器官贮备功能及身体内环境稳定性随年龄增长而衰退,对药物的耐受程度及安全幅度均明显下降,因此需合理选用药物,防止长期使用的不良反应。临床常用的药物有苯二氮䓬类药物,如地西泮、阿普唑仑等；抗抑郁药物，如阿米替林、氟西汀等；β肾上腺素能受体阻滞剂，如普萘洛尔等。

**【护理评估】**

**1. 相关因素**　①认为自己的疾病严重；②担心诊断与治疗方案不明确或护理措施不当；③因住院生活不适应而人际关系紧张；④住院增加了家庭经济负担；⑤对亲人的牵挂；⑥担心失去健康、家庭或事业；⑦焦虑是其他躯体疾病（如更年期综合征、甲亢等）的症状。

**2. 临床表现**　通常表现为坐立不安、烦躁失眠、对未来莫名担忧、唯恐失败，或者表现为对诊疗及护理的各个环节存在担忧，如希望早日手术又害怕手术失败，选择药物治疗又担心出现不良反应，想做全面检查又不敢面对检查结果等。

**3. 量表评估**　焦虑自评量表（self-rating anxiety scale，SAS）（表3-19-1）。

（1）使用方法及注意事项：①请根据您一周来的实际感觉在适当的数字上划上"√"，请不要漏评任何一个项目，也不要在相同的一个项目上重复地评定；②量表中有部分反向（即从焦虑反向状态）评分的题，请注意保障在填分、算分和评分时的理解；③本表可用于反映测试者焦虑的主观感受，对心理咨询门诊及精神科门诊或住院精神病人均可使用，但由于焦虑是神经症的共同症状，故SAS在各类神经症鉴别中作用不大；④关于焦虑症状的临床分级，除参考量表分值外，主要还应根据临床症状，特别是要害症状（包括与处境不相称的痛苦情绪体验、精神运动性不安、植物神经功能障碍）的程度来划分，量表总分值仅能作为一项参考指标而非绝对标准。

表3-19-1　焦虑自评量表

| 问题 | 没有或很少时间有（1分） | 有时有（2分） | 大部分时间有（3分） | 绝大部分或全部时间都有（4分） | 评分 |
|---|---|---|---|---|---|
| 1. 我觉得比平常容易紧张和着急（焦虑） | | | | | |
| 2. 我无缘无故地感到害怕（害怕） | | | | | |
| 3. 我容易心里烦乱或觉得惊恐（惊恐） | | | | | |
| 4. 我觉得我可能将要发疯（发疯感） | | | | | |
| 5. 我觉得一切都很好，也不会发生什么不幸（不幸预感） | | | | | |
| 6. 我手脚发抖打颤（手足颤抖） | | | | | |
| 7. 我因为头痛，颈痛和背痛而苦恼（躯体疼痛） | | | | | |

续表

| 问题 | 没有或很少时间有（1分） | 有时有（2分） | 大部分时间有（3分） | 绝大部分或全部时间都有（4分） | 评分 |
|---|---|---|---|---|---|
| 8. 我感觉容易衰弱和疲乏（乏力） | | | | | |
| 9. 我觉得心平气和,并且容易安静坐着（静坐不能） | | | | | |
| 10. 我觉得心跳很快（心慌） | | | | | |
| 11. 我因为一阵阵头晕而苦恼（头昏） | | | | | |
| 12. 我有晕倒发作或觉得要晕倒似的（晕厥感） | | | | | |
| 13. 我呼气吸气都感到很容易（呼吸困难） | | | | | |
| 14. 我手脚麻木和刺痛（手足刺痛） | | | | | |
| 15. 我因为胃痛和消化不良而苦恼（胃痛或消化不良） | | | | | |
| 16. 我常要要小便（尿频） | | | | | |
| 17. 我的手常常是干燥温暖的（多汗） | | | | | |
| 18. 我脸红发热（面部潮红） | | | | | |
| 19. 我容易入睡并且一夜睡得很好（睡眠障碍） | | | | | |
| 20. 我做噩梦 | | | | | |

（2）评分方法:SAS 采用 4 级评分,主要评定症状出现的频度,其标准为:"1"表示没有或很少时间有;"2"表示有时有;"3"表示大部分时间有;"4"表示绝大部分或全部时间都有。20 个条目中有 15 项是用负性词陈述的,按上述 1~4 顺序评分。其余 5 项（第 5,9,13,17,19）,是用正性词陈述的,按 4~1 顺序反向计分。

（3）分析指标及结果解释:SAS 的主要统计指标为总分。将 20 个项目的各个得分相加,即得粗分;用粗分乘以 1.25 以后取整数部分,就得到标准分,按照中国常模结果,SAS 标准分的分界值为 50 分,其中 50~59 分为轻度焦虑,60~69 分为中度焦虑,70 分以上为重度焦虑。

【护理措施】

焦虑的老年人,处于痛苦不堪的心理状态,不同老年人的焦虑表现通常各有差异,因此要帮助老年人缓解焦虑情绪,就要认真分析其产生焦虑情绪的具体原因,有针对性地进行心理疏导。具体措施应包含以下几点:

1. **帮助老年人降低现有焦虑水平**　评估焦虑水平,分析焦虑诱因,有针对性地进行心理疏导及支持,同时注意改善环境,避免外界刺激。

2. **减少或消除不良应对方式**　有时老年人的焦虑并非由于外界的刺激,而是因为自身应对问题的方式不恰当,以至于不能很好地适应外界环境,并进行自我心理调节,从而产生了焦虑情绪。因此,要认真评估老年人当前的应对方式是否合适,帮助他们了解当前的应对方式对焦虑的产生及消除起到了怎样的作用,教会他们正确的应对方式,并指导他们将当前的不良应对方式替换为正确的应对方式,每当老年人有所改变时应及时给予反馈意见,并对积极变化予以正强化。

3. **用药护理**　苯二氮䓬类药物常用于治疗老年焦虑,但风险—收益比并不理想,主要风险包括跌倒、认知损害等。同理,其他镇静剂及其他可能导致意识混乱的药物也应尽量避免应用,且苯二氮䓬类药物可强化一种不良的行为模式,即"焦虑必须立即缓解",这实质上是一种回避反应,可推动焦虑长期持续存在。

4. **健康教育**　老年人的焦虑通常是由于对疾病相关知识缺乏了解或听信谣言而产生,因此,向老年人提供正确的相关知识,并及时、耐心地回答老年人提出的各种问题对焦虑的缓解是非常重要的。

5. **其他**　可以让老年人参与一些力所能及的活动,尊重老年人的人格,使其感到被尊重,感到自己不是完全依赖他人,这样也有助于减轻焦虑。

 **知识链接**

心理治疗:

1. 支持性心理治疗　向老人讲解疾病的相关知识,提高其对疾病的认识,支持、鼓励老人使其树立战胜疾病的信念;提供健康指导,给予老人心理上的支持,耐心听老人的倾诉,同情、体贴、安慰他们;提供思考和处理问题的方法,帮助老人度过困境,提高应对疾病的能力。

2. 认知行为治疗(cognitive-behavioral therapy,CBT)　CBT包括心理教育、自我监测、放松训练、解决问题、暴露于恐惧或消除刺激、行为活化、睡眠卫生和认知重建技巧。结合病历了解老人存在的躯体症状和心理症状,并与老人共同分析其焦虑症状的非理性、非客观性;提出问题让老人思考,指导他们认识焦虑症状的根源及症结所在,从而产生顿悟,自觉放弃非理性的认知,重建科学、理性的认知。

3. 催眠疗法　通过与老人潜意识交流,了解深藏于潜意识中的焦虑根源,使其暴露于意识之中,让老人了解并进行疏导、发泄,有利于缓解焦虑症状。

4. 精神分析理论　精神分析学派认为焦虑的发生是被压抑的潜意识焦

虑的一种象征和取代的表现,被直接体验就表现为焦虑障碍。治疗者通过对老年人的联想分析或梦的分析,唤醒老年人早年的精神创伤和痛苦经历,使其在分析中有所领悟,认识到自己为什么害怕、为什么焦虑,从而缓解或消除其紧张和恐怖症状。

5. 音乐治疗 音乐疗法是运用心理学的方法,给老人以心理上的关爱与治疗。音乐治疗能改善老人的焦虑、抑郁情绪,增强主动性,对症状的改善起到一定的作用。治疗过程中,使用的音乐应该是平静的,并能配合放松的程度,同时还要符合参加者对音乐的欣赏习惯。选择合适的音乐来激发生理、心理上的变化,要注意音乐的节奏、曲调与和声,以影响情感状态,如舒缓、稳定的节奏具有放松镇静的作用。

6. 森田疗法 认为焦虑情绪是一种自然现象,人人都有,不用理它,症状会自然消失,不会被焦虑情绪所束缚。对焦虑症的治疗,森田疗法有两种形式:门诊治疗和住院治疗。门诊治疗是通过心理门诊,使老人接受森田疗法谈话交流和治疗指导,指导老人接受自己的症状,不排斥它。住院治疗是指治疗前先向老人讲解森田住院式理论,让老人认识到在疾病症状出现后,由于担心治不好病而整日在痛苦之中,会加重躯体和心理的负担,导致病情恶化,这就是身心交互作用的结果,让老人知道这种身心交互作用是导致病情加重的动力,治疗的目的就是要消除这种动力。

(孔令韬)

# 第二十节 抑 郁

抑郁(depression)又称抑郁障碍,以显著而持久的心境低落为主要临床特征,是心境障碍的主要类型。

老年抑郁症有着诸多老年精神心理疾病的共同特点,常与老年人能力的可能丧失与实际丧失有关。在临床上常见为轻度抑郁,但危害性不容忽视,如不及时诊治,会造成生活质量下降、增加心身疾病(如心脑血管病)的患病风险和死亡风险等严重后果。

【病因及发病机制】

目前抑郁的病因尚不明确,可能与遗传、大脑解剖结构和病理改变、生化和社会心理等因素有关。这些因素错综复杂并相互交织,对抑郁的发生均有明显影响。

(一)遗传因素

群体和家系调查发现,患有抑郁的亲属罹患抑郁的几率为一般人群的

10~30 倍,血缘关系越近,患病几率越高,也有双生子研究以及遗传途径的研究提示了抑郁可能与遗传因素相关,但至今尚无足够的证据说明抑郁是一种遗传性疾病。

### (二)生物学因素

大量科研资料提示中枢单胺类神经递质的变化和相应受体功能的改变可能与情绪障碍的发生发展有关,并由此提出了各种理论假设,如 5- 羟色胺(5-hydroxytryptamine, 5-HT)假说、去甲肾上腺素(norepinephrine, NE)假说、多巴胺(dopamine, DA)假说、γ- 氨基丁酸(γ-aminobutyric acid, GABA)假说等。

还有许多研究发现,抑郁可能与神经内分泌功能异常相关,即与下丘脑 - 垂体 - 肾上腺轴、下丘脑 - 垂体 - 甲状腺轴、下丘脑 - 垂体 - 生长素轴的功能异常相关;另外还有脑电生理方面及神经影像学方面的研究也对抑郁的发病机制做了相关阐述。

### (三)心理社会因素

应激性生活事件与心境障碍,尤其是抑郁的关系较为密切。Brow 等人的研究发现患有抑郁的妇女在发病前一年所经历的生活事件频度是正常人的 3 倍,与精神分裂症相比,抑郁发生前 92% 有诱发的生活事件,而精神分裂症仅为 53%;Paykel 等人的研究发现人们在经历一些可能危及生命的生活事件后 6 个月内,抑郁发生的危险系数增加了 6 倍,因此提出生活事件在抑郁发生中的诱发作用,认为负性生活事件,如丧偶、离婚、婚姻不和谐、失业、严重躯体疾病、家庭成员患重病或突然死亡,均可导致抑郁的发生,并指出丧偶是与抑郁发生关系最密切的应激源;另外经济状况差、社会阶层低下者易患抑郁,女性应对应激能力低于男性,更易发生抑郁。

### 【临床表现】

抑郁主要以抑郁心境、思维迟缓、思维内容障碍以及意志活动减退为主,多数老年人还可能存在各种躯体症状,具体如下:

1. **抑郁心境**　是抑郁症的核心症状。主要表现为持久的情绪低落,闷闷不乐、郁郁寡欢、度日如年;既往有的兴趣爱好也变得没意思,觉得生活变得枯燥乏味,生活没有意思;提不起精神,高兴不起来,甚至会感到绝望,对前途无比的失望,无助与无用感明显,自责自罪。许多老年人常用"活着没意思"、"高兴不起来"或"心里难受"描述自己的抑郁体验,并具有抑郁情绪昼重夜轻的变化特点,半数以上的抑郁老年人还可有焦虑和激越,紧张和担心、坐立不安,为自己的健康担心或害怕自己或家庭成员发生不幸等,有时躯体性焦虑会完全掩盖抑郁症状。

2. **思维迟缓**　表现为思维联想缓慢,反应迟钝。自觉"脑子比以前明显的不好使了""脑子不转了""好像生锈了"。临床表现为主动性言语减少,语速明显减慢,思考问题吃力,回答问题时反应十分缓慢等。老年人大多存在一定程度认知功能(记忆力、计算力、理解力和判断能力等)损害的表现,比较明显的为记忆力下降,需与老年期痴呆相鉴别。痴呆多为不可逆的,而抑郁则可随着情感症状的改善会有所改善,预后较好。

3. **意志活动减退**　表现抑郁的老年人的意志活动也会受到显著抑制,可表现为主动性活动明显减少,生活被动、懒散,行动缓慢,不想说话(言语少、语调低、语速慢),不想做事,不愿与周围人交往,总是感到精力不够,全身乏力,严重者日常生活都不能自理,继续发展甚至可达木僵程度。不但既往对生活的热情、乐趣减退或丧失,越来越不愿意参加社交活动,甚至闭门独居、疏远亲友。抑郁发作有时也可表现为意志增强,最危险的意志增强活动是反复出现自杀企图和自杀行为。据统计,约25%患有抑郁者曾企图自杀,少数人常常不暴露自己的痛苦体验,甚至强作笑颜以逃避医护人员及家属的注意,其自杀意图、计划及行为极为隐蔽,这就要求医护人员日常工作中要注意关注老年人的情绪变化,并充分沟通。

4. **思维内容障碍**　在情绪低落的影响下,老年人常会产生自我评价过低、无故贬低自己,产生无用感及无价值感,觉得活着毫无意义,出现自责自罪观念,认为自己成为了家庭和社会的累赘和负担;有些老年人在躯体不适基础上易产生疑病观念,往往表现为过度关注自身健康,以躯体不适症状为主诉(消化系统最常见,便秘、胃肠不适是主要的症状),主动要求治疗,但往往否认或忽视情绪症状,只认为是躯体不适引起的心情不好,其对躯体疾病的关注和感受远远超过了实际得病的严重程度,因此表现出明显的紧张不安、过分的担心。不能安心住院,要求进行各项检查,检查的结果是阴性或者问题不大、程度不严重时,会拒绝相信检查的结果。要求再到其他大医院、其他科室检查,也会埋怨医生检查不仔细、不认真、不负责任等。上述思维障碍皆可能发展为妄想,除此之外还可能出现关系妄想、贫穷妄想等。

5. **躯体症状**　大部分老年人都会出现躯体及其他生理症状,此类症状很常见,主要表现为:疼痛综合征,如头痛、颈部痛、腰酸背痛、腹痛和全身的慢性疼痛;消化系统症状,如腹胀腹痛、恶心、嗳气、腹泻或便秘等;类心血管系统疾病症状,如胸闷和心悸等;自主神经系统功能紊乱,如面红、潮热出汗、手抖等;此外大多数人还会表现为睡眠障碍,入睡困难,睡眠浅且易醒,早醒等;体重明显变化、性欲减退等。这些老年人的抑郁情绪完全被主观躯体不适症状所掩盖,极易被误诊。

6. **其他**　抑郁发作时也可能出现幻觉、人格解体、现实解体、强迫和恐怖症状,且因思维迟缓以及记忆力减退,老年人的认知功能易受影响,出现"抑郁性假性痴呆(depressive pseudodementia)"。

【治疗要点】

抑郁症的治疗方法如下：

**1. 药物治疗**

（1）用药注意事项：①个体化用药（需专科医生来指导用药）是必须遵循的用药原则。开始用药从小剂量逐渐增至治疗量，停药时也应逐渐递减，以免引起停药反应。②老年人肝肾功能减退，药物代谢慢，所以老年人用药剂量相对较低。③老年人对药物不良反应耐受力低，故应尽量选择不良反应较小的药物。④老年人常伴有躯体疾病（如帕金森病、心脏病、高血压、糖尿病、青光眼等），在治疗时要考虑周全，注意各种药物的相互影响。⑤治疗要疗程充分，维持治疗非常重要，疗程相对要长些。

（2）抑郁发作治疗的药物选择：①三环类抗抑郁剂有许多不良反应，最常见的是镇静嗜睡、心动过速、口干、视物模糊、便秘和震颤等。②选择性 5- 羟色胺再摄取抑制剂目前已在临床上应用的有氟西汀、帕罗西汀、氟伏沙明、舍曲林和西酞普兰。这类药的不良反应比较少，更易耐受、更安全，比较适合老年人使用。③其他新型抗抑郁剂有文拉法新、米氮平和曲唑酮。

**2. 心理治疗**　心理治疗非常重要，抗抑郁剂合并心理治疗属于治标又治本的办法，疗效远远高于单用抗抑郁剂或心理治疗。心理治疗可改善预后，有助于预防复发。临床工作中多采用支持疗法，运用一系列治疗手段，如解释、反复保证、普及疾病知识，调动其积极性以主动配合治疗、协助纠正不良人格弱点、提高老年人对社会环境适应能力等。

**3. 电抽搐治疗**　传统的电抽搐治疗（electroconvulsive therapy, ECT）并不适合老年人。现代的改良电抽搐治疗 MECT 的适应证比较宽，无严重脑器质性、心血管系统等疾病的老年人，可以选用 MECT 治疗。MECT 常见不良反应为遗忘和意识障碍。一个疗程 6~12 次，每周 3~4 次。若同期合并抗抑郁药治疗，应适当减小给药剂量。

【护理评估】

**1. 主观资料**

（1）认知活动：评估老人是否有自责自罪的观念及妄想、疑病的观念及妄想、被害妄想和关系妄想、自卑、无助、无望及无力感，以及对自身疾病的认识情况是否正确。

（2）情感活动：评估老人是否存在兴趣减退或丧失，有无愁眉不展、唉声叹气、悲观绝望、哭泣流泪、焦虑恐惧、自罪感或负罪感。

（3）意志行为活动：评估老人是否有意志活动减少、不愿参加平素感兴趣的活动，有无懒于生活料理及不顾个人卫生的表现，有无自杀的消极企图以及自杀自伤的消极行为。

**2. 客观资料**

（1）躯体状况：评估老人是否存在疲乏无力、心悸、胸闷、胃肠不适、便秘、性功能下降以及体重明显增加或减轻。

（2）社会心理情况：评估老人的家庭环境、经济情况、受教育程度、工作环境及社会支持系统。

（3）既往健康状况：评估老人的家族史、患病史、药物过敏史等。

（4）治疗用药情况：了解老人以往用药情况、药物不良反应等。

（5）实验室及其他辅助检查：评估老人的血、尿、便常规、血生化、心电图、脑电图等的结果。

**3. 量表评估**

（1）抑郁自评量表（self-rating depression scale，SDS）：见表3-20-1。

1）使用方法及注意事项：①请根据您一周来的实际感觉在适当的数字上划上"√"表示，请不要漏评任何一个项目，也不要在相同的一个项目上重复地评定；②量表中有部分反向（即从抑郁反向状态）评分的题，请注意保障在填分、算分评分时的理解；③SDS主要适用于具有抑郁症状的成年人，它对心理咨询门诊及精神科门诊或住院精神病人均可使用。对严重阻滞症状的抑郁病人，评定有困难；④关于抑郁症状的分级，除参考量表分值外，主要还要根据临床症状。特别是要害症状的程度来划分，量表分值仅能作为一项参考指标而非绝对标准。

表3-20-1　抑郁自评量表SDS

| 问题 | 没有或很少时间有（1分） | 有时有（2分） | 大部分时间有（3分） | 绝大部分或全部时间都有（4分） | 评分 |
|---|---|---|---|---|---|
| 1. 我觉得闷闷不乐,情绪低沉(忧郁) | | | | | |
| 2. 我觉得一天中早晨最好(晨重夜轻) | | | | | |
| 3. 一阵阵哭出来或觉得想哭(易哭) | | | | | |
| 4. 我晚上睡眠不好(睡眠障碍) | | | | | |
| 5. 我吃得跟平常一样多(食欲减退) | | | | | |
| 6. 我与异性密切接触时和以往一样感到愉快(性兴趣减退) | | | | | |
| 7. 我发觉我的体重在下降(体重减轻) | | | | | |
| 8. 我有便秘的苦恼(便秘) | | | | | |
| 9. 心跳比平常快(心悸) | | | | | |
| 10. 我无缘无故地感到疲乏(易倦) | | | | | |

续表

| 问题 | 没有或很少时间有（1分） | 有时有（2分） | 大部分时间有（3分） | 绝大部分或全部时间都有（4分） | 评分 |
|------|------|------|------|------|------|
| 11. 我的头脑和平常一样清楚（思考困难） | | | | | |
| 12. 我觉得经常做的事情并没有困难（能力减退） | | | | | |
| 13. 我觉得不安而平静不下来（不安） | | | | | |
| 14. 我对未来抱有希望（绝望） | | | | | |
| 15. 我比平常容易生气激动（易激惹） | | | | | |
| 16. 我觉得做出决定是容易的（决断困难） | | | | | |
| 17. 我觉得自己是个有用的人，有人需要我（无用感） | | | | | |
| 18. 我的生活过得很有意思（生活空虚感） | | | | | |
| 19. 我认为如果我死了，别人会生活得更好（无价值感） | | | | | |
| 20. 平常感兴趣的事我仍然感兴趣（兴趣丧失） | | | | | |

2）评分方法：SDS 采用 4 级评分，主要评定症状出现的频度，其标准为："1"表示没有或很少时间有；"2"表示有时有；"3"表示大部分时间有；"4"表示绝大部分或全部时间都有。20 个条目中有 10 项是用负性词陈述的，按上述 1~4 顺序评分。其余 10 项（第 2、5、6、11、12、14、16、17、18、20），是用正性词陈述的，按 4~1 顺序反向计分。

3）分析指标及结果解释：SDS 的主要统计指标为总分。将 20 个项目的各个得分相加，即得粗分；用粗分乘以 1.25 以后取整数部分，就得到标准分，按照中国常模结果，SDS 标准分的分界值为 53 分，其中 53~62 分为轻度抑郁，63~72 分为中度抑郁，73 分以上为重度抑郁。

（2）汉密尔顿抑郁评估量表（Hamilton depression scale，HAMD）：由 Hamilton 于 1960 年编制，是临床上评定抑郁状态时应用较为普遍的量表，本量表有 17 项、21 项和 24 项 3 种版本。可用于抑郁症、躁郁症、神经症等多种疾病的抑郁症状的评定，尤其适用于抑郁症。作一次评定大约需 15~20min。

这主要取决于老人的病情严重程度及其合作情况,但是本量表对于抑郁症与焦虑症,却不能较好地进行鉴别,因为两者的总分都有类似的增高。表见附录1。

评定方法:应由经过培训的两名评定者对老人进行 HAMD 联合检查,一般采用交谈与观察的方式,检查结束后,两名评定者分别独立评分。

具体评估分值及判定标准:

1)HAMD 大部分项目采用 0~4 分的 5 级评分法;各级的标准为:0 分为无抑郁;1 分为轻度抑郁;2 分为中度抑郁;3 分为重度抑郁;4 分为极重度抑郁。

2)少数项目采用 0~2 分的 3 级评分法;其分级的标准为:0 分为无抑郁;1 分为轻中度抑郁;2 分为重度抑郁。

3)量表总分能较好地反映病情严重程度,即病情越轻,总分越低;病情愈重,总分愈高。

4)按照 Davis JM 的划界分:总分超过 24 分,可能为严重抑郁;17~24 分,可能是轻或中等度的抑郁;7~17 分可能有抑郁症;如小于 7 分,没有抑郁症状。

(3)老年抑郁量表(geriatric depression scale, GDS):为 Brink 等人在 1982 年编制,作为老年人专用的抑郁筛查表。由于老年人躯体主诉多,所以许多老人其躯体主诉在这个年龄阶段属于正常范围,却被误诊为抑郁症。设计 GDS 是为了更敏感地检查老年抑郁病人所特有的躯体症状。其"是"与"否"的定式回答较其他分级量表也更容易掌握。其 30 个条目代表了老年抑郁的核心。后来为了简化及方便使用,出现了 15 个条目的 GDS-15 量表和 5 个条目的 GDS-5 量表,本文以 30 个条目的量表为例介绍,表见附录2。

评定方法:被测老人可以使用量表自我评价,有视力等功能障碍或文化程度较低的老人也可由测试者询问老人进行评价。

具体评估分值及判定标准:

1)量表包含以下症状:情绪低落、活动减少、易激惹、退缩痛苦的想法,对过去、现在与将来的消极评价。每个条目都是一句问话,要求受试老人回答"是"或"否"。

2)30 个条目中的 10 条(1,5,7,9,15,19,21,27,29,30)反向计分,回答"否"表示抑郁存在,其余 20 条用正序计分,回答"是"表示抑郁存在。

3)每项表示抑郁的回答得 1 分。

4)Brink 建议按不同的研究目的,用 9~14 分作为存在抑郁的界限分。诊断抑郁症的敏感度为 84%,特异度为 95%。一般地讲,在最高分 30 分中得 0~10 分可视为正常范围,即无抑郁症;11~20 分显示轻度抑郁;而 21~30 分为中重度抑郁。

5）评估结果主要分为正常状态、轻度抑郁、中重度抑郁三种。①正常状态：对评定结果正常的老人主要是随访，定期评估。②轻度抑郁：对评定结果为轻度抑郁的老人要结合临床表现进行不同的处置。多数轻度抑郁老人以头痛、失眠、食欲减退为主要表现。需要进一步用汉密尔顿抑郁评估量表指导评估。③中重度抑郁：中度表现为情绪低落、心境恶劣、缺乏兴趣和精力减退、精神运动性阻滞、记忆力下降。如老人有悲观厌世、绝望、幻觉妄想、食欲缺乏、功能减退、并伴有严重的自杀企图，甚至自杀行为属于重度抑郁，此时应到专科治疗。中重度抑郁都应进一步用汉密尔顿抑郁评估量表指导评估。中度抑郁每半年重新评估一次，重度抑郁每季度评估一次。

**【护理措施】**

1. **预防老人采取伤害自己的行为** 自杀观念与行为是患有抑郁的老年人最严重且最危险的症状，可出现于疾病的各个时期，包括好转期。发现老人出现抑郁情绪后，应首先与老人建立良好的治疗性人际关系，密切观察自杀的先兆症状，如焦虑不安、失眠、沉默少语、忧郁烦躁、拒食、卧床不起等；尽量不要让老人单独活动，可陪伴其参加各种团体活动；安置的病房应设施安全，光线明亮，空气流通，整洁舒适；要严格执行整体护理管理制度，护理人员要有高度的责任感，对有消极观念的老人心里有数，重点巡视；要向家属反复交待病情，取得家属的帮助与配合，一起做好老人的心理疏导工作。

2. **维持生理需求** 有时老年人的抑郁情绪会引发躯体问题，如食欲缺乏、便秘，此时可以采取提供老人平时较喜欢的、富含纤维的食物，少食多餐，或陪伴老人用餐等方式保证进食量；若老人认为自己没有价值，不应该吃饭浪费粮食，则可安排老人进行一些帮助别人的活动，协助其接受进食；若老人坚决拒食，使体重不断减轻，则必须采取进一步的护理措施，如喂食、鼻饲、肠外营养等，以维持适当的水分和营养；若老人出现长时间卧床、不易入睡、睡眠浅、易吵醒或早醒，应鼓励老人白天多进行公共娱乐活动，入睡前热水泡脚等方式创造舒适安静的睡眠环境，保证睡眠。

3. **鼓励老人表达自己的想法** 严重抑郁的老人思维过程缓慢，思维量减少，在接触言语量少的老人时，应以耐心、缓慢以及非言语的方式表达对老人的关心与支持，逐渐引导其表达自己的看法，并协助阻断其负向的想法，帮助老人回顾自己的优点、长处、成就以增加其正向的想法。

4. **学习新的应对技巧** 创造与利用各种个人或团体人际接触的机会，协助老人改善自己处理问题、人际互动的技巧，护理人员要加强老人适应性的行为反应，忽视不适应行为，从而改变不良应对方式。

**5. 健康教育**　向老人介绍疾病相关知识,指导其掌握复发的先兆症状及预防复发的方式,使老人了解药物不良反应及预防措施,明确坚持用药,定期复查的重要性,鼓励老人积极参与家庭和社会活动,锻炼自理能力及社会适应能力,帮助老人更恰当地面对和处理各种应激源;另一方面,要指导家属学习相关疾病的知识,以及如何预防复发的常识,为老人创造良好的家庭环境和人际交往互动关系,指导家属监管药物,密切观察病情变化及药物副反应,以保护老人不受冲动或自残行为的伤害。

【个性化护理案例解析】

案　例

老人,女,63岁,高中文化。退休后,与老伴独自生活,开始时不愿与外人接触。近3年出现情绪低落,失眠,整日愁眉苦脸,食欲减退,体重减轻,总感觉一无是处高兴不起来,消极悲观,自罪自责,活着是受罪,死了一切都解脱。经常烦躁,坐卧不安,注意力不集中,记忆力减退,意志活动减退,生活懒散,不洗漱,怕见人,求治愿望强烈,定向力、自知力完整。未发现错觉、幻觉及感觉综合障碍。病人既往体健,年轻时性格外向,但胆小怕事,无主见,做事谨小慎微,追求完美,诊断为抑郁状态,并住院接受治疗,入院后给予奥氮平,米氮平及MECT治疗,抑郁症状完全缓解。

护理措施:

1. 基本护理

(1)生活护理:老人应有专人护理,最好是亲属。如果亲属工作忙,也可请人护理,24h陪伴老人。保证每天充足的睡眠时间,让老人的生活有一定规律,并注意合理安排一定量的户外活动,注意劳逸结合,避免久坐、久立、久卧。

(2)饮食护理:合理安排饮食,饮食应有规律,并注意合理搭配,保证营养供给让老人吃平时喜欢吃的食物,应注意多饮水,避免辛辣刺激食物,密切观察其食物和水分的摄取情况,并观察记录排便情况。

(3)用药护理:坚持服药,注意观察可能出现的不良反应。发药后必须做到服药到口,既要耐心,又要严格遵照医生的嘱咐。不可随意增减药物,有情况可向医生反映,更不可因药物不良反应而中途停服,以免造成治疗的前功尽弃。

(4)防止发生意外:因这种老人往往有自杀企图,故不可疏忽大意。凡能成为老人自伤的工具都应管理起来。将老人安置在离护士站近的房间,15min巡视一次,专人看护,妥善保管好药物,防止藏药,服药后检查口腔。

2. 心理护理

(1)沟通:尝试与老人进行沟通交流,要善于观察,从老人微小的情绪变化上发现其心理的矛盾、冲突等,有针对性地做心理说服、解释鼓励工作。

（2）鼓励：引导和鼓励老人与现实接触和起床活动，并指导其参加集体活动及简单的劳动。

（3）建立良好的护患关系：它是心理护理的前提，护士要态度和蔼、举止端庄，主动热情，鼓励老人说出最担心什么、最需要什么、最关心什么，给予积极意义的语言刺激，诱导其倾诉内心的想法，耐心倾听有关心理问题，了解致病因素，使其感到尊重和理解以取得其信任与合作。

（4）引导老人转移注意力：对于面临逆境的老人，应分散、转移其注意力，使之逐渐忘却不愉快的事情，心情逐渐开朗起来。还可鼓励她做一些平时感兴趣的事，使之在不知不觉中淡忘烦恼，心境好转。

（5）正确认识和对待衰老：进入老年后，各种生理功能都进入了衰退阶段，如形态的老化、感觉器官功能下降、神经运动功能缓慢、记忆力减退等，而对衰老的症状的自我感受和认识，反过来又会影响衰老的进程。有的老年人察觉或意识到衰老，过多地关注自己的健康，就容易焦虑多疑，心情沮丧、颓废，从而加速衰老，对这些必须正确认识和对待。

（6）保持良好的情绪，增强良好的心理应对能力：情绪是心理因素中对健康影响最大、作用最强的成分，因此，培养健康的情绪，注意情绪的紧张适度，使情绪适当的稳定，保持心理平衡，对老年人的身心健康起着决定性的作用。

（7）善于控制自己的情绪：保持平和淡定的心境，学会适当的自我调节，使自己能够保持乐观、平和的心境，控制自己的情绪，避免过大的情绪起伏而引起不必要的疾病。

 **知识链接**

自杀风险评估量表（nurses' global assessment of suicide risk，NGASR；医生初诊时评定）（表 3-20-2）。

表 3-20-2　自杀风险评估量表

| 序号 | 条目 | 有 | 无 |
| --- | --- | --- | --- |
| 1 | 绝望感 | | |
| 2 | 近期负性生活事件 | | |
| 3 | 被害妄想或有被害内容的幻听 | | |
| 4 | 情绪低落/兴趣丧失或愉快感缺乏 | | |
| 5 | 人际和社会功能退缩 | | |
| 6 | 言语流露自杀意图 | | |
| 7 | 计划采取自杀行动 | | |

续表

| 序号 | 条目 | 有 | 无 |
|---|---|---|---|
| 8 | 自杀家族史 | | |
| 9 | 近亲人死亡或重要的亲密关系丧失 | | |
| 10 | 精神病史 | | |
| 11 | 鳏夫/寡妇 | | |
| 12 | 自杀未遂史 | | |
| 13 | 社会-经济地位低下 | | |
| 14 | 饮酒史或酒精滥用 | | |
| 15 | 罹患晚期疾病 | | |

量表评分标准：

| 条目 | 分数 |
|---|---|
| 绝望感 | +3 |
| 近期负性生活事件 | +1 |
| 被害妄想或有被害内容的幻听 | +1 |
| 情绪低落/兴趣丧失或愉快感缺乏 | +3 |
| 人际和社会功能退缩 | +1 |
| 言语流露自杀意图 | +1 |
| 计划采取自杀行动 | +3 |
| 自杀家族史 | +1 |
| 近期亲人死亡或重要的亲密关系丧失 | +3 |
| 精神病史 | +1 |
| 鳏夫/寡妇 | +1 |
| 自杀未遂史 | +3 |
| 社会-经济地位低下 | +1 |
| 饮酒史或酒精滥用 | +1 |
| 罹患晚期疾病 | +1 |

上述15个条目量表根据加分规则得出总分，分数越高代表自杀的风险越高。≤5分为低自杀风险；6~8分为中自杀风险；9~11分为高自杀风险；12分为极高自杀风险。

（孔令韬）

# 第二十一节 谵 妄

谵妄(delirium)又称急性脑综合征,谵妄是综合医院中常见的一种脑器质性综合征,在精神科中也并非少见。由于其病情表现较重,具有一定的生命危险,所以应给予重视。

谵妄经常发生于老年人,它可由药物或酒精戒断,慢性肾、肝、肺或心脏衰竭,感觉或睡眠缺失,不能活动或发热引起。通常表现为认知功能下降,觉醒度改变,感知觉异常,日夜颠倒。谵妄并不是一种疾病,而是由多种原因导致的临床综合征。

【病因及分类】

有些疾病并非发生在大脑,但却能影响大脑功能,也可以引起谵妄,例如肺炎、肾炎。谵妄的发生可由易感因素与促发因素共同作用引起,在有一种或多种易感因素存在的情况下,大脑功能被削弱。这时,影响大脑内环境,导致脑内神经递质、神经内分泌和神经免疫损害的急性变化都成为促发因素。有时环境变化也会促发谵妄,比如更换住所或照料者改变。

1. **脑源性** 各种脑器质性疾病,如脑动脉硬化性精神病、老年性精神病等,在其病程中可出现急性谵妄状态。

2. **非脑源性** 正常老年人因感染、中毒、躯体疾病,精神或躯体创伤所诱发。如"无症状性"肺炎、泌尿道感染、结核病、酒精中毒、药物过量、营养缺乏、手术、水及电解质紊乱、心力衰竭、血压骤降并伴有"无痛性"心肌梗死,缓慢发展的前列腺肥大性尿路阻塞、贫血,以及外伤骨折、精神因素等,皆可导致谵妄。在急骤进展的老年期躁郁症、晚发性妄想痴呆的病程中,亦可出现谵妄状态。

【临床表现】

谵妄通常急性或亚急性起病,症状日夜变化大,通常持续数小时或数天,典型的谵妄通常10~12d可基本恢复,但如果引起谵妄的易感因素与促发因素没有改变,也可达30d以上或转为慢性谵妄。有些老年人在发病前可表现有前驱症状,如坐立不安、焦虑、激越行为、注意力涣散和睡眠障碍等。前驱期持续1~3d。谵妄的特征表现:

1. **意识障碍** 老年人表现为神志恍惚,注意力不能集中,以及对周围环境与事物的觉察清晰度的降低等。意识障碍有明显的昼夜节律变化,表现为昼轻夜重。例如白天交谈时尚可对答如流,晚上却出现意识障碍。

2. **定向障碍** 包括时间和地点的定向障碍,严重者会出现人物定向障碍。

3. **记忆障碍** 以即刻记忆和近记忆障碍最明显,老年人尤对新近事件难以识记。

**4. 睡眠—觉醒周期不规律** 表现为白天嗜睡而晚上活跃。好转后老年人对谵妄时的表现或发生的事大都遗忘。

**5. 感知障碍** 较为常见，包括感觉过敏、错觉和幻觉。老人对声光特别敏感。错觉和幻觉则以视错觉和视幻觉较常见，老人可因错觉和幻觉产生继发性的片段妄想、冲动行为。情绪紊乱非常突出，包括恐怖、焦虑、抑郁、愤怒甚至欣快等。

【治疗要点】

对于谵妄的治疗主要包括病因治疗、支持治疗和对症治疗。

**1. 病因治疗** 是指针对原发脑部器质性疾病或躯体疾病的治疗，这是最重要的治疗环节，但由于病因往往难以明确或不容易解决，病因治疗即变得困难。

**2. 支持治疗** 一般包括维持水电解质平衡，适当补充营养。在整个老人精神状态改变期间，建议适当的环境控制以给老人充分的支持。应当给予老人强烈的白天或黑夜的线索提示。白天保持灯光明亮，营造一个活跃的环境；晚上灯光调暗，居室安静柔和，按时熄灯。

**3. 对症治疗** 是指针对老人的精神症状给予精神药物治疗。为避免药物加深意识障碍，应尽量给予小剂量的短期治疗。抗精神病药如氟哌啶醇，因其嗜睡、低血压等不良反应较轻，可首先考虑。其他新型抗精神病药物如利培酮、奥氮平、喹硫平也可以考虑使用。但所有的镇静类药物包括苯二氮䓬类药物，都宜慎用。因为这类药物会加重意识障碍，甚至是抑制呼吸，并加重认知损害。建议与老年人家属充分沟通，告知药物风险的情况下使用。

【护理评估】

（一）一般护理评估

1. 老年人睡眠情况。

2. 老年人的意识状态、定向力、记忆力及感知能力。

3. 心理社会状况。

（二）谵妄的筛查与评估

**1. 谵妄筛查** 常用谵妄筛查量表（nursing delirium screening scale，Nu-DESC），评定内容包括定向障碍、行为异常、错觉/幻觉、言语交流异常和精神运动性迟缓五个项目，每个项目均可按症状程度不同赋予 0~2 分，0 分为无症状，1 分为轻度，2 分为中重度。量表要求连续观察老人 72h，每 8h 为一个时段且对老人进行 1 次测评，每时段五个项目总分值为诊断依据（表3-21-1）。

表 3-21-1　护理谵妄筛查量表（Nu-DESC）

| 临床特征 | 评价指标 |
| --- | --- |
| 定向力障碍 | 言语或行为表现与时间或地点不符，或认错周围的人 |
| 行为异常 | 行为与所处的环境和（或）身份不符：如拉管道或敷料，必须卧床时试图下床，以及类似的行为 |
| 交流异常 | 交流与所处的环境和（或）身份不符：如语无伦次、不爱交流、无意义或难以理解的言语 |
| 错觉/幻觉 | 看到或听到并不存在的事物；视物扭曲变形 |
| 精神运动迟缓 | 反应迟钝，极少或没有自发的行动/言语；如病人接受穿刺时，反应迟钝和（或）不能唤醒 |

## 2. 谵妄的评估（表3-21-2）

表 3-21-2　老年谵妄的评估（the confusion assessment method，CAM）

| 序号 | 评估项目 | 评估内容 | 评分标准 | 得分 |
| --- | --- | --- | --- | --- |
| 1 | 急性发作且病程波动 | 1a. 与平常相比较，是否有任何证据显示老人精神状态产生急性变化？ | 否0<br>是1 | |
| | | 1b. 这些不正常的行为是否在一天中呈现波动状态？即症状来来去去或严重程度起起落落 | 否0<br>是1 | |
| 2 | 注意力不集中 | 老人是否集中注意力有困难？如容易分心或无法接续刚刚说过的话 | 否0<br>是1 | |
| 3 | 思考缺乏组织 | 老人是否思考缺乏组织或不连贯？如杂乱或答非所问的对话、不清楚或不合逻辑的想法，或无预期的从一个主题跳到另一个主题 | 否0<br>是1 | |
| 4 | 意识状态改变 | 整体而言，您认为老人的意识状态为过度警觉、嗜睡、木僵或昏迷 | 否0<br>是1 | |
| 总评 | 1a+1b+2 皆为"是"，且3或4任何一项为"是"，即为谵妄 | | | |

## 【护理措施】

### 1. 运动和休息

（1）运动：根据老年人的情况每天安排适量的运动。可根据 Barthel 指数评分确定老人的日常生活活动能力，并根据自理能力给予相应的协助。

（2）环境：对老年人所住房间的光照强度进行调控，在老年人可视范围内悬挂时钟、日历以便让老年人保持时间概念。帮助近视、听力下降的老年人佩戴眼镜和助听器，使老年人能看到、听到，让老年人真实感受自己所处的环境。与老年人家属沟通，了解老年人的生活习惯，按照老年人熟悉的环境进行布置。包括摆放老年人与家人的合影、常用的小物件，个人生活用品、桌椅等位置固定，以减少老年人辨认环境困难和错误。

（3）睡眠：维持老年人正常生物钟，促进老年人睡眠可以预防谵妄。噪音会影响老年人睡眠质量，服务人员应增强"控噪音"意识，控制噪音、电话铃声及工作人员的谈话声，老年人夜间可使用眼罩及耳塞，相邻的两位老年人用床帘隔开，尽量减少夜间护理频次，使老年人的睡眠不被打扰，从而保证老年人的睡眠质量。

2. **饮食** 调整饮食结构，在满足营养需求下，充分考虑老年人对于食物的偏好。多吃五谷杂粮和新鲜的时令蔬菜，适量吃水果，常吃适量的鱼、禽、蛋和瘦肉，每天足量饮水，每日摄入膳食纤维 25~30g。

3. **用药护理** 一些老年人去除引发谵妄的病因后，即使不用药物治疗，症状也会逐渐缓解，对部分去除诱因或病因后仍不能有效控制症状者，应考虑药物治疗。在使用镇静药物期间，老年人的自我控制感并未增加，故须注意因药物毒副作用而引起老人更强烈的应激。

4. **心理护理**

（1）有效沟通交流：加强心理护理是处理谵妄的关键因素。服务人员应向老年人传达出理解、包容的共情情绪，鼓励老年人诉说自己看到或听到的各种奇怪图像和声音，了解老年人感知障碍的原因。对老年人的异常行为，做到不指责、不纠正，对于一些可能不符合常规但又不违反原则的要求可以适当满足，如老年人将女儿认作妹妹时，不纠正老年人，指导女儿扮演妹妹的角色与老年人对话，满足老年人的精神需求，尽量让老年人处在愉快的情绪中。

（2）音乐疗法：为缓解老年人交感神经的过度紧张，工作人员通过指导老年人听有利于身心健康的音乐，镇静老年人的情绪，缓解老年人的压力反应，为老年人提供一个有利于精神、心理、身体、社会等康复的轻松环境。

（3）改善感觉缺失：为了给予老年人心理上的支持和安慰，鼓励家属和朋友定期探望老年人，并延长探视时间，以减轻老年人的孤独感，满足老年人的情感需求，工作人员也要经常保持与老年人眼神的接触，鼓励老年人进行益智活动。

（4）降阶梯技术（de-escalation techniques）：降阶梯技术是国外医务工作者应对有暴力和躁动等精神性症状的老年人必须掌握的一种非物理性干预方法。当老年人发生焦虑型谵妄时，老年人表现为易激惹、焦虑、定向障碍或出现妄想,工作人员应首先采取语言性和非语言性的降阶梯沟通技术去安抚并控制紧急状况,如:注意合适的语调语速、肢体动作和神情等,避免激惹老人,取得老年人及家属的信任和配合,安抚老年人。

5. **安全管理** 谵妄老年人有跌倒高风险,利用防跌倒报警装置、低床、加床旁保护垫等防止坠床发生。管理好窗、门,避免老年人走失或因为幻觉坠楼等。要增加对老年人的看护和陪伴,积极安抚老人。

6. **健康教育**

(1)定向力训练:谵妄的主要原因就是定向力缺失。严格按照作息时间表对老年人进行时间定向护理,在特定的时间给予老年人特定的刺激信号,使老年人的大脑皮层对这些刺激信号产生新的条件反射,代替常规的根据环境光线强度变化来定向时间的条件反射,重新恢复老年人的时间定向力。同时按照严格的作息时间,老年人可在熄灯时间得到工作人员关于睡眠的暗示,对于改善老年人的睡眠觉醒周期有一定的作用。

(2)正向行为训练:尽可能随时纠正老年人正确的时间、地点、人物等概念,诱导其向正向行为改变。

(3)时间训练:在病房设置日历、时钟、时间卡通画,由训练者向老年人告知当前日期、星期、钟表读数,反复向老年人讲解正确时间。

(4)地点识别训练:设立醒目的图案标志作为标记,以训练老年人地点定向的记忆,达到降低老年人因定向障碍出现的问题,提高其正常生活的安全性。如:房间用老年人喜欢的卷心菜标记,便于老年人识别房间;个人生活用品、桌椅等固定位置,不随意改变物品摆放的位置,以减少老人辨认环境的困难和错误。

(5)人物识别训练:训练者与老年人接触时,主动向老年人进行自我介绍,然后喊老人的名字,要求老人应答,每次接触老人时都要喊老人的名字,并让老人反复记忆探视家属及相关人员的姓名和身份,促使老年人对人物的熟悉。

7. **其他** 老年人入住养老机构时首先评估其谵妄危险因素,根据评估结果对每位老年人制订个体化的干预方案,该模式不但能有效预防谵妄,还能有效预防认知功能下降、跌倒等不良事件的发生。

**【护理技术】**

保护性约束的使用本身不会消除谵妄症状,反而会诱发、加重老年人谵妄,因此,应严格遵守约束的使用标准和规范,尽量避免使用约束。束缚的适应证为仅在老年人有暴力活动时,要预防拔出重要管路如气管插管等,但是避免身体约束。应用束缚后应定时评估,保证安全,尽早撤除。

约束技术的操作流程及要点(图3-21-1)。

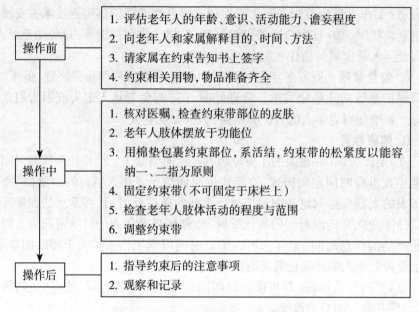

图 3-21-1 约束技术的操作流程及要点

（张　军）

# 第二十二节　认　知　障　碍

　　认知是大脑接收处理外界信息从而能动地认识世界的过程。认知功能涉及记忆、注意、语言、执行、推理、计算和定向力等多种区域。认知障碍指上述区域中的一项或多项功能受损，它可以不同程度地影响老年人的社会功能和生活质量，严重时甚至导致老年人死亡。

【病因与分类】

　　神经系统退行性疾病、心脑血管疾病、营养代谢障碍、感染、外伤、肿瘤、药物滥用等多种原因均可导致认知功能障碍。

　　认知障碍按严重程度分为轻度认知功能障碍（mild cognitive impairment，MCI）和痴呆两个阶段：

　　1. MCI　用来定义记忆或其他认知障碍，但对日常能力无明显影响、未达到痴呆的程度，是认知功能处于正常与痴呆间的一种中间状态。65 岁及以上老年人群中患病率为 10%~20%，超过一半的 MCI 老年人在 5 年内会进展为痴呆。MCI 较健康老年人发生痴呆的比例高 10 倍。因此，MCI 的有效干预对延缓痴呆的发生、发展至关重要。

2. **痴呆** 以认知障碍为核心,伴有精神行为症状,导致日常生活能力下降的一组疾病,按病因分为阿尔茨海默病(Alzheimer's disease, AD)、血管性痴呆、额颞叶痴呆、路易体痴呆和其他类型痴呆等,其中 AD 最为常见,约占所有痴呆类型的30%~50%。

【MCI 的防治】

1. **识别并控制危险因素** MCI 的危险因素包括人口学因素(老龄、性别、低教育水平等)、血管危险因素(高血脂、动脉硬化、高血压、心脏病、糖尿病、高同型半胱氨酸血症等)、脑卒中、遗传因素、系统性因素(肝肾功能不全、肺功能不全、甲状腺功能减退等)、酒精中毒、毒品滥用等。

2. **治疗**

(1)对因治疗:根据 MCI 的病因进行针对性治疗。

(2)对症治疗:目前临床上用胆碱酯酶抑制剂治疗 MCI,但目前美国 FDA 尚未批准任何药物用于治疗 MCI 认知症状。

【MCI 的照料与管理】

1. **疾病告知** MCI 诊断的告知常牵涉到法律和伦理问题,因此合理的知情同意是沟通的关键,是否直接告知、如何告知老人及家属等,由于 MCI 的诊断需要一定的技巧和程序,因此建议在明确 MCI 诊断之后,先与老人家属沟通,再根据情况逐步告知老人本人有关疾病转归、可能采取的干预措施等事宜,最大限度地减少疾病告知对老人的心理冲击。

2. **MCI 老人的照料及管理** 在疾病管理的理念上,所有类型的痴呆都应遵从"早期识别、早期干预、全面全程管理"的基本原则。早期开展形式多样、内容丰富的认知功能训练。MCI 阶段是最佳的干预切入时机,在 MCI 阶段进行早期干预,以延缓或阻止痴呆的发生、发展。因此,建议在 MCI 老人首次就诊时建立全面详实的记忆档案,作为基线水平留档,随后每半年进行 1 次认知评估。倡导施以老人能够接受的训练方式,从易到难,循序渐进,多些宽容、耐心、鼓励与表扬,杜绝责备、强迫、冷漠和抱怨。定期开展对 MCI 老人及照料者的健康教育,包括:如何早期识别认知障碍、如何正确就诊和随访、如何纠正不良生活习惯和控制危险因素、如何提高自我护理或照料能力等。

3. **MCI 老人个人权益的维护** 设立预嘱,作出医疗和研究参与决定、委托特定个体代理自己经济和医疗事务等法律步骤,有助于维护 MCI 老人的个人权益。

【认知维持与训练】

1. **认知维持与训练的目标** 评估 MCI 老人的认知功能障碍及其严重程度,根据评估结果、可能的病因、老人的自身及其周围条件,予以个性化的认知训练,尽可能维持目前的认知状态,恢复或者部分恢复受损的认知功能,从而延缓疾病的临床进展,提高老年人的生活质量。

**2. 认知功能训练的原则**　遵循个性化和标准化相结合、独立训练与群体训练相结合、传统医疗和现代医疗相结合、家庭和社会相结合、专业医疗与日常生活相结合、训练与评定相结合的原则。认知训练的实施建议每周 5~6 次,每次 1h。

**3. 认知功能训练的方法**

(1)记忆力训练:①采取陪老人一起看老照片、回忆往事等方式,帮助其维持远期记忆;②引导老人将图片、词组或者实物进行归类和回忆,提高其逻辑推理能力;③采取记数字、询问日期、重述电话号码、回忆之前出示的钢笔、眼镜、钥匙等物品名称等方法,以提高其瞬间记忆能力;④引导老人记忆一段信息,按一定间隔复述信息,反复进行并逐渐延长间隔时间等方式,训练其延迟记忆能力。

(2)定向力训练:建议将定向力训练融入日常生活中,选择老人感兴趣的时间、地点、人物的常识性记忆进行训练和强化。

(3)语言交流能力训练:①利用图卡命名和看图说话等方式锻炼表达能力;②通过抄写听写、看图写字、写日记等锻炼书写能力;③通过朗读和歌唱激活其大脑相应功能。在此过程中注重鼓励与表扬,遵循从易到难原则。

(4)视空间与执行能力训练:①结合生活技能相关的条目进行针对性的训练,如穿衣、如厕、洗浴、识别钱币、接打电话、开关电视;②如果老年人在训练中出现错误,用鼓励的方式正确示教,避免责备,不强迫其选择和回忆。

(5)计算能力训练:根据病情选择难易程度,循序渐进,以简单算数运算为佳。

**【日常生活照料】**

提供以 MCI 老人为中心的个性化生活照料,最大限度地利用老人的残留功能,允许其有自主行为,促进和维持独立能力,鼓励老人做有意义、感兴趣的活动,健康平衡的饮食和规律的运动。

**1. 进食和饮食**　对于任何阶段的认知障碍老年人,照料者都应该提供愉悦的就餐环境和合理膳食,并根据老人的饮食喜好提供色香味俱全的饮食。如老人营养素不缺乏,不建议补充营养素来改善认知功能。鼓励经口进食,避免饮食限制。当疾病进展或应激时,MCI 老人经口能量摄入低于预期的50% 且超过 10d 时建议管饲,给予肠内营养制剂、留置鼻胃管或胃造瘘术。如果管饲有禁忌或者不能耐受,可以短期内选择肠外营养。

**2. 穿脱衣**　简化对衣物的选择,鼓励老人自己穿脱衣;对穿脱衣有困难的老人,予以协助,并注意保护隐私。

**3. 梳洗**　鼓励并指导老人完成梳头、刷牙、剃须、剪指甲等清洁过程;协助老人保持口腔卫生;定期检查老人的牙齿及义齿。

4. **活动和运动** 运动的形式可以根据老人既往的爱好个体化制订,散步、慢跑、健身操、舞蹈、太极拳等都是适合的运动方式;在运动中注意量力而行,循序渐进,防止运动损伤;当老人运动困难时,应每天帮助其活动肌肉和关节,以免发生关节变形、肌肉萎缩等并发症。

5. **保持皮肤清洁** 尊重老人的习惯,定期洗澡或搓澡,正确使用护肤液湿润皮肤,避免因干燥导致瘙痒,注意有无皮肤损伤。对于拒绝洗澡的老人,应寻找原因,正确引导,给予相应的处理。

6. **如厕和失禁** 鼓励老人独立如厕,为如厕有困难的老人提供帮助,如增加标识、改造厕所等。出现二便失禁时应首先寻找原因并治疗,原因不明者可采用定时如厕、改变生活方式、盆底肌肉训练和生物反馈治疗等。必要时使用纸尿裤或防水床垫,定期更换和清洁老人的床上用品。

【痴呆终末期照料与管理】

痴呆终末期指痴呆进展到了最严重的阶段,记忆与其他认知能力严重损害,无自主要求,日常生活能力丧失,二便失禁。常见并发症有吞咽困难、发热或肺部感染等。终末期痴呆老人需他人全面照护,一般采用姑息治疗和舒缓照料。

1. 如果监护人决定积极延续老人生命,可将老人送往医疗机构,采用鼻饲、胃造瘘、肠外营养等方式满足老人机体所需;出现感染或脏器衰竭时,进行必要的治疗与抢救,以适当方式延续生命。

2. 采用舒缓治疗与临终关怀方式并非任其死亡,而是以减少痛苦、维护老人尊严为原则进行;如果监护人决定采用这种方式,可采用以下方式照料,积极处理老人的症状:

(1)进食困难:建议采用少量多次喂食的原则。

(2)呼吸道感染:遵医嘱吸氧、翻身、拍背、吸痰、服药等。

(3)泌尿系感染:补充水分,做好会阴护理,必要时膀胱冲洗。

(4)压疮:应用气垫床、定时翻身,协助老人在床上进行轻微的活动,及时更换衣物,保持皮肤清洁干燥。

(5)疼痛:遵医嘱给予镇痛药物。

(6)口腔护理:保持口腔的清洁与湿润。

(7)其他:关注老人是否舒适、安宁,维护其尊严,持续评估以更新相应照料措施,可采用抚摸、播放音乐等方式安抚老人。

【走失的预防措施】

走失是指在日常生活中老年人不能确认自己的位置,不能找到目的地或起始地点的位置,而迷途不返或下落不明。走失不仅造成老年人受凉、跌倒、受伤、交通事故、脱水、溺亡等问题,甚至影响老年人的自主性、自尊乃至生活质量。认知障碍老年人走失的发生率高,因此,老年人走失重在预防,而不是等待走失后才想办法解决。预防老年人走失的措施如下:

**1. 随身携带联系卡** 给老人做一张联系卡,卡片上注明老人的个人信息、家庭住址和联系电话,以及主要病症处理方法等内容,放在老人的衣袋内,或是戴在老人脖子上,如老人走失,发现后以便及时与其家人取得联系。

**2. 配备通讯设备** 可以为老人配备手机、GPS 手表或 GPS 定位器等,从而定位老人所在的位置。

**3. 强化老年人记忆** 儿女要反复告诉老人记住家人的电话或工作单位,户籍所在地的具体地址,家庭周边环境和周围的标志性建筑,如大商场、市场、学校、公园或小区名称等。

**4. 陪伴老人** 应时刻警惕有走失高危风险的老人,外出时避免让老人离开家人的视线范围。最好请专人看护,或求助于社区老年人活动中心。多给老人拍摄近期生活照,一旦发生老人走失,应马上报警,并向警方提供老人近照。

**5. 佩戴黄手环** 无论老人走到哪,只要有人发现,通过黄手环上提供的老人信息就可以轻易查询到老人的家人。

(刘丽娟)

# 第二十三节 静脉血栓栓塞症

静脉血栓栓塞症(venous thromboembolism, VTE)包括深静脉血栓形成(deep vein thrombosis, DVT)和肺动脉血栓栓塞症(pulmonary thromboembolism, PTE),年龄是 VTE 的独立危险因素,随着年龄增加 VTE 发病风险增加。深静脉血栓形成是指血液在深静脉内不正常凝结引起的静脉回流障碍性疾病,多发生于下肢。肺血栓栓塞症是指来自静脉系统或右心的血栓阻塞肺动脉或其分支所致的疾病,以肺循环(含右心)和呼吸功能障碍为主要临床表现和病理生理特征(图 3-23-1)。

高龄住院老人多病共存,VTE 症状不仅表现不典型且易被其感染、心衰等基础疾病掩饰,误诊率和漏诊率更高。早期评估高龄住院老人 VTE 危险因素并给以规范干预对预防 VTE 发生有重要意义。

**【病因】**

静脉血流淤滞、静脉系统内皮损伤和血液高凝状态是导致静脉内血栓形成的 3 个主要因素,老年人由于多种疾病的存在而使 VTE 的发病风险进一步增加。易发生 VTE 的危险因素包括遗传性和获得性两类(表 3-23-1)。

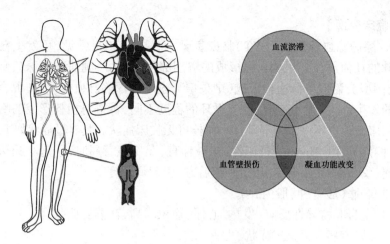

图 3-23-1　静脉血栓栓塞症

表 3-23-1　VTE 常见危险因素

| 遗传性危险因素 | 获得性危险因素 |
| --- | --- |
| 抗凝血酶缺乏 | 创伤 / 骨折 |
| 先天性异常纤维蛋白原血症 | 外科手术后 |
| 血栓调节因子异常 | 脑卒中 |
| 高同型半胱氨酸血症 | 肾病综合征 |
| 抗心脂抗体综合征 | 中心静脉插管 |
| 纤溶酶原激活物抑制因子过量 | 慢性静脉功能不全 |
| 凝血酶原 20210A 基因变异 | 吸烟 |
| Ⅶ因子缺乏 | 妊娠 / 产褥期 |
| Ⅴ因子 Leiden 突变（活性蛋白 C 抵抗） | 血液黏滞度增高 |
| 纤溶酶原缺乏 | 血小板异常 |
| 纤溶酶原不良血症 | 克隆恩病 |
| 蛋白 C 缺乏 | 慢性心肺疾病 |
| 蛋白 S 缺乏 | 恶性肿瘤 |
| | 肿瘤静脉内化疗 |
| | 肥胖 |
| | 因各种原因的制动 / 长期卧床 |
| | 长途航空或乘车旅行 |
| | 口服避孕药 |
| | 真性红细胞增多症 |
| | 巨球蛋白血症 |
| | 植入人工假体 |
| | 高龄 |

**【临床表现】**

1. **深静脉血栓形成(DVT)临床表现** 下肢 DVT 最常见,可发生在下肢深静脉的任何部位。根据血栓形成的解剖部位,分为小腿肌肉静脉丛血栓形成(周围型)、髂股静脉血栓形成(中央型)、全下肢深静脉血栓形成(混合型)。血栓的发生部位、发生速度、侧支循环的程度不同,深静脉血栓形成的临床症状与临床表现也不一致。局限性小血栓可无临床症状。其典型症状如下:

(1)疼痛:① Homans 征阳性,患肢伸直,足突然背屈时,引起小腿深部肌肉疼痛;② Neuhof 征阳性,压迫小腿后方,引起局部疼痛。

(2)肿胀(股青肿、股白肿)。

(3)全身非特异性反应:发热、心悸、血象增高、浅静脉曲张。

80% 以上病人无上述症状。

2. **急性肺血栓栓塞症临床表现** 急性肺血栓栓塞症(pulmonary thrombo-embolism, PTE)是 VTE 最严重的表现。较小栓子可能无任何临床症状。较大栓子可引起呼吸困难、紫绀、昏厥、猝死等。当 PTE 引起肺梗死时,临床出现"肺梗死三联征",表现为:①胸痛:为胸膜炎性胸痛、心绞痛样疼痛;②咯血;③呼吸困难。

体征主要是呼吸系统和循环系统体征,呼吸频率增加(> 20 次 /min,最高可达 40~50 次 /min),心率加快(> 120 次 /min)或伴心律失常,血压下降、紫绀。

**【处理原则】**

1. **非手术治疗** 适用于病期在 48h 以内的中央型和混合型。

(1)一般处理:卧床休息、抬高患肢。病情缓解后可进行轻便活动,起床活动时着医用弹力袜或弹力绷带。

(2)药物治疗:包括利尿、溶栓、抗凝、祛聚及中医中药治疗。用药过程中注意有无出血倾向。

2. **手术治疗** 静脉导管取栓术适用于病期在 48h 以内的中央型和混合型。中央型可考虑腔内置管溶栓、球囊扩张、支架植入术,必要时安装下腔静脉滤器减少肺动脉栓塞的可能。混合型出现股青肿者应切开静脉壁直接取栓,术后辅以抗凝、祛聚治疗。

3. **肺栓塞的急救** 密切注意老人有无胸痛、呼吸困难、咯血、血压下降甚至晕厥等表现,如出现肺栓塞,立即嘱老人平卧、避免深呼吸、咳嗽及剧烈翻动,同时给予高浓度氧气吸入,并报告医生,配合抢救。

**【护理措施】**

**(一)非手术治疗的护理/术前护理**

1. **病情观察** 密切观察患肢疼痛的部位、持续时间、性质、程度、皮温、皮色、动脉搏动及肢体感觉等,并每日进行测量、记录、比较。

2. **体位与活动**　①卧床休息 1~2 周，禁止热敷、按摩，避免活动幅度过大，避免用力排便，以免血栓脱落；②休息时患肢高于心脏 20~30cm，改善静脉回流，减轻水肿和疼痛；③下床活动时，穿医用弹力袜或弹力绷带，使用时间因栓塞部位而异，周围型血栓形成使用 1~2 周，中央型血栓形成，可用 3~6 个月。

3. **饮食护理**　宜进食低脂、高纤维食物，多饮水，保持大便通畅，避免因用力排便引起腹内压增高而影响下肢静脉回流。

4. **缓解疼痛**　采用各种非药物手段缓解疼痛，必要时遵医嘱给予镇痛药物。

5. **用药护理**　遵医嘱正确应用抗凝、溶栓、祛聚等药物，抗凝药物对于初次、继发于一过性危险因素者，至少服用 3 个月，对于初次原发者，服药 6~12 个月或更长时间。用药期间避免碰撞及跌倒，用软毛牙刷刷牙。

6. **出血的护理**　是抗凝、溶栓治疗的严重并发症。应注意观察老人有无创口渗血或血肿，有无牙龈、消化道或泌尿道出血等情况，监测凝血功能的变化，观察有无出血倾向；发现异常立即通知医生，除停药外，可使用相应的拮抗剂或输新鲜血等对抗溶栓治疗引起的出血。

（二）术后护理

1. **病情观察**　观察老人生命体征；切口敷料有无渗血、渗液；皮温、皮色、动脉搏动、肢体感觉等，以判断术后血管通畅程度、肿胀消退情况等。

2. **体位**　休息时抬高患肢至高于心脏水平 20~30cm，膝关节微屈，适当进行足背屈伸运动，逐渐增加活动量，以促进下肢深静脉再通和侧支循环建立。避免屈膝、屈髋或穿过紧衣物影响静脉回流。

3. **其他同术前护理。**

【VTE 风险评估】

建议在每位老人入院时进行 VTE 风险评估，特别是 VTE 高风险科室的住院老人。手术治疗的老人建议采用 Caprini 评分量表（表 3-23-2），非手术治疗的老人建议采用 Padua 评分量表（表 3-23-3）。

表 3-23-2　Caprini 血栓风险因素评估表

| A1 每个危险因素 1 分 | □炎症性肠病史 |
| --- | --- |
| □年龄 40~59 岁 | □下肢水肿 |
| □计划小手术 | □静脉曲张 |
| □近期大手术 | □严重的肺部疾病，含肺炎（1 个月内） |
| □肥胖（BMI > 30kg/m²） | □肺功能异常（慢性阻塞性肺病症） |
| □卧床的内科病人 | □急性心肌梗死（1 个月内） |

续表

| | |
|---|---|
| □充血性心力衰竭（1个月内） | □大手术持续 2~h* |
| □败血症（1个月内） | □肥胖（BMI > $50kg/m^2$） |
| □输血（1个月内） | □浅静脉、深静脉血栓或肺栓塞病史 |
| □下肢石膏或肢具固定 | □血栓家族史 |
| □中心静脉置管 | □现患恶性肿瘤或化疗 |
| □其他高危因素 | □肝素引起的血小板减少 |
| **A2 仅针对女性（每项1分）** | □未列出的先天或后天血栓形成 |
| □口服避孕药或激素替代治疗 | □抗心磷脂抗体阳性 |
| □妊娠期或产后（1个月） | □凝血酶原 20210A 阳性 |
| □原因不明的死胎史， | □因子 Vleiden 阳性 |
| 复发性自然流产（≥3次） | □狼疮抗凝物阳性 |
| 由于毒血症或发育受限原因早产 | □血清同型半胱氨酸酶升高 |
| **B 每个危险因素2分** | **D 每个危险因素5分** |
| □年龄 60~74 岁 | □脑卒中（1个月内） |
| □大手术（< 60min）* | □急性脊髓损伤（瘫痪）（1个月内） |
| □腹腔镜手术（> 60min）* | □选择性下肢关节置换术 |
| □关节镜手术（> 60min）* | □髋关节、骨盆或下肢骨折 |
| □既往恶性肿瘤 | □多发性创伤（1个月内） |
| □肥胖（BMI > $40kg/m^2$） | □大手术（超过3h）* |
| **C 每个危险因素3分** | |
| □年龄 ≥ 75 岁 | |

危险因素总分：_____

注：* 只能选择1个手术因素。

| VTE 的预防方案（Caprini 评分） | | | |
|---|---|---|---|
| 危险因素总分 | DVT 发生风险 | 风险等级 | 预防措施 |
| 0~1分 | < 10% | 低危 | 尽早活动，物理预防（  ） |
| 2分 | 10%~20% | 中危 | 药物预防或物理预防（  ） |
| 3~4分 | 20%~40% | 高危 | 药物预防和物理预防（  ） |
| ≥ 5分 | 40%~80%，死亡率1%~5% | 极高危 | 药物预防和物理预防（  ） |

表 3-23-3 padua 评分量表

| 危险因素 | 评分 |
| --- | --- |
| 活动性恶性肿瘤,病人先前有局部或远端转移和(或)6个月内接受过化疗和放疗 | 3 |
| 既往静脉血栓栓塞症 | 3 |
| 制动,病人身体原因或遵医嘱需卧床休息至少 3d | 3 |
| 有血栓形成倾向,抗凝血酶缺陷症,蛋白 C 或 S 缺乏,leidenV 因子,凝血酶原 G20210A 突变,抗磷脂抗体综合症 | 3 |
| 近期(小于等于 1 个月)创伤或外科手术 | 2 |
| 年龄大于等于 70 岁 | 1 |
| 心脏和(或)呼吸衰竭 | 1 |
| 急性心肌梗塞和(或)缺血性脑卒中 | 1 |
| 急性感染和(或)风湿性疾病 | 1 |
| 肥胖(体质指数 ≥ 30kg/m²) | 1 |
| 正在接受激素治疗 | 1 |

注: ≥ 4 分为静脉血栓栓塞症风险病人

## 【个性化护理案例解析】

### 案 例

冯先生,71 岁,3d 前因左股骨颈骨折在硬膜外麻醉下行左侧人工全髋关节置换术,今晨突感左侧小腿肿胀、疼痛,按之凹陷。左下肢深静脉超声检查示左腘静脉血栓形成(急性期)。针对冯先生问题,如何进行个性化护理?

**案例解析**

冯先生,人工全髋关节置换术后出现小腿肿胀、疼痛,按之凹陷等症状,左下肢深静脉超声检查示左腘静脉血栓形成(急性期)。冯先生目前的问题是人工全髋关节置换术后下肢深静脉血栓形成。

护理措施:

1. 密切观察病情变化。

2. 卧床休息 1~2 周,患肢高于心脏 20~30cm,禁止热敷、按摩,避免活动幅度过大,避免用力排便。

3. 进食低脂、高纤维食物,多饮水,保持大便通畅。

4. 缓解疼痛。

5. 遵医嘱正确应用抗凝药物。

6. 注意观察有无出血倾向。

7. 给予心理护理。

(叶 茂)

# 第二十四节 多重用药

老年人生理功能下降，且多病共存，不可避免要联合用药，常常导致一系列后果，如增加药物所致不良反应、药物相互作用、用药依从性降低，同时给家庭和社会带来较大的经济负担。因此，加强老年人多重用药的评估、识别和管理，减少药物不良反应的发生非常重要。

【概念】

多重用药(polypharmacy)通常是指老年人接受药物治疗时使用了一种潜在的不适当药物或者同时使用 ≥ 5 种药物，或老年人使用超出临床需要的药物。多重用药非常复杂，不仅仅是指老年人所服用的药物的数量，还涉及药物与药物之间的相互作用及其产生的不良反应等。

研究发现，老年人多重用药的比率在许多国家均很高，其中不适当用药又占有相当大的比例。所谓不适当用药，是指使用的该药物较容易造成药物的不良反应(adverse drug reactions，ADRs)。根据世界卫生组织(WHO)的定义，ADRs 是指人们为预防、诊断或治疗疾病而使用药物时所发生的任何有害或非期望的反应。

【流行病学资料】

老年人随着年龄的增加，生理功能逐渐减退，多半罹患多种慢性疾病，容易多病共存，因此多重用药的几率特别高，由此导致的 ADRs 也十分普遍。有研究报道：50% 以上的老年人同时使用 3 种药物，25% 以上的老年人同时使用 4~6 种药物，老年人平均用药量约是青年人的 5 倍以上，且用药时间较长，老年人药物不良反应的发生率比年轻人高 2~7 倍，60 岁者为 16.6%，80 岁者为 25%。

【常见原因】

老年人常存在多重用药，常见原因如下：

1. **多病共存** 衰老带来了许多慢性疾病和老年综合征，需要复杂的药物治疗。同时服用治疗每种疾病的药物，这是老年人多重用药最主要的原因。

2. **多科就诊** 专科化的单病种诊疗模式易导致老年人多重用药，甚至重复开药。

3. **用药来源较多** 除医生处方外，老年人还常自行购药或亲友赠药。

4. **医护人员缺乏老年药理学知识** 使用老年人不宜使用的药物。

5. **分享药物** 老年人之间的交流，听说某药治某病有效，未经医生允许，自行加药,或家中的剩药过多且常与家人或邻居分享自己的药物。

6. **老年人生理功能减退**　可因视力下降、记忆力下降、认知障碍等,导致重复用药。

【不良后果】

老年人多重用药可能导致以下不良后果:

1. **ADRs 的发生率升高**　老年人生理功能下降,对药物的代谢减慢,容易发生药物的中毒或不良反应,更何况老年的多重用药,除每种药物本身的不良反应外,药物与药物之间的相互作用有可能更加增强其药物的不良反应,加重 ADRs 的发生率。这也正是老年人 ADRs 发生率较成年人高的重要因素之一。

2. **老年综合征升高的风险**　老年综合征(geriatric syndromes)是指老年人由于多种疾病或原因造成的同一种临床表现或问题的症候群,常见的综合征有跌倒、痴呆、谵妄、抑郁、晕厥、疼痛、尿失禁、睡眠障碍、药物滥用等。多重用药后由于药物相互作用或药物作用叠加,一些老年综合征的风险大大增加,如老年人多重用药易引起意识混乱,进而导致老年谵妄的发生。另外,降压药、催眠药、利尿剂能够加大跌倒和骨折的风险。服用≥2 种作用于中枢神经系统药物的老年人跌倒风险升高 2.37 倍。

3. **影响老年人的生活质量**　老年人不适当的多重用药增加了老年病的管理费用,老年人的住院率、病死率、ADRs 发生率升高,老年人的医疗照顾费用上升,严重影响老年人的生活质量。

4. **浪费有限的医疗资源**　老年人群使用不适当的多重用药,常常造成药品的浪费,浪费了有限的社会资源。

5. **降低老年人的用药依从性**　增加药品错服、漏服的发生率。

【评估】

1. **多重用药评估的目的及意义**　多重用药评估在于减少老年人不适当用药,减少药源性疾病、药物不良反应、药物与药物相互作用、食物与药物相互作用及营养制剂与药物相互作用的发生,对降低老年人误服药概率、住院率、医疗费用、跌倒及其他潜在的危害有积极的作用,做好多重用药管理也有利于社会资源的合理应用。

2. **多重用药评估的内容**

(1)采集病史:病史是老年人多重用药评估的重要内容,需要采集以下几个方面的病史:①重点采集老年人的病史和用药现状,并考虑是否已经存在多重用药;②老年人是否服用非处方药物和补充替代治疗药物;③老年人是否有认知障碍,这可能影响其用药的正确性和依从性;④是否有人监督老年人用药;⑤老年人有无药物过敏史等。

（2）体格检查：对于联合用药的老年人，全面而有针对性的体格检查有助于发现 ADRs。①主要检查老年人直立性低血压（利尿剂、降压药、血管紧张素转换酶抑制剂或联合以上几种药物一起使用时）；②步态障碍（服用抗精神病药、抗癫痫药、抗抑郁药或其他已知的可引起跌倒的药物时）；③精神状态（服用抗胆碱能药、抗精神病药、抗抑郁药或催眠药时，比较服药前后精神状态的改变）；④便秘（使用麻醉镇痛药物时）；⑤广泛性皮疹（药物变态反应）；⑥心律失常和视觉改变（使用地高辛时）；⑦出血情况（使用抗血小板、抗凝剂的老年人）等。

（3）辅助检查：主要包括电解质、尿素氮和肌酐，肝功能，甲状腺功能，全血细胞计数，国际标准化比值（international normalized ratio，INR）及血清药物浓度等。此外，还要注意一些辅助检查的正常参考值，如肾小球滤过率（glomerular filtration rate，GFR）与年龄相关。

【鉴别标准】

临床上，用于鉴别多重用药的标准主要包括：

1. 没有明确的用药指征用药。

2. 运用与治疗手段等效的药物治疗相同的疾病。

3. 所用药物之间存在药物相互作用。

4. 使用不适当的剂量。

5. 用其他药物治疗某种药物引起的不良反应。

【护理管理】

1. 管理原则

（1）识别老年人多重用药及其影响因素，进行适当的干预和处理。

（2）定期评估老年人的用药情况，防止多重用药。

（3）降低老年人 ADRs 发生率、住院率、病死率及医疗相关费用，提高老年人的生活质量。

2. 避免多重用药的方法

（1）在诊断及病因还没有确定之前，不要随意给药；确定病因之后，先尽量以非药物手段治疗老年人。

（2）确定药物适应证，用药之前，应仔细评估是否有潜在的影响疗效的疾病。

（3）熟悉所开处方药物的药理作用、不良反应及禁忌，未经评估禁止用一种药物来治疗另一种药物的不良反应。

（4）尽可能一种病只给一种药及一天服药一次。

（5）避免新处方药物与已用药或目前的疾病间的不良交互作用。

（6）定期或常规检查老年人用药的疗效及不良反应。

（7）每次就诊要清理老年人服用的全部药物，及早停止并丢弃不需要或者没有疗效的药物。

（8）按体重或标准公式计算药量,还要考虑肝肾功能。

（9）指导老年人及其照者正确使用药物,药品的标识要清楚。

3. **多学科干预**　多学科团队是老年医学的核心技术之一,多学科团队的干预有利于避免老年人在科室间奔波。

（1）医生、药师联合指导老年人及其家属遵医嘱服药,详细掌握老年人用药情况及用药史,评估老年人用药效果,监测药物与药物、药物与疾病和药物与营养物之间的相互作用,药物不良反应及治疗失败,调整用药,有利于做好多重用药不良反应管理。

（2）护理人员要详细了解老年人的视力、听力、阅读理解能力、记忆力、吞咽功能,了解老年人文化程度、饮食习惯、家庭经济状况,从而全面评估老年人的用药情况。密切观察药物不良反应,及时处理不良反应。开展健康教育,建立合作性的护患关系,帮助老年人保管药品,定期整理、及时与医生、药师沟通,以提高老年人服药的依从性。鼓励老年人首选非药物性治疗措施,加强老年人用药的解释工作,指导老年人不随意购买及服用药物,加强家属的安全用药知识教育等。

【口服给药法】

口服给药法（administering oral medications）是最常用、最方便且经济和安全的给药方法。常用的口服给药法包括服用片剂、胶囊、丸剂、溶液等。

1. **目的**　药物经口服后被胃肠黏膜吸收入血液循环,达到局部或全身,以达到减轻症状、治疗疾病、维持正常生理功能、协助诊断和预防疾病的目的。

2. **评估**

（1）评估老人的一般状况:了解老人的病史,仔细核对其病情、年龄、意识状态、治疗情况和诊断。

（2）评估老人的吞咽能力,如有无口腔、食管疾患,有无恶心、呕吐状况等。

（3）评估老人的自理能力、对药物的相关知识了解程度、心理状态及遵医行为。

3. **用物准备**　药箱（其中包括药物、药匙、量杯、滴管、乳钵、纱布或小毛巾、包药纸等）,药盒,口服药医嘱单和温开水等。

4. **操作要点**

（1）核对、评估:向老人解释服药目的、方法、注意事项和配合要点,取得合作。

（2）护理人员准备:洗手、戴口罩,备齐用物。

（3）备药:①核对口服药医嘱单后,开始准备药物,一般准备一天的药量即可,根据老人的情况也可准备一周的服用药量。②备药时先摆固体药物,后摆水剂及油剂。取固体的药片、药粉和胶囊时应使用药匙,同一老人的数种药物可放入同一个药杯中,鼻饲或有食管静脉曲张的老人,其所服药物需研碎。③摆水剂时应使用量杯。药水摇匀后,左手持量杯,拇指指在所需刻度,举起量杯使刻度与眼平齐;右手持药瓶,缓慢倒出药液,倒毕用湿纱布擦净瓶口,放回原处。同时有多种水剂时,应分别倒入不同的药杯中,更换药液品种时应洗净量杯。药液不足 1ml 时,以滴为单位(1ml=15 滴)。为使药量准确,应将药液滴入盛好凉开水的药杯内,以避免药液黏附在药杯壁上而浪费药液。④药物准备好后,须再核对一遍,确认无误后方可给老人。

(4)发药:在规定时间内携药物、口服药医嘱单至老人旁,再次核对口服药医嘱单、老人姓名,无误后发药,同一老人的所有口服药应一次给予老人,以免错拿或漏拿。发药后,亲自看到老人服药(特别是麻醉药、催眠药及抗肿瘤药)后方可离开。

5. **评价**

(1)操作方法正确,药物无污染。

(2)老人了解有关知识并能配合操作。

6. **注意事项**

(1)操作前:对不能自行服药的老人应喂药;对鼻饲的老人应把药物研碎后经鼻胃管注入。

(2)操作时:

1)老人因故不在时,应将药物带回妥善保管,适时再发放或交班;更换药物或停药时,应及时告知老人;遇老人对药物有疑问时,应重新核对,确认无误后方可让其服用。

2)注意不同药物的服用方法和服用时间,并对老人进行健康指导:①对牙齿有腐蚀作用的药物,如酸类和铁剂,应用吸水管吸服,以保护牙齿,服后漱口。②缓释片、肠溶片、胶囊吞服时不可嚼碎;舌下含服的药物应放于舌下或两颊黏膜与牙齿之间待其溶化,不可吞服。③健胃药宜在饭前服,助消化药及对胃黏膜有刺激性的药物宜在饭后服,催眠药在睡前服,驱虫药宜在空腹或半空腹时服用。④服用呼吸道黏膜安抚剂和止咳药后,不宜立即饮水。⑤抗生素及磺胺类药物应准时服药,以保证有效的血药浓度。⑥某些磺胺类药物经肾脏排出,尿少时易析出结晶堵塞肾小管,应鼓励老年人服药后多饮水。⑦服强心苷类药物时,需加强对心率及节律的监测,脉率低于 60 次/min 或节律不齐时应暂停服用,并告知医生。

(3)操作后:待老人服用药物后,密切观察药物的疗效和不良反应,并做好记录。

(刘丽娟)

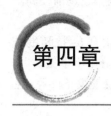

# 第四章 老年人常见疾病的护理

## 第一节 呼吸系统常见疾病的护理

呼吸系统疾病是老年人的常见病和多发病,随着我国老年人口比重的增加和老龄化进程的加速,罹患呼吸系统疾病的老年人口数量庞大并且逐年增加。2016 年中国统计年鉴显示,呼吸系统疾病在城市和农村人口的主要疾病死亡率中分别为 69.03% 和 81.72%,均居第四位,仅次于恶性肿瘤、脑血管疾病和心血管疾病。

随着年龄的增长,人体参与呼吸运动的肌肉力量逐渐减弱,会出现呼吸幅度减弱、呼吸效率降低,肺功能逐渐降低。同时,其他相关器官、系统的老化也会对呼吸系统造成重要影响,如老年人免疫系统功能下降、抵抗力降低,使得肺部感染发生率升高;老年人的心功能降低,会大大增加肺血管相关疾病如肺栓塞的风险;老年人神经系统的退化会直接影响其对呼吸系统疾病的感觉和认知,容易错过最佳的治疗时机。综上所述,呼吸系统疾病多随增龄而容易迁延,常见慢性疾病包括慢性支气管炎、慢性阻塞性肺疾病、支气管哮喘、支气管扩张和肺结核等。老年呼吸系统疾病表现的症状体征多不典型,常常多病共存,同时有病情重、变化快、病程长、预后差的特点。

### 一、老年慢性阻塞性肺疾病的护理

慢性阻塞性肺疾病(chronic obstructive pulmonary disease,COPD)简称慢阻肺,是一种以气流受限的不完全可逆为特征的慢性肺部疾病,气流受限呈进行性发展,与气道和肺对有害颗粒或有害气体的慢性炎症反应增强有关。COPD 与慢性支气管炎和肺气肿密切相关,并可因呼吸功能不全导致肺动脉高压,发展为慢性肺源性心脏病和右心功能衰竭。

COPD 目前居全球死亡原因的第四位。WHO 公布,至 2020 年 COPD 将位居世界疾病经济负担的第五位。据 WHO 统计,COPD 在中国疾病负担排名中居第一位。我国流行病学调查显示,40 岁以上人群的 COPD 患病率为 9.9%,

已成为严重的公共卫生问题。随着年龄的增长,COPD的发病率也逐渐提高。

【病因及发病机制】

1. **遗传因素** COPD是一种多基因疾病,已知的遗传因素有α-抗胰蛋白缺乏,引起弹性蛋白酶抑制作用减退,引起肺气肿,但中国人群中不多见。

2. **环境因素** 主要为吸烟,其次为大气污染、职业粉尘及气象条件等,在长期反复刺激下导致气道慢性炎症及氧化与抗氧化失衡。

3. **老年性肺气肿** 随着年龄的增长,肺脏的功能逐年降低,生理性的老化造成肺泡腔扩大及肺弹性丧失,被称为"老年性肺气肿"。

4. **感染** 减退的肺功能及免疫力使老年人对各种烟雾等有害颗粒刺激的异常炎症反应更加强烈,造成老年人更易发生COPD。感染被认为是诱发COPD急性加重的重要因素。

【临床表现】

主要表现为慢性咳嗽、咳痰、气促或呼吸困难,慢性咳嗽通常为首发症状,气短、呼吸困难是COPD的标志性症状,是导致老人焦虑不安的主要原因。老年病人COPD特点是:

1. **呼吸困难更突出** 尤其是高龄老人。

2. **机体反应能力差** 典型症状弱化或缺如,如咳嗽、咳痰症状不明显,在急性感染时体温不升、白细胞不高等。

3. **易反复感染,并发症多** 其中心血管系统疾病是最重要的并发症,是导致COPD老人死亡的首要原因。

【实验室及其他检查】

肺功能检查是COPD诊断的金标准,用于判断病程和预后。影像学检查主要表现为过度充气,血气分析可判断呼吸衰竭情况,通过痰培养可以检出病原菌。

【护理评估】

老年COPD评估是根据老人的临床症状(改良版英国医学研究委员会呼吸问卷、COPD病人自我评估测试问卷)、急性加重风险(上一年发生急性加重的次数和因急性加重住院次数)、肺功能异常的严重程度($FEV_1$占预计值百分比)及并发症情况进行综合评估,其目的是确定疾病的严重程度,包括气流受限的严重程度、老人的健康状况和未来急性加重的风险程度,最终目的是指导治疗。

【治疗要点】

COPD按病程可分为稳定期和加重期。

(一)急性加重期治疗

首先确定老年COPD急性加重的原因,最常见的原因是支气管感染,应注意与充血性心力衰竭、胸腔积液、肺栓塞、心律失常鉴别。根据严重程度决定住院或在家治疗。

1. **院外治疗**　适当增加既往雾化吸入支气管扩张剂的量和频率,可增加抗胆碱能药物的使用。全身使用糖皮质激素可加快病情缓解和肺功能恢复,出现感染加重或症状加重应给予抗生素治疗。

2. **住院治疗**　评估严重程度;合理氧疗并监测血气分析结果;局部和全身应用支气管扩张剂;全身应用糖皮质激素可促进肺康复和减少肺功能下降的程度;密切观察感染征象;积极、合理使用抗生素;考虑应用无创或有创机械通气辅助呼吸治疗(图 4-1-1,图 4-1-2);适当补充液体及维持水电解质平衡,补充营养;警惕血栓形成;积极排痰治疗,处理伴随疾病及并发症。

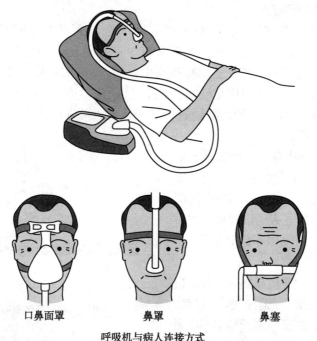

口鼻面罩　　　　鼻罩　　　　鼻塞

呼吸机与病人连接方式

图 4-1-1　无创机械通气治疗

无创机械通气治疗:无需建立人工气道(如气管插管等)的机械通气方法,通过口鼻面罩或鼻罩等方法与呼吸机相连,采用气道内正压通气进行辅助通气治疗。

有创机械通气治疗:通过建立人工气道(经鼻或口气管插管、气管切开)进行机械通气的方式。

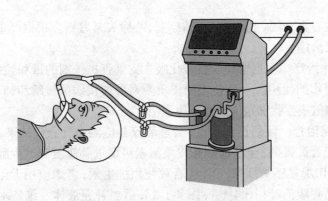

图 4-1-2 有创机械通气治疗

### (二)稳定期治疗

指导老人戒烟、脱离诱发 COPD 的危险环境;应用吸入型支气管扩张剂和口服茶碱类药物;合理应用糖皮质激素减少肺功能下降的速度;应用祛痰剂利于痰液排出;施行长期家庭氧疗提高生存期;高碳酸血症者可应用无创机械通气辅助通气治疗;应用免疫调节治疗、注射流感疫苗减少疾病发作次数;积极进行肺康复治疗提高生活质量;有适应证老人可进行肺减容术等。

**【护理措施】**

1. **运动与休息** 急性期老人应给予半卧位或舒适体位,为缓解呼吸困难必要时也可给予身体前倾位(图4-1-3)。缓解期老人可以视病情安排适当活动量,活动以不感到疲劳、不加重症状为宜。

2. **饮食** 进食高热量、高蛋白质、高维生素饮食;避免过冷、过热、生硬、咖啡、浓茶等刺激性食物,蛋

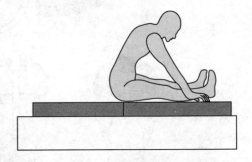

图 4-1-3 身体前倾位

白质摄入量为 1.2~1.5g/(kg·d),以优质蛋白为主。每日服维生素 C 100mg、维生素 A 5000U,增强支气管黏膜上皮的防御功能。必要时进行肠外营养。

3. **氧疗** 急性期可用无创呼吸机或有创呼吸机给氧,稳定期可给予每日低流量吸氧大于 15h 的氧疗措施,使 $P_aO_2 \geqslant 60mmHg$ 或 $S_aO_2 \geqslant 90\%$,以改善低氧,预防并发症,提高生活质量,降低病死率。

4. **有效排痰** 老年人因咳痰无力,常出现排痰困难,应鼓励老人摄入足够水分,并通过雾化吸入(图4-1-4)、更换体位、胸部叩击(图4-1-5)、使用机械排痰机(图4-1-6,图4-1-7)、体位引流(图4-1-8)等方法促进排痰。

胸部叩击：老人取坐位或侧卧位，操作者将手固定成背隆掌空状，即手背隆起，手掌中空，手指弯曲，拇指紧靠示指，有节奏地从肺底自下而上，由外向内轻轻叩打。边叩边鼓励老人咳嗽。注意不可在裸露的皮肤、肋骨上下、脊柱、乳房等部位叩击。

机械振动排痰机(手柄式)：通过机械振动起到松动痰液而利于咳出。

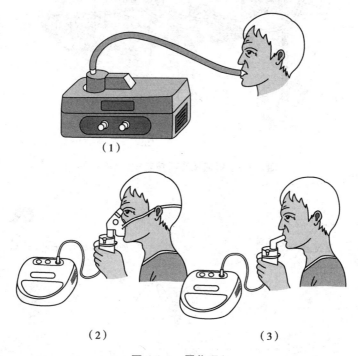

（1）

（2）　　　　　　　　（3）

图 4-1-4　雾化吸入

（1）超声雾化吸入　（2）空气压缩泵经口鼻雾化吸入　（3）空气压缩泵经口雾化吸入

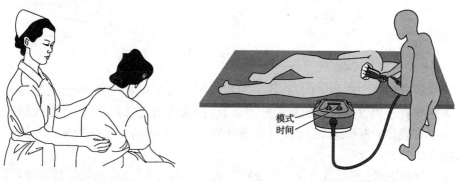

图 4-1-5　胸部叩击　　　　　　图 4-1-6　机械振动排痰机(手柄式)

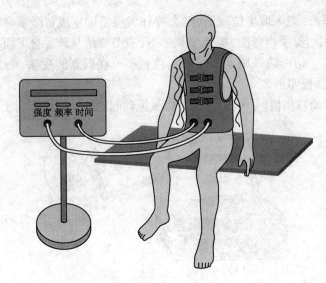

图 4-1-7 呼吸震荡排痰系统（背心式）

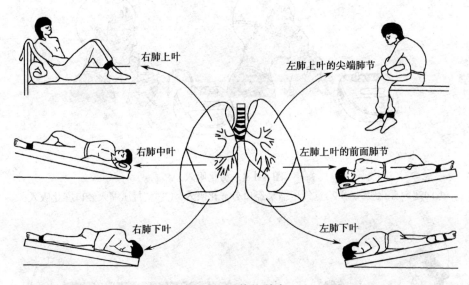

图 4-1-8 体位引流

　　呼吸震荡排痰系统（背心式）：根据模拟正常生理咳嗽的原理，通过将老人所穿背心用管路连接到高速脉冲泵上，并快速地充气和放气，使老人胸壁发生有规律的舒张运动，促使呼吸道黏液及各个肺叶深部代谢物松弛并易于排出体外。

　　体位引流：利用重力作用促使呼吸道分泌物流入气管、支气管排出体外，肺部病变部位不同，引流体位不同。

**5. 用药护理** 常用药物有支气管扩张剂、糖皮质激素、止咳药及祛痰药。老年人基础疾病多,病情复杂且危重程度高,抗感染治疗时一般首选静脉滴注给药,用药宜充分,疗程应稍长,且治疗方案应根据监测结果及时调整。

(1)支气管扩张剂:支气管扩张剂是控制 COPD 症状的主要治疗药物。包括 $\beta_2$ 肾上腺素受体激动药、抗胆碱能药和茶碱类药。$\beta_2$ 受体激动药定量吸入作为首选,大剂量使用可引起心动过速、心律失常,长期使用可发生肌肉震颤。老年人对抗胆碱能药敏感性增强,可加强支气管扩张作用,引起口干、口苦、头痛、排便困难或尿失禁;如合并前房角狭窄的青光眼,或因前列腺增生而尿道梗阻者应慎用。茶碱类药使用过程中要监测血药浓度,当大于 15mg/L 时,恶心、呕吐等不良反应明显增加,应用西咪替丁、大环内酯类药物、氟喹诺酮类药物可使茶碱类血药浓度增加;老年病人肝、肾功能衰退,会影响茶碱类药物在体内的代谢,再加上老年人基础疾病较多,同时服用多种药物会有药物相互作用,应防止中毒现象的发生。

(2)糖皮质激素:COPD 加重期住院老人宜在应用支气管扩张药的基础上,口服或静脉滴注糖皮质激素,采用足量、短期冲击应用,不适合长期应用,防止出现消化道出血等并发症。吸入剂型联合 $\beta_2$ 受体激动剂可减少肺功能下降速度,其使用可引起老年人高血压、白内障、糖尿病、骨质疏松及继发感染等。不推荐长期口服糖皮质激素,长期吸入仅适用于有症状且治疗后肺功能有改善者。

(3)祛痰药:盐酸氨溴索为润滑性祛痰药,不良反应轻;溴己新偶见恶心、转氨酶增高,老年胃溃疡者慎用。

(4)抗菌药:COPD 加重期住院老人抗感染治疗具有重要作用。老年 COPD 病人由于基础疾病多,住院使用抗生素次数较年轻人多,故肺部感染情况可能更重,易合并真菌感染,且在感染时老年人临床表现比较隐匿,免疫功能较差,选用抗生素剂量要充分,疗程不宜太短,同时要防止可能产生的不良反应。

**6. 肺康复** 康复治疗可以使进行性气流受限的老人改善活动能力、提高生活质量。主要包括呼吸生理治疗、肌肉训练、营养支持等。①呼吸生理治疗能帮助老人咳嗽、用力呼气,促进痰液排出,如有效咳嗽、缩唇呼吸(图 4-1-9)。②肌肉训练方面包括全身肌肉训练(步行、踏车、太极拳、跑步、游泳等)和呼吸肌运动训练,如腹式呼吸(图 4-1-10)、对抗阻力呼吸(图 4-1-11),也可以根据老人

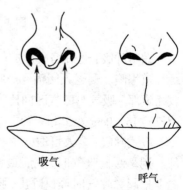

图 4-1-9 缩唇呼吸

情况将缩唇呼吸配合肢体动作，形成全身性呼吸体操进行呼吸肌运动训练。呼吸操组合可以有种类、节数的多种变化，如9节呼吸操、4节呼吸操（图4-1-12）等。③营养支持能保持理想的 BMI 值、避免过高热量、高碳水化合物摄入，以免产生过多二氧化碳。

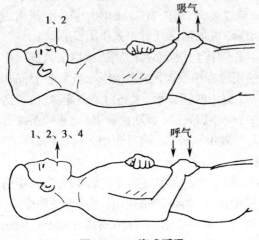

图 4-1-10　腹式呼吸

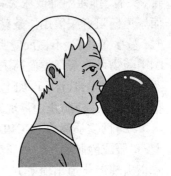

图 4-1-11　对抗阻力呼吸

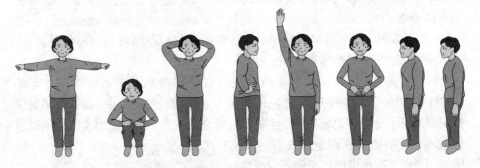

图 4-1-12　全身性呼吸体操

　　缩唇呼吸：通过缩唇形成的微弱阻力来延长呼气时间，增加气道压力、延缓气道塌陷。嘱老人闭嘴经鼻吸气，然后通过缩唇（吹口哨样）缓慢呼气，同时收缩腹部。吸气与呼气时间比为1∶2或1∶3。缩唇的程度与呼气流量以能使距口唇15~20cm处、口唇等高水平的蜡烛火焰随气流倾斜又不至于熄灭为宜。

　　腹式呼吸：老人可取立位、平卧位或半卧位，两手分别放于前胸部和上腹部。用鼻缓慢吸气时，膈肌最大程度下降，腹肌松弛，腹部凸出，手感到腹部向上抬起。呼气时经口呼出，腹肌收缩，膈肌松弛，膈肌随腹腔内压增加而上抬，推动肺部气体排出，手感到腹部下降。

对抗阻力呼吸：选合适的气球、玻璃瓶或塑料瓶，容量不小于800~1000ml。先深吸气，然后含住气球或瓶子进气口，尽力把肺内气体吹入气球或瓶子内，直到吹不出气时为止。

全身性呼吸体操，4节呼吸操：①扩胸深吸气，下蹲慢呼气；②抱头吸气，转体呼气；③单举上臂吸气，双手压腹呼气；④腹式缩唇呼吸。

**7. 心理护理**　约50%的COPD老人与焦虑、抑郁状态共存。缺氧、高（低）碳酸血症可引起COPD者的恐慌发作，过度通气导致$PaCO_2$减低，引起呼吸性碱中毒、脑血管收缩，产生焦虑症。部分老人可引起期待性焦虑。一些治疗COPD的药物，如$\beta_2$受体激动剂、茶碱、大剂量糖皮质激素均可引起焦虑。以上心理问题会使COPD老人变得畏缩，与外界隔离，对自己的生活满意度下降，同时会进一步加重失眠。医护人员应与家属相互协作，指导老人与他人互动的技巧，鼓励参加各种团体活动，发展个人的社交网络，情绪的改善和社交活动的增加可有效改善睡眠的质量。

**8. 健康教育**

（1）疾病知识讲解：为老人讲解老年COPD的诱发因素、临床表现、防治措施等基础知识；教育和督促老人戒烟；教会老人和家属家庭氧疗的方法及保持持续低流量吸氧等重要性和注意事项；遵医嘱正确使用吸入和口服剂型用药，家中禁用镇静药，慎用止咳药，避免抑制咳嗽，加重呼吸困难；指导老人出现咳嗽、气喘加重时应及时就医，定期随访；嘱老人保持良好的心态。

（2）生活指导：保持室内空气流通，老年人居室温度冬季一般保持在22~24℃，夏季26~28℃为宜，相对湿度50%~70%。尽量避免或防止粉尘、烟雾及有害气体吸入；根据气候变化及时增减衣物，避免受凉感冒；在多雾、雨雪天气不要外出，可在室内活动；进食高热量、高蛋白、高维生素饮食，其中优质蛋白占50%以上，避免摄入刺激性、产气或引起便秘的食物。

（3）康复训练指导：包括骨骼肌运动训练和呼吸肌运动训练两个方面。骨骼肌运动训练项目包括步行、踏车、太极拳、老年体操等，注意训练强度应为无明显呼吸困难情况下接近老人的最大耐受水平，不感到疲劳为宜。呼吸肌运动训练包括腹式呼吸、缩唇呼吸、对抗阻力呼吸、全身呼吸体操，对病情较重、不能或不愿参加以上几种呼吸肌锻炼者还可使用各种呼吸训练器，如膈肌起搏器等。

## 二、老年肺炎的护理

老年肺炎（elderly pneumonia）即65岁以上老年人所患肺炎，是指各种病原体引起的老年肺实质性炎症，其中细菌性感染最常见。

老年肺炎是老年人群中最常见和最重要的感染性疾患，占老年感染性疾病的54%。由于人口老龄化的迅速进展和细菌对抗生素耐药性的不断增加，本病的发病率和病死率至今仍居高不下，而且经常参与其他危重晚期病人的终末结局。由于老年肺炎起病隐匿，临床症状不典型，合并慢性基础疾病多，故多数病例易误诊为其他疾病。此外，因老年人机体抵抗力下降，重要脏器功能逐渐衰退，对药物的吸收、代谢、分布、作用与青壮年不同，所以老年肺炎防治，越来越受到关注。

**【病因及发病机制】**

1. **危险因素** 老年人上呼吸道黏膜和腺体萎缩，喉头反射与咳嗽反射减弱，呼吸肌萎缩，小气道周围弹性减弱等呼吸道组织结构和功能的改变均影响异物和分泌物的排出，易导致感染。合并一种或多种慢性基础疾病易导致老人肺部感染率增加。老龄化带来的免疫老化也促进了老年人呼吸道感染的发生。另外，长期吸烟、口腔卫生差、各器官功能下降、御寒能力降低、容易受凉感染、行动障碍、卧床时间长、长期使用安眠药等均可增加老年人肺炎的易感性。

2. **老年肺炎病因学特点** 大部分为感染性肺炎，细菌性肺炎占主要地位，受生活环境和机体状态影响大。

3. **分类** 主要分为老年社区获得性肺炎、老年医院获得性肺炎、非典型致病菌肺炎、混合细菌感染和耐药菌株感染、超广谱耐药菌株感染、厌氧菌感染等。

**【临床表现】**

1. **起病隐匿** 多无发热、咳嗽、咳痰等典型肺炎症状。老人最常表现为健康状况逐渐恶化，包括食欲减退、畏食、恶心、呕吐、腹痛、腹泻、倦怠、尿失禁、头晕、急性意识模糊、体重减轻、精神萎靡或跌倒等非特异性症状；老年肺炎的早期表现多为心动过速、呼吸急促；另一方面表现为基础疾病的突然恶化或恢复缓慢，如心力衰竭在适当治疗中仍反复发或加重。

2. **临床表现不典型** 老年肺炎缺乏典型体征，极少出现典型肺炎的语颤增强，支气管呼吸音等肺实变体征。可出现脉速、呼吸快、呼吸音减弱、肺底部可闻及湿啰音，易与并存的慢性支气管炎、心衰等相混淆。有时因老人临床表现不典型，医生缺乏经验而造成漏诊或误诊，导致老年肺炎的早期确诊率低于非老年组。

3. **并发症多** 老年病人重要器官储备功能差，易合并各种并发症。最常并发呼吸衰竭和心力衰竭，约1/3老年肺炎病人特别是年龄 > 85岁者易并发急性意识障碍和精神障碍，如谵妄等。其他并发症如酸碱失衡、水电解质紊乱、消化道大出血、急性心梗及多器官功能衰竭常见。

**【实验室及其他检查】**

1. **炎症标志物** 老年肺炎病人外周血白细胞和中性粒细胞敏感性下降，如衰弱、重症和免疫功能低下的老年病人白细胞总数可以不高，多有中性粒细胞升高和核左移。所以老年肺炎需借助其他炎症指标进行综合判断。降钙素原(procalcitonin, PCT)现已被认为是一项诊断和监测细菌性感染的重要参数,在细菌性感染的诊断、严重程度判断和随访等方面有重要价值。

2. **X线检查**　胸部影像异常是肺炎诊断和疗效判定的重要标志,80%以上老年肺炎表现为支气管肺炎,少数呈节段性肺炎。如为金黄色葡萄球菌与厌氧菌性肺炎,致病菌易侵犯胸膜形成脓胸和脓气胸改变。老年肺炎病灶消散较慢,易吸收不全而形成机化性肺炎。

【治疗要点】

一旦确诊老年肺炎即应住院治疗,老年肺炎的抗菌治疗原则上仍遵循"早期、适当、足量、短程"原则,如果能确定病原体,则针对性治疗;如果不能确定病原体,则尽量选择抗菌谱广、耐药少、作用快、毒性小、排泄快的抗生素,治疗时充分考虑致病菌的种类和血药浓度与不良反应。宜选用静脉给药途径;合并心力衰竭的老人,应控制输液量;选择抗生素时应注意对基础疾病的影响,以及与其他药物的相互作用。

【护理措施】

1. **休息与活动**　急性期应卧床休息,仰卧时抬高床头60°(图 4-1-13);侧卧时抬高床头15°(图 4-1-14);如并发感染性休克者取仰卧中凹位(图 4-1-15);长期卧床者若无禁忌抬高床头30°~45°,减少吸入性肺炎的发生。

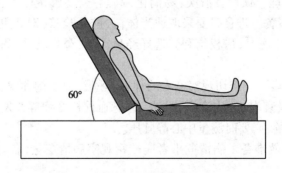

图 4-1-13　仰卧时抬高床头 60°

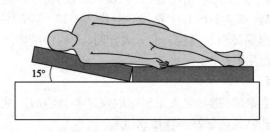

图 4-1-14　侧卧时抬高床头 15°

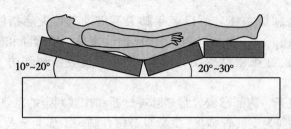

10°~20°　　　　　20°~30°

图4-1-15　仰卧中凹位

2. **纠正缺氧**　一般采用鼻导管或面罩给氧,使 $PaO_2 \geqslant 60mmHg$ 或 $SaO_2 \geqslant 90\%$。若仅为低氧血症,给予较高浓度吸氧(40%~60%);若伴有二氧化碳潴留应采取低浓度 < 35% 持续给氧;重症肺炎老人必要时可应用无创或有创机械通气治疗。

3. **促进排痰**　老年人咳嗽反射减弱,咳嗽无力、失水等原因使痰液黏稠不易咳出,进而阻塞支气管并加重感染。口服和静脉补充水分是稀释痰液最有效的方法,应注意记录出入液量,静脉补液注意控制速度,鼓励和指导老人进行有效咳嗽、深呼吸,翻身叩背,体位引流,机械排痰机排痰,使用祛痰剂、雾化吸入,必要时吸痰等方法促进痰液排出。

4. **口腔护理**　定期检查口腔状态,对有口腔黏膜糜烂、口腔溃疡和有感染者应给予及时处理;防止吸入性肺炎及口腔菌进入肺部,加重感染。

5. **饮食护理**　饮食宜清淡、易消化,高热量、足够蛋白质、充足的维生素及水分,少量多餐。进食时要采取适当体位,防止呛咳;对严重吞咽困难和已发生误吸的老年病人,应权衡利弊选择经鼻胃管、鼻胃肠管、胃肠造瘘管等进行管饲。

6. **病情观察**　应密切观察老人的神志、呼吸、血氧饱和度、血压及心律等变化,警惕呼吸衰竭、心力衰竭、休克、静脉血栓栓塞症等并发症的发生。准确记录出入液量、必要时测量中心静脉压。

7. **做好急救准备**　病情危重者应严密观察病情变化,备好急救药品、物品等。

8. **高热护理**　高热最好备冰毯(全自动控温仪)持续恒定物理降温,或给予温水擦浴、冰袋(图4-1-16)、冰囊、冰帽(图4-1-17)等降温措施。以逐渐降温为宜,防止体温骤降引起虚脱。老人大汗时,及时协助擦汗和更换衣物,休克时注意保暖,慎用退热剂。

9. **药物护理**

(1)应用抗生素前,指导老人正确留取痰培养、痰涂片、病理等各种标本,检查病原菌;按药物说明做好药物敏感试验。

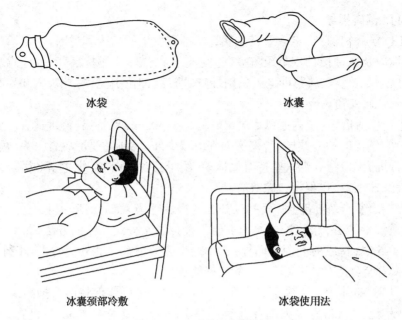

冰袋　　　　　　　　　　冰囊

冰囊颈部冷敷　　　　　　　冰袋使用法

图 4-1-16　冰囊、冰袋降温

（2）遵医嘱按时应用抗生素，首选静脉给药，做到现用现配，合理安排给药时间，注意与其他药物之间的相互作用。

（3）老年人应用抗菌药物时不良反应发生率明显升高，因此需加强对药物不良反应的监测。如强效镇咳药抑制咳嗽中枢，镇静剂、安定剂抑制呼吸中枢、咳嗽和呕吐反射，使痰液不能有效咳出，导致气道阻塞及感染加重；应用广谱抗生素可引起菌群失调、假膜性肠炎或二重感染；氨基糖苷类药物可引起肾功能损害；喹诺酮类药物可能会出现头晕、意识障碍等中枢神经系统症状；大环内酯类药物易引起胃肠道反应和肝功能损害等。

（4）停用或少用抗精神病药物、抗组胺药物和抗胆碱能药物。

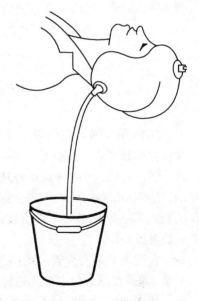

图 4-1-17　冰帽降温

10. **心理调适**　老年肺炎治疗见效慢、易反复，容易产生忧郁、烦恼、焦虑等心理问题，应关心、安慰老人，耐心倾听老人的主诉，细致解释老人提出的问题。尽可能帮助和指导老人采取积极有效的治疗和护理，使其以积极的心态配合医护工作，尽早康复。

**11. 健康指导**

（1）疾病知识：向老人及其家属介绍肺炎发生的病因和诱因、早期治疗的重要性以及通过接种疫苗预防肺炎。老年人须谨慎应用抗菌药，并注意观察毒副反应。教会家属帮助老人采用翻身、叩背、体位引流、雾化吸入和家庭氧疗改善肺通气和氧合。

（2）生活指导：室内通风 2 次 /d，每次 15~30min，保持温、湿度适宜。少去人多、空气污染的公共场所，恶劣天气应减少外出，预防受凉感冒。为增强机体的抵抗力，应指导老人坚持有氧运动，给予富含蛋白质、维生素和微量元素的饮食，戒烟忌酒、保持口腔清洁卫生。

（3）康复训练：老年肺炎病人如合并慢性呼吸衰竭，其呼吸肌疲劳无力，有效通气量不足，康复护理尤为重要。教会老人腹式呼吸的方法，最好每日锻炼 3~5 次，持续时间因人而异，以不产生疲劳为宜。此外，可配合步行、老年体操等全身运动，以提高老人的通气储备。

（4）长期卧床老人预防吸入性肺炎的发生：尽可能保持床头抬高 > 45°，每次喂食前 30min 给老人翻身、叩背、吸痰，待老人平稳约 5min 后进餐，避免餐中、餐后吸痰等引起反流。留置胃肠管进行肠内营养者，每次喂食前检查营养管深度和位置，喂食前查看胃残余量，每次喂食 200~300ml，每次喂食前后用温水冲洗营养管，按照产品说明书的要求定期更换营养管。

（孙龙凤）

# 第二节　循环系统常见疾病的护理

2015 年我国人均预期寿命为 76.34 岁，80 岁以上人群死亡人数大幅度增加。大多数死亡和残疾原因是与年龄相关的慢性非传染性疾病，其中心脑血管疾病占首位，2015 年城市心脑血管病死亡的构成比为 45.01%。在美国和欧洲，心脑血管疾病死亡约占全部死亡的 50%，高于我们国家。缺血性心脏病的死亡率受年龄影响非常明显，随着人口老龄化，全球的缺血性心脏病死亡人数继续增加。

我国人群的心血管病患病率、发病率及其危险因素水平也呈不断上升的趋势，随着我国人口老龄化趋势的加快，老年心血管疾病日益突出，并成为我国老年人群中致残致死的重要原因。老年心血管疾病主要包括冠心病、高血压、心力衰竭、心律失常、老年退行性心脏瓣膜病和血脂异常等。

冠心病是目前世界范围内危害最大的心脏病，是目前中国成人心脏病住院和死亡的第一位原因，其发病率和死亡率在我国依然呈上升趋势，60 岁以上人群冠心病的患病率增加约 3 倍。随着冠心病治疗效果持续改善，越来越多的病人在急性期存活,而以慢性疾病状态下生存很多年,因此大约有 30% 的心脏病病人年龄 ≥ 70 岁,是老年人群中的主要疾病负担。2015 年发布的资料表明,我国高血压的患病率为 25.2%,高血压病人有 2.7 亿。随着年龄增长,高血压呈持续增加趋势,60 岁以上人群高血压患病率接近 60%。老年高血压病人合并至少一个其他心血管危险因素的比例为 85.9%。这种增高的高血压发病率是导致心脑血管疾病增加的主要原因。老年心力衰竭的问题也越趋严重,中国心力衰竭注册研究显示心衰病人的平均年龄为(66 ± 15)岁,呈上升趋势,而在 85 岁及以上的人群中约 1/7 的病人有心力衰竭。老年心衰病人的共病患病率较高,常伴有高血压、冠心病、房颤等疾病。心衰也是导致老年人再住院和死亡的主要原因。其他疾病如老年退行性瓣膜病变,老年心律失常中的慢性心房纤颤,老年人的血脂异常等,比较常见和高发,需要密切关注并应给予积极干预。本节将重点讨论老年高血压、冠心病和心力衰竭的护理。

## 一、老年高血压的护理

高血压(hypertension)是以体循环压力增高为主要表现的一组临床综合征,是最常见的一种心血管疾病。高血压在临床上可以分成两大类,即原发性和继发性高血压。原发性高血压病因不清,又称为高血压病,占高血压的 90% 以上,且随着年龄的增加而增加,是老年人中最常见的疾病。继发性高血压常可以查出明确的病因。高血压是动脉粥样硬化的重要危险因素,长期慢性高血压可以显著增加老年人缺血性心脏病、脑卒中、肾功能不全等重要靶器官损害的风险,是老年人致死、致残的一个重要原因。

【病因及发病机制】

高血压病的病因目前尚不明确,发病机制也不十分清楚。一般认为是在一定的遗传因素基础上,由于多种后天的环境因素共同作用使正常的血压调节机制失代偿导致。可能的发病因素有:

1. **遗传因素** 原发性高血压有明确的家族发病倾向,双亲均有高血压病的子女,发生高血压的比例明显增高。

2. **精神、神经因素** 在长期精神紧张、压力、焦虑的刺激下,可引起高血压。这与大脑皮层长期持续兴奋,导致交感神经持续活动增强,儿茶酚胺类介质释放增加有关,可以促使小动脉收缩,形成高血压。交感神经还可以激活肾素血管紧张素系统,血管紧张素是促使血管收缩的重要物质。所以交感神经活动增强是高血压发病机制中的重要环节。

3. **高钠因素** 流行病学资料显示,食盐摄入量高与高血压的发生密切相关。高钠摄入可以使血压增高,而低钠饮食可以降低血压。这种和钠的摄取密切相关的血压增高机制也常和遗传因素相关。钠盐摄入增加,易导致钠水潴留和血容量增加,心排血量增加,易发生高血压。

4. **衰老和大动脉硬化**　随着年龄增大,血管逐渐老化,大动脉中层弹力纤维减少,胶原纤维和钙化增多,导致大动脉弹性降低,使大动脉对血管腔内的压力负荷调整能力下降,产生收缩压增加,舒张压降低的老年人群特有的高血压现象。

5. **其他**　肥胖、大量饮酒、胰岛素抵抗、血管内皮功能紊乱等因素也常和高血压的发病有密切关系。

【临床特点】

1. **收缩压增高多见**　老年人的收缩压随年龄增加而升高,舒张压却随着年龄增加呈现降低趋势。与舒张压相比,收缩压对心、脑、肾等重要靶器官损害更为明显,是心脑血管事件更重要的独立危险因素。

2. **脉压增大**　老年人收缩压增高,舒张压下降,导致脉压增大。收缩压与舒张压的差值大于 40mmHg 为脉压增大。脉压是反映动脉弹性功能的重要指标,脉压增大是老年高血压的重要特点。老年人脉压与全因死亡、心血管死亡、卒中和冠心病发病呈正相关。

3. **血压波动大**　高血压老人自身的血压调节能力下降,容易受到情绪、气温和体位变化而波动,血压昼夜节律常发生异常,非杓型、超杓型和反杓型血压节律多见,清晨高血压增加。更易发生心、脑、肾等靶器官损害,降压治疗难度增加,需谨慎选择降压药物。

4. **体位性血压异常**　正常老年人或者是高血压者可以发生体位性低血压,也可以出现体位性高血压。体位性低血压是指从卧位改变为立位 3min 内,收缩压下降大于 20mmHg 或舒张压下降大于 10mmHg,同时伴有头晕或晕厥等症状。体位性高血压是指由卧位转为直立位后收缩压升高大于 20mmHg。老年人由于血管硬化,动脉顺应性降低,自主神经系统调节功能减退,容易发生体位性血压改变。当有糖尿病、低血容量,或使用利尿剂、扩血管药物及精神类药物时,更容易发生。因此,在老年人高血压的诊治过程中需要注意测量卧、立位血压。

5. **餐后低血压**　指进餐后 2h 内收缩压下降大于 20mmHg 或餐后收缩压小于 90mmHg,并出现头晕、晕厥等症状。

6. **特殊的血压异常**

(1)白大衣高血压:指在诊室由医生或护士所测的血压增高,而在家中自测血压或动态血压监测不高的现象。易导致过度降压治疗。

(2)隐匿性高血压:是指病人在诊室血压正常,动态血压或家中自测血压升高的临床现象。同样有靶器官损害的风险。

(3)假性高血压:是指袖带法所测血压值高于动脉内测压值的现象,多见于严重动脉硬化老年人。

**【实验室及辅助检查】**

1. **化验检查**　包括血、尿常规,尿微量白蛋白。血生化包括肝、肾功能、血脂、血糖、尿酸、离子等,以评估相关的危险因素和肾损害程度。此外还包括继发性高血压相关的检查。

2. **辅助检查**　常规心电图、心脏超声检查可以明确左心室受累情况。颈动脉血管的超声和无创性的脉搏波传输速度(pulse wave velocity,PWV)可以早期评价动脉硬化和粥样硬化的程度。动态血压测定有助于准确判断高血压和特殊类型的高血压。

**【诊断和鉴别诊断要点】**

1. **老年人高血压的诊断**　年龄≥60岁、诊室血压持续或3次以上非同日坐位收缩压≥140mmHg和(或)舒张压≥90mmHg,即可诊断高血压。若收缩压≥140mmHg,舒张压<90mmHg,定义为单纯收缩期高血压。准确测量血压对于老年高血压诊治至关重要,需注意在测量血压前老人需静坐休息5min以上;首次需要测量双侧上臂血压;老年人要测量卧、立位血压,观察有无体位性低血压;一般要测量2~3次取平均值。老年人诊断时特别要注意多种疾病并存的判定。

2. **鉴别诊断**　主要是与继发性高血压相鉴别,如肾血管性高血压、肾性高血压、原发性醛固酮增多症及嗜铬细胞瘤等。老年人睡眠呼吸暂停低通气综合征(sleep apnea-hypopnea syndrome,SAHS)可导致难治性高血压或使高血压加重,应引起足够的重视。

**【治疗要点】**

治疗的目的是控制血压,减少靶器官的损伤,防治心、脑、肾的并发症。

1. **非药物治疗**　非药物治疗是降压治疗的重要措施,需要在饮食、运动、休息等方面建立健康的生活方式,并持之以恒。

2. **药物治疗**　合理选择降压药物有利于提高血压达标率,预防靶器官损害,降低心、脑血管病的患病率及病死率。理想降压药物应具有平稳、有效、不良反应少、服用简便的特点。常用的降压药物有钙通道阻滞剂(calcium channel blockers,CCB)、利尿剂、血管紧张素转换酶抑制剂(angiotensin converting enzyme inhibitor,ACEI)、血管紧张素受体阻滞剂(angiotensin receptor blocker,ARB)及β受体阻滞剂,均可用于老年高血压的初始治疗。

(1)CCB:临床上常用的为二氢吡啶类的CCB,常用的有缓释硝苯地平、氨氯地平等。降压疗效好,不良反应少。慎用于心动过速及心功能不全老年人。

(2)利尿剂:常用小剂量氢氯噻嗪和吲达帕胺片。可以初始及联合降压治疗,尤其适用于合并心力衰竭、水肿的老年人,有肾功能不全时应使用袢利尿剂如托拉塞米或呋塞米等,应用时需注意肾功能及血离子变化。

(3)ACEI 或 ARB:适用于合并糖尿病、慢性蛋白尿的老年病人。ACEI 类常用药物有福辛普利和贝那普利。ARB 类常用药物有氯沙坦、缬沙坦、替米沙坦和奥美沙坦等。推荐用于伴有冠心病、心功能不全的老人,不能耐受 ACEI 者,可使用 ARB。

(4)β 受体阻滞剂:如无禁忌证,推荐用于合并冠心病、慢性心功能不全、快速心律失常的老年病人,需从小剂量起始,根据血压及心率调整剂量,常用药物有琥珀酸美托洛尔、比索洛尔等。

(5)α 受体阻滞剂:适用于伴有前列腺增生的老年人,常用的有哌唑嗪。应从小剂量开始、逐渐调整剂量。

**3. 老年高血压的降压目标和药物选择**　老年高血压降压目标应该是把血压控制在正常范围,即达到 ≤ 140/90mmHg。当单药常规剂量不能达到降压目标时,应联合使用降压药物,老年高血压病人常需服用 2 种或以上的降压药物使血压达标。可根据老年个体特点选择不同作用机制的降压药物,可协同增效、减少不良反应。

(1)合并冠心病的老人:如能耐受,血压可降至 < 130/80mmHg。可选药物有 ACEI 或 ARB、β 受体阻滞剂和 CCB。

(2)合并慢性心力衰竭的老人:血压控制目标应 < 130/80mmHg,高龄老人可以 < 140/90mmHg。可选药物有 ACEI 或 ARB、β 受体阻滞剂和利尿剂。

(3)合并肾功能不全的老人:血压应控制在 < 130/80mmHg,高龄老人可以 < 140/90mmHg,可选药物有 CCB、β 受体阻滞剂和 α 受体阻滞剂。

(4)合并糖尿病的老人:血压控制目标 < 140/90mmHg,若能耐受可降至 130/80mmHg,可选药物有 ACEI 或 ARB、CCB。

(5)合并脑卒中的老人:血压应该不低于 140/90mmHg,可选药物有 ACEI 或 ARB、CCB 和 β 受体阻滞剂。

**4. 高龄及虚弱老年高血压病人的降压治疗**　80 岁或以上老年人为高龄老年人,建议将血压控制在 150/90mmHg 以内,如果老人能够耐受,可降至 < 140/90mmHg。高龄老人常合并多种疾病,需要联合使用多种药物,临床表现复杂,在降压的同时,要注意对伴随疾病的影响并加强靶器官的保护,避免过度降低血压。降压药物应从小剂量开始,避免血压降低速度过快和大幅度波动,警惕体位性低血压与餐后低血压。

**【护理措施】**

**1. 运动和休息**

(1)充分休息:高血压的发病和生活密切相关,因此高血压的老人注意按时休息,避免熬夜,保证充足的睡眠。在高血压危象时,需要卧床休息,每

5min测量血压一次,直至血压平稳。

（2）环境舒适:寒冷和高温环境均有可能诱发血压增高,因此要创造安静、温暖、舒适的环境。

（3）运动和适度减轻体重:老年人可以根据身体的耐受情况,做适量的运动,建议将BMI控制在25kg/m²以内,可根据个人身体情况选择容易坚持的运动方式,如走步、游泳、骑车等,一般每周5次,每次30~60min,避免过于剧烈的体育运动,运动强度以自我感觉良好为标准。美国运动医学会提出了"体适能（physical fitness）"的概念:即机体在不过度疲劳状态下,能以最大的活力从事体育休闲活动的能力,以及应付不可预测紧急情况的能力和从事日常工作的能力。适当运动不但有利于血压下降,而且可提高其心肺功能。运动强度是否合适也可以用心率监测法来评估,即不同年龄靶心率的范围不同（表4-2-1）。

表4-2-1　美国心脏协会推荐的不同年龄靶心率范围

| 年龄（岁） | 靶心率范围（次/min） | 极限心率（次/min） |
| --- | --- | --- |
| 45 | 88~131 | 175 |
| 50 | 85~127 | 170 |
| 55 | 83~123 | 165 |
| 60 | 80~120 | 160 |
| 65 | 78~116 | 155 |
| 70 | 75~113 | 150 |

### 2. 饮食

（1）低盐饮食:指导老人低盐、低脂、清淡、易消化饮食,少食腌制食品,建议每日摄盐量应<6g。同时注意过度限盐可引起低钠血症和低血压,少喝咖啡,鼓励摄入多种新鲜蔬菜、水果,必要的优质蛋白,如鱼类、豆类、脱脂奶,富含钾、钙、膳食纤维及多不饱和脂肪酸的食物。超重的老人需要控制体重,可以从控制饮食和规律运动两个方面同时进行。

（2）戒烟和限酒:诊断高血压的老人需要戒烟,避免吸入二手烟。不鼓励老年人饮酒,戒白酒,其他种类的酒可以少量饮用,要限制日饮酒量,酒精摄入量为男性<25g/日,女性<15g/日。

$$酒精量（g）=饮酒量（ml）×酒精度数（\%）×0.8$$

### 3. 用药护理

药物治疗是高血压治疗的重要环节,避免"血压不高不服药"的误区,不当的停止服用降压药物会造成血压的反弹,会使血压更高。因此降压药应该规律服用,避免停药,让血压控制在理想水平。应准备充足的药品,老年人及其照顾者应尽量知道和了解所用药物的作用和不良反应（表4-2-2）。

表 4-2-2 常用降压药物

| 药物 | 适应证 | 不良反应 |
| --- | --- | --- |
| 噻嗪类利尿剂：氢氯噻嗪 | 适用于轻、中度高血压，对单纯收缩期高血压、盐敏感性高血压、合并肥胖、合并心力衰竭和老年人高血压有较强的降压效应 | 低钾血症，影响血脂、血糖、血尿酸代谢，痛风老人禁用 |
| 袢利尿剂：呋塞米 | 主要用于合并肾功能不全的高血压病人 | 口渴、虚弱、乏力、体位性低血压、离子紊乱（低钠血症、低钾血症、低镁血症） |
| 醛固酮受体拮抗剂：螺内酯 | 适用于轻、中度高血压，对单纯收缩期高血压、盐敏感性高血压、合并肥胖、合并心力衰竭和老年人高血压有较强的降压效应 | 高钾血症 |
| β受体阻滞剂：美托洛尔、比索洛尔等 | 通过抑制心肌收缩力和减慢心率发挥降压作用，对老年高血压疗效相对较差 | 心动过缓、乏力、四肢发冷，急性心力衰竭、病态窦房结综合征、房室传导阻滞老人禁用 |
| 血管紧张素Ⅱ受体拮抗剂：氯沙坦、缬沙坦、奥美沙坦、替米沙坦等 | 降压作用起效缓慢，但持久而平稳，与低盐饮食、利尿剂联合应用明显增强疗效 | 高钾血症、妊娠妇女和双侧肾动脉狭窄老人慎用，血肌酐超过265μmol/L的老人使用时需谨慎，应定期监测血肌酐及血钾水平 |
| 钙离子拮抗剂（CCB）：氨氯地平、硝苯地平等 | 降压起效迅速、降压疗效和幅度相对较强，与其他类型降压药物联合应用能明显增强降压效果，对老年人高血压降压效果好，可以用于合并糖尿病、冠心病或外周血管病的老人 | 治疗开始时有反射性交感神经活性增强，引起心率增快、面部潮红、头痛、下肢水肿等 |
| 血管紧张素转换酶抑制剂（ACEI）：依那普利、福辛普利、卡托普利等 | 降压起效缓慢，3~4周时达最大作用，与低盐饮食、利尿剂联合应用可使作用增强，并且起效也更加迅速，对肥胖、糖尿病和心脏病的高血压老人治疗效果好 | 主要的不良反应是刺激性干咳，停用后可以消失。高钾血症、妊娠妇女和双侧肾动脉狭窄老人慎用，血肌酐超过265μmol/L的老人使用时需谨慎，应定期监测血肌酐及血钾水平 |

**4. 心理护理** 老人焦虑、紧张、情绪激动等均会影响血压，造成血压波动，给降压治疗增加难度，因此需要指导老人学会管理自己的情绪。

**5. 健康指导** 因老年人血压波动大，更容易受情绪、气温、睡眠等因素影响，甚至部分老年人血压会出现昼夜节律异常，在高血压治疗过程中也需要监测治疗效果，因此需要监测血压数值，指导老年人学会正确的血压测量方法，正确的记录血压数值非常重要。测量血压时要记录相关的事件，如睡前、清晨起床前、餐前、餐后、卧位、站立位等，必要时需要监测24h动态血压变化，便于医生判断病情，及时调整治疗药物，鼓励家庭成员参与老人的血压测量与管理。

此外，要告知老人及照顾者定期复诊的重要性，并按时到门诊复查，监测是否出现了视力损害、肾功能损害等并发症。

**6. 其他** 因为老年人对血管张力的调节机制受损，对低血容量更加敏感，容易出现低血压或体位性低血压，因此使用利尿药的老年人需要注意监测血压，在由卧位转变成站立位时，需要减慢速度，先保持坐位几分钟后，再改变成站立位，避免体位性低血压的发生，也可以鼓励老人使用拐杖或助行器，避免因头晕发生跌倒。

## 二、老年冠心病的护理

冠心病（coronary heart disease，CHD）是指在冠状动脉粥样硬化的病理基础上，发生冠脉供血减少（可包括痉挛、血栓形成等）或者心肌耗氧量增加而引起的以心肌缺氧、缺血甚至坏死为表现的一组心脏病，临床上也称为缺血性心脏病。

我国的流行病学资料显示冠心病的患病率约为 7.7‰，目前患病人数接近1000 万，呈上升趋势，冠心病的死亡率总体也呈上升趋势。其中危害健康最严重的是急性心肌梗死（acute myocardial infarction，AMI），其发病率也随年龄增加而增加。

**【病因和危险因素】**

冠心病的病因是冠状动脉粥样硬化，动脉粥样硬化的直接原因不清楚，但是发现大量的危险因素与其发生密切相关。

**1. 血脂异常** 血清总胆固醇（Serum total cholesterol，TC）增高，低密度脂蛋白胆固醇（low-density lipoprotein cholesterol，LDL-c）增高或者高密度脂蛋白胆固醇（high-density lipoprotein cholesterol，HDL-c）降低均可增加动脉粥样硬化的危险，其中 LDL-c 增高是致病的核心因素。

**2. 高血压** 高血压是增加动脉粥样硬化的重要因素之一，其发生率随着年龄的增加而增加。血压增高可以损伤血管壁，促进动脉粥样硬化的发生，脉压增大是老年人冠心病重要的预测因素。

**3. 糖尿病**　糖代谢紊乱损伤血管内皮,加快动脉粥样硬化进展,导致冠心病的发生和进展。老年糖尿病人常合并冠心病,临床上糖尿病和冠心病常并存,是预后不良的预测因素。

**4. 吸烟**　吸烟主要损伤血管内皮,可以使 HDL-c 降低,升高纤维蛋白原,增加动脉粥样硬化的风险性。

**5. 肥胖和体力活动减少**　可以加重其他已知的危险因素,如高血压、血脂异常、糖尿病等。

**6. 增龄**　冠心病是一种老年性疾病,随着年龄的增长,冠状动脉发生粥样硬化病变的危险性进行性增加。

**7. 其他因素**　主要包括遗传因素、性别、应激刺激等因素。冠心病及其部分危险因素具有遗传的特点,男性的患病率要高于女性,持续或者经常处于应激状态是冠状动脉粥样硬化发生的重要危险因素。

如果同时具有多个危险因素,则患病率增加,而老年人群往往具备多重危险因素聚集的特点。

【发病机制】

冠心病发病机制的核心是心肌缺氧,心肌缺氧进一步引起缺血和坏死。心肌氧供减少或者是耗氧增加都会出现心肌缺血、坏死。粥样硬化的斑块可引起血管狭窄,在安静状态下有时可以满足心肌供血,一旦心肌负荷增加,耗氧量增加,可产生心肌缺血,这样多为稳定性冠心病。由于局部冠状动脉斑块破裂、痉挛、血栓形成,造成部分或者完全阻塞血流则属于急性冠状动脉综合征(acute coronary syndrome, ACS),临床表现为不稳定型心绞痛(unstable angina pectoris, UAP)或者急性心肌梗死(acute myocardial infarction, AMI)。AMI 根据心电图的改变分为 ST 抬高性心肌梗死(ST-segment elevation myocardial infarction, STEMI)和非 ST 抬高性心肌梗死(non-ST-segment elevation myocardial infarction, NSTEMI),其中 STEMI 发生血流完全阻塞。

【分类和临床特点】

冠心病一般可以分成两大类,即稳定性缺血性心脏病(stable ischemic heart disease, SIHD)和 ACS。SIHD 在老年人群中的发病明显高于成年人组,主要包括稳定型心绞痛(stable angina pectoris, SAP)、无症状性心肌缺血、ACS 血运重建和药物治疗稳定后的病人(如陈旧性心肌梗死)和表现为慢性心力衰竭和(或)心律失常为主的缺血性心肌病四种类型。ACS 主要包括 UAP、NSTEMI 和 STEMI 三种类型,前两者又叫做非 ST 段抬高急性冠状动脉综合征。以上各种类型的冠心病可以相互转变。

【临床表现】

1. **稳定型心绞痛**　典型的心绞痛位于胸骨中段后方及心前区,老年心绞痛可发生于牙至上腹部之间的任何部位,如咽喉部、下颌部、颈椎、肩背部及上腹部,容易误诊为其他疾病。老年人心绞痛的症状常不典型,疼痛的程度较轻,很多时候表现为非疼痛性的症状,如气促、乏力、胸闷、紧缩感、酸胀、烧心、出汗等一过性的症状。症状的发生可能与活动或情绪激动等诱发因素有关,常常是一过性的,应用硝酸酯类药物能缓解。通常心绞痛的体征较少,可有心率增快、血压上升。

2. **不稳定型心绞痛和非 ST 抬高性心肌梗死**　这一组病人病情不稳定,可以迅速进展为 STEMI 或猝死,也可以控制好转为 SAP。这组病人的症状在老年人群中多数不典型,表现的疼痛程度常偏重,也可表现为气短、胸闷、出汗、乏力等。部位可不典型,诱因可有可无,持续时间多半较长,但一般不超过 30min,应用硝酸酯类药物常有效果。重要的特点是发病频繁,发病持续时间渐长,症状逐渐加重且药物效果逐渐减弱。缺乏特异性的体征,和一般的心绞痛体征相似。

3. **STEMI**　这是冠心病中最重的一种类型,发病急,变化快,风险高。典型的症状为心前区疼痛,较剧烈,持续时间长,一般超过 30min,用药不缓解。有的老人表现为异位疼痛,可有牙疼、颈部疼痛、上腹疼等。有的老年人表现为非疼痛性的首发症状,如呼吸困难、意识不清、晕厥、恶心、呕吐、大汗伴乏力等。在体征上可表现为血压升高或降低,心率可快,可慢,心律可不齐。心音常减弱,可以听到奔马律和收缩期杂音。重者可以发现心力衰竭和心源性休克的体征。

【辅助检查】

1. **心电图**　常规 12 导联心电图最常用、最实用。心绞痛发作时心电图发现 ST 段下移,症状缓解后 ST 段恢复,有诊断价值。对于胸痛原因待查的老人可行心电图运动试验或者动态心电图检查。对于 UAP 和 NSTEMI,常规心电图常能发现缺血性 ST 段下移或者 T 波倒置等改变,且常有动态变化。心电图对于 STEMI 的诊断价值极大,可以发现不同程度的 ST 段抬高及其演变,并且可以定位和判断梗死范围。

2. **生化检查**　血尿便常规,肝肾功能,血离子,凝血情况,血脂,血糖,尿酸和同型半胱氨酸应该常规检查,以评价周身状态和危险因素。心脏生化标记物,包括肌钙蛋白,肌酸激酶同工酶(creatine kinase isoenzyme, CKMB), C 反应蛋白,脑钠肽(brain natriuretic peptide, BNP)等对于诊断心肌梗死及其心功能的评价具有重要价值。

3. **心脏超声检查**　二维心脏超声结合多普勒可以评价心脏的功能、室壁运动情况以及瓣膜的状态。STEMI 等重症适合床头检查。

**4. 心脏核素显像检查** 核素显像适合稳定性冠心病老人的评估,可以显示心肌缺血以及坏死的部位和范围,也可以评价心脏功能。

**5. 多排 CT 冠状动脉成像** 多排 CT 冠状动脉成像(Multi-slice CT coronary angiography, CTCA)技术不仅可以显示冠状动脉病变的部位、范围和程度,而且还可以判断斑块的特点,包括软斑块、钙化斑块或者是混合性斑块。对于各种不同类型的冠心病,可以根据病情的需要进行冠状动脉的评估。多排 CTCA 可以初步明确冠状动脉病变的程度和范围,考虑进行血运重建治疗的老人必须进行冠状动脉造影及其相关检查。

**6. 有创性的冠状动脉检查技术** 这一技术核心是冠状动脉造影,可以确定冠状动脉病变程度、范围和特殊病变,如侧枝循环、心肌桥和先天性异常等。可以直接指导冠状动脉介入和外科旁路手术血运重建治疗。对于一些复杂病变需要结合血管内超声(intravascular ultrasound, IVUS)、血管内光学相干断层显像(optical coherence tomography, OCT)和血管内压力导丝技术进一步指导复杂冠状动脉病变的介入治疗。

【诊断】

1. 典型的 SAP 可以根据典型的临床表现,结合心肌缺血的证据就可以诊断。老年人多症状不典型,但这种症状的发生应该具有心脏负荷增加而诱发的特点,并具有一个月以上的稳定的病程。结合心电图运动试验,核素药物负荷试验可以诊断。

2. 静息性发作、发作频繁、劳力恶化等都属于 UAP 和 NSTEMI 的发病特点,结合心电图缺血性改变较易诊断,心脏生化标记物肌钙蛋白升高可以区别 UAP 和 NSTEMI。

3. STEMI 的诊断,早期心电图 ST 段抬高,心脏生化标记物肌钙蛋白(cTnT, cTnI)、肌酸激酶同工酶(CK-MB)升高即可确诊。

【治疗和预防】

冠心病的防治原则是控制危险因素,稳定动脉粥样硬化斑块,改善心肌缺血,防治冠脉内血栓,合理的血管重建。

(一)药物治疗

**1. 抗拴治疗** 包括抗血小板和抗凝治疗。冠心病一经诊断就应该立刻启动抗血小板治疗。SIHD 以抗血小板治疗为主,首选阿司匹林 300mg,一天 1 次,3 天后改为 100mg,一天 1 次。不耐受阿司匹林者用氯吡格雷。对于 ACS,特别是 STEMI,应该尽早给予阿司匹林和氯吡格雷双联负荷量同时应用,严重者可以应用血小板 IIbIIIa 受体拮抗剂替罗非班。也可以同时进行抗凝治疗,包括低分子肝素、磺达肝癸那的应用。

**2. β 受体阻滞剂** 对于各种类型冠心病均有益。所以只要没有禁忌证，原则上都要应用。常用的有琥珀酸美托洛尔和比索洛尔。

**3. 他汀类药物的应用** 应用他汀类药物积极降低 LDL-c 在动脉粥样硬化的控制中尤为重要。降低 LDL-c 不仅可以预防动脉粥样硬化的进展，而且是唯一有部分循证医学依据可以稳定和（或）逆转动脉粥样硬化斑块的治疗措施。

**4. 抗心肌缺血治疗** β 受体阻滞剂是抗心绞痛的一线药物。此外还有①硝酸酯类：控制心绞痛的一线药物，包括硝酸甘油、长效的单硝基异山梨醇酯。可以口服、含服或者静脉应用。②钙通道阻滞剂：此类药对冠状动脉痉挛所致的心绞痛很有效。③目前还有改善心肌能量代谢的药物如曲美他嗪，及其一些中药方剂。

（二）血运重建治疗

主要是通过介入技术或者外科旁路手术的方法改善心肌缺血。

**1. 心绞痛的血管重建治疗** 对于 SAP，在药物治疗的基础上，如果仍有顽固性心绞痛，而且影响生活质量时，应行冠状动脉造影检查，根据病变的情况考虑介入或者外科手术治疗。对于 UAP 和 NSTEMI 的病人，高危者应该积极考虑进行血管重建的干预，低危的老人可以首选保守药物治疗的策略。

**2. STEMI 的血运重建治疗** STEMI 早期血运重建极其重要，尽早开通闭塞的冠状动脉、挽救濒死的心肌、保护心脏功能是 STEMI 的重要治疗措施，对于老年人治疗效果更加明显。应该争取在发病 6~12h 之内开通血管，完成冠状动脉的血管再通，目前应用的技术包括血栓抽吸、球囊扩张、支架植入等技术。

没有介入治疗条件的基层医院应该考虑溶栓治疗，然后尽快转运到有条件进行介入治疗的医院。70 岁以上者要谨慎，80 岁以上者原则上不用溶栓治疗。溶栓治疗的时间越早越好，尽量在发病 6~12h 之内。溶栓药物多选用特异性的溶栓药，目前常用的有组织型纤溶酶原激活剂（tissue-type plasminogen activator，tPA）、重组链激酶（recombinant streptokinase，rSK）和尿激酶（urokinase，UK）等。溶栓治疗的禁忌证包括：①既往有过脑出血；②脑血管器质性病变；③颅内肿瘤；④缺血性脑卒中 3 个月内；⑤主动脉夹层；⑥活动性出血或出血体质；⑦3 个月内的头部外伤史；⑧没有控制的高血压（血压＞180/110mmHg）；⑨心肺复苏后。

（三）相关疾病和并发症的治疗

老年人常有多病共存，其中贫血、感染、甲亢、肾功能不全和脑血管等疾病都可影响心肌耗氧和供氧，控制这些疾病有利于冠心病的控制和恢复。老年 STEMI 病人常见的并发症有心力衰竭、心律失常、心源性休克、心室破裂、室壁瘤、梗死后综合征等,积极预防和治疗并发症对于改善冠心病的预后极其重要。

**(四)控制危险因素**

可控制的危险因素包括高血压、血脂异常、吸烟、糖尿病、肥胖、体力活动减少等,控制这些危险因素是预防和治疗冠心病的基本环节。尤其对于有家族遗传因素的病人更应该早期关注。

**【护理措施】**

**1. 运动和休息** 老年人发生心绞痛时需要立即停止所有活动,半坐卧位,减少心肌耗氧量,直至症状缓解。应用疼痛评估表 PQRST( P, provocation, 诱因; Q, quality, 性质; R, radiation, 放射; S, severity, 程度; T, timing, 持续时间)评估并记录疼痛( 表 4-2-3)。如果发生了心肌梗死,需要绝对卧床休息24h,然后根据病情适当开始床上活动,床边活动。出院后,3 个月内避免做剧烈的体育运动,可以选择散步、太极拳等方式的体育运动,3 个月后可以逐渐增加运动量,但仍需避免剧烈的体育运动。

表 4-2-3 心绞痛 PQRST 评估表

| | 评估与疼痛相关的问题 | 问题 |
| --- | --- | --- |
| P | 疼痛部位( position ) | 哪里疼? 您能指出来吗? |
| | 疼痛诱因( provocation ) | 当发生胸痛时,您正在做什么? |
| Q | 疼痛的性质( quality ) | 怎么描述您正在发生的疼痛 |
| | | 您这次疼痛发作与以前的疼痛一样吗? |
| | | 还有其他部位疼痛吗? |
| | 疼痛持续时间( quantity ) | 疼痛是一直持续吗? |
| R | 疼痛缓解( relief ) | 有任何方法减轻疼痛吗? |
| S | 严重性( severity ) | 在 0~10 之间描述疼痛,您的疼痛评几分? ( 0 是无痛,10 是剧烈疼痛,无法忍受) |
| | 伴随症状( symptoms ) | 除了疼痛外,您还有其他不适吗? |
| T | 持续时间( timing ) | 疼痛是什么时间开始的? |

**2. 饮食** 高脂血症是冠心病重要的危险因素,2001 年,在成年人高脂血症专家共识中提出了“治疗性生活方式改变”( therapeutic lifestyle change, TLC),鼓励高脂血症的病人采用低盐、低脂、低热量、高膳食纤维饮食方案( 表 4-2-4)。

表 4-2-4 高脂血症饮食方案

| 营养成分 | 推荐摄入量 |
| --- | --- |
| 热量 | 维持身体摄入与利用平衡,保持理想体重 |
| 总脂肪 | 占总热量 25%~35% |
| 饱和脂肪酸 | 低于总热量 7% |
| 多不饱和脂肪酸 | 超过总热量 10% |
| 单不饱和脂肪酸 | 超过总热量 20% |
| 碳水化合物 | 占总热量 50%~60% |
| 膳食纤维 | 20~30g/d |
| 蛋白质 | 占总热量的 15% |
| 胆固醇 | 低于 200mg/d |

### 3. 用药护理

(1)硝酸甘油:硝酸甘油是重要的扩血管药物,在心肌缺血发作的急性期使用,一般需舌下含服。含服硝酸甘油需要注意以下事项:在放入口中的硝酸甘油完全溶解前,要确保口腔湿润,没有吞咽动作,如果疼痛剧烈,可以用牙咬碎硝酸甘油片;建议硝酸甘油随身携带,但是硝酸甘油稳定性差,建议将药品保存在棕色避光的玻璃容器,不要将药片放在塑料或金属容器内;硝酸甘油具有挥发性,会因时间、潮湿、光照等因素失效,建议随身携带的硝酸甘油每 6 个月更换一次;因为硝酸甘油可以提高运动和应激的耐受性,可以在疼痛发作前服用,例如,运动、上楼、性生活前等;如果每 5min 含服硝酸甘油一次,已经含服了三次,疼痛仍然持续不缓解,需要拨打急救电话;老人及照顾者需要掌握硝酸甘油的不良反应,如面红、搏动性头痛、低血压、心动过速等。

(2)其他药物:心肌梗死后老人需要按照医嘱服用阿司匹林、氯吡格雷、β 受体阻滞剂、他汀类药物等,老人及照顾者需要掌握常见药物的作用和不良反应(表 4-2-5)。

表 4-2-5 心肌梗死后常用药物

| 名称 | 作用 | 不良反应 |
| --- | --- | --- |
| 血小板抑制剂:阿司匹林和氯吡格雷 | 抑制血小板集聚,预防血栓形成 | 胃肠道出血,阿司匹林过敏,需监测血小板计数、凝血时间等 |
| β 受体阻滞剂:琥珀酸美托洛尔 | 减慢心率,降低心肌耗氧量,宜长期服用 | 心率慢、血压低 |
| 他汀类药物:阿托伐他汀、瑞舒伐他汀 | 稳定动脉粥样硬化斑块,保护心肌,调节脂代谢,宜长期服用 | 肝损伤,需监测转氨酶及肌酸激酶等指标 |

**4. 心理护理**　心绞痛发作或心肌梗死的老人会出现紧张、焦虑的情绪，会加重心肌缺血，因此需要安慰老人，解释病情及治疗方法，以减轻焦虑的症状。

**5. 健康指导**　吸烟和饮酒都是冠心病的危险因素，因此需要戒烟、限制饮酒。老人及其照顾者掌握心肌缺血和心肌梗死的疾病知识，早期发现、早期识别，可以使用居家照顾查检表来评估是否有心肌缺血（表4-2-6）。

表4-2-6　心绞痛老人居家照顾查检表

| 序号 | 内容 | 老人 | 照顾者 |
|---|---|---|---|
| 1 | 保持运动和休息平衡，减少心绞痛发作 | | |
| 2 | 每天坚持活动，活动量以没有心前区不适、没有气短、没有疲劳感觉为宜 | | |
| 3 | 避免剧烈运动，避免无氧运动 | | |
| 4 | 知晓寒冷天气可以诱发心绞痛发作，注意保暖 | | |
| 5 | 活动期间注意休息，避免疲劳 | | |
| 6 | 控制情绪，避免情绪激动 | | |
| 7 | 避免使用引起心率增快、血压增高的药物 | | |
| 8 | 戒烟，避免吸入二手烟 | | |
| 9 | 低盐、低脂、低热量、高纤维素饮食 | | |
| 10 | 血压达到正常水平 | | |
| 11 | 规律服用阿司匹林和β受体阻滞剂 | | |
| 12 | 随身携带硝酸甘油，能够准确叙述药物使用的适应证、用法和不良反应 | | |

## 三、老年慢性心功能不全的护理

慢性心功能不全（chronic cardiac insufficiency），是由于心脏结构或功能的慢性异常引起的心室收缩功能下降，射血和（或）充盈能力降低，导致出现心脏向动脉系统泵血减少，静脉系统淤血为主要特点的一组临床综合征。又称为慢性心力衰竭，简称慢性心衰。

根据心衰的发病机制，慢性心衰又分为射血分数下降型心衰和射血分数保留型心衰，前者又称为收缩性心衰，后者为舒张性心衰。慢性舒张性心衰在老年人群中发病率较高，且有发病率逐渐增加的趋势。根据心衰的发生部位又分为左心衰和右心衰，临床上左心衰发病率较高，危害较广，其和右心衰常常共存并相互影响。此外还有和慢性心衰相对应的发病较急的急性心衰。

心衰不是一个独立的疾病,而是多种慢性心脏血管疾病发展的终末阶段。慢性心衰是影响我们人口健康的重大疾病,是心血管疾病终末期的重要死亡因素,随着年龄的增加,心衰的患病率增加更加明显。心力衰竭已经成为危害老年人健康的重要疾病之一。

【病因及发病机制】

1. **心肌损害** 原发性的心肌损害有心肌缺血和坏死、心肌炎、心肌病等,其中老年人以冠心病、缺血性心肌病最常见,其中心肌梗死及其梗死后的相关疾病,特别是近年来大量冠心病病人经过血运重建术后已经构成了老年心力衰竭病人的主体。而心肌炎、心肌病等在老年人群中发病率明显偏低。继发性的心肌损害包括糖尿病心肌病、甲状腺功能亢进或减低性心肌病以及心肌淀粉样变性等。心肌损害主要是由于心肌细胞的损伤坏死,导致心肌收缩力下降,常可引起心肌变薄,心腔增大,心腔内舒张末期压力增加,导致射血分数下降,动脉系统供血减少,心腔内压力增高导致回心血流量降低,从而导致心力衰竭的发生。心肌损害是收缩性心力衰竭的主要原因。

2. **心脏充盈受损** 见于高血压引起的心肌肥厚,肥厚性心肌病,以及老年人心肌纤维化和硬化等改变。其中高血压引起的心肌肥厚是这部分老年人群心力衰竭的主要原因。心脏充盈受损主要是由于心肌肥厚或者是心肌硬化使心脏舒张期充盈受限,导致回心血流受阻。常表现为心室射血分数正常,心房内压力增加,心房扩大,肺淤血,心输出量减低,是舒张性心力衰竭的主要机制。

3. **心脏负荷过重** 心脏后负荷增加的疾病有高血压、肺动脉高压、主动脉瓣狭窄和肺动脉瓣狭窄等。心脏前负荷增加的疾病有瓣膜关闭不全和心内分流性疾病。近年来老年人中退行性瓣膜病变的发生率随着年龄增加而增加,主要累及主动脉瓣,瓣膜纤维化钙化病变为主,可以是狭窄和(或)关闭不全,可以明显地影响心脏功能。全心负荷增加的疾病有慢性贫血和甲状腺功能亢进症等。心脏负荷增加可以使心输出量相对下降,出现体、肺循环淤血,发生心力衰竭。

【诱发因素】

1. **感染** 是导致心衰发作最常见的诱因,肺内感染最为常见。此外要注意周身其他系统的感染,比如感染性细菌性心内膜炎、泌尿系统感染等。

2. **心律失常** 新发的心房纤颤是诱发心力衰竭常见的原因,另外一些严重的缓慢性的心律失常也可诱发心衰。

3. **心脏负荷增加** 老年人对心脏负荷的代偿能力降低,心脏负荷增加的因素均可以诱发心衰发作。例如钠盐摄入过多、摄入过多的水分、输液速度过快过多、情绪激动、过度劳累等因素均可诱发心力衰竭。所以在老年人群要特别注意心脏负荷增加诱发的心衰。

【临床表现】

心力衰竭的临床表现不特异,左右心室发生心衰后,临床表现完全不同,常有可能进展为全心衰竭。

1. **左心衰竭** 以肺循环淤血和心排血量降低为主要表现,主要症状为乏力和呼吸困难,根据疾病的轻重不同,早期常表现为劳力性呼吸困难,活动后、上楼、情绪激动后出现气短。而后可以出现夜间阵发性呼吸困难,表现为夜里睡眠中憋醒,感觉呼吸困难,坐起后逐渐缓解。重者可表现为不能平卧,端坐呼吸。还可以伴有多汗、咳嗽、咳痰、不同程度的咯血。可以痰中带血、可以咳粉红色泡沫样痰,也可以大咯血。主要体征为心率加快、心音减弱、奔马律和心脏杂音。双肺可听到对称的密集的水泡音,根据心力衰竭的程度不同分布范围不同。

2. **右心衰竭** 以体循环淤血为主要表现,主要表现为消化道淤血的的症状,早期可以出现腹胀、食欲下降,重者可见恶心、呕吐、腹痛等。同时伴有体循环淤血的周身症状,表现为凹陷性水肿,低垂部位明显,严重者可以出现全身弥漫性水肿,伴有胸腔积液,多为双侧,或者多浆膜腔积液,同时常有尿少的表现。晚期常见消瘦、气短和不能平卧。主要体征为口唇发绀、颈静脉充盈或怒张、肝脏增大伴压痛、肝颈静脉回流征阳性和下肢或周身浮肿。查体可以发现心率快、奔马律和心脏杂音。

3. **全心衰竭** 可以表现为既有左心衰竭、肺淤血、呼吸困难的表现,又有右心衰竭体循环淤血的表现。临床上多数慢性心力衰竭病人常两者兼有,以其中之一为主。早期的慢性左心功能不全,可以继之出现右心功能不全,右心衰发生后,肺淤血会减轻,但常常呼吸困难并不会明显减轻。

4. **老年心力衰竭的特点** 老年人心力衰竭的症状常常不典型,老年人活动偏少,左心衰时劳力性呼吸困难的特征常较少,夜间阵发性呼吸困难较多。平时表现乏力、出汗和不愿行走的情况较多。右心衰时最早易表现出味觉异常、恶心、呕吐和腹痛的症状。老年人早期心力衰竭的表现还常常被肺内感染、心律失常等诱发因素的表现所掩盖。老年人的心力衰竭中舒张性心力衰竭发病率较高,主要表现为左心衰竭的临床表现,应该引起足够的重视。

【实验室及其他检查】

1. **化验检查** 包括血、尿常规,血生化包括肝、肾功能,血脂,血糖,离子等,特别要包括特异性的心功能评价指标,脑钠肽(BNP)和氨基末端 B 型利钠肽前体(NT-pro BNP),两者的临床价值接近。还需要一些心脏基础病的相关化验如肌钙蛋白、甲状腺功能和风湿相关的指标等。

2. **辅助检查** 包括常规心电图和心脏超声检查,心电图可以发现心脏原有疾病的改变,V1 导联的 ptf 值对于判定左房负荷增重很有意义,并且可以动态观察,评价疗效。心脏超声可以明确心脏各腔室的大小和功能、瓣膜的结构和功能、心包正常与否,可以定量测定心脏的收缩和舒张功能,特别常用的是射血分数和心脏舒张功能指标,非常有助于诊断和鉴别诊断。此外常用的检查还有胸部放射线检查来判定肺部炎症或者淤血性改变。特殊的病因学检查还可以应用有创性心脏造影检查技术,包括冠状动脉造影检查和左心造影检查。

**【诊断和鉴别诊断】**

老年人心衰的诊断和成人相同,根据病史中的症状和体征,辅助检查中心电图、心脏超声的特点结合 BNP 的改变可以确诊。诊断时要确定心力衰竭的病因、类型和程度。特别是舒张性心力衰竭在老年人群中居多,主要的特点是在有心力衰竭症状的基础上,左室不大,左房大,射血分数正常,多有房颤,结合心脏超声的舒张功能测定和 BNP 水平可以进行诊断。鉴别诊断中左心衰主要和肺源性呼吸困难相区别,右心衰主要需和肝肾性水肿进行鉴别。

**【治疗要点】**

治疗的目的是控制心衰的症状,改善心脏功能,提高生活质量,改善预后,从而延长老年人的生命。

1. **病因和诱因的治疗**　早期积极治疗高血压、冠心病等,预防和延缓心脏结构改变,预防心衰发作。及时发现和处理诱发因素,特别是肺内感染的早期诊断和治疗,心律失常的适当控制,尤其注意保护心脏,避免过度的心脏负荷。

2. **药物治疗**

(1)收缩性心力衰竭:这一类心力衰竭应该以金三角药物治疗为基础,即如果没有禁忌证都要使用 β 受体阻断剂、血管紧张素转换酶抑制剂(ACEI)和醛固酮受体拮抗剂(aldosterone receptor antagonist,MRA),ACEI 不耐受者应该用血管紧张素受体拮抗剂(ARB)来代替。循证研究已证实这三类药物可以改善心力衰竭病人的预后,降低死亡率,延长心衰病人的生命。尽管上述治疗适合成年人及低龄老年人,但是 80 岁以上的老年人也可以参考这一治疗原则并结合个体的差异来指导临床应用。

洋地黄和利尿剂是心衰治疗中改善症状的重要药物,可以间断或长期应用,但不改善预后。利尿剂中常用的有噻嗪类、袢利尿剂和抗利尿激素抑制剂,前两者排钾、排钠,后者适用于低钠血症。重症心力衰竭时还可以应用洋地黄类正性肌力药物。此外,对于窦性心律偏快者可以应用伊伐布雷定,较新的有价值的药物还有复合脑啡肽抑制剂,既可以发挥 ARB 的作用同时还具有内源性的脑钠肽的利尿作用。这两类药均已初步得到了循证医学证实,也可以改善心力衰竭病人的预后。

（2）舒张性心力衰竭：截至目前这一类心衰仍然没有太理想的措施，目前的各种药物治疗措施均很难改善这类心衰病人的预后，目前仍然以改善症状治疗为主。主要措施有应用利尿剂，包括噻嗪类、袢利尿剂和抗利尿激素抑制剂；合并高血压的老人积极进行降压治疗，降压药物可以选择 ARB、ACEI、β 受体阻断剂和钙通道阻滞剂；合并房颤或者心肌缺血的老人应积极进行心率控制和采取有效的抗缺血的干预措施；舒张性心力衰竭一般禁止应用正性肌力药物。

3. **非药物治疗**　在收缩性心力衰竭合并左右心室收缩明显不同步时，如伴有完全性左束支传导阻滞者（complete left bundle branch block，CLBBB），可以考虑心脏三腔起搏同步化治疗，临床循证研究已证实有效，可以改善预后，部分老人心功能甚至可以恢复正常。终末期心衰药物治疗效果差，可以考虑心脏移植手术治疗。

【护理措施】

1. **运动和休息**

（1）在疾病的急性期建议老年人卧床休息，近期心肌梗死或心脏手术的老年人需充分休息，这是心脏康复的重要环节。老年人出现呼吸困难时，需抬高床头，给予半卧位，以改善呼吸状况。

（2）症状改善后，需要制订活动计划，进行规律的运动。在活动的初期，需要有人在旁协助，活动速度比平时慢，量宜小。活动前、中、后需监测生命体征的变化，尤其是脉率的变化，是否在允许的范围内。停止活动后脉率在3min 内是否能回到基线水平，如果老年人能够耐受活动，应建立短期和长期的活动目标，逐渐增加活动量，避免剧烈运动或单次运动量过大。

2. **饮食**　指导老年人进食易消化的软食，注意低盐饮食，快餐食品中含有较高的盐，应避免进食成品快餐；少量多餐，可以减少饱食时食物消化所需要的能量。帮助老年人制订饮水计划，均匀摄入每日的液体量，避免短时间内喝大量的液体。

3. **用药护理**

（1）利尿剂宜在晨间服用，如夜间服用，夜尿增多，会影响老年人的睡眠。每日监测体重和 24h 出入液体量，定期监测血清中离子的变化特别是 $K^+$ 的变化，注意预防高钾血症和低钾血症的发生。

（2）应用 ACEI 类药物时需监测老年人的血压变化，特别是既往没有高血压的老年人，服药后可能会出现低血压，少数老年人服药后可能会出现咳嗽，如果出现上述症状需要停药。

（3）应用 ARB 类药物时，需要监测血压的变化，避免出现低血压。

（4）β受体阻断剂可以减慢心率，降低心肌细胞的耗氧量，也可以降低血压，因此心率低于50次/min或血压低于90/60mmHg时，需停止服用。

（5）服用洋地黄类药物的老年人需要定期监测血药浓度，监测老年人是否出现心率慢（低于50次/min）、黄绿视、恶心、呕吐等地高辛中毒症状。

**4. 心理护理** 老年人焦虑情绪会增加机体的负荷，增加心脏的负担，因此需要指导老年人学会放松的技术和方法，减轻焦虑的症状。

**5. 健康教育**

（1）指导老年人及照顾者学习疾病相关知识，理解治疗的内容及意义，鼓励老年人和照顾者在自我照顾方面提出问题，便于了解他们对自我照顾的掌握情况，提高居家治疗的依从性。

（2）与老年人和家属共同制定居家生活时饮食和液体管理方案，指导老年人每日测量并记录体重，记录出入液体量，记录是否出现心衰症状等相关数据，便于随访。

（3）评估老人居家环境、家庭成员的情况，以了解家庭是否能为老人提供良好的照顾环境。

（4）根据老人的情况提出建议，以满足老人生活和治疗的需求。

**6. 皮肤护理** 下肢水肿时穿宽松的鞋袜和衣裤，注意变换体位，改变受压部位，防止某一部位长时间受压，预防压疮发生。进行皮肤清洁时使用性质温和的溶液，避免使用香皂等碱性强的清洗剂，清洗后注意涂抹护肤液。

（齐国先　张晓春）

# 第三节　消化系统常见疾病的护理

消化系统（图4-3-1）疾病是老年人常见病之一，临床资料显示，老年人消化系统疾病发病率高于青年人，以慢性胃炎、消化性溃疡、肝硬化等器质性疾病占绝大多数。我国居民慢性病患病率的前十种疾病中包括胃肠炎、胆结石和胆囊炎、消化性溃疡3种疾病；我国城市居民住院治疗的第二位原因是消化系统疾病。在我国，肝癌和胃癌分别居恶性肿瘤老年人死亡的第二位和第三位疾病，食管癌、结肠直肠癌和胰腺癌排在老年人恶性肿瘤死亡的前十位。近年来，随着人们生活方式、饮食习惯的改变，一些以往少见的疾病发病率有逐年增高的趋势，如胃食管反流病、急性胰腺炎、慢性胰腺炎、功能性胃肠病、炎症性肠病、酒精性和非酒精性脂肪肝病等，恶性肿瘤如结肠直肠癌和胰腺癌的发病率也在增加。

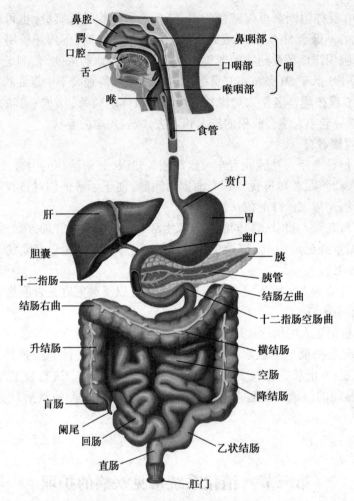

图 4-3-1　消化系统结构示意图

老年人消化系统疾病发病隐匿，病情较复杂，并发症较多，容易发生出血、穿孔，甚至器官衰弱而危及生命。另外，老年人对一些特殊检查的耐受力下降，使检查不能顺利进行，往往导致疾病诊断与治疗的延误。所以，了解与掌握老年人消化系统疾病的特点，对临床医务工作者至关重要。

## 一、老年胃食管反流的护理

胃食管反流病（gastro esophageal reflux disease，GERD）是指胃、十二指肠内容物反流入食管及咽部引起的不适症状或并发症的一种疾病，是由于老年人肌张力下降，胃内压增高，上皮增生，抵抗力降低，食管黏膜组织的防御功能下降，因而更容易发生胃食管反流。有研究表明，此病的发病高峰为 60~70

岁,在亚洲国家的发病率为2.5%~7.1%,在我国老年人GERD发病率高达8.63%,随着生活方式的改变,GERD的患病率呈上升趋势。

【临床表现】

GERD临床表现多样,轻重不一,与年轻人相比,老年GERD病人症状不典型,烧心或反流的发生率较低,而畏食、消瘦、贫血、呕吐和吞咽困难等症状的发生率随年龄增长显著升高。

1. 典型症状

(1)烧心:烧心和反流是GERD最常见的症状。烧心是胸骨后烧灼感,可向颈部放射,进食酒、茶、咖啡、甜食等,剧烈运动或引起腹压增高的动作均可引起烧心。病史长的老年人,食管黏膜因慢性炎症而增厚,烧心症状反而会减轻。

(2)反流:指胃内容物向咽部或口腔方向流动的感觉,包括反食、反酸等。胃内容物在无恶心和不用力的情况下涌入口腔统称为反食,反流物中偶含少量食物,多呈酸性或带苦味,此时称为反酸。多发生于饱餐后,进食后仰卧位,弯腰,用力亦可引出症状。

2. 非典型症状

(1)胸痛:发生于胸骨后、剑突下或上腹部,可向颈部、下颌、耳部、上肢、肩胛区及后背部放射,可伴有或不伴有烧心和反流,且均可用硝酸甘油所缓解,故本病易与心绞痛相混淆,称为非心源性胸痛。

(2)吞咽困难:可能是由食管炎症引起的食管痉挛,具有长期病史的老年人则可能是由食管溃疡性炎症所遗留的瘢痕狭窄引起。吞咽困难常呈间歇性发作,进食固体或液体食物均可发生,但由食管狭窄引起的吞咽困难,呈持续性或进行性加重,对固体食物尤为明显,当炎症加重时,摄入酸性或过烫食物可出现吞咽困难。

(3)癔球症:有的老年人表现为咽部不适伴堵塞感,但无真正的吞咽困难,称为癔球症,是由于酸反流引起上食管括约肌压力升高的缘故。

(4)其他:包括上腹痛、上腹部烧灼感、腹胀、咳嗽、咽喉症状、哮喘等。

【并发症】

1. 上消化道出血　长期反复的胃食管反流导致食管黏膜炎症、糜烂或溃疡,可有呕血和(或)黑便。食管黏膜不断少量出血可致轻度缺铁性贫血;溃疡偶可引起大量出血。

2. 食管狭窄　食管炎症使纤维组织增生,导致食管壁的顺应性丧失形成食管狭窄。狭窄通常出现在食管的远端,长度为2~4cm或更长。长期放置鼻胃管也易出现狭窄。狭窄出现后,一般不再有明显的烧心。

3. Barrett食管　在食管黏膜修复过程中,鳞状上皮被柱状上皮取代称之为 Barrett 食管，其可发生消化性溃疡，又称 Barrett 溃疡。Barrett 食管是食管腺癌的主要癌前病变，其腺癌的发生率较正常人高 30~50 倍。

**4. 其他** 重症反流性食管炎因反流物吸入，可导致慢性咽炎、声带嘶哑、哮喘发作或吸入性肺炎。

【实验室及其他检查】

1. **24h 食管 pH 测定** 是诊断胃食管反流病的重要检查方法，可了解食管内的 pH 情况，了解酸反流程度与其症状发生的关系。

2. **内镜检查** 是诊断反流性食管炎最准确的方法，能直接观察到黏膜病变，可判定反流性食管炎的严重程度和有无并发症。但胃镜下食管显示正常者，也不能除外胃食管反流病。

3. **食管 X 线钡餐检查** 对反流性食管炎诊断敏感性不高。对不愿接受或不能耐受内镜检查者行此检查可了解整个食管、胃的运动功能状态，判定病变部位，了解有无食管裂孔疝，排除食管癌、食管憩室等疾病引起的食管炎。如老人不存在吞咽困难等症状，不推荐行食管钡剂造影。

4. **食管滴酸试验** 可区分心源性胸痛和非心源性胸痛。滴酸过程中，出现胸骨后疼痛或烧心的老年人为阳性，且多于滴酸的最初 15min 内出现。

5. **食管测压检查** 可测食管下括约松弛肌（lower esophageal sphincter, LES）的长度和部位，LES 压、LES 松弛压、食管上括约肌压及食管体部压力等。当 LES 压＜6mmHg 时易导致反流。食管测压多用于术前评估，不能作为 GERD 的诊断手段。

【诊断要点】

病史和典型症状有利于诊断。当出现典型烧心和（或）反流症状可作出初步诊断。内镜检查如发现有反流性食管炎并能排除其他疾病引起的食管病变，本病诊断成立。有典型症状而内镜检查阴性者，行 24h 食管 pH 值监测证实有食管过度酸反流，则诊断成立。PPI 诊断性治疗（如服用奥美拉唑 20mg 每日 2 次，连用 7~14d），如果有明显效果，可诊断本病。

【治疗要点】

老年人 GERD 治疗的原则是根据病情采用综合性和个体化的治疗方案，减轻或缓解老人的临床症状，防止食管狭窄、出血、癌变等并发症的发生，改善生活质量。

1. **一般治疗** 改变生活方式，饮食方面，注意戒烟限酒，避免浓茶、咖啡等；情绪方面，注意避免长时间处于抑郁、焦虑等不良情绪；用药方面老年人因患有多种老年病，合理使用硝酸甘油、钙拮抗剂、地西泮、茶碱及多巴胺受体激动剂等降低 LES 压力的药物、影响食管蠕动及损伤食管黏膜的药物；生活习惯方面避免餐后平卧，睡前 2h 不进食，睡觉时可将床头抬高 15~

20cm 等。

### 2. 药物治疗

（1）抑酸药：主要包括质子泵抑制剂（proton pump inhibitors，PPI）、$H_2$ 受体拮抗剂（$H_2$ receptor antagonist，$H_2RA$）。① PPI 为治疗 GERD 的首选有效药物，常用药物有奥美拉唑、兰索拉唑、泮托拉唑等。PPI 单剂量治疗无效时，可改用双倍剂量，一种 PPI 无效可尝试换用另一种 PPI，疗程不少于 8 周。② $H_2RA$ 一般用于轻中度 GERD 老年人的治疗。常用药物有西咪替丁、雷尼替丁、法莫替丁等。对肾功能不全及肝酶转化能力下降者宜选用稍小剂量。PPI 和 $H_2RA$ 还可影响小肠对维生素 $B_{12}$ 的吸收。因此，老年人，特别是在抗酸分泌治疗时，最好每天适当补充一些维生素 $B_{12}$。

（2）促胃肠动力药：常用药物有多潘立酮、莫沙必利、依托必利等，主要通过使 LES 压力增高减少反流、改善食管蠕动、促进胃肠道蠕动功能提高老年人的抗反流防御功能。适用于轻症老年人或作为抑酸药物的辅助用药。

（3）胃黏膜保护药：胃黏膜保护药主要作用是增加食管黏膜的防御作用，促进食管黏膜损伤的愈合。

### 3. 外科手术治疗

对于药物治疗无效或药物治疗有效但需长期口服大剂量 PPI 维持治疗者，可考虑行手术治疗。因老年人常合并心肺等系统疾病，存在一定的手术禁忌证，因此，目前对老年人 GERD 的手术治疗仍持谨慎态度。

### 4. 维持治疗

胃食管反流病易反复发作，故需维持治疗，药物以 PPI 为首选药物。维持治疗分长程维持和按需维持两种。前者用于停药后短时间内症状再次反复者及出现食管狭窄等并发症的反流性食管炎老年人，后者则用于无食管黏膜损害、但有反流症状的非反流性食管炎老年人。由于随着年龄的增长，老年人发生 GERD 的危险因素增多，所以老年人 GERD 更需要维持治疗，甚至终身治疗。

### 【护理措施】

**1. 休息和体位**　取舒适的体位；对于反流较重的老人，进食后不可立即平卧，指导餐后取直立位或半卧位；睡眠时可将床头抬高 20cm，借助重力作用加快食管对酸性胃内容物的清除。侧卧位以右侧卧位为主，一旦有反流症状，应立即坐起，将反流物及时吐出并漱洗口腔，以防食物残渣吸入引起肺部感染。保持环境安静、舒适，减少对老年人的不良刺激和心理压力；减少探视。

**2. 病情观察**　观察老年人疼痛的部位、性质、程度、持续时间及伴随症状，及时发现和处理异常情况。

**3. 去除和避免诱发因素**　避免应用降低 LES 压的药物及引起胃排空延

迟的药物如茶碱、地西泮、钙拮抗剂等；避免饭后剧烈运动，睡前 3~4h 不再进食，餐后可适当散步 15~30min，以改善食管的排空功能；病情平稳后应进行适当的体育锻炼，如慢跑、散步、健身操、太极拳等，增强体质；避免进食使 LES 压降低的食物，如高脂肪、巧克力、咖啡、浓茶等，戒烟禁酒；注意减少一切引起腹内压增高的因素，如肥胖、便秘、紧束腰带等。

**4. 用药的护理** 遵医嘱使用促胃肠动力药、抑酸药。告知老人规律用药的重要性及正确的服药方法与时间。如奥美拉唑等制酸剂应晨起空腹及睡前服用；胃动力药应在饭前服用；铝碳酸镁片剂餐后 2h 嚼碎后吞服效果更好；硝苯地平等钙离子通道阻滞剂及地西泮、普洛萘尔等可直接刺激食管黏膜，应避免使用。

**5. 饮食** 指导老年人进食营养丰富的清淡易消化食物，少量多餐，细嚼慢咽，避免过饱；专心用餐，忌烟、限酒；避免喝浓茶、咖啡，忌食过热、过辣、过酸的食物。

**6. 心理护理** GERD 老年人因长期受病痛的折磨而产生紧张、焦虑和恐惧，甚至感到无助和绝望，护士应仔细观察、认真评估、耐心劝导、主动给予关心和帮助，做好健康教育，使其处于接受治疗护理的最佳心理状态，积极配合治疗。

**【健康指导】**

**1. 疾病知识指导** 改变生活方式和生活习惯对多数老年人能起到一定的疗效，应向老年人及家属介绍有关 GERD 的知识，指导老年人避免摄入过多易引起反流和胃酸过量分泌的高脂肪食物；鼓励老年人咀嚼口香糖，增加唾液分泌，中和反流物；适当控制体重，减少由于腹部脂肪过多引起的腹压增高；平时避免重体力劳动和高强度体育锻炼等。

**2. 用药指导及病情监测** 指导老年人严格按照医嘱规定的剂量、用法服药，了解药物的主要不良反应。应用抑酸药者，治愈后逐渐减少剂量直至停药或者改用缓和的其他制剂再逐渐停药。平时自备铝碳酸镁、硫糖铝等碱性药物，出现不适症状时可服用。胸骨后灼热感、胸痛、吞咽不适等症状加重时，应及时就诊。

## 二、老年感染性胃肠炎的护理

感染性胃肠炎（infectious gastroenteritis）是一种由病毒、细菌等感染而引起的胃肠道的感染性疾病。临床上主要以腹泻为特征，伴有恶心、呕吐等症状。

WHO 估计，全世界每天约有数千万人发病，每年腹泻病例高达 30 亿 ~ 50 亿例次，有 500 万 ~1000 万病例因严重腹泻而死亡。

老年人因其机体抵抗力减弱，加之肠道菌群结构发生较多变化，容易导致肠道的生物屏障被破坏，易被外界病原体侵袭造成感染。老年人腹泻与普通人群腹泻有相同的趋势，但因居住地、居住环境的不同(如社区生活、长期护理机构及住院的老人)有病原学差异。在医院、长期护理机构及社区生活的老年人引起急性感染性腹泻的最常见的致病细菌主要是梭状芽胞杆菌，其他常见病原菌为副溶血性弧菌、Salmonella 菌、致病性大肠杆菌、产气荚膜杆菌和金黄色葡萄球菌；常见病毒主要有轮状病毒和诺沃克病毒。一般意义上所述的感染性肠炎是指除去副伤寒、伤寒、阿米巴痢疾、细菌性痢疾、霍乱之外的感染性腹泻。这里重点论述老年人常见的急性细菌性肠炎。

【流行病学】

1. **传染源**　感染的家畜、家禽及其他动物，显性感染、隐性感染和带菌者，被污染的肉类、水产及食物。

2. **传播途径**　粪 - 口传播、手 - 口传播等。

3. **易感人群**　年老体弱及严重慢性病者。

【病因和发病机制】

非伤寒沙门菌主要通过使用污染的食物或水源，多数与被污染的肉类有关，且多以暴发流行为主，其致病作用是由细菌在肠黏膜内繁殖引起炎症反应，严重者细菌入血可引起菌血症和败血症。

其他如大肠埃希菌、空肠弯曲菌、变形杆菌等细菌可引起肠道黏膜损伤、肠功能紊乱、电解质紊乱。金黄色葡萄球菌可引起呕吐，发热、休克、神经系统症状及全身中毒等表现。

【临床表现】

细菌性肠炎潜伏期多在 24h 内。多急性起病，少数起病较缓慢。临床表现轻重不一，以胃肠道症状最突出。

1. **消化道症状**　腹泻是最常见的症状。老年人有食欲缺乏、恶心、呕吐、腹痛等症状，先有上腹部不适，继而出现中上腹或脐周疼痛，呈持续性或阵发性，腹泻每日数次或数十次，腹泻后腹痛暂时缓解。粪便因感染菌株不同呈不同性状：Salmonella 菌感染者粪便呈暗绿色，恶臭，可有黏液，偶有脓血便，重者可呈霍乱样水泻；副溶血性弧菌感染者粪便多为水样糊便，2~3 次 /d，也有 1/4 老年人呈典型的洗肉水样便，重者为黏液脓血便；致病性大肠杆菌感染者，轻者呈黄水样或糊状便，重者可呈血便、脓血便；金黄色葡萄球菌感染者，粪便为水样便，呈蛋花样或绿色黏液样稀便。

2. **全身中毒症状**　轻者偶有低热，重者常有发热、畏寒、头痛、头晕、肌肉疼痛、精神萎靡、意识朦胧甚至昏迷。

3. **水电解质和酸碱平衡紊乱表现**

(1)脱水：虚弱、极度口渴、少尿或尿色加深、皮肤干燥、口干、眼球下陷，皮肤弹性差,烦躁、嗜睡甚至昏迷、休克。

（2）水电解质及酸碱平衡紊乱:严重的呕吐或腹泻可以引起电解质紊乱。①低钾血症:老人表现为疲乏无力、精神萎靡、腹胀、肠鸣音减弱、重者可出现麻痹性肠梗阻、心律失常。②低钠血症:主要症状为软弱乏力、恶心呕吐、头痛嗜睡、肌肉痛性痉挛,重者可出现神经精神症状和可逆性共济失调等,饮用大量低盐或无盐的水分来补充液体的老年人尤易出现低钠血症。③低钙和低镁血症:表现为四肢发麻、手足抽动,严重时全身骨骼及平滑肌痉挛。对于病重、虚弱老年人有水和电解质紊乱的风险,严重的病例会出现休克和肾衰竭。酸碱平衡紊乱表现为代谢性酸中毒,轻者仅有呼吸稍快,重者呼吸深快、口唇发绀或呈樱桃红色、精神萎靡或烦躁不安、嗜睡甚至昏迷。

【辅助检查】

1. **血常规检查** 血中白细胞总数可正常或升高,中性粒细胞比例高,可初步鉴别细菌性肠炎和病毒性肠炎。

2. **便常规检查** 注意有无脓细胞、红细胞与吞噬细胞。

3. **便培养加药物敏感实验** 便培养至少要连续进行 3 次,以便确定病原体。

4. **血培养** 血培养阳性有助于病原诊断,对菌痢、大肠埃希菌和沙门菌等细菌性肠炎有诊断意义。

5. **血生化检查** 严重呕吐与腹泻者可有电解质紊乱、酸碱平衡失调。

6. **其他** 对有血便者应查结肠内镜,对腹痛剧烈者建议作腹部超声检查以明确诊断。

【诊断要点】

根据老人流行病史、临床表现作出初步诊断,对血、呕吐物及粪便进行致病菌检查,即可确诊。应仔细排除溃疡性结肠炎等疾病的可能。

【治疗要点】

治疗的目标是缓解症状、预防和治疗并发症,其治疗原则则以对症治疗为主。

1. **一般疗法** 卧床休息,进食清淡易消化、富含维生素的食物。呕吐剧烈者暂时禁食,予口服或静脉补液。监测生命体征变化,应同时注意对老年人基础病的监护和治疗。

2. **抗菌治疗** 临床上,对于轻症病例不宜采取抗菌治疗。老年人应用抗生素应同时兼顾肝脏、肾脏及心血管的功能,注意给药剂量,避免应用毒性大的药物;同时要注意用药配伍禁忌。常用治疗感染性胃肠炎的抗生素有:

（1）喹诺酮类药物:为首选药物,对大肠埃希菌、肠杆菌属、沙门菌属、变形杆菌、金黄色葡萄球菌等敏感。常用药物有氧氟沙星、环丙沙星、诺氟沙星,可口服或静脉。

（2）氨基糖苷类：对大肠埃希菌、肠杆菌属、变形杆菌、金黄色葡萄球菌疗效显著。

（3）头孢菌素类：对革兰氏阴性菌（大肠埃希菌、志贺菌属、沙门菌属、变形杆菌）杀菌作用强大。

**3. 支持治疗** 通常老年人只需卧床休息并饮用足量的水分,一般口服补液盐（oral rehydration salts,ORS）。补液总量为每日生理必需液体1500ml以及吐泻的液体量。即使是呕吐的老年人也要尽量多饮水。如果呕吐或腹泻持续时间较长或有严重脱水,要进行静脉补液,原则上应补充等渗性溶液,包括生理盐水及林格液。

**4. 对症处理** 腹痛者可适当用解痉药物如山莨菪碱（654-2）或颠茄片,腹痛剧烈者可皮下注射阿托品或山莨菪碱。

**【护理措施】**

**（一）一般护理**

**1. 休息与活动** 急性期腹泻频繁、全身症状明显者应卧床休息。频繁腹泻伴发热、疲乏无力、严重脱水者应协助老年人床上或床边排便,以减少体力消耗,预防跌倒等不良事件发生。呕吐的老年人需协助其选择头部偏向一侧的体位,防止误吸引起吸入性肺炎或窒息。

**2. 饮食指导** 严重腹泻伴呕吐者,先禁食,静脉补充所需营养;能进食者,宜进食高热量、高蛋白、高维生素、少渣、少纤维素,清淡易消化流质或半流质饮食,避免生冷、油腻、多渣、产气多及纤维素含量高的辛辣刺激性食物。少量多餐,可饮糖盐水。病情好转后可逐步过渡到正常饮食。

**3. 隔离措施** 严格执行接触隔离措施,注意粪便、便器和尿布的消毒处理。解除隔离条件：急性期症状消失,粪检阴性,粪便培养连续2次阴性。

**（二）病情观察**

**1. 腹泻的观察** 严密观察排便的状况,如排便频次、颜色、性质、量以及伴随症状。评估老年人的意识、精神状态和皮肤末梢循环情况,详细记录24h液体出入量,判断其体液丢失的量,评估脱水的程度和性质,同时还需积极关注老年人基础病和体重。营养状况的改变。采集标本时取含有脓血、黏液部分的新鲜粪便标本及时送检,以提高阳性率。

**2. 保持水电解质平衡** 根据24h出入量的变化,结合实验室检查结果,了解血糖及电解质平衡情况;必要时根据病情给予氧气吸入、心电监护、酌情应用血管活性药物等抢救措施。及时补充水、电解质,避免发生水及电解质紊乱。对于能够进食、无呕吐者,在补液的同时,鼓励老年人口服补液盐,每日饮水量在3000ml左右（分次引用）。严重者迅速建立静脉通路静脉补液,注意补液速度不宜过快。

### (三)用药护理

遵医嘱用药,告知老年人及其家属药物的名称、服用方法、剂量、治疗效果、常见不良反应等,对其用药后的药效及不良反应进行密切监测。对于使用利尿剂的老年人需要监测血钾变化,以免发生低钾血症;对于使用呼吸兴奋剂的老年人,需要观察其意识状态变化;对于使用氨茶碱的老年人,需要观察其心率变化,以防出现药物不良反应。早期禁用止泻药,便于毒素排出。

### (四)皮肤护理

频繁的排便易造成肛门周围皮肤的刺激、擦伤,易引起感染,指导老年人每次排便后以温水及无刺激的肥皂轻拭,以保持肛周皮肤的完整性。伴明显里急后重者,嘱老年人排便时不要用力过度,以免脱肛。发生脱肛时,可戴橡胶手套助其回纳。

### (五)心理护理

本病往往发病突然,会给老年人造成极大的焦虑、恐惧等消极心理。护士应关心老年人,加强沟通,耐心倾听老年人的诉说,全面评估老年人的心理状态,运用浅显易懂的语言解释老人提出的问题;尊重老年人,保护其隐私,给予积极的心理疏导,清除负性情绪造成的影响;叮嘱老年人家属尽可能陪伴在老年人身边,使其时刻感受到来自家庭的温暖、关怀和支持;介绍本病治疗成功的病例,以帮助老年人增强与疾病抗争的信念,提高其治疗依从性,帮助老年人树立战胜疾病的信心,以最佳的心态配合治疗和护理。

### 【预防】

**1. 加强卫生宣传教育** 加强卫生常识的普及教育,提高老年人的自身防护能力。教育老人自觉养成良好的个人卫生习惯,防止"病从口入",注意手卫生,养成好的习惯,做到饭前、便后洗手;安全卫生用水,不喝生水。食品卫生是重点:食物生熟要分开,避免交叉感染;食用易带致病菌的食物,如螺、贝壳、螃蟹等时要煮熟,同时吃蒜以助杀菌;生食瓜果前须用清水反复冲洗数次;避免与腹泻病人密切接触,尤其是不要共用餐具。

**2. 避免进食刺激性饮食** 对冷食和辣食等刺激性食物需根据个人条件、原有的饮食习惯和季节选择,避免进食过量,改变嗜酒等不良嗜好。

## 三、老年消化性溃疡的护理

消化性溃疡(peptic ulcer)主要指发生在胃和十二指肠的慢性溃疡,即胃溃疡(gastric ulcer, GU)和十二肠溃疡(duodenal ulcer, DU),因溃疡形成与胃酸/胃蛋白酶的消化作用有关,故称为消化性溃疡。临床特点为慢性过程、周期性发作、节律性上腹部疼痛,其发作有明显的季节性,秋冬和冬春之交发病较常见。临床上十二指肠溃疡比胃溃疡多见。

老年人消化性溃疡(peptic ulcer in the aged, PUA)系指年龄在60岁以上老年人的消化性溃疡。近年来,随着诊疗技术的提高,消化性溃疡的发病率已在世界范围内呈下降趋势,但在老年人群,却仍然维持较高的入院和死亡率。据国内统计资料显示,65岁以上人群胃溃疡的发病率为5.2%,70岁以上增至8.5%,胃溃疡与十二指肠溃疡比率为1.1∶1。国外老年人活动性消化溃疡的尸检发病率约为5%。老年人与中青年相比,无论溃疡成因、临床表现还是治疗上,都具备独有的特征,被认为是一种特殊类型的消化性溃疡。

【病因与发病机制】

消化性溃疡是一种多因素疾病,溃疡发生的基本原理是由于黏膜自身防御/修复因素与黏膜侵袭因素之间失去平衡的结果。

1. **胃黏膜抗溃疡能力降低** 老年人胃动脉发生硬化,血流减少,胃黏膜发生萎缩,黏膜的重碳酸盐分泌减少,胃黏膜上皮更新率降低,从而导致抗溃疡形成能力下降,而致消化性溃疡的发生。

2. **胃激素分泌亢进** 老年人常有胃蠕动功能减退,使食物淤积刺激幽门管,导致胃激素分泌亢进,胃液酸度增加,促使溃疡形成。

3. **肺功能减退** 老年人常有肺部疾病,肺功能减退,一方面因缺氧导致胃壁血管收缩,使胃黏膜抵抗力降低,另一方面因二氧化碳潴留,促使胃壁细胞的碳酸酐酶活性亢进,胃酸分泌增加,诱发或加速溃疡形成。

4. **服用多种药物** 老年人常患多种疾病,需服用更多的药物,尤其是非甾体抗炎药(non-steroidal anti-inflammatory drugs, NSAIDs),可直接刺激胃黏膜的分泌或刺激胃酸分泌,损伤黏膜形成溃疡。NSAIDs为消化性溃疡的致病因素之一。而老年人消化性溃疡与NSAIDs的关系更为密切。其原因有:①老年人胃和十二指肠黏膜更易受到NSAIDs损害,由于老年人血清白蛋白水平下降,肝血流量减少和肾小球滤过率降低,使得NSAIDs易于在体内聚集,增加其毒性;②老年人使用NSAIDs的人数较多。据估计,西方国家有11%~16%的60岁以上老年人服用NSAIDs,占医疗处方的一半。而且NSAIDs为非处方用药,因而实际用药人数更多。在美国,给65岁以上的老年人所开的处方中,9.4%的有止痛药,另外还有39.6%的非处方用药。此外,NSAIDs还能增加老年人消化性溃疡并发症的发生率,使老年人消化性溃疡的死亡率增加2%~4%。

5. **幽门螺旋杆菌感染(helicobacter pylori, HP)** 幽门螺旋杆菌与消化性溃疡的发生关系密切,在本病的发病中有很重要的作用。有资料报道,十二指肠溃疡老年人的HP的检出率高达85%~100%,胃溃疡老年人的检出率为60%~75%,同样HP感染者中发生消化性溃疡的危险性亦显著增加。HP的感染随着年龄增长而增加，但就其在老年人消化性溃疡中的作用仍有待于进一步研究。

**6. 胃十二指肠运动异常**　胃排空延缓，引起十二指肠液反流入胃而损伤胃黏膜；胃排空增快，使十二指肠酸负荷增加。此病因可加重 HP 感染或 NSAIDs 对胃黏膜的损伤。

**7. 应激和心理因素**　长期精神紧张、焦虑或过度劳累，易患消化性溃疡。溃疡愈合后再遭受精神应激时，容易复发或发生并发症。

**8. 其他**　烟、酒、浓茶、咖啡等刺激胃酸分泌，增加发生溃疡的危险；高盐饮食损伤胃黏膜，增加胃溃疡发生的危险。

【临床表现】

老年消化性溃疡的临床症状与体征多不典型。具有疼痛不典型，高位溃疡较多，巨大溃疡较多，出血、穿孔等并发症发病率高的特点。主要表现为：

**1. 无痛性溃疡**　研究显示，无疼痛的老年消化性溃疡约占 35%，而年轻人只有 8%。

**2. 疼痛不典型**　疼痛部位模糊，难以定位，呈不规则放射。如近端胃溃疡可以出现胸骨后疼痛，类似心绞痛；邻近胃食管连接处的胃溃疡可以吞咽困难为首发症状，易与食管癌和胆绞痛等疾病相混淆；食管裂孔疝内的胃溃疡可表现为不典型胸痛，穿孔时可并发纵隔炎和胸腔积液。

**3. 常以并发症首诊**　13% 的老年人以上消化道出血、穿孔、贫血等并发症为首发表现。

**4. 体重减轻**　老年消化性溃疡病人，常因呕吐和食欲减退，以及与年龄相关的肌肉萎缩和营养贮备减少使体重减轻，体重减轻往往成为唯一或首发表现，易误诊为恶性肿瘤。

**5. 易误诊**　老年人有时不能确切描述自己的症状，以至非特异腹部不适被误诊为其他并存疾病。如老年人多见的胆道疾病、食管裂孔疝和憩室病。

【并发症】

**1. 出血**　是消化性溃疡最常见的并发症，也是上消化道出血最常见的病因。胃溃疡比十二指肠溃疡容易发生，常因服用 NSAIDs 而诱发。出血引起的表现取决于出血的速度和量，出血量取决于被侵蚀血管的大小，毛细血管破裂出血量少，表现为呕血、黑便；动脉破裂出血量大而急，出现眩晕、出汗、脉搏增快、血压下降等周围循环衰竭的症状，甚至发生低血容量性休克。

**2. 穿孔**　由于老年人胃黏膜保护功能减弱，胃穿孔的发生率比年轻人高 2~3 倍。临床上将穿孔分为急性、亚急性和慢性 3 种类型，以急性穿孔最常见，是消化性溃疡最严重的并发症，常发生于十二指肠前壁或胃前壁。饮酒、劳累、服用 NSAIDs 等因素可诱发急性穿孔，主要表现为突发的剧烈腹痛、大汗淋漓、烦躁不安，疼痛多自上腹开始迅速蔓延至全腹，腹肌强直，有明显压痛和反跳痛，肝浊音界缩小或消失，肠鸣音减弱或消失，甚至出现休克。但老年人反应较差，穿孔时症状较轻，体征不明显，极易造成延误诊断或手术时机。

3. **幽门梗阻**　主要由 DU 或幽门管溃疡引起。溃疡急性发作时，引起幽门部痉挛和炎性水肿，形成暂时性幽门梗阻；溃疡多次复发，愈合后瘢痕收缩形成持久性幽门梗阻。表现为上腹饱胀不适，餐后加重，反复大量呕吐，呕吐物为酸性宿食，呕吐后症状可以缓解。严重频繁呕吐可致脱水和低钾低氯性碱中毒，常继发营养不良。上腹部空腹振水音、胃蠕动波及空腹抽出胃液量 > 200ml 是幽门梗阻的特征性表现。

4. **癌变**　胃溃疡老年人可发生癌变，十二指肠溃疡癌变则极少见。老年溃疡癌变率为 2%~6%。多数学者认为由于胃黏膜上皮反复破坏，可由异型增生转而发生癌变，故主张对老年胃溃疡者应做定期随访。若经正规治疗，症状无明显改善或疼痛规律改变，大便隐血持续阳性，体重下降，消瘦明显。X 线龛影持续存在或出现充盈缺损，应警惕癌变的可能。有些老年人的癌变溃疡可被边缘上皮细胞修复，表现胃溃疡愈合的征象，若这类老年人已在服用 $H_2$ 受体拮抗剂类药物，常会误以为是良性溃疡经药物治疗后而愈合。因此，应定期行胃镜检查，胃镜是安全可靠的检查方法，活检可鉴别恶性病变。

【实验室及其他检查】

1. **X 线钡餐检查**　是常用的一种诊断溃疡病的方法。适用于对胃镜检查有禁忌或不愿接受胃镜检查者。溃疡的 X 线直接征象是龛影。对溃疡诊断有确诊价值。由于溃疡周围组织的炎症和水肿，以及随病程发生的纤维组织增生和收缩，则会出现龛影周围透明带、局部痉挛和激惹现象，周围黏膜皱裂向溃疡集中和十二指肠球部变形等间接征象。

2. **纤维胃镜检查**　是当前确诊消化性溃疡的首选检查方法，对于怀疑有消化性溃疡的老年人，胃镜检查优于 X 线钡餐检查。胃镜检查可直接观察溃疡部位、病变大小及性质，还可采取黏膜活检做病理组织学检查和幽门螺杆菌检测，对合并出血者可给予止血治疗。

3. **HP 检测**　是消化性溃疡的常规检测项目。其中 $13^c$ 或 $14^c$ 尿素呼气试验检测幽门螺杆菌感染的敏感性及特异性均较高，且无需通过胃镜检查，常作为根除治疗后复查的首选方法。

4. **粪便隐血试验**　有一部分活动性溃疡老年人的粪便隐血试验可呈阳性反应，当溃疡愈合后粪便潜血消失。如 GU 老年人粪便隐血实验持续阳性，应怀疑有癌变的可能。

【诊断要点】

2011 年中国中西医结合学会消化系统疾病专业委员会公布的《消化性溃疡中西医结合诊疗共识意见》规定了 PU 的临床诊断标准：①初步诊断：慢性、周期性、节律性上腹部痛伴反酸者；②基本诊断：伴有上消化道出血、穿孔史；③确定诊断：胃镜发现 PU 病灶。

【治疗要点】

老年消化性溃疡总的治疗原则是消除病因、缓解症状、愈合溃疡、防止复发和防治并发症。针对不同病因和发病机制，给予相应处理。

1. **药物治疗** 消化性溃疡的常用药物及药物作用（表 4-3-1）。

表 4-3-1 消化性溃疡常用药物及药物作用

| 药物种类 | 常用药物 | 药物作用 |
| --- | --- | --- |
| 碱性抗酸剂 | 氢氧化钠、铝碳酸镁及其复方制剂 | 中和胃酸 |
| $H_2$受体拮抗剂（$H_2RA$） | 法莫替丁、雷尼替丁、西咪替丁 | 阻止组胺与壁细胞膜上 $H_2$ 受体结合 |
| 质子泵抑制剂（PPI） | 奥美拉唑、兰索拉唑、泮托拉唑 | 抑制 $H^+$-$K^+$-ATP 酶，阻止胃酸分泌 |
| 胃黏膜保护剂 | 枸橼酸铋钾、硫糖铝、前列腺素 | 覆盖溃疡表面形成一层保护膜 |

（1）降低胃酸的药物：溃疡愈合与抑酸治疗的强度和时间成正比。①碱性抗酸剂：中和胃酸，迅速缓解疼痛症状；但促进溃疡愈合需长期、大量应用，不良反应较大，故很少单一用药。②抑制胃酸分泌的药物：有 $H_2$ 受体拮抗剂（$H_2RA$）和质子泵抑制剂（PPI）两类。$H_2RA$ 抑制壁细胞分泌胃酸，PPI 使壁细胞分泌胃酸的关键酶，即 $H^+$-$K^+$-ATP 酶不可逆失活，从而抑制胃酸分泌，且作用比 $H_2RA$ 更强、更持久，是抑制胃酸分泌作用最强的药物。

（2）保护胃黏膜的药物：常用胃黏膜保护剂有硫糖铝、枸橼酸铋钾和前列腺素类药物。①硫糖铝和枸橼酸铋钾：黏附覆盖在溃疡面上形成一层保护膜，阻止胃酸/胃蛋白酶侵袭溃疡面，促进内源性前列腺素合成和刺激表皮生长因子分泌；②前列腺素类药物，如米索前列醇，具有增加胃黏膜防御能力的作用。

（3）根除 HP 三联疗法：促进溃疡愈合，预防溃疡复发，从而彻底治愈溃疡。联合用药采用胶体铋剂或一种 PPI 加两种抗生素的三联治疗方案，或采用 PPI、胶体铋剂合用加两种抗生素的四联疗法。

2. **并发症治疗** 上消化道大量出血经内科紧急处理无效、急性穿孔、瘢痕性幽门梗阻、内科治疗无效的顽固性溃疡以及胃溃疡疑有癌变者,可考虑手术治疗。

**【护理评估】**

1. **病史**

(1)健康史:询问老人有无长期服用阿司匹林、吲哚美辛等用药史;是否遭受严重的创伤、烧伤、颅内疾病及不良精神刺激;有无长期饮浓茶、咖啡,食用过冷、过热及过于粗糙的食物;是否嗜烟酒;有无家庭聚集现象。询问病程经过,如首次疼痛发作的时间,疼痛与进食的关系,是餐后还是空腹,有无规律,部位及性质,缓解疼痛的方法,既往做过的检查及治疗结果。

(2)目前病情与一般情况:询问此次发病与以往有无不同,是否伴有恶心、呕吐、嗳气、反酸等其他消化道症状,有无呕血、黑便、频繁呕吐等症状。

(3)心理-社会状况:消化性溃疡有周期性发作和节律性疼痛的特点,易使老年人产生焦虑、急躁情绪;当合并上消化道出血、癌变等并发症时,老年人表现为紧张、恐惧;慢性过程、反复发作及担心溃疡癌变,使老年人产生焦虑、抑郁、恐惧等心理反应。注意评估老年人及家属对疾病的认识程度,了解老年人家庭经济状况和社会支持情况,老年人所能得到的社区保健资源和服务如何。

2. **身体评估**

(1)全身状况:有无痛苦面容、消瘦、贫血貌,生命体征是否正常。

(2)腹部体征:上腹部有无固定压痛点、胃蠕动波,全腹有无压痛、反跳痛、肌紧张,肠鸣音有无减弱或消失等。

3. **实验室及其他检查**

(1)血常规:有无红细胞计数、血红蛋白减少。

(2)粪便隐血实验:是否为阳性。

(3)HP 检测:是否为阳性。

(4)胃液分析:BAO 和 MAO 是增高、减少还是正常。

(5)X 线钡餐造影:有无典型的溃疡龛影及其部位。

(6)胃镜及黏膜活检:溃疡的部位、大小及性质如何,有无活动性出血。

**【护理措施】**

(一)一般护理

1. **休息与活动** 一般休息 4~6 周,溃疡活动期、症状较重或有并发症者,应卧床休息以缓解疼痛,避免劳累和不良精神刺激。溃疡缓解期,鼓励老年人适当活动,劳逸结合,以不感到劳累和诱发疼痛为原则,避免餐后剧烈活动;避免劳累、情绪激动、精神紧张、吸烟、饮酒等诱发因素。夜间疼痛者,遵医嘱夜间加服抑酸剂 1 次,以保证睡眠。

2. **饮食护理** 指导老年人规律进食,定时定量,少食多餐,细嚼慢咽,选择营养丰富、清淡、易于消化、低脂、刺激性小的食物。避免餐间零食和睡前进食。溃疡活动期主食以面食为主,避免食用刺激性较强的生、冷、硬食物及粗纤维食物,忌用刺激胃酸分泌的食品和调味品,避免烟酒、咖啡、浓茶和NSAIDs。

### (二)病情观察

观察上腹部疼痛的规律及特点;观察有无呕血、黑便的发生;对突发性腹部剧痛者,考虑是否并发穿孔;监测生命体征、意识状态及腹部体征,及时发现和处理并发症。

### (三)并发症护理

出现急性穿孔时,应立即禁食和胃肠减压,尽可能做急诊胃镜检查,24h内的胃镜干预能够改善高危病人的预后,对无条件行胃镜治疗或胃镜治疗失败时遵医嘱做好术前准备;发生急性幽门梗阻时,做好呕吐物的观察与处理,准确记录出入液量,注意监测电解质、酸碱平衡变化,指导老年人禁食禁水,给予胃肠减压,并遵医嘱静脉补液。

### (四)疼痛护理

老年人出现腹痛时,注意观察详细了解疼痛的规律和特点,老年人消化性溃疡导致的胃部不适,进食与服药后也不易缓解,疼痛也多失去正常的节律,并且老年人胃溃疡位置较高,引起疼痛可放射到胸部或胸骨后,导致老年人紧张焦虑。耐心向其讲解发生疼痛的机理,让其正确认识消化性溃疡的性质,同时积极帮助老年人去除加重或诱发疼痛的各种因素,减轻老年人的痛苦。

### (五)用药护理

遵医嘱用药,并观察药物疗效及不良反应。各类药物的不良反应及护理措施(表 4-3-2、表 4-3-3、表 4-3-4)。

表 4-3-2　抑制胃酸的药物

| 药物种类 | 常用药物 | 不良反应 | 护理措施 |
|---|---|---|---|
| 碱性抗酸剂 | 氢氧化铝、铝碳酸镁 | 骨质疏松、食欲缺乏、软弱无力、便秘 | 餐后 1h 和睡前服用;避免与奶制品同服;不宜与酸性食物及饮料同服 |
| $H_2RA$ | 西咪替丁、雷尼替丁、法莫替丁、尼扎替丁 | 偶有精神异常、性功能紊乱、一过性肝损害、头痛、腹泻、皮疹等 | 餐中或餐后即刻服用,或将一日剂量在睡前服用;与抑酸药联用时,两药间隔 1h 以上;静脉给药应控制速度,避免低血压和心律失常 |
| PPI | 奥美拉唑、兰索拉唑、泮托拉唑 | 头晕、荨麻疹、皮疹、搔痒及头痛等,偶有腹泻 | 避免从事高度注意力集中的工作;出现较为严重不良反应时,应及时停药 |

表 4-3-3 保护胃黏膜的药物

| 药物种类 | 常用药物 | 不良反应 | 护理措施 |
|---|---|---|---|
| 硫糖铝 | 硫糖铝 | 便秘、口干、皮疹、眩晕、嗜睡 | 宜在进餐前1h服用；不能与多酶片同服，以免降低两者效价 |
| 前列腺素类药物 | 米索前列醇 | 腹泻、子宫收缩 | 孕妇忌用 |
| 胶体铋 | 枸橼酸铋钾 | 舌苔发黑、便秘、粪便呈黑色、神经毒性 | 餐前半小时口服，吸管直接吸入；不宜长期使用 |

表 4-3-4 根除 HP 的药物

| 常用药物 | 不良反应 | 护理措施 |
|---|---|---|
| 克拉霉素 | 周围神经炎和溶血性贫血 | 观察下肢皮肤的颜色、温度和尿色 |
| 阿莫西林 | 皮疹 | 用药前询问有无青霉素过敏史 |
| 甲硝唑 | 恶心、呕吐等胃肠道反应 | 餐后半小时服用 |

### （六）心理护理

消化性溃疡是一种生理因素及心理因素共同作用所致的疾病，因此对消化性溃疡老年人进行心理护理十分重要。精神紧张、情绪激动或过分忧虑都会对大脑皮层产生不良的刺激，使得丘脑下中枢的调节作用减弱或丧失，引起植物神经功能紊乱，不利于食物的消化和溃疡的愈合。所以，保持老年人心情轻松愉快，是治愈消化性溃疡的关键。与老年人沟通交流时要热情有礼貌，语言温和，面带微笑，要给老年人及其家属留下良好的印象。选择合适的教育时机，运用通俗易懂的语言向老年人介绍疾病的相关知识，对于采取的检查、治疗和护理措施要事先解释，以消除老年人的顾虑，减少其情绪波动，保持心情舒畅、乐观、平和，帮助其树立战胜疾病的信心和对生活的乐观态度。

### 【健康指导】

1. **疾病知识指导** 向老人及家属讲解老年人消化性溃疡病的病因及诱发因素，介绍消化性溃疡及其并发症的临床表现，嘱老人及家属若出现腹痛剧烈并蔓延至全腹，或出现呕血、黑便时，立即就诊。

2. **用药指导** 向老人讲解药物知识使其了解药物的不良反应、用药的注意事项，叮嘱其遵医嘱服药，不可随意增减或停用药物。慎用阿司匹林、泼尼松、咖啡因及利血平等药物，叮嘱老年人及其家属若出现异常情况要及时到医院接受治疗，在停药后1个月、6个月后来院复查。

3. **运动指导** 消化性溃疡老年人要结合自己的情况,适当的运动锻炼,提高机体抗病能力,减少疾病的复发,促进身心健康。

4. **生活指导** 指导老年人建立良好的饮食习惯,戒烟酒,避免摄入刺激性食物;避免食用洋葱、芹菜、韭菜等粗纤维食物和油炸食物;避免浓咖啡、浓茶等刺激性饮料;忌食生姜、生蒜、生萝卜及辣椒等辛辣食物;饮食不宜过酸、过甜、过咸,烹调方法以蒸、煮、炖、烩为主。秋凉之后,昼夜温差变化大,消化性溃疡老年人要特别注意胃部的保暖,适时增添衣服,夜晚睡觉盖好被褥,以防腹部着凉而引发胃痛。注意控制情绪,放松精神,愉快生活。

**【个性化护理案例解析】**

李大爷,65岁,5年前开始无明显诱因出现间断上腹胀痛,餐后半小时明显,持续2~3h,可自行缓解。近两周来餐后腹痛症状加重,服中药后腹痛不缓解。查体:T 36.7℃,P 108次/min,R 22次/min,BP 110/70mmHg,神志清楚,腹平软,剑突下有轻压痛,无肌紧张和反跳痛。

请思考:

1. 考虑该老年人目前最主要是哪种疾病?

2. 建议老年人首先选择的辅助检查项目?

3. 护士首先应采取哪些护理措施?

**解题思路**

1. 根据老年人间断性的餐后半小时上腹胀痛,持续时间大约2~3h,剑突下有压痛,应考虑为胃溃疡。

2. 消化性溃疡临床主要的确诊方法为胃镜,建议老年人首选胃镜检查,明确诊断。

3. 该老年人目前的主要护理诊断是疼痛,护士首先应采取积极的护理措施帮助老年人缓解疼痛。

(史铁英)

# 第四节 神经系统常见疾病的护理

## 一、帕金森病的护理

帕金森病(Parkinson's disease,PD)是一种常见的神经系统退行性疾病,在我国65岁以上人群的患病率为1700/10万,并随年龄增长而升高,给家庭和社会带来沉重的负担。该病于1817年由英国医生James Parkinson首次报道,因而命名为帕金森病。

【病因及发病机制】

帕金森病主要的病理改变为黑质多巴胺能（dopaminergic，DA）神经元变性、死亡。帕金森病至今病因未明，可能的病因包括：

1. **环境因素** 有机磷农药中毒、一氧化碳中毒、除草剂、鱼藤酮中毒、重金属污染等。

2. **遗传因素** 约10%~15%的PD病人有家族史，呈不完全外显的常染色体显性或隐性遗传。

3. **年龄老化** 黑质多巴胺能神经元、纹状体DA递质，随年龄增长逐年减少。但老年人发病者仅是少数，只是PD发病的促发因素。

【临床表现】

帕金森病通常在40~70岁发病，起病隐袭，发展缓慢，首发症状以震颤最多见（60%~70%），其次为步行障碍（12%），肌强直（10%）和运动迟缓（10%）。症状常自一侧上肢开始，逐渐波及同侧下肢、对侧上肢与下肢，呈N字形的顺序进展。

1. **静止性震颤** 上肢明显，搓丸样动作，节律4~6Hz，静止时出现，精神紧张时加重，随意动作时减轻，睡眠时消失。

2. **肌强直** 锥体外系病变导致屈肌与伸肌张力同时增高，关节被动运动时始终保持阻力增高，即"铅管样强直"，如伴有震颤，呈"齿轮样强直"。

3. **运动迟缓** 随意动作减慢或消失。典型表现如随意动作减少，面部表情肌活动减少，造成"面具脸"；手指精细动作困难，书写时字愈写愈小，称为"写字过小征"。

4. **姿势步态异常** 老人四肢、躯干和颈部肌强直呈特殊屈曲体姿，行走时起步困难、起步后前冲，愈走愈快，不能停步，称为"慌张步态"。

5. **非运动症状**

（1）感觉减退：早期可以出现嗅觉减退，中晚期出现肢体麻木、疼痛。

（2）心理障碍：抑郁。

（3）睡眠障碍：包括快速眼动期睡眠行为障碍、不宁腿综合征。

（4）自主神经功能障碍：便秘、多汗、性功能减退、体位性低血压等。

（5）其他：轻度认知功能减退或痴呆等。

【实验室及其他检查】

1. **CT、MRI检查** 通常无特异性异常。

2. **生化检测** 高效液相色谱—电化学法检测脑脊液和尿中高香草酸（homovanillic acid，HVA）含量降低，放免法检测脑脊液中生长抑素含量降低。血及脑脊液常规检查无异常。

3. **基因检测** 家族性帕金森病病人可分析基因突变。

**4. 超声检查** 可见对侧中脑黑质高回声。

【治疗要点】

**1. 治疗原则** 采取综合治疗，包括药物治疗、手术治疗、康复治疗、心理治疗等；目前应用的所有治疗手段，只能改善症状，不能阻止病情发展。

**2. 药物治疗** 首选药物治疗，从小剂量开始，缓慢递增，以较小剂量达到较满意的疗效。常用的治疗帕金森病的药物如下：

（1）抗胆碱能药：苯海索（安坦）。

（2）金刚烷胺：对少动、强直、震颤均有改善作用。

（3）左旋多巴：是治疗 PD 最基本、最有效的药物，常用的药物有美多芭、息宁。

（4）DA 受体激动剂：普拉克索、罗匹尼罗、溴隐亭。

（5）单胺氧化酶 B（monoamine oxidase-B，MAO-B）抑制剂：司来吉兰、雷沙吉兰。

（6）儿茶酚 - 氧位 - 甲基转移酶（catechol-o-methyltransferase，COMT）抑制剂：恩他卡朋、托卡朋。

（7）抗精神病药：氯氮平、喹硫平。

（8）镇静安眠药等。

**3. 手术治疗** 对于长期药物治疗疗效明显减退，同时出现异动症的老人可以考虑手术治疗，手术方法为立体定向神经核毁损术和脑深部电刺激术（deep brain stimulation，DBS）。

**4. 其他** 中医、康复、心理治疗等。

【护理评估】

**1. 运动症状** 有无静止性震颤，震颤的部位及方式；有无肌强直及其特点；是否有运动迟缓，有无"面具脸"，精细动作的完成情况；是否有姿势步态的异常，有无"慌张步态"。

**2. 非运动症状** 有无感觉障碍，有无自主神经功能障碍，如便秘、排尿困难、多汗、流涎等，有无睡眠障碍及智能障碍。

**3. 心理状况** 有无焦虑、抑郁情绪。

**4. 疾病诊治及用药情况** 评估老人的诊治情况、用药情况以及是否合并其他疾病。

**5. 日常活动能力** 可参照日常生活活动能力评估量表。

【护理措施】

**1. 运动和休息** 指导老人适当运动锻炼以防止和推迟关节强直与肢体挛缩，维持关节的灵活性，防止便秘，保持并增强自我照顾能力。同时，应保证休息和睡眠，以维持良好的体力和状态。

（1）在疾病早期，指导老人日常生活中保持或培养适当的兴趣爱好或运动，如：养花、打太极拳、散步等，以维持身体和各关节的灵活性。

（2）在疾病中期，指导老人有计划地练习感到困难的动作。①起步练习：起步困难者可以在老人脚前放置一个视觉提示，帮助起步，也可使用有明显节拍的音乐作为听觉提示，练习走路。②步行训练：指导老人步行时要目视前方，集中注意力，尽量迈大步，保持步行的幅度与速度；双臂摆动，以增加平衡。③转身方法：转身时要以弧形线形式前移，尽量不要在原地转弯。

（3）在疾病晚期，老人卧床不起，应帮助其采取舒适体位，被动活动关节，按摩四肢肌肉，注意动作轻柔。

**2. 饮食与营养**

（1）饮食原则：给予高热量、高维生素、高纤维素、低盐、低脂、适量优质蛋白的易消化饮食，戒烟、酒。由于高蛋白饮食会降低左旋多巴类药物的疗效，故不宜盲目给予过多的蛋白质。

（2）饮食内容：主食以五谷类为主，多选粗粮，多食新鲜蔬菜、水果，每天喝水 2000ml 以上；摄入优质蛋白，每天适当的奶制品（2 杯脱脂奶）和瘦肉、蛋、豆类；少吃油、盐、糖。补充钙质，预防骨质疏松。

（3）进食方法：①进食或饮水时抬高床头，保持坐位或半坐位；注意力集中。②环境安静，时间充足，不催促、打扰老人进食。③对于流涎过多的老人可使用吸管吸食；对于咀嚼能力和消化功能减退的老人应给予易消化、易咀嚼的细软、无刺激性的软食或半流质食物，少量多餐；对于吞咽功能障碍者应选用稀粥、面片、蒸蛋等精细制作的小块食物或黏稠不易反流的食物，并指导老人少量分次吞咽，避免吃坚硬、滑溜及圆形的食物如果冻等。

（4）特殊营养支持：对于进食困难、饮水呛咳的老人要及时插胃管给予鼻饲，防止经口进食引起误吸、窒息或吸入性肺炎。根据病情需要，必要时可给予经皮胃管（胃造瘘术）进食。

（5）营养状况监测：评估老人饮食和营养状况；老人的精神状态与体重变化。

**3. 用药护理**　护士应认真查对，保证老人按时服药，可将药物统一保管，每次送服到口，防止错服或误服。

**4. 心理护理**　帕金森老人由于震颤、流涎、面肌强直等身体形象改变和言语障碍、生活依赖他人，会出现自尊低下。因此应密切关注老人的心理变化，给予老人相应的心理护理。

（1）心理变化：帕金森病老人早期动作迟钝笨拙、表情淡漠、语言断续、流涎,老人往往产生自卑、脾气暴躁及忧郁心理,回避社交活动,整日沉默寡言,闷闷不乐;随着病程延长,病情加重,生活自理能力也逐渐下降,会产生焦虑、恐惧甚至绝望心理。

(2)应对策略:①护理人员应细心观察老人的心理反应,鼓励老人表达并倾听他们的心理感受,及时给予正确的引导,使老人能够接受和适应目前的状态;②鼓励老人尽量维持过去的兴趣与爱好,多与人交往,不要孤立自己;③指导照顾者关心体贴老人,多鼓励、少指责,减轻他们的心理压力;④告诉老人本病病程长、进展缓慢、治疗周期长,而疗效的好坏常与精神和情绪有关,鼓励他们保持良好心态;⑤自我修饰,协助老人进食后及时清洁口腔,擦净口角溢出物,注意保持个人卫生和着装整洁等,以尽量维护自我形象,形成积极的心理暗示。

5. 健康教育

(1)指导老人及照顾者了解疾病的相关知识,如临床表现、病程进展和主要并发症,帮助老人和照顾者适应角色的转变。

(2)指导老人掌握自我护理知识,鼓励老人自己完成力所能及的日常活动,增强自我照顾能力。指导照顾者为端碗持筷困难的老人准备带有大把手的餐具,如大手柄的水杯、汤勺等,增强老人的生活自理能力。

(3)给予老人行走指导、饮食宣教及自我情绪调节的指导,改善老人的运动及非运动症状,提高老人的生活质量。

6. 安全护理

(1)预防跌倒:①行走指导。指导老人不要边走路边讲话、碎步急速移动、起步时拖着脚走路、双脚紧贴地面站立及穿着拖鞋行走等,以避免跌倒;照顾者在协助老人行走时,勿强行拉老人向前行走,当老人感到不能迈步时,可指导老人先向后退一步再向前走。②环境指导。评估环境中易致跌倒的因素,并给予预防,如地面防滑、无障碍物,走廊及卫生间设置扶手等。③老人行走时根据情况由照顾者协助或使用稳固的助行器。

(2)预防意外伤害:①对于上肢震颤,动作笨拙的老人,避免拿热水、热汤,避免老人自行使用液化气炉灶,尽量不让老人自己从开水瓶中倒水,谨防烧伤、烫伤等。为端碗持筷困难老人准备带有大把手的餐具,选用不易打碎的不锈钢饭碗、水杯和汤勺,避免使用玻璃和陶瓷制品等,禁止老人自行使用锐利器械和危险品。②对有幻觉、错觉、欣快、抑郁、精神错乱、意识模糊或智能障碍的老人应特别强调专人陪护。智能障碍的老人应安置在有严密监控的区域,避免自伤、坠床、坠楼、走失、伤人等意外发生。

7. 对症护理

(1)沟通障碍的护理:对有言语不清、构音障碍的老人,应耐心倾听老人的主诉，了解老人的生活需要和情感需要，可指导老人采用手势、纸笔、画板等沟通方式与他人交流；在与老人沟通的过程中态度要和蔼、诚恳，注意尊重老人，不可随意打断老人说话。

（2）便秘的护理：对于顽固性便秘者，应指导多进食含纤维素多的食物，多吃新鲜蔬菜水果，多喝水，每天双手顺时针按摩腹部，促进肠蠕动；还可指导老人适量服用蜂蜜、麻油等帮助通便；必要时遵医嘱口服乳果糖、番泻叶等缓泻药，或给予肛注开塞露、灌肠、人工排便等。

（3）排尿障碍的护理：对于排尿困难的老人，应评估老人有无尿潴留和尿路感染的症状和体征。可指导老人放松，给予腹部按摩、热敷以刺激排尿；必要时在无菌操作下给予导尿和留置尿管。

（4）皮肤护理：①对于出汗多、皮脂腺分泌亢进的老人，要指导其穿柔软、宽松的棉布衣服；经常清洁皮肤，勤换被褥、衣服，勤洗澡。卧床老人应给予床上擦浴，每天 1~2 次。②预防压疮：保持床单位整洁平整、干燥无碎屑，卧床老人可卧气垫床保护皮肤，给予老人定时翻身、拍背，并注意做好骨突处保护。

## 二、阿尔茨海默病的护理

阿尔茨海默病（Alzheimer's disease，AD），是发生于老年和老年前期、以进行性认知功能障碍和行为损害为特征的中枢神经系统退行性病变。临床上表现为记忆障碍、失语、失用、失认、视空间能力损害、抽象思维和计算力损害、人格和行为改变等。AD 是老年期最常见的痴呆类型，约占老年期痴呆的50%~70%。随着对 AD 认识的不断深入，目前认为 AD 在痴呆阶段之前还存在一个极为重要的痴呆前阶段，此阶段已有 AD 病理生理改变，但没有或仅有轻微临床症状。

### 【病因及发病机制】

AD 迄今病因不明，研究发现其发病与脑内 β 淀粉样蛋白异常沉积有关。β 淀粉样蛋白对突触和神经元具有毒性作用，可破坏突触膜，最终引起神经细胞死亡。

流行病学研究显示 AD 病人的危险因素最主要是年龄增长、阳性家族史及载脂蛋白 E 基因型这三个方面。AD 可分为家族性 AD 和散发性 AD，家族性 AD 呈常染色体显性遗传，多于 65 岁前起病，最为常见的是淀粉样前体蛋白（amyloid precursor protein，APP）基因、早老素 1（presenilin-1，PSEN1）基因、早老素 2（presenilin-2，PSEN2）基因突变。散发性 AD 占 AD 病人 90% 以上，载脂蛋白 E（apolipoprotein e，APOE）ε4 等位基因携带者是散发性 AD 最为明确的高危人群。

**【临床表现】**

AD起病隐袭,病程呈慢性进行性进展,主要表现为认知功能减退和非认知性神经精神症状,包括痴呆前阶段和痴呆阶段。

1. **痴呆前阶段**　分为轻度认知功能障碍发生前期(pre-mild cognitive impairment, pre-MCI)和轻度认知功能障碍期(mild cognitive impairment, MCI)。pre-MCI期没有任何认知障碍的临床表现或仅有极轻微记忆力减退症状,神经心理学检查无异常。MCI期主要表现为记忆力轻度受损,学习和保存新知识的能力下降,神经心理学检查有减退,但未达到痴呆的程度,也不影响日常生活能力。

2. **痴呆阶段**　因认知功能损害导致日常生活能力下降,主要表现有:

(1)在智能方面出现抽象思维能力丧失、推理判断与计划不足、注意力缺失。

(2)在人格方面出现兴趣与始动性丧失、迟钝或难以抑制、社会行为不端、不拘小节。

(3)在记忆方面出现遗忘,地形、视觉与空间定向力差。

(4)在言语认知方面出现说话不流利,综合能力缺失等。

(5)在疾病晚期,老人虽可行走但为无目的的徘徊,可能出现判断力、认知力的完全丧失,因而幻觉和幻想更为常见。自我约束能力丧失,可出现好斗或者完全相反而处于一种远离社会的消极状态。最后,老人在个人卫生、吃饭、穿衣、洗漱等各个方面,都完全需要他人照料。

(6)在病程早、中期,神经系统查体一般无阳性体征,但部分病人可出现病理征。到病程晚期逐渐出现锥体系和锥体外系体征,如肌张力增高、运动迟缓、拖曳步态、姿势异常等,最终呈强直性或屈曲性四肢瘫痪。

**【实验室及其他检查】**

1. **血液学检测**　对所有首次就诊的老人,进行血液学检测有助于揭示认知障碍的病因或发现伴随疾病。血液检测项目主要有血常规、红细胞沉降率、血电解质、血糖、肝肾功能和甲状腺功能;在有些老人常需要进行更多的检测,如维生素$B_{12}$、梅毒血清学检测、HIV等。

2. **脑脊液检测**　当怀疑痴呆为中枢神经系统炎症、血管炎或脱髓鞘疾病等所致时,推荐进行脑脊液常规检查。

3. **颅脑CT或MRI**　AD主要表现为脑萎缩、脑室扩大,主要病变部位在颞叶、脑白质及脑灰质。

4. **FDG-PET**　表现为局部脑区低代谢。

5. **脑电图**　AD老人90%可有脑电图异常,表现为α节律减慢、不规则、消失或波幅下降。脑电图检查对于鉴别正常老化与痴呆有一定的实用价值。

**【治疗要点】**

本病目前无根治方法,针对 AD 病人神经递质改变的药物治疗及非药物治疗和护理能够减轻病情、延缓疾病的发展。

1. **非药物治疗** 职业训练、认知康复治疗、音乐治疗等。

2. **药物治疗**

(1)胆碱酯酶抑制剂(cholinesterase inhibitors,ChEI):代表药物有多奈哌齐、加兰他敏等。

(2)N- 甲基 -D- 门冬氨酸(n-methyl-d-aspartate,NMDA)受体拮抗剂:代表药物有美金刚等。

(3)脑代谢赋活剂:如奥拉西坦等。

(4)抗抑郁药物:如氟西汀、帕罗西汀等。

(5)抗精神病药物:如利培酮、奥氮平等。

(6)支持治疗:针对营养不良、肺部感染等并发症的支持治疗。

**【护理评估】**

1. **认知能力** 可应用简易智能量表进行认知能力的初步评定,评估老人的记忆力、定向力、计算力、理解力等。

2. **行为和精神状态** 通过与老人交谈或询问照顾者,评估老人日常生活的表现,了解其行为和精神状态有无异常。

3. **疾病诊治及用药情况** 评估老人的诊治情况、用药情况以及是否合并其他疾病。

4. **日常生活活动能力** 可参照日常生活活动能力评估量表。

**【护理措施】**

1. **活动和休息**

(1)指导老人根据自身情况进行适当运动,如散步、集体游戏、集体运动(如做操)、功能锻炼等,可增加老人的血液循环,改善体能、认知功能和行为心理症状。

(2)鼓励老人参与力所能及的日常生活事务,如摘菜、打扫卫生、洗小物件、叠衣物、做蛋糕、浇花等,可以帮助老人恢复自我存在的价值感,恢复自信。

(3)培养老人的兴趣爱好,组织参加兴趣活动,如棋牌麻将、书法、绘画、听音乐、做手工、织毛衣等,可以帮助老人重拾昔日兴趣、刺激思维、增强社交能力。

(4)保证充足的休息与睡眠,维持充沛的体力。

2. **饮食护理**

(1)食物选择:选择营养丰富清淡宜口的食品,荤素搭配,多食蔬菜、水果。摄入优质蛋白,如瘦肉、蛋、鱼、奶、大豆等。控制食用油和盐的摄入,控制热量,避免高糖、高脂肪食物的摄入。适当增加含钙食物摄入,如奶类、豆制品、虾皮、核桃、花生等,一般每天饮水量不少于1500ml。

(2)食物加工:合理烹调保证食物的营养成分不被大量破坏,且易消化吸收,提高营养的利用率。可将食物加工成菜汁、菜泥、肉沫、膏等,易于老人食用,限制油炸、过黏和过于油腻的食物。

(3)进食方式:有能力自己进餐的痴呆老人,应鼓励其自己进餐;进餐有困难者可用特殊餐具,尽量维持老年人独立进餐能力;对吞咽有困难者可指导其缓慢进食,以防噎食及呛咳;完全不能独立进餐者,应喂食;不能经口进食的老人,可在护士指导下,通过鼻饲等方法为老人输送流质食物和营养。

(4)注意事项:护理人员应为老人把好关,给老人的食物或饮料不能太烫或太凉。一日三餐都定时定量,尽量保持老人平时的饮食习惯。对少数食欲亢进、暴饮暴食者,则适当限制食量以防止其因消化吸收不良而出现呕吐、腹泻。保证食物无刺、无骨,易于消化,保证吃饱、吃好。

**3. 用药护理** 根据医嘱协助老人服用治疗阿尔茨海默病的药物及其他对症治疗的药物,观察老人是否有腹泻、恶心呕吐、失眠的情况,发现后及时通知医生,给予对症处理。

**4. 心理护理** 尊重、关爱痴呆老人,维持老人的尊严。通过与老人、家属或照护者沟通了解老人的文化及社会背景,以了解老人个性化的情感需求,给予个性化的心理护理。对于有行为和精神症状的老人,可以通过创造舒缓、舒适的环境,播放老人喜欢的轻音乐,改善睡眠,参加开心活动,如:翻看老照片、玩游戏、做手工等,缓解老人的压力和不安情绪,减少老人的挫败感。

**5. 健康教育**

(1)对轻度痴呆的老人,向其讲解自我护理的重要性,指导老人自己完成日常生活事务,如打扫房间、清理个人卫生等,以维持最大限度的生活自理能力。

(2)指导老人每天按时起床、进餐、活动或锻炼、就寝等,保证生活规律,并保证足够的休息、睡眠。

(3)鼓励老人参加社区或养老机构组织的各项有意义的活动。

(4)给予老人佩戴个人信息卡,防止意外走失时,不能及时联系到家人或机构。

(5)指导老人放松情绪,调节心境。可以指导老人选择清静的环境,采用轻松自然的姿势,使全身肌肉放松。闭眼,做一次深呼吸;或听一段轻松愉快的音乐,随着音乐的节奏,轻轻地哼唱,或用其他方法来转移注意力,如轻闭双眼,想象宁静、美丽的景色。

**6. 安全护理**

(1)防止跌倒、坠床:全面评估痴呆老人易导致跌倒发生的因素,加强风险识别和预警能力,预防风险的发生。根据评估结果,制订个性化的照护计划。如环境方面,保证地面防滑、居住环境有扶手设置、床可以上下升降且有床栏杆;确保老人活动,如走动、穿衣、如厕时能得到护理人员的照护;给老人穿防滑、支撑性好的鞋子,合理使用辅助器具,如拐杖、助行器、轮椅等;协助老人活动,维持改善步态和平衡能力。

(2)防止意外伤害:防止烫伤,进食饮水时,保证温度适宜。沐浴洗澡,有护理人员陪伴,防止温度过高,造成烫伤。痴呆老人不能单独使用刀剪、明火等危险物品。

(3)防止走失:评估痴呆老人的居住环境是否安全密闭,老人是否有易走失的风险。进入陌生环境时,尽快使老人熟悉环境。采用安全报警系统,老人有离开安全区域的动向时,及时提示护理人员。为老人配备智能定位装置,随身携带,保证老人万一走失,能尽快定位。为老人佩戴醒目的个人信息卡片,保证老人万一走失,能及时联系机构或家属。

(4)合理约束:尽量减少约束,避免因照护人员配备不足、以保证老人安全的名义等进行约束,因约束会对老人的各个系统产生不良影响,导致抑郁、焦虑及明显的行为紊乱。除非在进行了综合评估、预防或替代策略失效或紧急特殊的情况下,才能使用约束策略。如老人发生紧急医疗情况,老人或养老机构的其他入住者或护理人员的人身安全受到严重威胁时,可以考虑使用最低伤害的约束物品,如约束带。使用约束,要经常观察老人的反应及约束部位的皮肤,防止皮肤损伤及其他伤害。

**7. 其他**

(1)对于中、重度痴呆老人,安排一定时间帮助训练其生活自理能力,如梳洗、进食、叠衣被、如厕等;指导老人干轻活,如擦桌子、扫地。

(2)与老人交谈时有意识地加强老人思维、记忆、计算能力等的训练,可由照顾者定时陪伴老人外出、认路、认房门等。对有言语障碍者进行口语锻炼和训练。

(3)鼓励老人参加各种活动,安排一定时间读报、看电视,使老人与周围环境有一定接触,以分散病态思维,培养对生活的兴趣,活跃情绪,减缓精神衰退。

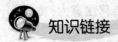知识链接

### Tom Kitwood 的 "以人为本的照护" 理念

1995 年, 英国的 Tom Kitwood 教授率先提出了痴呆症照护模式——Person-Centered Care, 也就是 "以人为本的照护", 颠覆了过去陈旧的痴呆护理方法。十几年来 "以人为本的照护" 已经成为发达国家痴呆专业照护的核心理念。

"以人为本的照护" 的十大重要原则:

1. 无评判地接受每位痴呆老人的独特性。

2. 尊重每位痴呆老人过去的经历与学识。

3. 认识到每位痴呆老人都有情感、社交、身体和精神方面的整体需要。

4. 和痴呆老人保持沟通, 既需要灵活性和横向思维, 也需要接受其他的观点。

5. 要确保痴呆老人感觉自己是受欢迎和被接纳的。

6. 创建一个社区的感觉, 让痴呆老人有归属感, 感觉到他们适合生活在这个地方, 而且别人对他们有良好的期待。

7. 通过恰当的照护和消除不必要的约束, 极大化地赋予痴呆老人以自由。

8. 允许并尊重痴呆老人在力所能及的范围内对照护环境做出贡献。

9. 创造和保持一个互相信任的环境, 保护痴呆老人, 不让他们受到欺凌、剥削和其他形式的虐待。

10. 关注痴呆老人积极的一面, 如他们尚存的能力以及他们还能做什么。

## 三、脑卒中的护理

脑卒中 ( cerebrovascular disease ) 是指各种原因所致的脑血管病变或血流障碍引发的脑功能障碍, 分出血性卒中和缺血性卒中。出血性卒中包括脑出血和蛛网膜下腔出血。缺血性卒中是由于脑局部血液循环障碍所导致的神经功能缺损综合征, 症状持续时间至少 24h 或存在经影像学证实的新发梗死灶。本文以脑梗死和脑出血为例进行介绍。

### 【流行病学和预防】

流行病学资料表明, 全国每年新发脑卒中病人约为 200 万人, 每年死于脑卒中的病人为 150~200 万人。脑卒中的发病具有明显的季节性, 寒冷季节发病率高, 发病高峰时间是清晨至中午。男性脑卒中的发病率和死亡率显著高于女性, 男女之比为 ( 1.3~1.7 ) : 1。

脑血管病的预防措施主要为控制危险因素，危险因素分为可干预性和不可干预性两类，可干预性危险因素包括高血压、心脏病、糖尿病、血脂异常、高同型半胱氨酸血症、吸烟、酗酒、肥胖、动脉粥样硬化、口服避孕药物等，其中控制高血压是预防脑卒中发生的最重要的环节。不可干预性危险因素包括年龄、性别、种族、遗传因素等。

【病因、分型及发病机制】

脑梗死是最常见的一类缺血性脑卒中，按病因分为五种类型：大动脉粥样硬化型、心源性栓塞型、小动脉闭塞型、其他明确病因型和不明原因型。大动脉粥样硬化型脑梗死是最常见的类型，在脑动脉粥样硬化引起的血管壁病变的基础上，脑动脉主干或分支管腔狭窄、闭塞或形成血栓，造成局部脑组织因血液供应中断而发生缺血、缺氧性坏死，引起相应的神经系统症状和体征。

脑出血是最常见的一类出血性脑卒中，常见病因是高血压合并细、小动脉硬化，其他病因包括脑动静脉畸形、动脉瘤、血液病、梗死后出血、脑淀粉样血管病等。

【临床表现】

脑梗死以中老年人多见，发病前有脑梗死的危险因素，如高血压、糖尿病、冠心病及血脂异常等，临床表现取决于梗死灶的大小和部位，主要为局灶性神经功能缺损的症状和体征，如偏瘫、偏身感觉障碍、失语、共济失调、吞咽障碍等，部分可有头痛、呕吐、昏迷等全脑症状。基底动脉闭塞或大面积脑梗死时病情严重，出现意识障碍，甚至脑疝形成，最终导致死亡。

脑出血多发生于 50 岁以上的人，多有高血压病史。一般无前驱症状，急性起病，出现血压升高、头痛、肢体瘫痪、呕吐、失语、意识障碍等。其症状的轻重取决于出血量和出血部位。最常见的部位为壳核出血，占 50%~60%，损伤内囊出现对侧偏瘫、对侧偏身感觉障碍和同向性偏盲。出血量大时很快出现昏迷，病情在数小时内迅速恶化。

【实验室及其他检查】

1. 平扫 CT　可准确识别大多数颅内出血，并帮助鉴别非血管性病变（如脑肿瘤），是脑卒中疑似病人首选的影像学检查手段。

2. MRI　T1 加权、T2 加权对识别急性小梗死灶及后颅窝梗死方面明显优于平扫 CT；弥散加权成像（DWI）可早期识别缺血灶；灌注加权成像（PWI）可显示脑血流动力学状态；磁敏感成像（SWI）可发现 CT 不能显示的无症状性微出血；缺点为费用较高，检查时间长，且有一定的禁忌证（心脏起搏器、金属植入物或幽闭恐惧症等）。

3. 血管病变检查　常用检查包括颈动脉超声、经颅多普勒（TCD）、磁共振脑血管造影（MRA）、CT 血管造影（CTA）、数字减影血管造影（DSA）等，有助于了解卒中的发病机制和病因。

4. **实验室检查**　常用的检查包括血糖、肝肾功能和电解质、心肌缺血标志物、全血细胞计数、凝血功能检查等，有助于排除类卒中或其他病因。

【治疗要点】

（一）脑梗死的治疗

1. **静脉溶栓治疗**　是目前最重要的恢复血流措施，重组组织型纤溶酶原激活剂（rtPA）和尿激酶是我国目前使用的主要溶栓药，溶栓的时间窗为 4.5h 或 6h 以内。

2. **抗血小板治疗**　对于不符合溶栓适应证且无禁忌证的缺血性脑卒中老人应在发病后尽早给予口服阿司匹林 150~300mg/d，对于溶栓治疗者应在溶栓 24h 后开始使用。

3. **抗凝治疗**　对于大多数急性缺血性脑卒中病人不推荐无选择地早期进行抗凝治疗，关于少数特殊老年人抗凝治疗，应谨慎评估风险与收益后慎重选择。

4. **神经保护**　神经保护剂的疗效与安全性尚需开展更多高质量临床试验来证实。包括依达拉奉、胞二磷胆碱、他汀类药物等。

5. **并发症处理**　降低颅内压、抗感染、抗癫痫等。

6. **康复治疗**　如果老人的神经功能缺损症状和体征不再加重，生命体征稳定，即可进行早期康复治疗。

（二）脑出血的治疗

1. **一般治疗**　卧床休息、保持呼吸道通畅、预防感染等。

2. **脱水降颅压**　积极控制脑水肿、降低颅内压是脑出血急性期治疗的重要环节，常用的药物包括甘露醇、甘油果糖、人血白蛋白等。

3. **调控血压**　脑出血急性期一般不予应用降压药物，而以脱水降颅压治疗为基础。当收缩压＞180mmHg 或舒张压＞100mmHg 可予以平稳降压治疗，并严密观察血压变化。

4. **并发症处理**　抗感染、防治消化道出血、纠正水电解质紊乱等。

5. **外科治疗**　如老人全身情况允许，壳核出血≥30ml、丘脑出血≥15ml、小脑出血≥10ml 或合并脑积水，应根据老人具体情况尽快手术治疗。

6. **康复治疗**　早期将患肢置于功能位。老人生命体征平稳、病情控制后，尽早进行肢体、语言等康复治疗，以促进神经功能恢复，提高生活质量。

【护理评估】

1. **脑血管病的症状**　评估老人有无意识障碍，运动障碍，感觉障碍，语言障碍，吞咽功能是否正常，是否有排泄障碍，是否有认知损害。

2. **脑血管病的危险因素** 评估老人是否有高血压、糖尿病、高血脂、心脏病,是否有喜食油腻食物、高盐饮食的习惯,是否吸烟、酗酒,是否存在肥胖、体力活动少等。

3. **日常生活活动能力** 可应用巴氏指数评定量表(ADL)评定老人的日常生活活动能力。

4. **心理状态** 评估老人是否有焦虑、抑郁、紧张、恐惧、绝望等心理。

5. **风险评估** 评估老人的压疮风险及跌倒风险。

【护理措施】

脑卒中的护理贯穿疾病的预防,急性期的救护,慢性期的康复等全过程。本文侧重于脑卒中老人的健康保健,着重介绍脑卒中的预防及慢性期的照护。护理目标是促进脑卒中老人的康复,预防疾病的复发,减少并发症。

1. **运动和休息**

(1)每天安排适量的运动,以增加肠蠕动,避免久坐、久卧。根据老人自身状况,选择散步、太极拳、慢跑等适当的体育运动,以改善心脏功能,增加脑部血流量,改善脑循环。

(2)鼓励生活自理老人从事力所能及的家务活动,日常生活不过度依赖他人。培养日常生活中的兴趣,如养花、种菜、参与集体活动等,可以锻炼老人的肢体活动能力,促进身心康复。

(3)评估老人的睡眠状况,分析睡眠不佳的因素,采取干预措施,必要时可遵医嘱使用药物帮助睡眠,保证老人充分休息,利于疾病康复。

2. **饮食护理**

(1)饮食原则:给予高蛋白、高维生素、低盐、低脂、低热量的清淡饮食,如多食谷类和鱼类、新鲜蔬菜、水果、豆类等,限制钠盐摄入量,每天不超过6g。忌食辛辣、油炸食物,少摄入糖类和甜食,避免暴饮暴食;戒烟、限酒。

(2)进食方式:①体位选择:能坐起的老人坐起,头略前屈,不能坐起的老人取仰卧位,床头抬高30°,头下垫枕使头部前屈。此种体位利于吞咽,还能防止误吸。②食物的选择:选择老人喜爱的营养丰富易消化的食物,注意食物的色、香、味及温度,食物应柔软,具有一定黏度,能够变形,利于吞咽,防止误吸。③吞咽方法的选择:对于吞咽障碍的老人,指导空吞咽和吞咽食物交替进行。侧方吞咽:偏瘫的老人,吞咽时头转向健侧肩部,防止食物残留在患侧梨状隐窝内;点头样吞咽:吞咽时,配合头前屈、下颌内收如点头样的动作,利于食物进入食管,防止食物进入气道。④对不能吞咽的老人,应予鼻饲饮食,并教会照顾者鼻饲的方法及注意事项,加强留置胃管的护理。

(3)预防误吸、窒息:①保证老人就餐环境安静、舒适;②指导老人进餐时集中注意力,不要讲话,关闭电视和收音机、停止护理活动等,以免分散老人注意力；③不用吸管饮水、饮茶，用杯子饮水时，保持水量在半杯以上，以防老人低头饮水的体位增加误吸的危险；④备有吸引装置，如果老人呛咳、误吸或呕吐，应立即指导其取头侧位，及时清理口、鼻腔内分泌物和呕吐物，保持呼吸道通畅，预防窒息和吸入性肺炎。

**3. 用药护理**　协助或指导老人及照顾者遵医嘱正确用药，并观察药物的疗效及不良反应。

（1）降压药：合并高血压的老人，每天遵医嘱服用降压药，不能随意停药，以免造成血压波动，每天定时监测血压，观察降压的效果。

（2）降脂药：指导存在动脉粥样硬化的老人遵医嘱服用降脂药，注意观察药物的不良反应，定期复查肝肾功能等。告知老人降脂药，尤其是他汀类药物，不仅起到降脂作用，还能稳定动脉粥样硬化斑块，提高服药的依从性。

（3）抗血小板聚集药：指导缺血性脑卒中老人遵医嘱每天服用，避免空腹服用此药，以免造成胃黏膜损害，注意观察老人有无牙龈出血、皮肤瘀斑、紫癜等皮肤黏膜出血症状，有无出现呕血黑便，出现异常及时停药，寻求医护人员帮助。

**4. 心理护理**　告知老人心理因素与疾病的关系，使老人了解长期精神紧张可致血压增高，加重动脉硬化，不利于疾病的恢复，甚至可以再次诱发心脑血管事件。告知老人注意劳逸结合，保持心态平衡、情绪稳定，努力培养自己的兴趣爱好，多参加有益身心的社交活动。另外，应注意观察老人情绪的变化，加强评估和心理疏导，出现卒中后抑郁及时给予药物和心理干预。

**5. 安全护理**

（1）预防跌倒、坠床：准确评估老人的跌倒风险，确定高危老人，设置警示标识；注意环境的安全设置，活动环境宽敞明亮，无障碍物，地面防滑，清洁干燥；浴室、卫生间、走廊安装扶手；床、座椅高度适宜；指导老人穿合适衣裤，防滑鞋；指导老人仰头或头部转动时应缓慢且转动幅度不宜太大，根据自身活动能力，及时寻求照护者的帮助。

（2）预防压疮：卧床老人，根据病情应每2h翻身一次，不要拖、拉、拽肢体，可以使用体位垫帮助摆放肢体于功能位。保持床单位整洁、平整、无碎屑，可以使用气垫床等防压疮工具。

**6. 健康教育**

（1）指导老人每天进行适宜的运动，以促进血液循环，减少血液淤滞。

（2）进食低盐、低脂、高蛋白、高维生素饮食；戒烟酒；多食蔬菜水果，摄入足量水，预防便秘的发生。

（3）向老人及照顾者介绍疾病发生的症状及体征，加强对早期症状的识别，发现血压异常波动或无诱因的剧烈头痛、头晕、晕厥、肢体麻木、乏力或语言交流困难等症状,应及时就医。

(4)帮助老人分析其自身存在脑卒中危险因素的危害及控制方法,指导老人遵医嘱按时服药,注意观察药物的不良反应,减少疾病复发。

(5)指导老人保持情绪稳定,避免过度喜悦、愤怒、悲伤等不良心理,以免诱发疾病复发。

**7. 其他**

(1)感觉障碍的老人,谨慎使用热疗,如使用热水袋等,防止出现烫伤。

(2)对于尿失禁的老人,尽量避免留置尿管,男性可使用集尿器或纸尿裤,女性可使用尿垫或纸尿裤,加强会阴部皮肤的护理,及时更换集尿袋、纸尿裤、纸尿垫,每日用温水清洗会阴,保持清洁、干燥,防止会阴部湿疹、臀炎的发生。

(3)脑出血老人应避免使血压骤然升高的各种因素,如保持情绪稳定、心态平和;建立健康的生活方式,保证充足睡眠,适当运动,避免过度劳累和突然用力;养成定时排便的习惯,保持大便通畅;保持血压平稳,防止脑出血的复发。

(何志义　王延莉)

# 第五节　内分泌与代谢疾病的护理

内分泌系统是由内分泌腺体以及某些脏器的内分泌组织、细胞所构成的机体体液调节系统。内分泌疾病的发生主要由于内分泌腺体和/或内分泌组织发生病理改变,导致激素调节和功能的异常。某些疾病通过代谢紊乱也可影响内分泌系统的结构与功能。新陈代谢包括物质的合成代谢和分解代谢两个过程,是机体生命活动的基础。新陈代谢的过程为机体的生存、生长、生殖和维持内部环境稳定等提供能量;若体内中间某一环节代谢障碍均可引起代谢疾病。如甲亢属内分泌疾病,由于甲状腺激素分泌和功能的异常所导致;糖尿病属代谢病,机体常伴随糖和脂肪的代谢障碍;骨质疏松属代谢病,表现为钙磷代谢的异常等。

## 一、糖尿病的护理

糖尿病(diabetes mellitus,DM)是由遗传和环境因素复合作用所引起的一组以慢性高血糖为特征的代谢疾病,是由胰岛素分泌和/或作用缺陷所导致。碳水化合物、脂肪及蛋白质长期代谢紊乱引起多器官损害,导致眼、肾、心脏、血管及神经等组织器官的慢性进行性病变、功能减退和衰竭。应激状态或病情严重时可发生急性代谢紊乱,如糖尿病酮症酸中毒(diabetic ketoacidosis,

DKA）、高渗高血糖综合征（hyperosmolar hyperglycemic syndrome, HHS）等。根据 WHO 糖尿病专家委员会（1999 年）提出的病因学分型体系，将糖尿病分为四大类：1 型糖尿病、2 型糖尿病、其他特殊类型糖尿病及妊娠糖尿病。老年糖尿病中 2 型 DM 约占 90%~95%，1 型 DM 占比 < 5%。

糖尿病是常见病、多发病，随着我国人口老龄化及生活方式的变化，糖尿病患病率从 1980 年的 0.67% 发展至 2013 年的 10.4%。老年糖尿病是指年龄 ≥ 60 岁（WHO 界定 ≥ 65 岁），包括 60 岁以前诊断和 60 岁以后诊断的糖尿病者，表现为患病率高、起病隐匿、异质性大及危害性大等特点。依据《2016 年国民经济和社会发展统计公报》的数据显示，我国 ≥ 60 岁老年人口有 2.3 亿，占总人口的 16.7%；≥ 65 岁老年人口有 1.5 亿，占总人口的 10.8%。老年人糖尿病患病率高，2010 年为 22.86%，老年人是糖尿病防治的重点人群。老年人糖尿病的治疗目标是减少急性和慢性并发症引起的伤残及早亡，改善老人的生活质量，提高预期寿命。糖尿病是严重威胁老年人健康的世界性公共卫生问题。

【病因及发病机制】

糖尿病的病因及发病机制至今尚未完全阐明，总体来说是由遗传因素和环境因素相互作用参与其发病。胰岛素是由胰岛 β 细胞分泌的一种降血糖的肽类激素，是体内唯一降血糖的激素，胰岛素经血液循环到达机体内相应组织器官和靶细胞，与其特异受体结合从而引发细胞内物质代谢效应，此代谢过程中某一个环节有异常均可导致糖尿病。

关于糖尿病的自然史，无论其病因如何，糖尿病的发生发展将经历以下几个阶段：已存在糖尿病相关的病理生理改变，如胰岛素抵抗、胰岛 β 细胞功能缺陷；随着病情发展首先会出现糖调节受损（空腹血糖调节受损和 / 或糖耐量减低），糖调节受损时期相当于糖尿病前期；最后进展成为糖尿病。1 型 DM 绝大多数属于自身免疫性疾病，由遗传和环境因素共同参与其发病。2 型 DM 也是由遗传和环境因素共同作用参与的多基因遗传性复杂病，是一组异质性疾病。

【临床表现】

1. **基本临床表现**　2 型 DM 多见于 40 岁以上成年人和老年人，多数起病隐匿、缓慢，部分病人可长期无代谢紊乱症状，通过体检或检查其他疾病而发现。1 型 DM 多见于 30 岁以前的青少年期起病，少数可在 30 岁以后的任何年龄起病，起病急，症状重，若不及时给予胰岛素治疗，有自发酮症倾向，诱发 DKA。不论 2 型 DM 还是 1 型 DM，随着病程延长均可出现各种慢性并发症。

（1）代谢紊乱症群：糖尿病典型表现为"三多一少"，即多饮、多尿、多食和体重减轻。血糖升高导致渗透性利尿引起尿量增多，多尿导致失水，使其口渴而多饮水。机体为补充糖分维持活动，常善饥多食。由于机体不能利用葡萄糖,随着蛋白质和脂肪消耗增加,可引起消瘦、体重下降、疲乏。

(2)皮肤瘙痒:由高血糖及末梢神经病变导致的皮肤干燥和感觉异常,老年人常有皮肤瘙痒。老年女性可因尿糖刺激局部皮肤,出现外阴瘙痒。

(3)其他:有四肢酸痛、麻木、腰痛、性欲下降、阳痿、便秘等。

## 2. 并发症

(1)急性并发症:包括 DKA、HHS 及乳酸酸中毒。部分老年人以 HHS 为首发症状。DKA 多由于停用胰岛素或出现感染、外伤等应急状况时导致。乳酸酸中毒常见于严重缺氧及肾功能不全的老人。血糖、酮体、血气、渗透压及乳酸测定有助于鉴别诊断。① HHS:以严重高血浆渗透压、高血糖、脱水为特点,可无明显的酮症酸中毒,常伴有不同程度的意识障碍和昏迷。多见于 50~70 岁的老人,男女发病率相似。② DKA:糖尿病代谢紊乱加重时,脂肪动员和分解加速,大量脂肪酸在肝脏经 β 氧化产生大量的乙酰乙酸、β- 羟丁酸及丙酮,三者统称为酮体。当血清酮体积聚超过肝外组织的氧化能力时,血酮体升高称为酮血症;尿酮体排出增多称为酮尿,临床上统称为酮症。乙酰乙酸和 β- 羟丁酸均是较强的有机酸,大量消耗体内储备碱,如代谢紊乱进一步加剧,血酮持续升高,超过机体的代偿能力时,将发生代谢性酸中毒,称为 DKA。如出现意识障碍时则称为糖尿病酮症酸中毒昏迷。

(2)慢性并发症:①大血管病变。老年糖尿病大血管病变以动脉粥样硬化为基本病理改变,主要累及心、脑和下肢血管病变,临床表现相对较轻或缺如,但病变范围累及广且严重,治疗困难且预后差,是老年人糖尿病致残损寿的主要原因。②微血管病变。随着年龄及病程的增加,老年人糖尿病微血管病变患病率增高。老年糖尿病肾损害是由多种因素共同作用的结果,血肌酐水平不能完全反映肾功能的状态,需计算血肌酐清除率。糖尿病视网膜病变患病率高,但由于多数老人伴有白内障而导致实际的诊断率下降。③神经病变。病因复杂,可能涉及大血管以及微血管的病变、代谢因素及自身免疫机制等,可累及神经系统任何一部分。老年糖尿病神经系统损害较常见,包含中枢神经、周围神经及自主神经系统病变等。④糖尿病足。老年人常伴有下肢远端神经异常和不同程度周围血管病变,易导致相关的足部溃疡、感染和(或)深层组织破坏。轻症者表现为足部畸形、皮肤干燥、发凉和肿胀(高危足)。重症者可出现足部溃疡、坏疽。糖尿病足是老年人截肢、致残、生活质量降低的主要原因。

(3)低血糖:老年糖尿病发生低血糖的风险将会增加,因为老人对低血糖的感知能力减弱,对低血糖后的自我调节和应对能力减弱,所以老人更容易发生无意识低血糖、夜间低血糖和严重低血糖。严重低血糖的不良后果容易诱发心脑血管事件,加重认知障碍,增加老人死亡风险。老年人常伴有认知功能障碍、自主神经病变，或有频发低血糖发作，需要警惕严重低血糖的发生，老人血糖控制目标应相对宽松。年龄是老人发生严重低血糖的独立危险因素。

**3. 老年人糖尿病特点**　2型DM是老年糖尿病的主要类型。老年糖尿病随着年龄、病程、身体基础状态、各脏器和系统功能、并发症与合并症、联合用药情况、经济状况、家庭和医疗支持、治疗意愿及预期寿命等异质性大。老年人日常生活能力下降，视力、听力、认知能力、自我管理能力、运动能力、平衡能力等均不同程度的下降，更易出现跌倒或外伤等。应加强对老年糖尿病并发症与合并症的筛查，重视老年人的全面综合评估。老年糖尿病急性并发症症状可不典型，易造成漏诊或误诊。

【实验室及其他检查】

**1. 尿糖测定**　尿糖阳性是发现糖尿病的重要线索。尿糖阳性只是提示血糖值超过肾糖阈（约10mmol/L），尿糖阴性也不能排除糖尿病的可能。

**2. 血糖测定**　有静脉血血糖和末梢血糖测定两种方法，糖尿病诊断需依据静脉血浆葡萄糖测定，末梢血糖测定仅用于糖尿病病情的监测。血糖升高是诊断糖尿病的主要依据，也是监测糖尿病病情变化和治疗效果的主要指标。

**3. 口服葡萄糖耐量试验**（oral glucose tolerance test，OGTT）　当血糖值高于正常范围而未达到糖尿病诊断标准或疑有糖尿病者，需进行OGTT试验。OGTT应在清晨空腹进行，将75g无水葡萄糖溶于250~300ml温水中，老人于5min内喝完，空腹及开始喝葡萄糖水后2h测静脉血糖。

**4. 糖化血红蛋白$A_1$**（glycated hemoglobin $A_1$，$GHbA_1$）　因为红细胞在血循环中的寿命约120d，所以$GHbA_1$测定可反映取血前2~3个月的平均血糖水平，为糖尿病病情监测的金标准。$GHbA_1$可分为a，b，c三种亚型，其中以$GHbA_1C$为主。

**5. 胰岛素和C-肽测定**　胰岛素和C-肽以等分子数从胰岛细胞生成与释放，因为C-肽清除率慢，肝脏对其摄取率低，且不受外源性胰岛素的影响，所以C-肽比胰岛素更能准确反映胰岛β细胞功能。

**6. 其他**　需要时检查血脂、血离子、血酮体、血气、肝功、肾功、血常规、尿常规、血管超声、肌电图等。

【治疗要点】

**1. 糖尿病的综合治疗有两个含义**　①包括糖尿病教育、饮食治疗、运动治疗、药物治疗、自我监测和心理疏导6个方面；②包括降糖、降压、调脂和改变不良生活习惯4项措施。老年糖尿病的治疗，需综合评估老人的健康状况是确定个体化血糖控制目标与治疗策略的基础。老年糖尿病的降糖是以安全为前提下的有效治疗。根据老人的血糖情况、重要脏器功能、认知功能和经济承受能力等选择合理、可行、安全的降糖方案。

**2. 常用口服降糖药物治疗** 主要包括促胰岛素分泌剂（磺脲类和非磺脲类）、增加胰岛素敏感性药物（双胍类和噻唑烷二酮类）、α-葡萄糖苷酶抑制剂、二肽基肽酶-Ⅳ（DPP-4）抑制剂和钠-葡萄糖协同转运蛋白2（SGLT2）抑制剂。老人可以考虑首选不易出现低血糖的口服降糖药如二甲双胍、α-葡萄糖苷酶抑制剂及DPP-4抑制剂等。若上述方案血糖难以控制达标，但老人自我管理能力较强，低血糖风险可控的老年人，可酌情应用胰岛素促泌剂。肾功能不全的老年人要慎用主要从肾脏排泄的药物，严重缺氧状态下慎用导致乳酸增高的药物。

**3. 常用注射降糖药物治疗** 胰岛素、胰岛素类似物及胰高血糖素样肽-1受体激动剂（GLP-1受体激动剂）。关于老人胰岛素的使用，要充分考虑老人胰岛素治疗的获益，应用的可行性，考虑老人的认知能力、视力、生活自理能力、注射操作的能力以及出现低血糖时自我应对能力等因素。对空腹血糖升高的老年人应首选基础胰岛素治疗。对使用短效或预混胰岛素及其胰岛素类似物时要关注空腹血糖和餐后血糖的生理曲线。

老年糖尿病因涉及多方面的因素，治疗相对复杂，在治疗过程中需要更多一些的人文关怀，全面综合评估老人后，慎重考虑治疗的获益和风险的平衡，确定以改善生活质量为主的安全治疗策略。

**【护理措施】**

**1. 饮食护理** 应保证老年人足够的营养，饮食以清淡、易消化为主。碳水化合物占每日总热量的55%~60%，鼓励进食全谷物、豆类及蔬菜等；脂肪占总热量的25%；建议蛋白质摄入量每天每公斤体重0.8g。老年人无需严格禁食含蔗糖食物，每日适量补充复合无机盐和维生素。戒烟限酒。

**2. 运动护理** 老年人当存在心脑血管疾病、视物模糊、慢性疼痛及跌倒病史等，应避免运动；提倡行散步、太极拳等舒缓活动，但需有人陪同，避免发生意外；不推荐晨起空腹运动，避免发生低血糖，建议饭后1~2h期间运动，持续时间20~30min为宜。

**3. 用药护理** 需了解各类降糖药物的作用、用法、剂量、不良反应及注意事项，指导老年人正确用药。

（1）口服用药的护理：①磺脲类药物：协助老人餐前半小时服用，不良反应主要是可引起低血糖；②双胍类药物：协助老人餐中或餐后服用，以减轻胃肠道不良反应；③α-葡萄糖苷酶抑制剂：协助老人与第一口饭同时嚼服，与其他降糖药物伍用出现低血糖时，应给予葡萄糖口服，进食淀粉类或蔗糖类食物无效；④噻唑烷二酮类：有增加水肿、骨折、心力衰竭的风险，老年人慎用。

（2）注射用药的护理：①准确用药：了解各类胰岛素的名称、剂型及作用特点，准确按时注射；选择与胰岛素剂型匹配的注射用具，如40U和100U胰岛素专用注射器、胰岛素笔等。②吸药顺序：短效和中效胰岛素联合应用时，用注射器抽吸时应先抽短效胰岛素，再抽中效胰岛素，混匀。如反向操作，可将中效胰岛素混入短效胰岛素内，影响其速效性。③胰岛素泵和胰岛素笔的注意事项：胰岛素泵应定期更换导管和注射部位以避免感染及针头堵塞。胰岛素笔要注意笔与笔芯匹配，每次使用前应更换针头，预混胰岛素注射前要混匀。④注射部位的选择与轮换：常采用皮下注射部位有腹部、上臂外侧、大腿前外侧和臀部外上侧。胰岛素吸收速度腹部＞上臂＞大腿＞臀部。注射部位要经常轮换，若发现注射部位有硬结、脂肪萎缩或增生等现象，应立即停止在该部位注射，直至症状消失。⑤胰岛素的保存：正在使用的胰岛素常温下（不超过 25℃）可使用 28d，无需放入冰箱；未开封的胰岛素冰箱 4~8℃冷藏；避免过冷、过热、太阳直晒、剧烈晃动等，可引起胰岛素蛋白凝固变性而失效。⑥胰岛素不良反应：观察老人有无低血糖反应、过敏反应、注射部位皮下脂肪萎缩或增生、水肿、视力模糊等。

**4. 低血糖护理** 老年人低血糖进展快、临床表现异质性大，未及时处理易产生不良后果。

（1）病情监测：一般血糖 ≤ 3.9mmol/L 时出现低血糖症状，但因个体差异，有的老人血糖不低于此值也会出现低血糖症状。观察老人低血糖的临床表现尤为重要：心慌、出汗、手抖、饥饿感、软弱无力、紧张、焦虑、性格改变、神志改变、认知障碍，严重时可发生抽搐、昏迷。老年糖尿病病人应特别注意观察夜间低血糖的发生。

（2）低血糖急救护理：一旦确定老人发生低血糖，神志清醒者，给予约15~20g 含糖食物（葡萄糖水为佳），15min 后测血糖仍 ≤ 3.9mmol/L，继续补充以上食物一份，解除老年人脑细胞缺糖症状。若病情重，意识障碍者，立即给予静推 50% 葡萄糖 40~60ml，密切监测血糖和意识状态。因为反复发生低血糖或较长时间的低血糖昏迷可引起脑部损伤，所以需要给予及时有效的处理。

**5. 糖尿病足的护理** 老年人高危足的防护尤为重要，对已发生糖尿病足部溃疡的给予对症处理。

（1）老年糖尿病足高危因素：①神经病变：感觉、运动功能等障碍。②周围血管病变：血液循环障碍。③外伤性：鞋袜不合适、赤足走路、鞋内异物、滑倒或意外事故、烫伤等。④生物机械力学性：关节活动受限、骨刺（突出）、足畸形或关节病变、胼胝等。

（2）足部的日常护理：①每日足部检查，观察是否有皮损、水疱、足趾间有无破溃；②经常洗脚，水温低于 37℃，保持足部清洁，干燥的皮肤可使用润肤液（避开足趾间），剪趾甲不要过度，正确处理鸡眼和胼胝；③每日检查鞋内有无异物,选择合适的棉袜,袜口不能太紧,定期去医院检查足部等。

6. **心理护理** 关注老年人心理状况,给予更多的人文关怀。老年糖尿病抑郁症的发生率明显增加,建议对 65 岁以上的老年人每年进行一次筛查,及时给予相应处理。

7. **健康教育**

（1）增加对疾病的认识:指导老人及家属增加对疾病的认识,采取多种方法如讲解、示教、播放录像、发放宣传资料等,让老年人和家属了解糖尿病的病因、治疗配合及自我照护方法,提高老人对治疗的依从性,以积极的态度配合治疗。

（2）掌握自我监测的方法:①指导老人学习和掌握监测血糖、血压、体重指数的方法,如血糖仪的使用、血糖值的记录等;②了解老年人糖尿病的控制目标(表 4-5-1)。

表 4-5-1 　根据健康状况分层的老年糖尿病血糖、血压、血脂的治疗建议

| 病人临床特点 / 健康状况 | 评估 | 合理 HbA$_1$c 目标(%) | 空腹或餐前血糖 (mmol/L) | 睡前血糖 (mmol/L) | 血压 (mmHg) | 血脂 |
|---|---|---|---|---|---|---|
| 健康(合并较少的慢性疾病,完善的认识和功能状态) | 较长的预期寿命 | < 7.5 | 5.0~7.2 | 5.0~8.3 | < 140/90 | 使用他汀类药物,除非有禁忌证或不能耐受 |
| 复杂 / 中等程度的健康(多种并存的慢性疾病,或 2 项以上的日常活动能力受损,或轻到中度的认识功能障碍) | 中等长度的预期寿命,高治疗负担,低血糖风险较高,跌倒风险高 | < 8.0 | 5.0~8.3 | 5.6~10.0 | < 140/90 | 使用他汀类药物,除非有禁忌证或不能耐受 |
| 非常复杂 / 健康状况较差(需要长期护理,慢性疾病终末期,或 2 项以上的日常活动能力受损,或轻到中度的认知功能障碍) | 有限的预期寿命,治疗获益不确定 | < 8.5 | 5.6~10.0 | 6.1~11.1 | < 150/90 | 评估使用他汀类药物的获益(二级预防为主) |

来源:中华医学会糖尿病学分会《2017 版中国 2 型糖尿病防治指南》推荐

（3）提高自我管理能力：①需向老年人耐心讲解各类降糖药的名称、剂量、给药时间和方法，教会老人观察药物疗效和不良反应，使用注射用药的老人，应教会本人及其家属掌握正确的注射方法；②告知饮食与运动疗法的重要性，并指导老人及其家属掌握原则和方法，生活规律，戒烟限酒，注意个人卫生；③指导老人及其家属掌握糖尿病足的预防和护理知识；④预防意外发生，指导老人外出时随身携带识别卡，以便发生紧急情况时及时处理。

【护理技术】

1. **末梢血糖测定技术** 见图4-5-1。

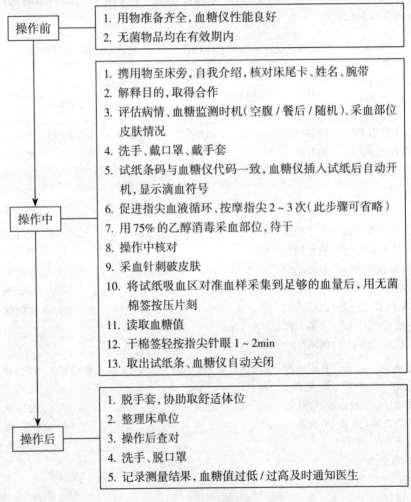

**操作前**
1. 用物准备齐全，血糖仪性能良好
2. 无菌物品均在有效期内

**操作中**
1. 携用物至床旁，自我介绍，核对床尾卡、姓名、腕带
2. 解释目的，取得合作
3. 评估病情、血糖监测时机（空腹/餐后/随机）、采血部位皮肤情况
4. 洗手、戴口罩、戴手套
5. 试纸条码与血糖仪代码一致，血糖仪插入试纸后自动开机，显示滴血符号
6. 促进指尖血液循环、按摩指尖2~3次（此步骤可省略）
7. 用75%的乙醇消毒采血部位，待干
8. 操作中核对
9. 采血针刺破皮肤
10. 将试纸吸血区对准血样采集到足够的血量后，用无菌棉签按压片刻
11. 读取血糖值
12. 干棉签轻按指尖针眼1~2min
13. 取出试纸条、血糖仪自动关闭

**操作后**
1. 脱手套，协助取舒适体位
2. 整理床单位
3. 操作后查对
4. 洗手、脱口罩
5. 记录测量结果，血糖值过低/过高时通知医生

图 4-5-1　末梢血糖测定技术

**2. 胰岛素注射技术**　见图 4-5-2。

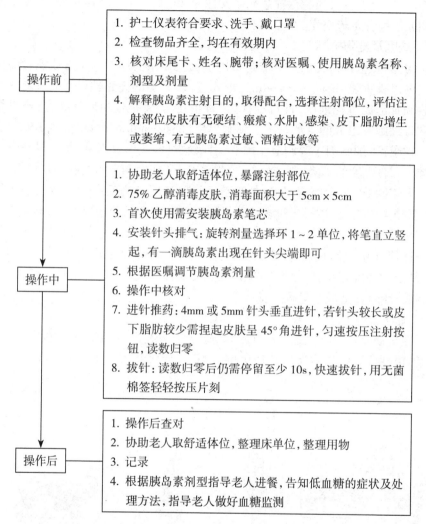

**操作前**

1. 护士仪表符合要求、洗手、戴口罩
2. 检查物品齐全,均在有效期内
3. 核对床尾卡、姓名、腕带;核对医嘱、使用胰岛素名称、剂型及剂量
4. 解释胰岛素注射目的,取得配合,选择注射部位,评估注射部位皮肤有无硬结、瘢痕、水肿、感染、皮下脂肪增生或萎缩、有无胰岛素过敏、酒精过敏等

**操作中**

1. 协助老人取舒适体位,暴露注射部位
2. 75% 乙醇消毒皮肤,消毒面积大于 5cm×5cm
3. 首次使用需安装胰岛素笔芯
4. 安装针头排气:旋转剂量选择环 1～2 单位,将笔直立竖起,有一滴胰岛素出现在针头尖端即可
5. 根据医嘱调节胰岛素剂量
6. 操作中核对
7. 进针推药:4mm 或 5mm 针头垂直进针,若针头较长或皮下脂肪较少需捏起皮肤呈 45° 角进针,匀速按压注射按钮,读数归零
8. 拔针:读数归零后仍需停留至少 10s,快速拔针,用无菌棉签轻轻按压片刻

**操作后**

1. 操作后查对
2. 协助老人取舒适体位,整理床单位,整理用物
3. 记录
4. 根据胰岛素剂型指导老人进餐,告知低血糖的症状及处理方法,指导老人做好血糖监测

**图 4-5-2　胰岛素注射技术**

## 二、骨质疏松症的护理

骨质疏松症(osteoporosis,OP)是一种以骨量减少、骨强度下降和骨折风险增加为特征的全身代谢性骨病。本病各年龄期均可发病,但多见于老年人,尤其是绝经后的女性,其发病率占所有代谢性骨病的首位。按病因分为原发性骨质疏松和继发性骨质疏松。原发性骨质疏松包含Ⅰ型(绝经后骨质疏松症)和Ⅱ型(老年性骨质疏松症)。继发性骨质疏松症是由任何影响骨代谢的

疾病和(或)药物等所导致的骨质疏松。OP 是一种与增龄相关的骨骼疾病,我国 50 岁以上人群骨质疏松症患病率女性为 20.7%,男性为 14.4%。本节主要介绍原发性骨质疏松症。

【病因及发病机制】

OP 的发生是遗传因素和非遗传因素交互作用的结果。正常成熟骨的代谢主要以骨重建(bone remodeling)形式进行,骨骼的完整性以不断重复的骨吸收和骨形成过程维持,此过程称为"骨重建"。骨重建由成骨细胞、破骨细胞和骨细胞等组成的骨骼基本多细胞单位(basic multicellular unit,BMU)实施。在激素、细胞因子等调节作用下,骨吸收过多或形成不足,均会导致骨量的减少和骨强度的下降,形成 OP。原发性 OP 的病因和发病机制仍未阐明。

老年性 OP 危险因素很多,如高龄、女性绝经、体力活动少、吸烟、过量饮酒、营养失衡、蛋白质摄入过多或不足、钙和(或)维生素 D 缺乏、影响骨代谢的疾病及药物等。老年性 OP 一方面由于增龄造成骨重建失衡,骨吸收和骨形成比值升高,导致进行性骨丢失;另一方面,增龄和性激素(雌激素、雄激素)缺乏使免疫系统持续低度活化,处于促炎性反应状态,刺激破骨细胞,并抑制成骨细胞,造成骨量减少。

【临床表现】

在早期通常没有明显的临床表现,多数老人在严重的骨痛或骨折后才被诊断 OP,所以 OP 又称为"静悄悄的流行病"。OP 临床表现(图 4-5-3)。

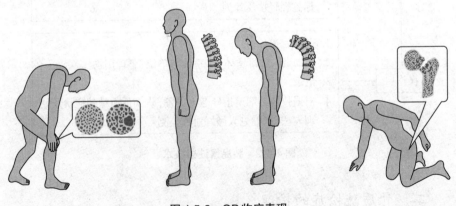

图 4-5-3　OP 临床表现

1. **疼痛**　腰背部疼痛或全身性骨痛,并可伴有肌肉痉挛,甚至日常活动能力受限。

2. **脊柱变形**　胸椎、腰椎压缩性骨折常导致身高变矮、驼背、胸廓畸形等。严重畸形可引发心排出量下降、心血管功能障碍、肺活量下降等,极易合并上呼吸道和肺部感染等。

3. **骨折** 常见部位为椎体、髋部、前臂远端和肱骨近端骨折。老年人由于骨脆性增加,常因轻微活动、创伤、弯腰、挤压、跌倒或负重后即可发生骨折。老人髋部(股骨颈)骨折最常见。

【实验室及其他检查】

1. **骨密度及骨量测量方法** 骨密度是指单位体积(体积密度)或者是单位面积(面积密度)所含的骨量。目前常用的测量方法有:双能量 X 射线吸收检测法、定量计算机断层照相术和定量超声等。双能量 X 射线吸收检测法是检测 OP 的最常用方法,以 X 射线为基础,使用微量辐射来测量骨密度,老人最常检测的部位是腰椎前后位、髋部及股骨。

2. **骨骼 X 线影像** 是 OP 椎体压缩性骨折及其程度判定的首选方法,反映骨骼的病理变化,为 OP 的诊断和鉴别诊断提供依据。

3. **骨转换标志物** 骨形成标志物检测:血清碱性磷酸酶(alkaline phosphatase, ALP)、血清骨钙素(osteocalcin, OC)、血清骨特异性碱性磷酸酶(bone alkaline phosphatase, BALP)等。骨吸收标志物检测:空腹 2 小时的尿钙/肌酐比值(ratio of urinary calcium to creatinine, UCa/Cr)、血清抗酒石酸酸性磷酸酶(tartrate-resistant acid phosphatase, TRACP)、尿吡啶啉(urinary pyridinoline, Pyr)等。

4. **其他** 检测血常规,尿常规,肝、肾功能,血钙、磷等。

【治疗要点】

骨质疏松症的预防:具有 OP 危险因素者,防止或延缓发展为 OP,避免发生第一次骨折;已有 OP 或脆性骨折者,避免发生骨折或再次骨折。OP 的治疗包括调整生活方式、骨健康补充剂、对症治疗和药物治疗等措施。

1. **骨健康补充剂治疗** 目前有多种钙剂和维生素 D 制品,应根据老人具体情况进行选择,一般情况下,确定钙剂用量后,再根据需要确定维生素 D 的用量及用法。骨健康补充剂如碳酸钙、葡萄糖酸钙、枸橼酸钙、维生素 $D_3$、维生素 $D_2$ 等。≥ 50 岁,元素钙参考摄入量 1000~1200mg/d;≥ 65 岁,维生素 D 推荐摄入量 600IU/d;骨质疏松防治,维生素 D 推荐 800~1200IU/d。

2. **对症治疗** 疼痛者可给予适量的非甾体类镇痛药。发生骨折或顽固性疼痛时,可考虑短期应用降钙素制剂。有畸形者应局部固定或采用其他矫形措施防止畸形加剧;有骨折时考虑牵引、固定、复位或手术治疗;同时应尽早辅以康复治疗。

3. **药物治疗**

(1)抗 OP 药物:①骨吸收抑制剂,如双膦酸盐、降钙素、雌激素(65 岁以上绝经后妇女应用时选择更低的剂量)、选择性雌激素受体调节剂、RAMKL 抑制剂单抗;②骨形成促进剂,如甲状旁腺激素类似物;③其他机制药物,如活性维生素 D 及其类似物、维生素 K2、锶盐;④中药,如骨碎补总黄酮制剂、淫羊藿苷类制剂、人工虎骨粉制剂。

(2)使用原则:①首选使用具有较广谱抗骨折的药物,如阿仑膦酸钠、唑来膦酸、利塞膦酸钠、迪诺塞麦等;②低、中度骨折风险者(骨密度水平较低但无骨折史)首选口服药物治疗;③对口服药物不耐受、禁忌、依从性欠佳或高骨折风险者(如多发椎体骨折、髋部骨折的老年人、骨密度极低的老年人应考虑用注射制剂,如唑来膦酸、特立帕肽或迪诺塞麦等;④若椎体骨折高风险,而髋部和非椎体骨折风险不高者,可考虑选用雌激素或选择性雌激素受体调节剂;⑤新发骨折伴疼痛者可短期使用降钙素。

【护理措施】

**1. 生活护理**

(1)加强营养,均衡膳食:进食富含钙、低盐和适量蛋白质饮食,推荐每日蛋白质摄入量为 0.8~1.0g/kg,每天牛奶摄入量约 300ml 或相当量的奶制品。补充维生素 A、维生素 C 及含铁的食物,以促进钙的吸收。

(2)充足日照:建议日照时间为 11:00~15:00,日照部位为四肢及面部,日照时长为 15~30min,日照频次为每周至少 2 次,不推荐隔着玻璃晒太阳,尽量不涂抹防晒霜。

(3)运动护理:适宜的规律运动,循序渐进、持之以恒,评估老人的身体状况、治疗阶段等做出个体化及专业化的运动指导。

(4)戒烟、限酒。

(5)减少影响骨代谢药物的应用。

(6)预防跌倒:老年人跌倒受多种因素的影响,如身体衰弱、多种药物的治疗、认知能力、平衡能力下降等,应在日常活动或运动中加强跌倒风险评估,做好防护措施,有效预防跌倒和骨折等不良事件发生。保障住院环境安全,如病房走廊和卫生间有扶手,病房地面干燥、灯光明暗适宜,减少老人床单位周围障碍物等。加强日常生活护理,将日常物品如水杯、呼叫器等放置床旁,方便老人取用;对住院老人在洗漱及用餐时间,应加强意外的预防。当老人应用利尿剂或镇静剂时,加强巡视,避免因频繁如厕及精神恍惚而发生意外跌倒。

**2. 用药护理**

(1)服用钙剂时要多饮水,增加尿量以减少发生泌尿系结石的机会。钙剂口服为白天餐后 1h 或睡前效果最好,同时口服维生素 D 时,不与绿叶蔬菜同时服用,避免形成钙螯合物从而减少钙的吸收。

(2)老年人性激素治疗严格掌握治疗的适应证和禁忌证,使用最低有效剂量,绝经早期开始应用收益更大,风险更小;定期(每年)进行安全性评估,特别是乳腺和子宫。

（3）双膦酸盐类药物：是目前临床上应用最为广泛的抗骨质疏松症药物，总体安全性较好。如阿仑膦酸钠应空腹服用，用200~300ml温水送服，服药后30min内避免平卧，保持直立体位（站位或坐位）；同时避免进食牛奶、果汁等任何食品和药品。有胃及十二指肠溃疡、反流性食管炎者慎用。如唑来膦酸静脉注射剂5mg/瓶，每年1次静脉滴注。静脉滴注至少15min以上，药物使用前应充分水化。低钙血症者慎用，严重维生素D缺乏者需注意补充足量的维生素D。老人在输注药物后可能出现一过性发热、肌肉关节疼痛等流感样症状，多数在1~3d内缓解，严重者给予非甾体类解热镇痛药对症处理。

（4）降钙素类药物：降钙素是一种钙调节激素，可抑制破骨细胞的生物活性、减少破骨细胞数量，减少骨量丢失同时增加骨量。降钙素类药物的另一作用特点是能明显缓解骨痛，对骨质疏松症及骨折引起的骨痛有效。目前应用于临床的降钙素类制剂有两种：鳗鱼降钙素类似物和鲑降钙素。降钙素总体安全性良好，少数病人使用后出现面部潮红、恶心等不良反应，偶有过敏现象，需参照药品说明书的要求，确定是否做过敏试验。

3. **疼痛护理** 行专业的疼痛量表评估，给予有效的疼痛护理措施。为缓解疼痛建议休息，给予对症护理，如使用骨科辅助用具、物理疗法及药物治疗等。药物的使用包括止痛剂、肌肉松弛剂或抗炎药物。遵医嘱用药，同时观察用药后的疗效，做好疼痛的动态评估与记录。因长期剧烈疼痛卧床的老人注意压疮、坠床、静脉血栓等不良事件发生。

4. **心理护理** 老年OP及伴相关骨折者心理状态易被忽略，常有恐惧、焦虑、抑郁、自信心丧失等。老年OP自主生活能力下降，若有骨折后缺少与外界接触和交流，且OP是一个需要长期治疗的疾病，花费较大，同时伴随的慢性疼痛给生活带来不便，均会给老人造成巨大的心理负担。家人和医务人员应重视骨质疏松症老人的心理异常，积极调节心理状态，保持乐观豁达情绪，消除心理负担，必要时给予药物治疗。

5. **健康教育**

（1）OP防治健康指导：OP骨折会增加老年人致残率或致死率。OP初级预防：具有骨质疏松症危险因素者，应防止或延缓其发展为骨质疏松症并避免发生第一次骨折；OP二级预防：指已有OP或已经发生过脆性骨折，防治目的是避免发生骨折或再次骨折。向老年人及家人讲解OP疾病认知和防治基础措施，主要包括生活方式的干预、预防跌倒、日常生活的注意事项等。

（2）康复指导：指导OP老年人正确的姿势，改变不良生活习惯，提高安全性。指导分散老人的注意力，减少对疼痛的关注，缓解由OP引发的焦虑、抑郁等不良情绪。指导OP行动不便老人选用拐杖、助行架等辅助用具，提高行动能力及协调能力，以减少跌倒发生。规范、综合的康复指导可改善骨强度、降低骨折发生，还可提升老人自护能力，促进老年人生活能力的恢复。

（3）运动指导：对于体质弱或是疾病治疗初期的老人，建议适当的俯卧位、伸直腿和抗阻力运动，或采用散步、太极拳等运动，并做好防护措施，防止其跌倒，控制运动时间在 30min 之内；对于体质相对较好的老人，可建议其采取适当快走的方式进行锻炼，达到增强老年人体质的目的。

（李　敏）

# 第六节　骨关节疾病的护理

随着年龄的增长，骨关节功能会逐渐下降，病痛逐渐增加。骨量丢失、骨骼肌质量和强度的丢失是骨骼肌肉系统衰老过程的典型症状。腰腿痛是老年人群最常见的主诉，是以腰痛、腿痛为主要表现的一组临床症状。在老年人群中发病率高达 60%~80%。骨关节疾病是导致腰腿痛的常见病因，已经成为影响老年人身体健康的常见疾病。全世界 55 岁以上的人群中骨关节疾病的患病率超过 80%，60 岁以上的老年人几乎都患有不同程度的骨关节疾病。

## 一、退行性骨关节病的护理

退行性骨关节病（degenerative osteoarthritis），又称骨性关节炎（osteoarthritis，OA）、老年性骨关节炎、增生性关节炎、肥大性关节炎等，是由于关节软骨发生退行性变，引起关节软骨完整性破坏以及关节边缘软骨下骨板病变，继而导致关节症状和体征的一组慢性退行性关节疾病。其症状为逐渐发展的活动后加重的疼痛或扳机样改变，活动后僵硬缓解时间 < 30min，偶尔有关节肿胀。

【病因】

原发性骨关节病的发病原因迄今尚未完全明了。它的发生发展是一种长期、慢性、渐进的病理过程。一般认为是多种致病因素包括机械性和生物性因素的相互作用所致。其中年龄是主要高危因素，其他包括软骨营养、代谢异常；生物力学方面的应力平衡失调；生物化学的改变；酶对软骨基质的异常降解作用；累积性微小创伤；肥胖、关节负载增加等因素。女性发病率高，在绝经后明显增加，可能与关节软骨中的雌激素受体有关。

【分类】

退行性骨关节病分为原发性和继发性两类。

1. **原发性**　发病原因与一般易感因素和机械因素有关，前者包括遗传因素、生理性老化、肥胖、性激素、吸烟等；后者包括长期不良姿势导致的关节形态异常、长期从事反复使用关节的职业和剧烈的文体活动对关节的磨损等。多见于 50 岁以上的中老年人。

2. **继发性**　常见原因为创伤，如关节内骨折；关节面的后天性不平整，如骨的缺血性坏死造成关节面塌陷变形；关节不稳定，如关节囊或韧带松弛等；关节畸形引起的关节面对合不良，如膝内翻、膝外翻等原因，在关节局部原有病变的基础上发生的退行性骨关节病。

【临床表现】

1. **关节疼痛及压痛**　初期为轻度或中度间断性隐痛，休息时好转，活动后加重，疼痛常与天气变化有关。晚期可出现持续性疼痛或夜间痛。关节局部有压痛，在伴有关节肿胀时尤为明显。

2. **关节僵硬**　在早晨起床时关节僵硬及发紧感，也称之为晨僵，活动后可缓解。关节僵硬在气压降低或空气湿度增加时加重，持续时间一般较短，常为几分钟至十几分钟，很少超过 30min。

3. **关节肿大**　手部关节肿大变形明显，可出现 Heberden 结节和 Bouchard 结节。部分膝关节因骨赘形成或关节积液也会造成关节肿大。

4. **骨擦音（感）**　由于关节软骨破坏、关节面不平，关节活动时出现骨擦音（感），多见于膝关节。

5. **关节无力、活动障碍**　关节疼痛、活动度下降、肌肉萎缩、软组织挛缩可引起关节无力，行走时打软腿或关节交锁，不能完全伸直或活动障碍。

【辅助检查】

1. **实验室检查**　伴有滑膜炎的老人可出现 C 反应蛋白（c-reactive protein，CRP）和红细胞沉降率（erythrocyte sedimentation rate，ESR）轻度升高。继发性骨关节病可出现原发病的实验室检查异常。

2. **X 线检查**　非对称性关节间隙变窄，软骨下骨硬化和（或）囊性变，关节边缘增生和骨赘形成（图 4-6-1）或伴有不同程度的关节积液，部分关节内可见游离体。严重者出现关节畸形，如膝内翻。

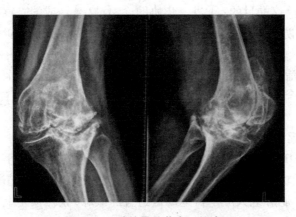

图 4-6-1　膝的骨关节炎 X 线表现

【治疗要点】

退行性骨关节病发生后，随着年龄的增长，其病理学改变不可逆转。治疗的目的是缓解或解除症状，延缓关节退变，最大限度地保持和恢复老人的日常生活。

**1. 非药物治疗**　对于初次就诊且症状不重的骨关节病老人，非药物治疗是首选的治疗方式，目的是减轻疼痛、改善功能。

（1）老人教育：减少不合理的运动，避免不良姿势，避免长时间跑、跳、蹲，减少或避免爬楼梯，可进行自行骑车、游泳等有氧锻炼，使膝关节在非负重位下屈伸活动，以保持关节最大活动度，同时要进行肌力训练，适当减轻体重。

（2）物理治疗：增加局部血液循环、减轻炎症反应。

（3）行动支持：减少退变关节负重，可采用手杖、拐杖、助行器等。

（4）改变负重力线：采用相应的矫形支具或矫形鞋以平衡各关节面的负荷。

**2. 药物治疗**

（1）局部用药：首选非甾体抗炎药的乳胶剂、膏剂、贴剂和非甾体抗炎药擦剂等局部外用药。可以有效缓解关节轻中度疼痛，且不良反应轻微。

（2）全身镇痛药物：依据给药途径，分为口服药物、针剂、栓剂。非甾体消炎药物可以缓解疼痛，软骨保护剂在一定程度上可延缓病程，改善老人症状。

（3）关节腔药物注射：①注射透明质酸钠可起到润滑关节，保护关节软骨和缓解疼痛的作用；②糖皮质激素：对非甾体药物治疗4~6周无效的严重骨关节病或不能耐受非甾体治疗、持续疼痛、炎症明显者，可行关节腔内注射糖皮质激素。

**3. 手术治疗**

（1）手术治疗的目的：①进一步协助诊断；②减轻或消除疼痛；③防止和矫正畸形；④防止关节破坏进一步加重；⑤改善关节功能；⑥综合治疗的一部分。

（2）手术治疗的方法：①游离体摘除术；②关节镜下关节清理术；③截骨术；④关节融合术和关节成形术。骨关节病晚期可行人工关节置换术（图4-6-2，图4-6-3）。

【护理措施】

1. **一般护理**　老人宜动静结合，因为规律而适宜的运动可有效预防和减轻病变关节的功能障碍。急性发作期应限制关节活动，一般情况下应以不负重活动为主。肥胖老人应坚持运动量适宜的锻炼，且在饮食上注意调节，达到减肥的目的。

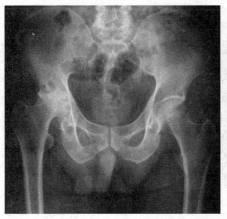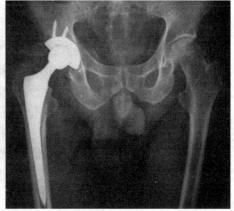

图 4-6-2　人工全髋关节置换术

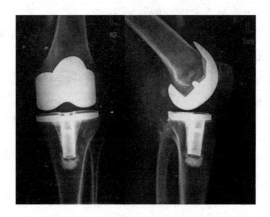

图 4-6-3　人工全膝关节表面置换术

**2. 减轻疼痛**　减轻关节的负重和适当休息是缓解疼痛的重要措施,疼痛明显可手持手杖、拐、助行器站立或行走或限制活动,严重者需卧床休息,限制活动。另外,局部理疗与按摩综合使用,对任何部位的骨关节炎都有镇痛作用。

**3. 用药护理**

(1)非甾体抗炎药:主要起到镇痛的作用。建议使用吡罗昔康、双氯芬酸、舒林酸硫化物等,因为这几种药不但不良反应小,而且双氯芬酸和舒林酸硫化物对软骨代谢和蛋白聚合糖合成具有促进作用。避免使用阿司匹林、水杨酸、吲哚美辛等药物。对应用按摩、理疗等方法可缓解疼痛者,最好不服用镇痛药。

(2)氨基葡萄糖:不但能修复损伤的软骨,还可以减轻疼痛,常用药物有硫酸氨基葡萄糖(维骨力)、氨糖美辛片等,维骨力最好吃饭时服用,氨糖美辛片饭后即服或临睡前服用效果较好。

（3）抗风湿药:通过关节腔内注射,利用其润滑和减震功能,对保护残存软骨有一定作用。用药期间应加强临床观察,注意监测 X 线片和关节积液。

**4. 手术护理**　对症状严重、关节畸形明显的晚期关节炎老人,多行人工关节置换术。术后护理因手术部位不同而有所区别。

**5. 心理护理**　首先为老人安排有利于交际的环境,增加其与外界环境互动的机会;其次,主动提供一些能使老人体会到成功的活动,加强老人的自尊,增强其自信心;另外,为老人分析导致无能为力的原因,鼓励老人学会自我控制不良情绪。

**6. 健康指导**

（1）健康教育:结合老人自身特点,用通俗易懂的语言介绍本病的病因、不同关节的表现、药物及手术治疗的注意事项。

（2）保护关节:注意防潮保暖,防止关节受凉受寒。尽量应用大关节而少用小关节,如用屈膝屈髋下蹲代替弯腰和弓背;用双脚移动带动身体转动代替突然扭转腰部;选用有靠背和扶手的高脚椅就座,且髋膝关节成直角;枕头高度不超过 15cm,保证肩、颈、头同时枕于枕头上。多做关节部位的热敷,避免从事可诱发疼痛的工作或活动,如长期站立等,减少爬山、骑车等剧烈活动,少做下蹲动作。

（3）增强自理:对于活动受限的老人,应根据其自身条件及受限程度,运用辅助用具或特色的设计以保证和提高老年人的自理能力。

（4）康复训练:进行各关节的康复训练,通过主动和被动功能锻炼,可以保持病变关节的活动,防止关节粘连和活动功能障碍。

（5）用药指导:用明显的标记保证老人定时、定量、准确服药,并告知药物可能有的不良反应,教会老人监测方法。

## 二、骨质疏松性骨折的护理

骨质疏松性骨折(脆性骨折)是指原发性骨质疏松导致骨密度和骨质量下降,骨强度降低,轻微暴力(如平地或身体重心高度跌倒所引起的损伤)甚至日常活动中即可发生的骨折,是骨质疏松最严重的后果。常见的骨折部位是脊柱、髋部、桡骨远端和肱骨近端。据报道美国 45 岁以上人群中每年有 1500~2000 万人患骨质疏松,而其中约有 20 万人发生骨折。

**【临床表现】**

**（一)全身表现**

大多数骨折只会引起局部症状,但严重骨折和多发骨折可导致全身反应。

1. **休克**　多由于出血所致,多见于骨盆骨折、股骨骨折和多发性骨折。

2. **发热**　骨折后体温一般正常,股骨骨折、骨盆骨折等出血量大,血肿吸收时可出现吸收热,但一般不超过 38℃。

**(二)局部表现**

**1. 一般表现**

(1)疼痛和压痛;骨折处疼痛,移动患肢时疼痛加剧,伴明显压痛。

(2)肿胀和瘀斑:骨折处血管破裂出血形成血肿,软组织损伤导致水肿,这些都可使患肢严重肿胀,甚至出现张力性水疱和皮下瘀斑。由于血红蛋白分解,皮肤可呈紫色、青色或黄色。

(3)功能障碍:局部肿胀和疼痛使患肢活动受限。完全骨折时受伤肢体活动功能可完全丧失。

**2. 特有体征**

(1)畸形:骨折段移位可使患肢外形改变,多表现为缩短、成角或旋转畸形。

(2)反常活动:肢体非关节部位出现类似于关节部位的活动。

(3)骨擦音或骨擦感:两骨折端相互摩擦时,可产生骨擦音或骨擦感。

**(三)并发症**

**1. 早期并发症**

(1)休克:严重创伤、骨折引起大出血或重要脏器损伤可致休克。

(2)脂肪栓塞综合征:多发生于粗大的骨干骨折,如股骨干骨折。由于骨折部位的骨髓组织被破坏,血肿张力过大,使脂肪滴经破裂的静脉窦进入血液循环,引起肺、脑、肾等部位的脂肪栓塞。通常发生于骨折后的 48h 内,典型表现有进行性呼吸困难、发绀,低氧血症可致烦躁不安、嗜睡,甚至昏迷和死亡,胸部 X 线片显示有广泛肺实变。

(3)重要内脏器官损伤:严重创伤性骨折可致肝、脾、肺、膀胱、尿道和直肠等损伤,如骨盆骨折可导致膀胱破裂。

(4)重要周围组织损伤:骨折可致重要血管、周围神经和脊髓等损伤,如脊柱骨折和脱位伴发脊髓损伤。

(5)骨筋膜室综合征:好发于前臂掌侧和小腿,引起骨筋膜室内压力增高的因素包括骨折的血肿和组织水肿使室内内容物体积增加或包扎过紧、局部压迫使室内容积减小。当压力达到一定程度,供应肌肉血液的小动脉关闭,形成缺血 - 水肿 - 缺血的恶性循环。根据缺血程度不同可导致不同结果:①濒临缺血性肌挛缩;②缺血性肌挛缩;③坏疽。

**2. 晚期并发症**

(1)坠积性肺炎:主要发生于因骨折长期卧床不起者,以体弱和伴有慢性病的老人多见,有时甚至危及生命。

（2）压疮：骨突处受压时，局部血液循环障碍易形成压疮。常见部位有骶尾部、髋部、足跟部等。

（3）下肢深静脉血栓形成：多见于髋部骨折的老人。由于下肢长时间制动，静脉血液回流缓慢，以及创伤导致的血液高凝状态等，都容易导致下肢深静脉血栓形成，若血栓脱落阻塞肺动脉及其分支可引起肺栓塞。

（4）感染：开放性骨折时，由于骨折断端与外界相通而存在感染的风险，严重者可发生化脓性骨髓炎。

（5）损伤性骨化：又称骨化性肌炎。因关节脱位、关节扭伤和关节附近的骨折使骨膜剥离，形成骨膜下血肿所致。若处理不当或较大的血肿经机化和骨化后，在关节附近的软组织内可形成较广泛的异位骨化，严重影响关节活动功能。

（6）创伤性关节炎：关节内骨折，关节面遭到破坏，又未能准确复位，愈合后使关节面不平整，长期磨损易引起创伤性关节炎。活动时关节疼痛，多见于膝、踝等负重关节。

（7）关节僵硬：最常见，多因长期固定导致静脉和淋巴回流不畅，关节周围组织中浆液纤维性渗出和纤维蛋白沉积、发生纤维粘连并伴有关节囊和周围肌挛缩，致使关节活动障碍。

（8）急性骨萎缩：即损伤所致的关节附近的痛性骨质疏松，亦称反射性交感神经性骨营养不良。常见于手、足骨折后，典型临床表现为疼痛和血管舒缩紊乱。

（9）缺血性骨坏死：是由于骨折段的血液供应中断所致；常见的有股骨颈骨折后股骨头缺血性坏死，腕舟状骨骨折后近侧骨折端缺血性坏死。

（10）缺血性肌挛缩：是骨折最严重的并发症之一，是骨筋膜室综合征处理不当的严重后果。病人可出现爪形手（图4-6-4）或爪形足等，严重者可致残。

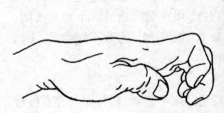
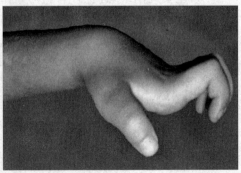

图4-6-4　缺血性肌挛缩引起的爪形手

**【治疗要点】**

老年人骨折治疗与成年人相比有许多不同之处。①并发症多：老年骨折并发症多，骨科医生既要掌握骨折的治疗，又要熟悉老年人各系统的并发症的诊断、治疗。②术后并发症多：老年人体质差，免疫功能低下，抗感染能力差。骨折和手术双重打击后容易出现肺部或泌尿系感染、压疮、肢体深静脉血栓，术后应对各种可能的并发症进行积极的治疗和预防。③骨质疏松、骨质量差：骨折后因骨强度低，也给骨折内固定带来困难，内固定过于坚强会引起骨折处骨质压缩，内固定物在骨内切割，导致治疗失败。

复位、固定、功能锻炼和抗骨质疏松治疗是治疗骨质疏松骨折的基本原则。在尽可能不加重局部血运障碍的前提下将骨折复位，在骨折牢固固定的前提下尽可能早期进行功能锻炼，使骨折愈合和功能康复均达到比较理想的结果。同时合理选择和使用抗骨质疏松药物，避免骨质疏松加重或再发生骨折。

**【护理措施】**

**(一)急救护理**

1. **抢救生命**　骨折老人往往合并其他组织或器官的损伤，应先检查老人全身情况，首先处理休克、昏迷、呼吸困难、窒息或大出血等可能威胁老人生命的紧急情况。

2. **包扎止血**　绝大多数伤口出血可用加压包扎止血。大血管出血时可用止血带止血，最好使用充气止血带，并记录所用压力和时间。止血带应每40~60min放松一次，放松时间以局部血液恢复、组织略有新鲜渗血为宜。创口用无菌敷料或清洁布类包扎，以减少再污染。

3. **妥善固定**　凡疑有骨折者均应按骨折处理。骨折有明显畸形，并有穿破软组织或损伤附近重要血管、神经的危险时，可适当牵引患肢，使之变直后再行固定。固定物可以为特制的夹板或就地取材的木板、木棍或树枝等。若无可利用的材料可将骨折的上肢固定于胸部，骨折的下肢与对侧健肢捆绑固定。对疑有脊柱骨折者应尽量避免搬动，可采用3人平托法或滚动法将老人移至硬担架、木板或门板。严禁1人抬头、1人抬脚，或用搂抱的方法搬运，以免加重脊髓损伤。

4. **迅速转运**　老人经初步处理后，应尽快转运至就近的医院进行治疗。

**(二)非手术治疗的护理/术前护理**

1. **心理护理**　向老人及家属解释骨折的愈合是一个循序渐进的过程，充分固定能为骨折断端提供良好的条件，而正确的功能锻炼可以促进断端生长愈合和患肢功能恢复，因此若能在医务人员指导下积极锻炼，则可取得良好的治疗效果，对骨折后可能遗留残疾者，应鼓励其表达自己的情绪，减轻老人及其家属的心理负担。

2. **病情观察** 观察老人的生命体征和意识，患肢固定和愈合情况，患肢远端感觉、运动和末梢血液循环等。

3. **疼痛护理** 根据疼痛原因遵医嘱对症处理。疼痛较轻时可鼓励老人听音乐或看电视以分散注意力，也可用局部冷敷或抬高患肢来减轻水肿以缓解疼痛，热疗和按摩可减轻肌肉痉挛引起的疼痛，严重时给予镇痛药。操作时动作轻柔，严禁粗暴搬动骨折部位，以免加重疼痛。

4. **患肢缺血的护理** 骨折局部内出血、包扎过紧、不正确使用止血带或患肢严重肿胀等原因均可导致患肢血液循环障碍。应严密观察肢端有无剧痛、麻木、皮温降低、皮肤苍白或青紫、脉搏减弱或消失等血液灌注不足表现。一旦出现应对因对症处理，如调整外固定松紧度，定时放松止血带等。若出现骨筋膜室综合征应及时切开减压，严禁局部按摩、热敷、理疗或使患肢高于心脏水平，以免加重组织缺血和损伤。

5. **外固定的护理** 对做石膏或牵引外固定的老人应行石膏或牵引的护理。

6. **并发症的观察和预防** 观察老人意识和生命体征，患肢远端感觉、运动和末梢血液循环等，若发现骨折早期和晚期并发症及时报告医生，采取相应的处理措施。

7. **体位与功能锻炼** 骨折复位后，遵医嘱将患肢维持于固定体位。在保证有效固定的前提下，应循序渐进地进行患肢功能锻炼，以促进骨折愈合，预防并发症的发生。其他未固定肢体可正常活动。

8. **生活护理** 指导老人在患肢制动期间进行力所能及的活动，为其提供必要的帮助，如协助进食、进水、排便和翻身等。

9. **加强营养** 指导老人进食高蛋白、高维生素、高热量、高钙和高铁的食物，多饮水。增加晒太阳时间以增加骨中钙和磷的吸收，促进骨折修复。对不能到户外的老人注意补充鱼肝油滴剂、维生素 D 片、强化维生素 D 牛奶和酸奶等。

（三）术后护理

术后早期维持肢体于固定体位（如抬高患肢），鼓励老人积极进行功能锻炼，早期下床活动，及时拆除外固定，促进肿胀消退，预防压疮、下肢深静脉血栓、关节僵硬和急性骨萎缩等。

（四）健康教育

1. **安全指导** 指导老人及家属评估家居环境的安全性，妥善放置可能影响老人活动的障碍物，如小块儿地毯、散放的家具等。指导老人安全使用步行辅助器械或轮椅。行走练习需有人陪伴，以防跌倒。

2. **功能锻炼** 告知老人出院后继续功能锻炼的意义和方法，指导家属如何协助老人完成各种活动。

**3. 复诊指导**　告知老人及家属若骨折远端肢体肿胀或疼痛明显加重,肢体感觉麻木、肢端发凉、夹板、石膏或外固定器械松动等,应立即到医院复查并评估功能恢复情况。

(叶　茂)

# 第七节　泌尿生殖系统疾病的护理

## 一、老年人尿路感染的护理

泌尿系统感染,简称尿路感染(urinary tract infection, UTI),主要是由各种病原微生物感染所致的尿路急性或慢性炎症。多见于育龄女性、老年人、免疫力低下及尿路畸形者。根据病变部位不同分为上尿路感染和下尿路感染,根据起病缓、急可分为急性尿路感染和慢性尿路感染,根据有无症状和病理改变可分为有症状和无症状尿路感染,根据尿路有无结构和功能异常,可分为复杂性和非复杂性尿路感染。

**【流行病学】**

UTI 在老年人感染性疾病中居第二位,发病率较高,男女比为 1∶2。一般成年女性尿路感染的患病率为 3.0%~4.5%,65~75 岁老年女性为 20%,80 岁以上则增加至 20%~50%。男性 50 岁以前很少发生尿路感染,65~70 岁老年男性真性细菌尿为 3%,80 岁以上为 22%。

**【病因及发病机制】**

**(一)致病菌**

尿路感染最常见的致病菌为革兰氏阴性杆菌,其中最常见的为大肠埃希菌(约占 80%~90%),其次为变形杆菌、克雷伯杆菌属等。近年,随着人口老龄化及抗生素和免疫制剂的广泛应用,革兰氏阳性菌与真菌性尿路感染发病率增加。

**(二)感染途径**

**1. 上行感染**　是最常见的感染途径,大肠埃希菌常通过此途径引起尿路感染。

**2. 血行感染**　细菌从感染病灶侵入血流,引起菌血症或败血症,还可引发肾盂肾炎或肾脓肿。

**3. 淋巴管感染**　较少见。

**(三)易感因素**

**1. 尿道解剖特点及抗菌能力下降**　女性本身由于尿路解剖特点,尿道口短而宽,距离阴道口及肛门较近,易发生尿路感染。随着女性年龄的增长,尤其在更年期之后,尿道黏膜萎缩,分泌有机酸减少,局部抗菌能力减弱,所以老年女性更易发生尿路感染。老年退行性变、血管硬化等因素增加了尿道感染的危险。

2. **尿路梗阻** 老年男性可因前列腺增生或膀胱颈梗阻以及尿路结石、肿瘤等因素存在尿路不全或完全梗阻,使细菌在尿路中生存繁殖。

3. **尿流不畅** 各种原因所致尿流不畅,也增加了细菌繁殖。

4. **全身或局部免疫力下降** 老年人常伴有多种慢性疾病,如糖尿病、慢性肾脏疾病等,老年人肾脏及膀胱黏膜均处于相对缺血的状态,且老年人肾脏的退行性变化,特别是远曲小管和集合管的憩室或囊肿形成,也是尿路黏膜防御机制下降的原因之一。老年男性前列腺液分泌减少,这些都使其局部抵抗力减退。另外,老年人活动能力下降甚至丧失,长期应用免疫抑制剂或抗生素,使机体免疫力进一步下降。

5. **尿路损伤** 一些特殊检查,如导尿、膀胱镜检查等侵入性操作,或人为因素的尿道异物,也易造成尿道黏膜损伤,导致尿路感染。

6. **其他原因** 老年人生理性因素导致每日饮水量减少,加之肾小管尿浓缩稀释功能的改变,也易发生尿路感染。此外老人生活不能自理,卫生意识差等因素也不可忽视。

【临床表现】

1. **膀胱炎** 急性膀胱炎尿路刺激征为最突出的表现是尿急、尿频、尿痛,个别老人会有明显的血尿。老年女性较少伴有发热等全身表现,老年男性可出现畏寒、高热、会阴部疼痛、尿道有脓性分泌物等。慢性膀胱炎由于急性期未彻底治愈,病情反复,老人可出现无症状菌尿。

2. **肾盂肾炎** 除尿路刺激征以外,往往伴有明显的全身感染症状,如体温升高、寒战、恶心等。

3. **前列腺炎** 见于老年男性,由于前列腺增生导致尿路排尿不畅,急性期尿道炎表现,慢性期表现为尿道下坠感、尿频、排尿不畅、夜尿增多、会阴部疼痛等症状。

4. **无症状性细菌尿** 没有尿路感染的症状和体征,尿液中能分离出特定数量的细菌。老人多见,患有糖尿病的老年女性也较常见。

5. **尿管相关性尿路感染** 老人留置尿管后,或拔除导尿管48h内发生的尿路感染。随着留置导尿管时间的延长,尿管相关性尿路感染的发生率也随之增加。

【辅助检查】

1. **尿液检查** 尿常规每高倍视野下超过5个白细胞称为脓尿,清洁中段尿检出同一种细菌的同时,革兰氏阴性杆菌 ≥ $10^5$/ml 菌落数(colony forming

units，CFU），视为病原菌；膀胱穿刺尿培养出细菌，也视为尿路感染。

2. **影像学检查** 临床怀疑复杂性尿路感染时，可根据不同的情况选择 B 超、静脉肾盂造影、逆行造影、CT 等。

【治疗要点】

1. **一般措施** 急性期指导老人卧床休息，多饮水、勤排尿，以冲洗尿路黏膜，注意会阴区的清洁卫生，性生活之后注意排尿，并清洗会阴部。对老年女性尿道炎病人可试行局部使用少量雌激素，对恢复下尿路的生理状态有帮助。

2. **对症治疗** 确定尿路感染的病因，有尿路结石、肿瘤、异物、前列腺增生等原因应对症处理。

3. **抗菌药物治疗** 应根据老人的细菌学检查和药敏结果选择敏感抗生素。在尿培养和药敏试验结果出来之前，一般选用对革兰氏阴性杆菌有效的抗生素，若治疗 3d 后症状无改善，则根据药敏试验结果选择药物。急性期用药需要规律、足量，防止转为慢性。慢性尿路感染需严格遵医嘱，每种抗生素连续应用 2 周后再考虑更换另一种药物。较轻、初发的尿路感染可选口服抗生素，对于急性肾盂肾炎、慢性尿路感染急性发作期需静脉输注抗生素 10~14d，注意用药剂量，疗程不宜太长，避免药物的不良反应。注意选用对肾损害小、不良反应小的抗生素。

4. **其他方法** 碱化尿液，常选碳酸氢钠口服，可减轻尿路刺激症状。中药，如三金片等对尿路感染也有一定效果。

【护理措施】

1. **水分的摄入** 无禁忌证的情况下应嘱老人多饮水，勤排尿。每日饮水量不低于 2000ml，每天尿量在 2000ml 以上，且每 2~3h 排尿一次。

2. **休息** 急性期应卧床休息，为老人提供安静、舒适的休息环境，指导老人从事感兴趣的活动，以分散注意力，减轻尿路刺激征。

3. **饮食指导** 给予清淡、易消化、营养丰富的食物，高热期应注意水分的补充。

4. **降温** 高热老人应根据医嘱给予物理降温或药物降温。

5. **病情观察** 注意监测体温、尿量、尿液性状的变化及有无腰痛加剧等情况的发生。

6. **用药护理** 注意药物的用法、剂量、疗程及注意事项，如服用磺胺类药物时应指导其多饮水，可同时服用碳酸氢钠，以增强疗效、减少结晶的形成。

7. **健康指导** 尿路感染容易复发，应做好预防。

（1）指导老人生活规律、避免过劳、适当运动，提高机体免疫力，注意个人卫生，保持会阴部清洁与皮肤干燥。

（2）平时养成多饮水、勤排尿的习惯并保持内裤的清洁卫生。

（3）注意性生活卫生，性交后应立即排尿。

（4）严格掌握留置尿管的适应证，留置尿管期间应指导老人多饮水，大量尿液可起到冲洗尿路的作用。认真做好会阴护理，保持引流袋低于膀胱水平，并指导老人进行膀胱功能锻炼，争取尽早拔除尿管。

（5）存在膀胱输尿管反流者，应每 2~3h 排尿一次，需"二次排尿"，即每次排尿后数分钟再排尿一次。

（6）用药指导。指导老人遵医嘱按时、按量、按疗程服药，做好疾病知识的指导，提高老人用药的依从性。

## 二、老年人慢性肾功能不全的护理

慢性肾功能衰竭（chronic renal failure，CRF）是指原发或继发性慢性肾脏病进行性进展引起肾小球滤过率下降和肾功能损害，以代谢产物潴留、水、电解质和酸碱平衡紊乱为主要表现的临床综合征。随着年龄的增加，老人的肾脏解剖结构与生化代谢发生不同程度的退行性变化，出现功能改变，加上老人合并多种疾病，用药复杂，导致老人肾脏疾病更为复杂，应给予高度重视。

【病因】

病因尚不明确，但认为主要与老人血管疾病有关，且继发性疾病导致的CRF 显著增多。对于老人药物性肾病所致 CRF 也有增加趋势。

1. **继发性肾脏疾病**　目前引起老人 CRF 的主要原因是糖尿病肾病和原发性高血压性肾动脉硬化症。其他继发性原因包括梗阻性肾病、淀粉样变性、骨髓瘤肾病、药物相关性肾病等。

2. **原发性肾脏疾病**　微小病变型肾病多发生于儿童，但在 60 岁以上老人存在第二个患病高峰。链球菌感染性肾小球肾炎由于随着年龄增长、免疫力下降等原因，在老年人中也出现第二高峰。免疫复合物坏死型肾小球肾炎、肾动脉硬化、肾动脉狭窄等也可导致老人发生 CRF。

【临床表现】

老年 CRF 多起病隐匿，缺乏特异性表现，当其他系统出现疾病时才被发现。大多数老人不可避免地进入终末期肾病，必须依赖肾脏替代治疗来延长生命。

1. **不典型症状**　老人会出现乏力、食欲缺乏、头晕等非特异性症状，精神神经系统症状表现为失眠、注意力不集中，后期出现性格改变、忧郁、记忆力减退、判断错误、淡漠等表现，在尿毒症期可出现精神异常、幻觉，甚至昏迷等表现。

2. **并发症**　以心血管和血液系统的改变、水电解质失衡和代谢失调为主要表现。

（1）心血管系统：高血压、心包炎、心肌病及心功能不全等，是终末期肾脏病病人死亡的主要原因。

（2）血液系统：贫血是尿毒症的必有症状，贫血还可加重心血管系统的症状。

（3）水、电解质失衡和代谢失调：主要表现为低血钠、高血钾、钙磷代谢失衡、低血糖和高血糖等，若不能及时纠正也可成为老人致死的原因。

3. **尿毒症识别困难**　老人出现的行为改变、痴呆、心衰加重等都可能是尿毒症的表现，识别较为困难。

【辅助检查】

1. **血液检查**　血常规显示不同程度贫血、肾功能可见肌酐、尿素氮等升高，因老年人肌肉组织减少，血浆肌酐在肾功能异常时升高可不明显，特别对消瘦的老人更是如此，因此一旦血浆肌酐超过正常 133μmol/L（1.5mg/d）以上提示有明确的肾功能受损。临床中还应考虑内生肌酐清除率。

2. **尿液检查**　早期表现为肾浓缩功能下降，多尿，24h 尿量大于 2500ml，尿比重降低，多在 1.016 以下，常固定在 1.010 左右。晚期出现少尿（24h 尿量少于 400ml，或每小时尿量少于 17ml），或无尿（24h 尿量少于 100ml，或 12h 完全无尿）。

3. **影像学检查**　B 超、CT、X 线等显示肾脏缩小、皮质变薄、皮髓质分界不清等表现。同位素 ECT 可提示肾功能受损程度。

【治疗要点】

治疗原发疾病基础上去除导致肾功能恶化的不良因素是 CRF 老人治疗的重要措施。

1. **病因治疗**　积极治疗原发病，如高血压、糖尿病、肾小球肾炎等，遵医嘱坚持长期合理治疗。

2. **保护肾功能**　控制血压，及时、有效地应用各种降压药物，达到 24h 持续、有效地控制血压，使血压控制在理想范围内；控制血糖、减少尿蛋白，将老人 24h 尿蛋白总量控制在 0.5g 以下；合理营养，给予老人优质低蛋白饮食，同时保证老人热量的需要；根据情况给予应用保护肾脏功能的药物；积极纠正贫血，减少尿毒症毒素蓄积，戒烟，通过饮食控制及药物降低血脂等。

3. **对症治疗**　通过各种药物治疗同时配合饮食的调整以纠正各种水、电解质及酸碱平衡的紊乱，通过给予老人促红细胞生成素、铁剂、叶酸及维生素 $B_{12}$ 等以纠正贫血，治疗心衰，必要时可应用抗生素预防感染。

4. **肾脏替代治疗**　终末期肾脏病病人治疗包括血液透析、腹膜透析及肾移植。对于没有其他主要脏器功能不全的老人可以选择透析治疗，对于血流动力学状态不稳定的老人可选择腹膜透析。肾移植后的老人生存率与生活质量较透析老人高。

【护理措施】

1. **饮食护理**　合理的饮食对于延缓肾功能的下降有非常重要的意

义。①给予低蛋白饮食,根据老人 GFR 调整。非糖尿病肾病老人,在 GFR ≥ 60ml/(min · 1.73m²),蛋白质摄入量 0.8g/(kg · d),在 GFR < 60ml/(min · 1.73m²),蛋白质摄入量 0.6g/(kg · d),在 GFR < 25ml/(min · 1.73m²),蛋白质摄入量 0.4g/(kg · d)。糖尿病肾病的老人,出现蛋白尿,蛋白质摄入控制在 0.8g/(kg · d),当出现 GFR 下降后,减至 0.6g/(kg · d)。②每天热量供给在 126~147kJ/kg(30~35kcal/kg),选用热量高、蛋白质含量低的食物,如麦淀粉、藕粉、薯类等。③钠每天不超过 6g,水肿、高血压、少尿老人不超过 5g;每天尿量 < 1000ml 时,需限制钾的摄入,将蔬菜煮后沥出水分,可有效减少钾的含量;低磷饮食,每天摄入量 < 600mg;补充 VC、VB₆、叶酸的摄入,适当补充铁、锌等矿物质和微量元素。食物在烹调时注意色、香、味,以改善老人的食欲,少量多餐。

2. **休息与活动** 卧床休息,根据老人病情和活动耐力,进行适当的活动。①病情较重或心力衰竭者,指导老人卧床休息,提供安静的环境。②严重贫血、有出血倾向及骨质疏松的老人,卧床休息,并指导老人坐起活动时动作宜缓慢,以免发生头晕,同时注意安全,避免皮肤受损或骨折等意外发生。③长期卧床的老人应指导或帮助其进行适当的床上活动;进行主动、被动肢体活动,避免发生静脉血栓或肌肉萎缩。④若病情允许,鼓励老人进行适当活动,如散步、进行力所能及的家务等,避免劳累和受凉,活动时以不出现心慌、气喘、疲乏为宜,一旦出现不适,应暂停活动,卧床休息。

3. **病情观察** 准确记录 24h 出入液量,坚持"量出为入"的原则。观察老人有无体液潴留现象,例如每天测体重,如每天增加 > 0.5kg,则提示补液过多;无感染征象者如出现心率快、呼吸加速和血压增高,也提示体液过多;另外如胸部 X 线有肺充血征象时,也可以提示体液潴留。密切监测与处理血清电解质、酸碱平衡失调,做到发现异常,及时处理。

4. **皮肤护理** 保持皮肤清洁,勤剪指甲以免抓破皮肤,水肿者更应注意,必要时遵医嘱给予抗组胺类药、止痒剂和炉甘石洗剂等。

5. **用药护理** 老年人对药物较敏感,应注意肾功能的监测及药物不良反应的发生,如导泻剂应从小剂量开始,逐渐加量,防止造成严重腹泻出现的水、电解质和酸碱失衡。抗组胺类药注意有引起老人嗜睡、认知功能损害的危险。使用血管紧张素转化酶抑制药注意加强对肾功能的监测。

6. **预防感染** 注意老人体温变化,有无白细胞增高、咳嗽、咳痰等感染征象,注意保暖,减少探视,避免与呼吸道感染者接触以防交叉感染。加强口腔护理和指导卧床老人有效排痰。

7. **心理护理** 疾病压力、治疗费用等都会给老人心理增加较重的负担,因此护士应关注老人心理变化,积极组织家庭成员的参与,鼓励老人表达自己的想法与感受,对无家庭成员的老人,护士应加强与老人沟通,组织老人开展丰富多样的活动,以调整老人的心态。

8. 健康指导

(1)饮食干预对 CRF 老人具有非常重要的意义,应指导老人遵从慢性肾衰竭的饮食原则,保证足够热量、优质低蛋白、限盐限水等,合理调节饮食。

(2)向老人介绍本病的相关知识,尤其注意告知老人消除或避免加重病情的各种因素,做到防潮、防凉、防劳累,防止各种感染发生。

(3)教会老人自测血压的方法,嘱老人自我监测血压。监测体重、尿量、肾功能、离子等指标的变化。

(4)告知老人药物的作用、服用时间和方法,并按医嘱服药,勿擅自减药或停药。教会老人识别药物的不良反应,出现不适症状时及时就诊。当老人蛋白质摄入 < 0.6g/(kg·d),应补充必需氨基酸或 α - 酮酸制剂,定期监测血钙浓度。

(5)对于透析的老人,应向老人讲解不同透析方式的相关知识及注意事项。

(6)按医嘱定期复查。

## 三、老年人良性前列腺增生的护理

良性前列腺增生(benign prostatic hyperplasia, BPH)简称前列腺增生,也有称前列腺肥大,因病理学改变为细胞增生,而不是肥大,因此正确的命名应为前列腺增生,是老年男性排尿困难原因中最为常见的一种良性疾病。

【病因】

目前对前列腺增生的病因仍不完全清楚,但一致公认的病因包括两个非常重要的因素:老龄和有功能的睾丸,这两个因素缺一不可。随着年龄的增长,前列腺增生的发病率也随之增加。一般男性在 35 岁以后前列腺会有不同程度的增生,在 50 岁以后出现临床症状。前列腺的正常发育有赖于雄激素,若在青春期切除睾丸则前列腺不会再发育。

【病理】

前列腺的组成分为外周带(占 70%)、中央带(占 25%)和移行带(占 5%)[图 4-7-1(1)]。移行带是前列腺增生的开始部位,外周带是前列腺癌最常发生的部位[图 4-7-1(2)]。

前列腺移行带的腺体、结缔组织和平滑肌增生,呈结节状,将外周腺体挤压萎缩形成前列腺"外科包膜",与增生的腺体分界清楚、易于分离。增生的腺体突向后尿道,使前列腺尿道部伸长、弯曲、受压、变窄,造成膀胱出口梗阻,引起排尿困难。此外,围绕膀胱颈部的前列腺内的平滑肌富含 α 受体,这些受体的激活使尿道的阻力增加,因此加重了排尿困难的症状。梗阻程度与增生的腺体大小不成比例,而与增生腺体的位置和形态有直接关系。

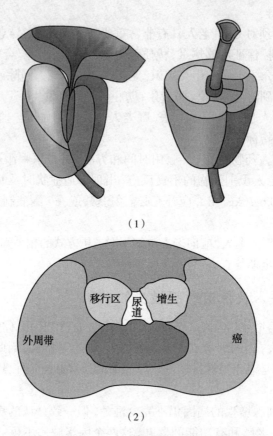

（1）

（2）

4-7-1　前列腺

（1）前列腺解剖　（2）前列腺增生与前列腺癌好发部位

　　膀胱出口梗阻后,为克服阻力,逼尿肌增强收缩能力而逐渐代偿性肥大,肌束形成网状结构,加之膀胱长期的内压增高,膀胱壁出现小梁、小室改变或出现假性憩室(图4-7-2)。

　　逼尿肌退变,顺应性差,出现不稳定收缩,老人会出现明显尿频、尿急和急迫性尿失禁。长期逼尿肌萎缩,收缩能力减退,失去代偿能力,膀胱收缩后不能完全排空尿液,出现残余尿。

　　输尿管尿液排出阻力增大,引起上尿路扩张、积水。长期梗阻,逼尿肌萎缩,随着残余尿量增加,膀胱壁变薄、张力下降,出现充盈性尿失禁或无症状的慢性尿潴留,尿液逆流引起上尿路积水及肾功能损害。此外尿潴留还可继发感染和结石。

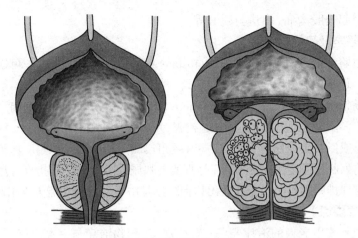

图 4-7-2　前列腺增生后膀胱出现小梁、小室或假性憩室

【临床表现】

症状大多在 50 岁以后出现，与前列腺增生的体积不成正比，而与梗阻程度、病变发展速度及是否出现并发症有关。临床上主要表现为膀胱刺激症状和梗阻症状。

1. **膀胱刺激症状**　造成膀胱刺激症状的主要原因是逼尿肌不稳定。主要症状有尿频、尿急、夜尿及急迫性尿失禁。尿频是前列腺增生老人最常见、最早出现的症状，以夜间明显。早期由于增生的前列腺充血刺激引起，随着梗阻加重，逼尿肌功能改变，膀胱顺应性降低或逼尿肌不稳定，尿频则更加明显，此时会出现急迫性尿失禁。

2. **梗阻症状**　造成梗阻的主要原因是逼尿肌收缩功能受损。主要症状有排尿踌躇、排尿费力、排尿时间延长、尿线变细、尿流无力、间断性排尿、尿潴留等。排尿困难是前列腺增生最重要的症状。进行性排尿困难，典型表现是排尿迟缓、断续、尿后滴沥、排尿费力、射程缩短、尿线细而无力，终呈滴沥状，排尿时间延长，有排尿不尽感。当梗阻程度严重，膀胱残余尿量增多，逐渐发展出现尿失禁。膀胱过度充盈致使少量尿液从尿道口溢出，称为充盈性尿失禁。当前列腺增生老人在气候变化、劳累、饮酒、便秘、久坐等因素下，前列腺会突然充血、水肿导致急性尿潴留（acute urine retention，AUR），老人出现不能排尿、膀胱胀满、下腹痛，需要到医院急诊进行处理。

3. **其他症状**　前列腺增生合并感染或结石时，膀胱刺激症状加重。当前列腺增生腺体表面黏膜血管破裂时也可发生不同程度的无痛性肉眼血尿。当梗阻引起的肾积水、肾功能受到损害时，老人可逐渐出现慢性肾功能不全的表现，如食欲缺乏、恶心、呕吐、贫血、乏力等症状。长期排尿困难导致腹压增高还可引起腹股沟疝、内痔与脱肛等。

**【实验室及其他检查】**

抽血验血清前列腺特异抗原(prostate specific antigen, PSA),可以排除前列腺癌。正常值为0~4ng/ml。

直肠指检(digital rectal examination, DRE)时多数老人可触到前列腺的大小、质地等情况,经腹壁或直肠B超检查,可显示前列腺体积的大小,膀胱内有无结石形成以及上尿路有无积水改变,还可以测定膀胱残余尿量。尿流率检查可确定前列腺增生老人梗阻程度,是真实反映尿道阻力的一项指标。尿动力检查可以发现排尿困难是由于膀胱出口梗阻还是由于逼尿肌功能失常引起的。

**【治疗要点】**

前列腺增生老人的治疗要点有等待观察、药物治疗与手术治疗。

1. **等待观察** 症状减轻,不影响生活与睡眠的老人,无需治疗,等待观察,若症状逐渐加重,应及时到门诊就诊,进行治疗。

2. **药物治疗**

(1)$\alpha_1$受体阻滞剂:其作用可使尿道平滑肌松弛而明显改善排尿症状。对于需要迅速减轻症状的前列腺增生老人是首选药物,但其不良反应有头晕、直立性低血压等,因此适合指导老人晚上临睡前服药,以防止晕倒的意外发生。监测老人血压变化,防止出现低血压。

(2)5α-还原酶抑制剂:为激素类药物,通过降低体内雄激素双氢睾酮从而抑制了前列腺增生,使前列腺体积缩小,改善排尿梗阻症状。一般需坚持服用4个月以上才能见效。

(3)其他药物:植物类制剂舍尼通、前列康也有一定的效果。

3. **手术治疗** 非开放性外科治疗以经尿道前列腺电切(transurethral resection of prostate, TURP)为主,是前列腺增生经典的术式。开放性手术包括耻骨上前列腺摘除手术或耻骨后前列腺摘除手术。

**【护理措施】**

1. **抽血验PSA的护理** 血PSA受多种因素影响,如前列腺指诊、留置导尿、服用治疗前列腺增生的药物等,因此在验该项指标时一定要避免上述因素,若无法避免,可在7~10d后重新测定。

2. **尿潴留老人的护理** 告知老人避免劳累、久坐,气候变化注意添加衣物,饮食上禁忌辛辣刺激性食物,禁止饮酒,避免发生急性尿潴留的诱因。若一旦发生,应立即引流尿液、解除梗阻。导尿术是解除急性尿潴留最简便常用的方法。若不能插入导尿管,可行耻骨上膀胱穿刺造瘘,予以持续导尿。应注意:①导尿或耻骨上膀胱造瘘引流尿液时应间歇、缓慢地将尿液放出,一次放尿不能超过 1000ml, 切忌快速排空膀胱, 否则易导致膀胱内压骤然降低而引起出血。②做好尿管护理。③耻骨上膀胱造瘘后应经常更换敷料, 保持局部干燥, 防止感染。术后不必常规冲洗, 若留置时间较长者尿液中絮状物或杂质较多, 可采用低压冲洗, 冲洗原则为无菌、微温、低压、少量、多次。拔出之前应先行闭管, 尿道通畅后方可拔出。拔管时间不得少于术后 10d。过早拔除可引起耻骨后间隙感染。长期带管老人应间断闭管, 以训练膀胱功能, 避免发生膀胱肌无力。定期更换造瘘管及尿袋。

**3. 手术老人的护理**

(1)体位: 术后应取平卧位, 尿管牵拉固定在一侧大腿内侧, 保持该肢体伸直, 减少活动。根据老人冲洗的时间与出血情况决定肢体解除固定、进行活动的时间。在肢体限制活动期间应指导老人双下肢主动与被动活动, 可穿抗血栓压力袜防止下肢深静脉血栓的形成。

(2)持续膀胱冲洗的护理: 术后留置三腔尿管一根, 需用无菌生理盐水持续膀胱冲洗, 根据冲出液体的颜色来调整冲洗液冲洗的速度, 重点是保持冲洗的通畅。膀胱冲洗时间一般为 3~5d。应注意: ①冲洗液加温至 34℃左右可增强老人舒适、减少膀胱痉挛的发生, 准确记录灌注液量和排出液量, 严防液体潴留在膀胱内, 使膀胱内压增高。②尿量 = 排出液量 - 灌注液量。③排液停止, 说明尿管有血块堵塞, 应立即停止灌注, 行膀胱高压冲洗, 冲出凝血块, 尿路通畅后再接上生理盐水继续冲洗。

(3)开放手术老人留置引流管的护理: 按手术后护理常规执行。

(4)术后并发症的护理

1)出血: 原因有①前列腺窝创缘止血不确实; ②气囊尿管安放位置不当, 气囊滑脱或破裂引起出血; ③膀胱痉挛加重前列腺窝出血, 而出血、血块堵塞导尿管又可加重膀胱痉挛。护理措施包括: ①固定气囊尿管于一侧大腿内侧, 保持伸直、制动, 使气囊压迫于尿道内口; ②膀胱持续冲洗保持通畅, 并根据血尿的程度调整灌注的速度; ③密切观察血尿的颜色及有无生命体征的变化; ④遵医嘱给予输血、补液、止血等治疗。

2)膀胱痉挛: 原因有: ①术前存在膀胱逼尿肌不稳定, 即不稳定膀胱; ②尿管位置不当及其气囊充盈过大, 刺激膀胱三角区; ③出血与膀胱痉挛两者互为因果; ④膀胱冲洗液刺激。护理措施包括: ①冲洗液加温至 34℃; ②术后遵医嘱给予相应的缓解痉挛的药物, 安置自控镇痛泵( patients controlled analgesia, PCA )也可减少膀胱痉挛的发生; ③调整气囊尿管的位置及牵拉的强度和气囊内的液体量, 争取在无活动性出血的情况下, 早日解除牵拉和拔除尿管; ④有血块堵塞时, 及时行高压反复冲洗, 将血块清除, 保持尿路的通畅。

3）尿路感染：护理措施包括：①术后遵医嘱应用抗生素；②严格无菌操作；③保持会阴部清洁，每日会阴护理 2 次，随时擦拭尿道口周围的出血；④指导老人每日饮水 2000ml 以上，保证足够的尿量起到内冲洗的作用；⑤冲洗停止后接引流袋，注意防止反流；⑥观察体温的变化及有无睾丸和附睾肿胀、疼痛的临床表现，一经发现，及时通知医生。

4）TUR 综合征：由于术中低渗性灌洗液大量吸收入血使血容量急剧增加所致的稀释性低钠血症和水中毒，老人可出现烦躁不安、恶心、呕吐、抽搐、痉挛、昏睡，严重者可出现肺水肿、脑水肿和心力衰竭等症状。护理措施包括：①术后及时补充含钠液体可以预防老人术后出现 TUR 综合征（transurethral resection syndrome）；②若老人一旦出现上述症状则立即遵医嘱减慢输液速度，给予脱水剂和利尿剂，并对症护理。

5）尿失禁：一般为一过性尿失禁，指导老人进行盆底肌群功能锻炼—凯格尔（Kegel）运动，多可缓解。

**4. 健康教育**

（1）饮食指导：以清淡、易消化食物为主，多吃蔬菜、水果等含纤维丰富的食物，减少辛辣刺激性食物，戒烟、酒，保持大便通畅。便秘、咳嗽或其他增加腹压的因素都可诱发再出血。多饮水、勤排尿，避免憋尿，每天保证尿量维持在 1500ml 以上，以冲洗尿路。

（2）活动指导：3 个月内切忌久坐或憋尿，避免骑脚踏车和摩托车，避免温水坐浴或久坐潮湿的地方，防止长期会阴部充血诱发前列腺被膜水肿或膀胱过度充盈影响逼尿肌功能，再度造成尿潴留。避免剧烈运动。

（3）功能锻炼：进行凯格尔运动训练，增强盆底会阴部肌肉的张力，以尽快恢复尿道括约肌的功能。

（4）自我观察：术后 1 个月之内再出现轻微的血尿，可大量饮水，若出血较多、有血块、排尿困难时应到医院及时处理。若最初排尿通畅，一个月后又逐渐出现排尿困难是典型的尿道狭窄的表现，也应及时到医院就诊。

（5）性生活指导：TUR-P 术后 1 个月、开放手术术后 2 个月可逐渐恢复性生活。老人会出现逆行射精，但不影响性生活。若出现阳痿，在查明原因的同时应进行心理治疗。

（郑　瑾　许　辉）

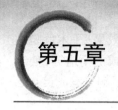

# 第五章 老年人常见检查、治疗技术的护理

## 第一节 手术前、后的护理

随着全球期望寿命的延长和微创手术的普及，外科手术将面临越来越多的老年人。最新研究数据显示，全球范围内每年老年病人手术量达总手术量的 40% 以上。然而，老年人由于躯体功能及脑功能储备能力的下降，合并基础疾病多，手术风险远远高于年轻人群，常伴发水电解质及酸碱失衡、多器官功能障碍、下肢深静脉血栓形成、心血管意外、切口感染、压疮、泌尿系感染等。年龄本身不应是各类手术的禁忌证，只要严格地进行术前评估，做好术后管理，老年人对手术的耐受性和安全性能得到极大的提高。

老年人围手术期具有以下特征：①合并认知功能障碍；②伴有营养不良；③衰弱状态；④多病共存；⑤多药共用；⑥储备代偿能力减弱。

### 一、术前护理

【护理评估】

（一）健康史

重点了解与本次疾病有关或可能影响老人手术耐受力及预后的病史，包括一般情况、现病史、既往史、月经、婚育史及家族史等。

（二）身体状况

1. **主要器官及系统功能状况**　包括循环系统、呼吸系统、泌尿系统、神经系统、血液系统、消化系统、内分泌系统等。

2. **辅助检查**　了解实验室各项检查、X 线、超声、CT 及 MRI 等影像学检查结果及心电图、内镜检查报告和特殊检查结果。

3. **手术耐受力**　①耐受良好：全身情况较好、无重要内脏器官功能损害、疾病对全身影响较小者；②耐受不良：全身情况不良、重要内脏器官功能损害较严重，疾病对全身影响明显、手术损害大者。

（三）心理 - 社会状况

老人术前难免有紧张、恐惧等情绪，或对手术及预后有多种顾虑，医护人员应给予鼓励和关怀，耐心解释手术必要性及可能取得的效果、手术危险性及可能发生的并发症，以及清醒状态下施行手术因体位造成的不适等，使老人以积极的心态配合围手术期的治疗和护理。另外，还要了解家庭成员与老人的关系和支持程度；了解家庭的经济承受能力等。

【护理措施】

（一）心理准备

1. **建立良好的护患关系**　了解老人的病情及需要，给予解释和安慰。通过适当的沟通技巧，取得老人信任，对待老人态度礼貌温和，尊重老人的权利和人格，为老人营造一个安静舒适的术前环境。

2. **心理支持和疏导**　鼓励老人表达感受，倾听其述说，帮助老人宣泄恐惧、焦虑等不良情绪；耐心解释手术的必要性，介绍成功病例，增强老人对治疗成功的信心；动员老人的社会支持系统，使其感受到被关心和重视。

3. **认知干预**　帮助老人正确认识病情，指导老人提高认知和应对能力，积极配合治疗和护理。

4. **健康教育**　帮助老人认识疾病、手术的相关知识和术后用药的注意事项，向老人说明术前准备的必要性，逐步掌握术后配合技巧和康复知识，使老人对手术的风险及可能出现的并发症有足够的认识及心理准备。

（二）一般准备与护理

1. **饮食和休息**　加强饮食指导，鼓励摄入营养丰富、易消化食物。消除引起不良睡眠的诱因，创造安静舒适的环境，告知放松技巧，促进老人睡眠。病情允许者，适当增加白天活动，必要时遵医嘱予以镇静安眠药。

2. **适应性训练**　①指导老人床上使用便盆，以适应术后床上排尿和排便；②教会老人自行调整卧位和床上翻身，以适应术后体位的变化；③指导老人进行术中体位训练。

3. **备血和补液**　拟行大、中手术前，遵医嘱做好血型鉴定和交叉配血试验，备好一定数量的浓缩红细胞或血浆。凡有水、电解质及酸碱平衡失调或贫血者，术前予以纠正。

4. **术前检查**　遵医嘱完成各项术前检查。

5. **预防感染**　术前采取措施增强老人体质，及时处理已知感染灶，避免与其他感染者接触，严格遵循无菌技术原则，遵医嘱合理应用抗生素。

6. **呼吸道准备**　①术前两周戒烟；②做深呼吸运动；③指导有效咳嗽；④控制已有的呼吸道感染。

7. **胃肠道准备**　①择期手术前禁食 8~12h，禁饮 4h；②术前一般不限制饮食种类,消化道手术者,术前1~2d进食流质饮食;③除消化道手术或某些特殊疾病(如急性弥漫性腹膜炎、急性胰腺炎等)无需放置胃管;④非肠道手术者,嘱其术前一晚排便,必要时可使用开塞露或用肥皂水灌肠等方法促使残留粪便排出;⑤肠道手术前3日开始做肠道准备;⑥幽门梗阻者,术前洗胃。

**8. 手术区皮肤准备**

(1)洗浴:术前1d下午或晚上,清洁皮肤。

(2)备皮:手术区域若毛发细小,可不必剃毛;若毛发影响手术操作,术前应予剃除。手术区皮肤准备范围包括切口周围至少15cm的区域,不同手术部位的皮肤准备范围(表5-1-1、图5-1-1)

**9. 术日晨护理** ①认真检查、确定各项准备工作的落实情况;②体温升高者应推迟手术;③指导老人入手术室前排尽尿液;预计手术时间持续4h以上或行下腹部或盆腔内手术者,留置导尿管;④胃肠道及上腹部手术者,留置胃管;⑤遵医嘱予以术前用药;⑥取下活动性义齿、眼镜、发夹、手表、首饰和其他贵重物品;⑦备好手术需要的病历、影像学资料、特殊用药或物品等,随老人带入手术室;⑧与手术室接诊人员仔细核对病人、手术部位及名称等,做好交接;⑨根据手术类型及麻醉方式准备麻醉床,备好床旁用物,如负压吸引装置、输液架、心电监护仪、吸氧装置等。

表5-1-1 常见手术皮肤准备的范围

| 手术部位 | 备皮范围 |
| --- | --- |
| 颅脑手术 | 剃除全部头发及颈部毛发、保留眉毛 |
| 颈部手术 | 上自唇下,下至乳头水平线,两侧至斜方肌前缘 |
| 胸部手术 | 上自锁骨上及肩上,下至脐水平,包括患侧上臂和腋下,胸背均超过中线5cm以上 |
| 上腹部手术 | 上自乳头水平,下至耻骨联合,两侧至腋后线 |
| 下腹部手术 | 上自剑突,下至大腿上1/3前内侧及会阴部,两侧至腋后线,剃除阴毛 |
| 腹股沟手术 | 上自脐平线,下至大腿上1/3内侧,两侧至腋后线,包括会阴部,剃除阴毛 |
| 肾手术 | 上自乳头平线,下至耻骨联合,前后均过正中线 |
| 会阴部及肛门手术 | 上至髂前上棘、下至大腿上1/3,包括会阴部及臀部,剃除阴毛 |
| 四肢手术 | 以切口为中心包括上、下方各20cm以上,一般超过远、近端关节或整个肢体 |

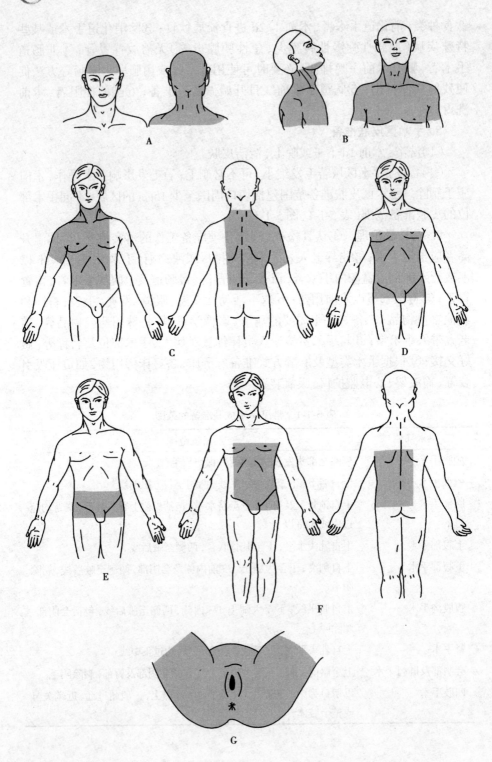

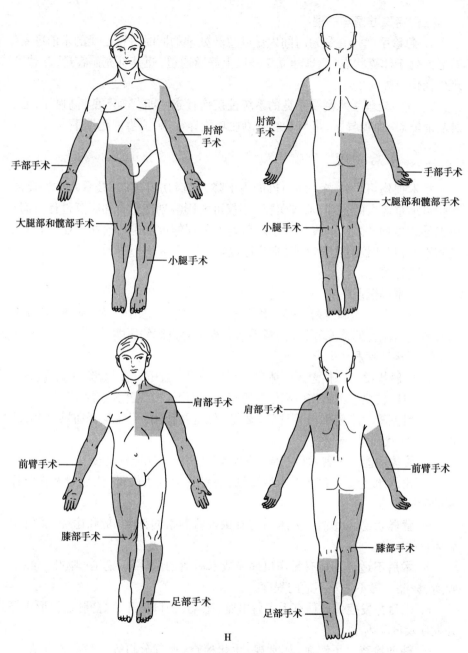

H

图 5-1-1 各部位手术皮肤准备范围

**(三)特殊准备与护理**

1. **急诊手术**　在最短时间内做好急救处理的同时进行必要的术前准备，若老人处于休克状态，立即建立2条以上静脉通道，迅速补充血容量；尽快处理外伤伤口等。

2. **积极处理手术耐受不良的系统性疾病状态**　如营养不良、高血压、心、肺功能障碍、血糖异常、肝肾功能及凝血功能异常等，必要时延期手术。

## 二、术后护理

手术损伤可导致老人的防御能力下降，术后伤口疼痛、禁食及应激反应等均可加重老人的生理、心理负担，不仅可能影响创伤愈合和康复过程，而且可能导致多种并发症的发生。手术后老人护理的重点是防治并发症，减少痛苦和不适，尽快恢复生理功能，促进康复。

【护理评估】

(一)术中情况

了解手术方式和麻醉类型，手术过程是否顺利，术中出血、输血、补液量以及留置引流管的情况等，以判断手术大小及对机体的影响。

(二)身体状况

1. **一般状况**　评估老人的体温、脉搏、呼吸、血压，同时观察意识状态。

2. **伤口状况**　了解伤口部位及敷料包扎情况，有无渗血、渗液。

3. **引流管**　了解引流管种类、数量、位置及作用，引流是否通畅，引流液的颜色、性状和量。

4. **肢体功能**　了解术后肢体感知觉恢复情况及四肢活动度。

5. **出入水量**　了解老人术后尿量、各种引流的丢失量、失血量及术后补液量和种类等。

6. **营养状态**　评估老人术后每日摄入营养素的种类、量和途径，了解术后体重的变化。

7. **术后不适**　了解有无伤口疼痛或术后活动性疼痛、恶心、呕吐、腹胀、呃逆、尿潴留等不适及不适的程度。

8. **术后并发症**　评估有无术后出血、感染、伤口裂开、深静脉血栓形成等并发症及危险因素。

9. **辅助检查**　了解血、尿常规、生化检查、血气分析等实验室检查结果，尤其注意电解质、白蛋白及转铁蛋白的变化。

【护理措施】

(一)一般护理

1. **安置老人**　①与手术转运者做好交接；②搬运老人时注意保护头部、

手术部位、各引流管及输液管路；③正确连接并妥善固定引流装置；④检查输液是否通畅；⑤遵医嘱给予心电监护及吸氧；⑥注意保暖，但不得贴身放置热水袋，以免烫伤。

2. **体位**　根据麻醉类型及手术方式妥善安置老人术后体位。

3. **病情观察**　注意观察老人术后生命体征、意识、中心静脉压、出入水量及肺动脉压、血糖等特殊监测项目。

4. **静脉补液**　术后输液的量、成分和输注速度，取决于手术的大小、器官功能状态和疾病严重程度。必要时遵医嘱输注血浆、浓缩红细胞等，以维持有效循环血量。

5. **饮食护理**　进食的时间及种类视手术部位、手术大小、麻醉方法及老人的全身反应而定。

6. **休息与活动**　早期活动有利于增加肺活量、减少肺部并发症、改善血液循环、促进伤口愈合、预防深静脉血栓形成、促进肠蠕动恢复及减少尿潴留的发生。麻醉清醒后即可鼓励老人在床上做深呼吸、间歇翻身、四肢主动与被动活动等。活动时注意固定好各种导管，防跌倒，并予以协助。有特殊制动要求的则遵医嘱。

7. **引流管的护理**　区分各引流管放置的部位和作用，并做好标记，妥善固定。保持引流通畅，经常检查引流管有无扭曲、压迫或堵塞。观察并记录引流液的量、性状和颜色，如有异常及时通知医生。

8. **手术伤口的护理**　观察伤口有无渗血、渗液，伤口及周围皮肤有无发红及伤口愈合情况，及时发现伤口感染及裂开等异常情况。保持伤口敷料清洁干燥，注意观察术后伤口包扎是否限制胸、腹部呼吸运动或肢体末端血液循环。对躁动、昏迷老人，可适当使用约束带并防止敷料脱落。

拆线时间：根据切口部位、局部血液供应情况和老人年龄、营养状况决定。一般头、面、颈部为术后4~5d拆除，下腹部、会阴部为术后6~7d拆除，胸部、上腹部、背部和臀部为术后7~9d拆除，四肢为术后10~12d拆除，减张缝线为术后14d拆除。营养不良老人拆线时间应适当延迟，切口较长者先间隔拆线，1~2d后再将剩余缝线拆除。可吸收缝线可不拆除。

**（二）术后不适的护理**

1. **疼痛**

（1）原因：麻醉作用消失后，老人开始感觉切口疼痛，在术后24h内最剧烈，2~3d后逐渐减轻。另外，老人术后咳嗽、深呼吸、下床行走和关节功能锻炼时可引起术后活动性疼痛，剧烈疼痛可影响各器官的正常功能和老人休息。

（2）护理：①观察老人疼痛的时间、部位、性质和规律；②鼓励老人表达疼痛的感受及规律；③尽可能满足老人舒适的需要；④指导老人正确运用非药物镇痛方法；⑤大手术后 1~2d 内，可持续使用病人自控镇痛泵进行止痛；⑥遵医嘱给予镇静、镇痛药物；⑦指导老人功能活动应不加重老人疼痛。

2. **发热**　是术后最常见的症状。由于手术创伤的反应，术后老人的体温可略升高 0.1~1℃，一般不超过 38℃，称之为外科手术热或吸收热，术后 1~2d 逐渐恢复正常。

护理：①监测体温及伴随症状；②及时检查切口部位有无红、肿、热、痛或波动感；③遵医嘱采用药物或物理降温方法；④结合病史进行相关检查，寻找病因并针对性治疗。

3. **恶心、呕吐**

（1）原因：①最常见的原因是麻醉反应，待麻醉作用消失后症状常可消失；②开腹手术对胃肠道的刺激或引起幽门痉挛；③药物影响；④严重腹胀；⑤水、电解质及酸碱平衡失调。

（2）护理：①呕吐时，头偏向一侧，及时清除呕吐物；②暂停使用镇痛泵；③行针灸治疗或遵医嘱给予止吐药物、镇静药物及解痉药物；④持续呕吐者应查明原因并处理。

4. **腹胀**

（1）原因：术后早期腹胀是由于胃肠蠕动受到抑制所致，随着胃肠蠕动恢复可自行缓解，若术后数日仍未排气且有腹胀，可能是腹膜炎或其他原因所致的肠麻痹。若腹胀伴有阵发性绞痛、肠鸣音亢进，可能是早期肠粘连或其他原因所致的机械性肠梗阻，应作进一步检查。

（2）护理：①胃肠减压、肛管排气或高渗溶液低压灌肠等；②协助老人多翻身，下床活动；③遵医嘱使用促进肠蠕动的药物；④若是因腹腔感染或机械性肠梗阻导致的腹胀，非手术治疗不能改善者，做好再次手术的准备。

5. **尿潴留**

（1）原因：①合并有前列腺增生；②蛛网膜下腔麻醉或全身麻醉后，排尿反射受抑制；③切口疼痛引起后尿道括约肌和膀胱反射痉挛；④手术对膀胱神经的刺激；⑤老人不习惯床上排尿；⑥镇静药物用量过大或低血钾等。

（2）护理：①稳定老人情绪，采用诱导排尿法，如变换体位、下腹部热敷或听流水声等；②遵医嘱采用药物、针灸疗法；③上述措施无效时在无菌操作下导尿。

6. **呃逆**

（1）原因：可能是神经中枢或膈肌直接受刺激所致，多为暂时性。

（2）护理：①术后早期发生者，压迫眶上缘，抽吸胃内积气、积液；②遵医嘱给予镇静或解痉药物；③上腹部手术后出现顽固性呃逆者，要警惕吻合口漏或十二指肠残端漏、膈下积液或感染的可能,作超声检查可明确病因;④一般治疗无效后可行颈部膈神经封闭治疗。

（三）术后并发症的护理

本节重点介绍各种手术都可能发生的并发症。

1. 术后出血

（1）原因:术中止血不完善、创面渗血未完全控制、原先痉挛的小动脉断端舒张、结扎线脱落、凝血功能障碍等。

（2）护理:①严密观察老人的生命体征、手术切口,若敷料有血液渗出,应打开敷料检查切口,明确出血状况及原因;②注意观察引流液的性状、量和颜色变化;③未放置引流者,严密观察老人有无低血容量性休克的早期表现,如烦躁、心率增快、尿量少、中心静脉压低等;④腹部手术后腹腔内出血,必要时行腹腔穿刺,以便明确诊断;⑤少量出血,一般经更换切口敷料、加压包扎或使用止血剂即可止血,出血量大时,应加快输液速度,遵医嘱输血或血浆,做好再次手术的准备。

2. 切口裂开

（1）原因:营养不良者组织愈合能力差、缝合不当、切口感染或腹内压突然增高,如剧烈咳嗽、喷嚏、呕吐或严重腹胀等。

（2）护理:①预防:对营养状态差、估计伤口愈合不良的老人,术前加强营养支持;腹部伤口加用全层腹壁减张缝线,术后用腹带适当加压包扎切口,减轻局部张力,延迟拆线时间;及时处理和消除慢性腹内压增高的因素;手术切口位于肢体关节部位者,拆线后避免大幅度动作。②处理:一旦发生大出血,立即平卧,稳定老人情绪,避免惊慌,告知老人勿咳嗽和进食进饮;凡肠管脱出者,切勿将其直接回纳至腹腔,以免引起腹腔感染,用无菌生理盐水纱布覆盖切口,用腹带轻轻包扎,立即送往手术室重新缝合。

3. 切口感染

（1）原因:切口内留有无效腔、血肿、异物或局部组织供血不良,合并有贫血、糖尿病、营养不良或肥胖等。

（2）护理:①预防:术中严格遵守无菌原则、严密止血,防止残留无效腔、血肿或异物等;保持伤口清洁、敷料干燥,加强营养支持,增强老人抗感染能力;遵医嘱合理应用抗生素;术后密切观察手术切口情况。②处理:感染早期给予局部理疗,使用有效抗生素;化脓切口需拆除部分缝线,充分敞开切口,清理切口后,放置引流条引流脓液,定期更换敷料,争取二期缝合。

4. 肺部感染

（1）原因:术后呼吸运动受限、呼吸道分泌物积聚或排出不畅。

（2）护理:①保持病室适宜的温、湿度,维持每日液体摄入量在2000~

3000ml；②术后卧床期间鼓励老人做深呼吸，5~10 次/h，协助其翻身、叩背，促进气道内分泌物排出；③教会老人保护切口和有效咳嗽、咳痰的方法；④协助老人取半卧位，病情许可尽早下地活动；⑤痰液黏稠者可行雾化吸入；⑥遵医嘱应用抗生素及祛痰药物。

**5. 泌尿系统并发症**

（1）原因：长期留置导尿或反复多次导尿、身体抵抗力差等。

（2）护理：①留置导尿管过程中，严格无菌操作；②病情允许的情况下鼓励老人多饮水，保持尿量在 1500ml/d 以上；③观察尿液，留取尿标本并及时送检，根据尿培养及药物敏感试验结果选用有效抗生素控制感染。

**6. 消化道并发症** 常见急性胃扩张、肠梗阻等。腹腔手术后胃肠道功能一般在术后 12~24h 开始恢复，可闻及肠鸣音；术后 48~72h 肠蠕动恢复正常，可经肛门排气、排便。预防措施：①术前留置胃管；②维持水、电解质及酸碱平衡，及早纠正低血钾、酸中毒等；③术后禁食、胃肠减压；④取半卧位，按摩腹部；⑤尽早下床活动。

**7. 静脉血栓栓塞症** 内容详见有关章节。

**8. 压疮** 内容详见有关章节。

**（四）心理护理**

加强巡视，建立相互信任的护患关系，鼓励老人说出自己想法，掌握其心理状态，给予适当的解释和安慰；满足其合理需要，提供有关术后康复方面的知识，帮助老人缓解术后不适，帮助老人建立恢复健康的信心，告知其配合治疗、护理要点；鼓励老人加强生活自理能力，指导其正确面对疾病及预后。

（叶　茂）

# 第二节　放射治疗、化学治疗的护理

## 一、放射治疗的护理

放射治疗（radiotherapy）简称放疗，是一种利用各种放射线，如普通 X 线、$Co^{60}\gamma$ 射线、电子直线加速器等高能 X 线或高能电子束等射线直接照射癌瘤，使肿瘤细胞的生长受抑制、损伤，使肿瘤退化萎缩直到死亡的一种治疗方法。

患肿瘤疾病的老人由于受年龄的影响，病情相对复杂，机体功能逐渐衰退，给予的放疗临床决策亦不同。放疗高效且耐受性较好，年龄并不是限制老人放疗的因素；对于不耐受传统剂量的老人，可行大分割放疗以达到目的。

放疗虽可以大幅度提升老年人肿瘤治疗的治愈率,但同时也可以造成一定的不良反应,需在临床工作中加以重视。

【临床应用】

1. **根治性放疗** 对肿瘤进行正规、全面、足量的照射,老人有希望获得长期生存的治疗效果。放疗主要适合对放射线敏感或中度敏感,且一般情况好的早期肿瘤老人,如鼻咽癌、喉癌、宫颈癌、恶性淋巴瘤、睾丸精原细胞瘤、肺癌等。

2. **姑息性放疗** 是指一些无法治愈的晚期肿瘤老人,经过给予适当剂量的放疗,达到缓解某些症状和延长老人生存时间的目的。一般采取单次剂量较大、次数较少的分割照射方式,总剂量是肿瘤根治量的 2/3 左右。姑息性放疗若效果显著,可转为根治性放疗。姑息性放疗适用于:①对放疗敏感、有远处转移的肿瘤;②肿瘤引起的常见症状如出血、梗阻、疼痛、神经症状等;③肿瘤转移灶如脑转移、骨转移等。

3. **综合性治疗** 为提高肿瘤治疗效果,减少复发和转移,提高治愈率,目前采用综合治疗的方法,如放疗与手术结合的综合治疗(包括术前放疗、术中放疗、术后放疗),放疗与化疗结合的综合治疗(包括放疗与化疗的序贯疗法、同步疗法、交替治疗),放疗与热疗结合的综合治疗(热疗能提高放疗敏感性),放疗保护剂(能选择性对正常组织进行保护)。

【放疗反应的分类及护理】

(一)全身反应及护理

1. **全身反应** 主要表现为头晕、乏力、失眠、食欲缺乏(食欲减退)、畏食、恶心、呕吐、腹胀、口淡乏味、骨髓抑制等。

2. **护理**

(1)解除老人心理压力,告诉老人放疗反应是有一定痛苦的,但绝大多数情况下不会很严重,不会危及生命。放疗结束结合适当辅助治疗后,休息一段时间即会好转、消退。

(2)规律生活,保证充足的睡眠,避免疲乏和情绪波动。

(3)宜进食高蛋白、高维生素、高热量饮食,食物多样化。慎用油煎、腌制食物。

(4)伴有心血管疾病老人宜少量多餐,低盐、低脂饮食,并尊重老人饮食习惯,不要过多忌口。

(5)放疗前、后半小时避免进食,以免引起胃肠道反应。

(6)做好骨髓抑制的护理。

(二)皮肤反应及护理

放疗皮肤反应分Ⅳ度,不同的皮肤反应给予相应的护理措施(表5-2-1)。

表 5-2-1 放疗皮肤反应及护理措施

| 皮肤反应分度 | 局部表现 | 治疗方法 | 护理措施 |
|---|---|---|---|
| Ⅰ度 | 局部红斑、轻度色素沉着及暂时性脱发 | 无需特殊治疗 | 注意保持局部清洁、干燥;避免局部刺激,特别是禁用肥皂、毛巾擦洗 |
| Ⅱ度(干性皮炎) | 红斑、色素沉着、皮肤充血、水肿、局部红、肿、热、痛、瘙痒、脱屑 | 密切观察或用冷霜、冰片、滑石粉或清鱼肝油、炉甘石洗剂以润泽、收敛或止痒;氢化可的松软膏有助于减轻炎症 | 保持局部干燥,避免刺激;穿宽松、柔软衣服 |
| Ⅲ度(湿性皮炎) | 红、肿、热、痛;有水疱形成;小水疱融为大水疱,然后形成糜烂和结痂 | 可局部用抗生素油膏或用三黄液、呋喃西林湿敷 | 注意尽量保持局部清洁、干燥、暴露;防止继发感染 |
| Ⅳ度(溃疡坏死性皮炎) | 溃疡深达肌肉和骨骼,有剧痛 | 清创,植皮 | 定时观察,及时换药,加强创面护理,促进愈合;当照射野皮肤出现结痂脱皮时,禁用手撕;若发现痂下有感染,立即去痂引流,清除坏死组织 |

**2. 照射野皮肤的常规护理** ①照射野皮肤要保持清洁、干燥,衣服宽大、柔软,尽量保持照射部位皮肤暴露,避免衣物摩擦;②照射野皮肤应避免阳光曝晒、冷热等物理刺激;③照射野皮肤应避免贴胶布及涂碘酊、酸、碱等化学药物,减少皮肤刺激。

【护理措施】

(一)放疗前护理

放疗前的准备工作包括老人的生理及心理准备,护士应首先了解老人的病情、疗程、射线种类、照射部位等治疗计划及放疗的预期效果等情况。

**1. 心理护理** 老年人病情复杂,由于年老体弱、疼痛的折磨,易产生焦虑、抑郁、恐惧的心理,而且多数老人对放疗缺乏正确的认识,护士应在治疗前简明扼要地向老人及家属介绍有关放疗知识、放疗可能出现的不良反应及需要配合的事项,消除老人的顾虑,介绍阅读通俗易懂,图文并茂的有关放疗知识手册。在开始放疗之前,陪同老人到放疗操作室参观,解释放疗过程,使其消除紧张、恐惧心理,积极配合治疗。

**2. 了解并调整老人的身体状况及营养状况** 放疗开始前即给予高蛋白、高维生素饮食,以增强体质。一般情况较差者应设法调整,如纠正贫血、脱水以及水、电解质紊乱等,并完成肝功能、肾功能及血、尿、便常规等检查。

**3. 口腔护理** 头颈部病变特别是照射野通过口腔时,应做好口腔卫生,如洁齿、0.02% 葡萄糖酸氯己定溶液漱口等,并应先拔除龋齿、患牙的牙根,对患牙周炎或牙龈炎者也应采取相应治疗后再进行放射治疗。

**4. 伤口护理** 如有切口,应在放射治疗前,将切口妥善处理,尤其是接近软骨及骨组织的切口,必须在其愈合后方可进行放疗,以防出现放射性骨炎或骨坏死。其他部位切口除非特殊急需外,一般也应待切口愈合后再进行放疗为宜;如全身或局部有感染情况,须先控制感染后再行放疗。

**(二)放疗期间护理**

**1. 照射野皮肤的护理** 充分暴露照射野皮肤,避免机械性刺激,建议穿柔软宽松,吸湿性强的纯棉内衣。照射区禁止剃毛发,如需剃毛发宜用电动剃须刀,防止损伤皮肤造成感染;照射区皮肤禁做注射点;外出时应予遮挡,防止日光直射;局部皮肤不要挠抓,皮肤脱屑切忌用手撕剥;多汗区皮肤如腋窝、腹股沟、外阴等处保持清洁干燥。

**2. 营养和饮食护理** 放疗在杀伤肿瘤细胞的同时,对正常组织也有不同程度的损害。加强营养对于促进组织的修复,提高治疗效果,减轻毒、不良反应有重要意义。根据放疗反应进行饮食调整。饭前应当控制疼痛,并为老人创造一个舒适的进食环境。

(1)饮食品种宜丰富,合理搭配,营养均衡。饮食以清淡、无刺激、易消化食物为主,多吃煮、炖、蒸等食物,戒烟戒酒,避免过冷、过硬、过热食物,忌辛辣、油腻食品。

(2)头颈部肿瘤放疗者在刚开始的7~10d,饮食宜清淡,避免酸、甜等增加唾液分泌的食物,减轻腮腺急性反应。

(3)出现口干、味觉改变等症状时,建议食用含水量高、易消化的软食或半流食等汤类以协助咀嚼与吞咽;多吃生津止渴、养阴清热的食品,如藕汁、萝卜汁、绿豆汤、冬瓜汤、芦根汤、西瓜、蜂蜜、猕猴桃、雪梨等新鲜蔬菜和水果;配合中药,如胖大海、菊花、麦冬等泡水饮用。

(4)多食助于升血的食物:如动物肝脏、动物骨髓、鸡、鸭、鱼、瘦肉、奶制品、豆芽、麦芽、大枣、菠菜、生姜等。

(5)若口腔黏膜反应严重引起进食疼痛,可以将新鲜水果或蔬菜榨汁后饮用;也可采用鼻饲饮食或静脉营养,以保证营养足够,促进机体恢复。

(6)腹泻老人应给予少渣、低纤维食品,避免产气食品,如豆类、牛奶、碳酸饮料等。

（7）放疗期间鼓励老人多饮水，以增加尿量，促进体内毒素排出。

3. **监测血象** 密切观察、定期检查血象变化。放疗期间老人常有白细胞下降、血小板减少，对机体免疫功能造成一定影响。应密切观察血象变化并注意老人有无发热现象。一般体温超过 38℃ 应暂停治疗，并给予相应处理，预防继发性感染发生。常规每周检查血象 1 次，如果发现白细胞及血小板有降低情况或出现血象骤降，应及时通知医生，并禁用对血象有影响的药物。

4. 腹腔、盆腔照射前应排空小便，减少膀胱反应。

5. 进放射治疗室不能带入金属物品，如手表、钢笔等。

**（三）放疗后护理**

1. 放射结束后仍应注意照射野皮肤保护，避免感染、损伤及物理性刺激，防止强风、雨淋及阳光暴晒。

2. 养成良好的口腔卫生习惯，预防龋齿。放疗后 2~3 年内不能拔牙，如需要拔牙，需向口腔科医生提供头颈部放疗史，并采取相应措施，以免诱发颌骨骨髓炎或骨坏死。

3. 预防感冒，并及时治疗头面部感染，以免诱发头颈部蜂窝组织炎。

4. 让老人充分认识功能锻炼的重要性，头颈部放疗的老人应掌握张口锻炼的方法，以便出院后老人能自觉坚持锻炼，预防张口困难。

5. 对于气管切开需要带管出院的老人，需指导老人及家属掌握自行处理气管套管的正确方法。

6. 定期复查，出院后 1 个月复查，之后根据情况 3 个月或 6 个月复查。戒烟忌酒，科学合理营养，注意劳逸结合，保持心情舒畅，生活规律，病情有变化随时就诊。

## 二、化疗的护理

化疗（chemotherapy）是一种用化学合成药物治疗肿瘤的方法，用化学药物抑制肿瘤细胞的分裂增殖和诱导肿瘤细胞凋亡的一种治疗方式。化疗可单独使用或与其他治疗联合使用。

老人化疗后可导致认知、平衡、视力及情绪变化，增加谵妄和功能障碍的风险，早期发现并及时纠正是临床护理工作的重点。高龄病人化疗风险评估量表（chemotherapy risk assessment score for high-age patients, CRASH）可用于评估老人化疗后严重不良反应的风险。大量的数据显示，老年评估可以发现肿瘤学专家不常发现的问题，因此，建议老人在开始治疗前进行相应的筛查和评估。卡式性能状态（Karnofsky performance status, KPS）作为老人的全面功能估计是不足的。临床试验和社区机构证实使用癌症和老龄化研究小组（the cancer and aging research group, CARG）工具进行一个简短的老年评估是可行的,它也可以用来预测化疗相关的毒副反应。在临床实践中实施老年评估可以获得一个很好的治疗前身体状况客观评价。

【化疗给药途径】

1. **静脉给药** 为最常用的给药方法,宜选择经外周的中心静脉导管(peripherally inserted central venous catheters, PICC)、中心静脉导管(central venus catheters, CVC)或者完全植入式静脉输液港(totally implantable venous access ports, TIVAP)等不同类型血管通路装置为老人输注化疗药物。给药前后及输注不同药物之间分别用无菌生理盐水冲洗管路,注意观察局部皮肤情况及血管走行部位有无异常,疑有化疗药物外渗应立即按照药物外渗应急程序给予处理。

2. **肌内注射给药** 对组织无刺激的药物,可采用深部肌内注射,以利于药物吸收。油类制剂吸收差,应注意深部肌内注射及轮流更换注射部位。

3. **口服化疗药物** 口服药物相对毒副作用少,口服药物需装入胶囊或制成肠溶制剂,以减轻药物对胃黏膜的刺激。常用口服化疗药物有卡培他滨等。

4. **腔内化疗** 是指胸腔内化疗、腹腔内化疗和心包腔内化疗。药物特性为可重复使用、局部刺激较小,抗瘤活性好,如高聚生、顺铂等。每次注药前抽尽积液,注药后2h内每15min协助老人更换体位一次,使药液充分与胸腹腔接触,最大限度发挥作用。

5. **鞘内化疗给药** 可通过腰椎穿刺给药。

6. **动脉内化疗给药** 分为直接动脉注射和介入导管动脉注射。

【化疗一般护理】

1. 熟悉常用化疗药物的作用、给药途径和毒副作用。了解化疗方案、给药的顺序、时间及老人的情况,准确执行医嘱。

2. 严密观察老人用药后的反应,如恶心、呕吐、腹痛、腹泻、血尿、便血、发热等情况。化疗期间注意观察老人的生命体征,必要时给予心电监护。

3. 注意观察尿量,鼓励老人多饮水。

4. 化疗期间营造适宜的进食环境,避免不良刺激,鼓励老人进食。

5. 做好口腔黏膜反应的预防和护理。

6. 主动关心老人,帮助其树立战胜疾病的信心,调整好心态接受化疗。

【化疗常见不良反应的护理】

1. **胃肠道反应** 是化疗药物常见不良反应之一,可直接由药物刺激引起,也有一部分通过非自主神经系统引起。主要表现为食欲下降、恶心、呕吐、腹泻、便秘等。老人腹泻易引起脱水,需要适当补液;重度腹泻导致脱水或者病情恶化需遵医嘱暂停用药,并予以相应治疗。

2. **骨髓抑制** 大多数化疗药物有不同程度的骨髓抑制,表现为中性粒细胞减少和白细胞总数减少,继而血小板减少,严重者可出现全血减少,需立即处理。对血小板减少的老人建议用软毛刷刷牙,用电动剃须刀剃胡须和避免擤鼻子等。对化疗后Ⅲ、Ⅳ级粒细胞减少的老人应当尽量采取保护性隔离措施,注意室内通风,保持空气新鲜,保持口腔卫生及皮肤清洁,避免皮肤破损。对于白细胞水平过低的老人,需每日对房间进行空气消毒。

**3. 肾脏毒性、肝脏毒性、心脏毒性和肺毒性等**　根据指南推荐及所用药物的不同,老人个体差异等问题,与化疗相关的毒副反应应根据医生医嘱给予及时治疗,既要考虑到老人的耐受问题也要考虑老人的最终获益。

**4. 脱发**　脱发对老人身体形象和心理方面均有影响。护理上应:

(1)化疗前告诉老人脱发是暂时的,治疗后多数可以恢复。

(2)化疗前让老人准备假发、头巾或帽子。

(3)脱发后,皮肤很敏感,不宜使用有刺激性的香皂或洗发水,使用温和的洗发液和护发液。头发可剪短,但不要染发和烫发,也不要用温度太高的吹风机吹头发。

(4)脱发后,每日早晨、晚间护理应注意将床上脱发扫干净,减少对老人的刺激。

**5. 变态反应**　轻度变态反应常见症状为面色潮红、皮疹、皮肤瘙痒、血压轻度升高,严重的变态反应可导致生命危险。部分化疗药物,如左旋门冬酰胺酶、紫杉醇、多西他赛、博莱霉素、平阳霉素及替尼泊苷等可发生严重速发型变态反应。使用与变态反应密切相关的药物时应注意:

(1)遵医嘱化疗前给予抗过敏药。

(2)给药前给予心电监测,并备好抢救物品。

(3)有过敏倾向者,在配制贵重化疗药品时先配1支,静滴5~10min,观察有无化疗反应,再遵医嘱完成后续药物的配制。

(4)随时观察病情变化,鼓励老人发现身体如有不适反应,应立即报告医护人员。

(5)当发生变态反应时,应按照药物过敏等应急预案给予处理。常见的皮肤反应有以下几种:

1)皮疹、皮肤瘙痒:皮疹主要分布在面部、下背部、颈部和耳后等,皮疹的发生时间一般在用药后1周,3~5周达到最严重程度,停药4周内皮疹基本消失。老人本身皮肤干燥,护士应嘱老人勿抓搔皮肤,勤剪指甲,晚间睡觉时戴手套以防止抓伤皮肤。勿使用易导致皮肤干燥的物品,沐浴后或睡眠前涂抹润肤露。避免直接日晒。出现脓疱性皮疹时局部可用氧化锌、炉甘石止痒,涂抹湿润的软膏等。

2)皮肤干燥症:轻、中度的皮肤干燥和瘙痒,经对症治疗后症状可缓解,但应坚持用药。皮肤干燥症发生在手、脚，严重者会造成指/趾关节处皮肤裂开，需要加强护理及调整治疗。建议老人避免使用肥皂。沐浴时尽量使用微温的水和缩短淋浴时间，皮肤应经常涂抹无酒精润肤露，干燥严重者可以使用含尿素成分润肤露。

3）甲沟炎：表现为甲侧肉芽组织形成并向甲内生长，伴有红斑、压痛感，指甲外侧部隆起、裂开，甚至会导致化脓性肉芽形成。临床上此类不良反应治愈的难度很大，只能采取一些措施在一定程度上起到预防作用，如穿宽松布鞋，经常剪指甲，也可在指甲周围涂抹抗生素软膏。甲沟炎初期局部红肿、疼痛，应及时用热盐水烫洗，或用莫匹罗星软膏、鱼石脂外敷来控制炎症。

4）手足综合征：老人在接受口服化疗药或分子靶向治疗的过程中可出现。表现为麻木、感觉迟钝、麻刺感、皮肤肿胀或红斑、脱屑、皲裂、硬结样水疱。①Ⅰ度，Ⅱ度手足综合征：护士应指导老人保持受累皮肤湿润，如将双手或足在温水中浸泡10min，避免接触过冷、过热和尖锐多刺的物体，以免发生冻伤、烫伤和外伤，然后在湿润的皮肤上涂凡士林软膏或芦荟汁、尿素软膏。应保持局部卫生，防寒、防冻，穿柔软适形的鞋袜手套，鞋袜不宜过紧，以防摩擦；避免剧烈运动或作用力捆绑的动作，避免接触碱性洗涤剂。②Ⅲ度手足综合征：应遵医嘱减少药物用量，并与维生素及营养神经药物静脉滴注，同时以百多邦外敷。疼痛剧烈时适当应用镇静、镇痛药。指导老人不要挠抓局部皮肤及撕去结痂，破溃处经消毒后用无菌油纱覆盖，尽量少换油纱，以免反复损伤伤口而影响愈合。于红肿、皲裂处涂以凡士林软膏。睡觉时指导老人用枕头适当垫高上下肢体，以促进肢体静脉回流。

（金　锋）

# 第三节　胃镜、肠镜检查技术的护理

## 一、胃镜检查护理

胃镜检查（gastroscope）是将带有光源可弯曲的胃镜，经口腔送入食管和胃腔内，对食管、胃及十二指肠黏膜进行细致观察，以协助诊断和治疗的一项技术。目前常用的胃镜为电子胃镜，必要时可以进行放大胃镜、超声胃镜、胶囊胃镜等检查，通过此检查可直接观察食管、胃、十二指肠炎症、溃疡或肿瘤等的性质、大小、部位及范围，对急性出血者行内镜直视下止血、息肉切除等，并可行组织学或细胞学的病理检查。

【适应证】

1. 有明显消化道症状或上消化道出血，但原因不明者。

2. 疑有上消化道肿瘤，但 X 线钡餐检查不能确诊者。

3. 需要随访观察的病变，如溃疡病、萎缩性胃炎、胃手术后及药物治疗前后对比观察等。

4. 需做内镜治疗者，如摘取异物、息肉切除、急性上消化道出血的止血、食管静脉曲张的硬化剂注射与套扎、食管狭窄的扩张治疗等。

【禁忌证】

1. 严重心、肺疾病，如严重心律失常、心肌梗死活动期、重度心力衰竭、严重呼吸衰竭或支气管哮喘发作等。

2. 各种原因所致休克、昏迷等危重状态。

3. 急性食管、胃、十二指肠穿孔，腐蚀性食管炎的急性期。

4. 神志不清、精神失常不能配合检查者。

5. 严重咽喉部疾病、主动脉瘤及严重的颈胸段脊柱畸形等。

【方法】

1. **咽部麻醉** 目的是减少咽部反应，使进镜顺利，减少老年人痛苦。有麻醉药物过敏史可不予麻醉。常用两种方法：①喷雾法：术前 5~10min 用 2% 利多卡因咽部喷雾 2~3 次；②口服法：术前吞服麻醉制剂，此法简单省时。

2. **体位** 协助老年人取左侧卧位，双腿屈曲，头垫低枕，使颈部放松，松开领口及腰带。老年人左下颌置弯盘，嘱其咬紧牙垫。

3. **胃镜插入的方法** 有单人法和双人法：①单人法：术者面对老年人，左手持操作部，右手执镜端约 20cm 处，直视下经咬口处插入口腔，缓缓沿舌背、咽后壁向下推进至环状软骨水平时，将胃镜轻轻插入。②双人法：助手站立于术者右后方，右手持操作部，左手托住镜身。术者右手执镜端约 20cm 处，左手示指、中指夹住镜端，右手顺前方插入，当进镜前段达环状软骨水平时，嘱老人做吞咽动作，即可通过环咽肌进入食管。当胃镜进入胃腔内时，要适量注气，使胃腔张开至视野清晰为止。本章所介绍内容均为双人法操作。

4. **检查中配合医生将内镜从老人口腔缓缓插入** 插镜过程中，护士应密切观察老人的反应，保持老人头部位置不动，当胃镜插入 15cm 到达咽喉部时，嘱老年人做吞咽动作，及时吸出唾液防止进入老人气管引起窒息。如老人出现恶心不适，护士应嘱老人深呼吸，肌肉放松；如恶心较重，可能是麻醉不足，应重新麻醉。检查过程中应随时观察老人面色、脉搏、呼吸等改变，由于插内镜时刺激迷走神经，老人可能发生心脏骤停、心肌梗死、心绞痛等，一旦发生应立即停止检查并积极抢救。

5. **配合医生处理插镜中可能遇到的问题** ①如老人有明显呛咳，应立即将内镜退出，待呛咳缓解后重新进镜；②如镜头在咽喉部盘曲，应慢慢将内镜退出重新插入；③插镜困难时可能是未对准食管入口或食管入口处的环咽肌痉挛等,应查明原因,切不可盲目插入,必要时在镇静药的辅助下再次试插;④当镜面被黏液、血迹、食物遮挡时,应注水冲洗。

6. **抽气**　检查完毕退出内镜时尽量抽气,以防止腹胀,并手持纱布将镜身外黏附的黏液、血迹擦净。

【护理评估】

1. 全面评估老年人的身体状况,如年龄、血氧情况以及有无青光眼、高血压、肠梗阻、食管静脉曲张等病史,是否安装过心脏起搏器。

2. 凝血功能是否正常。

3. 有无药物过敏史。

【护理措施】

1. **术前护理**

（1）心理护理:由于很多人对胃镜检查的作用机制不了解,往往产生焦虑、紧张、烦躁、抑郁等不良情绪,甚至排斥检查。因此,护理人员对待老年人应热情、诚恳,解释检查目的、过程及注意事项,使老年人对胃镜检查有一定的了解,并取得老年人的信任,消除老年人的紧张、恐惧心理,使其做好心理准备,积极配合医生检查。

（2）操作前评估:询问病史和体格检查,以排除检查禁忌证。检测乙、丙型肝炎病毒标志,对阳性者用专门胃镜检查或使用后对胃镜做特殊消毒处理。

（3）检查前禁食 8h,有胃排空延缓者,需禁食更长时间,有幽门梗阻者检查前 2~3d 进流质食物,检查前 1 晚应洗胃。做过 X 线胃肠钡餐造影者,3d 内不宜做胃镜检查。

（4）如果老年人过分紧张,可遵医嘱给予地西泮 5~10mg 肌内注射或静脉注射;为减少胃蠕动和胃液分泌,可于术前半小时遵医嘱予山莨菪碱 10mg,或阿托品 0.5mg 静注。

（5）用物准备:①胃镜检查仪器一套;②喉头麻醉喷雾器、无菌注射器及针头;③ 2% 利多卡因、地西泮、肾上腺素等药物;④其他用物如无菌手套、弯盘、牙垫、润滑剂、酒精棉球、纱布、甲醛固定液标本瓶等。

2. **术后护理**

（1）密切监测老年人的生命体征,及时发现异常情况并报告医生。

（2）检查后因老年人咽喉部麻醉作用未消退,嘱其不要吞咽唾液,以免呛咳。麻醉作用消失后,可先饮少量水,如无呛咳可进食。当天饮食以流质、半流质为宜,行活检的老年人应进温凉食物。

（3）检查后可出现咽痛、咽喉部异物感,嘱老人不要用力咳嗽,以免损伤咽喉部黏膜。若老人出现腹痛、腹胀,多为术中注入胃内的气体进入小肠所致,可进行腹部按摩,促进排气。检查后数天内观察老人有无消化道穿孔、出血、感染等并发症，一旦发现及时协助医生进行处理。

（4）严格按照规范要求清洗纤维内镜，妥善保管，以防交叉感染。

【健康宣教】

1. 术后老人应少说话，适当休息。

2. 术后可能出现咽部不适、疼痛、声嘶等情况，一般休息后可逐渐缓解。

3. 行胃部活检术后出现胃部不适或轻微疼痛，一般可自行缓解，若出现大量呕血的情况，应立即通知医生。

4. 一般术后 2h 后即可饮水，行胃部活检者术后 4h 可进温凉半流食，如粥、馄饨、汤面等。

## 二、结肠镜检查护理

结肠镜（colonoscope）是用来检查大肠及结肠内部病变的一种诊断方式。它是利用纤维结肠镜通过肛门插入逆行向下可检查到直肠、乙状结肠、降结肠、横结肠、升结肠和盲肠以及与大肠相连的一小段小肠（回盲末端），从黏膜侧观察结肠病变的检查方法。通过镜子不但可以清楚地发现肠道病变，还可对部分肠道病变进行治疗，如结肠息肉等良性病变镜下直接摘除，对肠道出血进行镜下止血，对大肠内异物进行清除。

它是目前肠道疾病检查的最佳选择，也是目前发现肠道肿瘤及癌前病变最简便、最安全、最有效的方法。对大肠病变甚至肿瘤的早期诊断，早期治疗具有重要意义。但对检查的不了解或痛苦预期，许多老年人难以接受。因此，护士做好规范、系统操作的同时，也需做好老人的心理护理，尽量减轻老人的痛苦。

【适应证】

1. 原因不明的下消化道出血，包括显性出血和持续性隐性出血。

2. 有下消化道症状，如腹泻、便秘、大便习惯改变、腹痛、腹胀、腹块等诊断不明确者。

3. 钡剂灌肠造影阳性或有可疑病变，不能明确诊断，为进一步明确病变性质或需做内镜下治疗者。

4. 低位肠梗阻及腹块不能排除肠道疾病，需要明确原因者。

5. 大肠炎症性疾病帮助做鉴别诊断或需要确定病变范围、病期、严重程度、追踪癌前期病变的变化者。

6. 大肠息肉和早期癌需在内镜下摘除或切除治疗者。

7. 大肠癌术后或息肉摘除后定期随访。

8. 大肠肿瘤普查。

【禁忌证】

1. 严重心肺功能不全、休克及精神疾病老年人。

2. 急性弥漫性腹膜炎、腹腔脏器穿孔、腹内广泛粘连及大量腹水者。

3. 肛裂、肛痣等肛门疾病,肛门、直肠严重狭窄者。

4. 急性重度结肠炎,如急性细菌性痢疾、急性重度溃疡性结肠炎及憩室炎等。

5. 极度虚弱,不能耐受术前肠道准备者。

【方法】

1. **体位** 协助老年人穿上检查裤后取左侧卧位,双腿屈曲,腹部放松,嘱老人尽量在检查中保持身体不要摆动。

2. 术者先作直肠指检,了解有无直肠下段及肛门口的狭窄或肿块,然后插入内镜进行检查。助手将镜前端涂上润滑剂(一般用硅油,不可用液状石蜡)后,嘱老人张口呼吸,放松肛门括约肌,以右手示指按稳镜头,使镜头滑入肛门,遵照循腔进镜配合滑进、少量注气、适当钩拉、去弯取直、防袢、解袢等插镜原则逐渐缓慢插入肠镜。

3. **检查过程中,密切观察老人反应** 如老人出现腹胀不适,可嘱其缓慢深呼吸;对于过分紧张或高度肠痉挛的受检者,酌情使用镇静药或解痉药。对于有心脏疾病的老人应给予吸氧。如出现面色、呼吸、脉搏改变应停止插镜,同时建立静脉通路以备抢救及术中用药。

4. 根据情况可摄像或取活组织行细胞学等检查。

5. **抽气** 检查结束退镜时,应尽量抽气以减轻腹胀。

【护理评估】

1. 全面评估老人的身体状况,如年龄、血氧情况以及有无青光眼、心脏病、高血压、肠道肿瘤、食管静脉曲张等病史,是否安装过心脏起搏器。

2. 凝血功能是否正常。

3. 有无麻醉药过敏史。

【护理措施】

1. 术前护理

(1)心理护理:由于结肠镜检查是一项侵入性操作,老人或多或少会产生焦虑、恐惧心理。护理人员态度应和蔼可亲,耐心与老人交谈,用通俗易懂的语言详细介绍检查的目的、操作方法及注意事项,取得老人的信任,消除老人的紧张、恐惧心理,使其做好心理准备,积极配合医生检查。

(2)饮食指导:嘱老人术前 3d 停服铁剂,进少渣、半流质饮食,术前 1d 进流质饮食,检查当日空腹。若疑为肠息肉,准备做电切术者禁食牛奶及乳制品。

(3)肠道准备:肠道清洁有多种方法,现多用聚乙二醇(polyethylene glycol,PEG)法。将 PEG 20g~30g 溶于 2000~3000ml、40℃以下的温开水中,于术前 4h 口服,直至排出清水样便为止。也可将复方聚乙二醇电解质散溶于温水中,可减少饮水量至 2000ml。该方法清洁肠道需时短,饮水量少,对肠道刺激少,一般不引起水、电解质失衡,老年人易于接受。

（4）术前用药:结肠镜检查的术前用药对保障顺利插镜、仔细观察及寻找病变、准确活检和内镜下治疗均十分重要。对一些精神紧张的老人术前用药还有助于减少痛苦,增加老人的依从性,更好地配合检查。

**2. 术后护理**

（1）检查结束后,用柔软的纸巾帮助老人清洁肛门及肛周皮肤,观察 15~30min 再离去。

（2）病情观察:监测老年人血压、脉搏、呼吸、体温等生命体征,观察老年人有无腹胀、腹痛、便血等并发症。腹胀明显者,可行内镜下排气;观察粪便颜色,必要时行粪便隐血试验,腹痛明显或排血便者应留院继续观察。如出现剧烈腹痛、腹胀、面色苍白、心率增快、血压下降、大便次数增多呈柏油样便,提示并发肠出血、肠穿孔,应及时通知医生,配合医生进行处理。

（3）饮食指导:老人无腹胀、腹痛后即可进食无刺激易消化的少渣食物。如行息肉摘除、止血治疗者,术后 3d 内遵医嘱由禁食水、半流食逐渐过渡到少渣饮食,禁忌烟酒、刺激性饮食及促进肠蠕动药物。需遵医嘱给予抗生素、营养补液治疗,适当休息 3~4d,避免剧烈运动。

（4）严格按照操作规范处理纤维内镜,做好内镜的消毒工作,妥善保管,以防交叉感染。

（史铁英）

# 第四节　急救技术

## 一、初级心肺复苏

初级心肺复苏(basic life support, BLS)是指当发生呼吸心搏骤停时,使用胸外心脏按压、人工呼吸、体外自动除颤等措施抢救生命的操作。随着年龄的增长,心脑血管疾病发病率明显增高,老年人猝死的发生率也明显增加,掌握初级心肺复苏技能,能早期提供高质量的心肺复苏,可以维持人体重要脏器的基本血氧供应,以挽救部分老人的生命。

**【呼吸心搏骤停识别】**

轻拍老人的双肩(图 5-4-1),大声询问,判断老人是否有意识,检查老人反应的同时,检查老人是否有呼吸(鼻翼,胸廓起伏),如果发现老人没有反应、没有呼吸,立即呼救,由其他人拨打急救电话或启动急诊医疗服务系

统(emergency medical system，EMS)，最好能取到除颤器或体外自动除颤器
(automated external defibrillation，AED)。施救者检查同侧的颈动脉搏动，检查
的时间大于5s，但不超过10s(图5-4-2)，10s内不能确定脉搏，就开始胸外按
压。如果现场只有施救者一人，需要先开始5个循环(大约2min)的胸外心脏
按压和通气，然后再去启动急救反应系统。

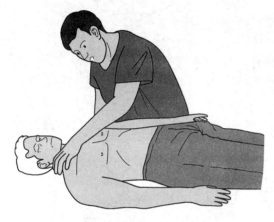

图5-4-1 检查老人反应

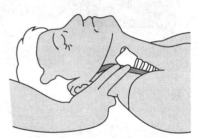

图5-4-2 检查颈动脉搏动

【胸外心脏按压】

发现老人颈动脉搏动消失，立即将老人仰卧、平放于坚实的平面上，如果
老人面朝下，施救者应首先翻转老人，让老人头、颈、肩、躯干同时转动，翻转
后，让双上肢平放于身体两侧，然后从胸外按压开始心肺复苏。施救者跪在
或站在老人的左侧或右侧，要让自己的身体上半部在老人身体的正上方，肘
关节伸直，垂直在老人的正上方(图5-4-3)，双手交叉，十指相扣，手心翘起，
手指离开胸壁，掌跟在胸部中央，胸骨的下半部(图5-4-4)，注意不要按压剑
突，每次按压的力垂直作用在胸骨上。按压频率100~120次/min，按压深度
5~6cm，按压和放松的时间大致相等，每次按压的间歇，让胸廓完全回弹，避免
冲击式猛压，施救者边按压，边大声计数。

【通气】

每30次按压需要给2次通气。如果一个人施救，推荐的通气方式是口对
口、口对口鼻或口对面罩通气法。让老人头后仰，用仰头抬颏法(图5-4-5)，
打开老人的气道，施救者在平静呼吸下，用自己的口包住老人的口或者口鼻，
或者面罩送气口，匀速送出气体，送气有效的标准是可见的胸廓隆起，注意避
免过度通气。

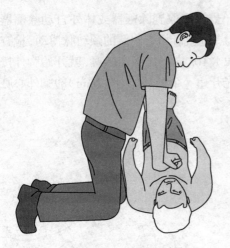

图 5-4-3 胸外心脏按压

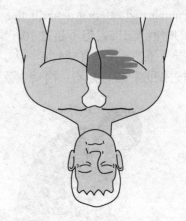

图 5-4-4 正确的按压部位

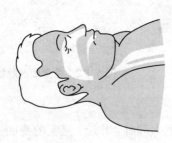

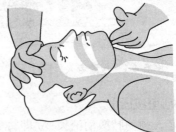

图 5-4-5 仰头抬颏法

如果是双人施救，可以使用球囊面罩通气法，通常使用"EC"手法开放气道，即一只手的拇指和食指构成"C"字型，紧压在面罩上，使面罩与面部紧密贴合，避免漏气，另外三个手指组成"E"字型，紧紧勾住下颌骨部分，使头部后仰，打开气道（图 5-4-6）。另一只手挤压球囊，送气两次每次送气 1s，避免过度通气。送气过

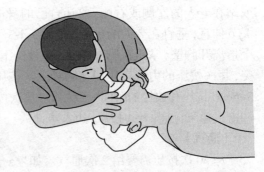

图 5-4-6 口对面罩通气法

程宜快速、连续，送气结束后立即开始胸外心脏按压，按压的中断时间不超过 10s。

为避免施救者过度疲劳，两名施救者可以每 2min 或 5 个循环结束后交换

角色，为减少按压中断时间，在交换角色时，推荐两个人"U"形交换。

【除颤】

早期除颤可以提高复苏的成功率，如果能够拿到除颤器，第一时间检测老人是否为可除颤心率，早期给予电除颤治疗。在医院发生的心跳骤停，有专业的医护人员在场时，建议使用除颤器。非专业人士在施救时可以选择AED，现在很多公共场所均备有AED，AED使用方法比较简单，一般均有语音提示，可以指导施救者按照步骤完成除颤操作。

AED的使用步骤一般为三步：第一步是打开电源开关；第二步是按照电极片上的图示位置贴好电极片，把电极片的插头插到机器上；第三步是自动分析心律，此时为避免心肺复苏对分析结果的影响，需要按照语音提示停止按压和通气操作，AED可以自动检测老人是否为可除颤心律，如果检测到的心率为可除颤心率，会自动充电（图5-4-7）。当AED充电完成后，除颤按钮会有灯光闪烁，并同时有语音提示，施救者在确定周围人安全后按下除颤按钮。除颤后，立即从胸外心脏按压开始心肺复苏。AED连接好后，不用关机，每2min会自动分析心率一次，确认是否为可除颤心律。需要注意，除颤操作虽然重要，在准备除颤时，尽量不要终止胸外心脏按压，也就是在准备除颤时，不要停止胸外心脏按压，只有当AED开始分析心律时，为避免按压对分析结果的影响，AED会提示停止按压，这时需终止按压，等待AED分析心律。

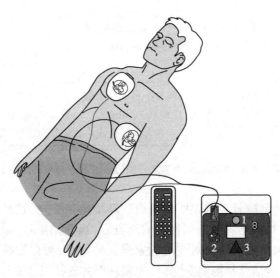

图5-4-7　AED应用示意图

完成 5 个循环的心肺复苏操作后,如果 AED 分析心律,提示"不建议除颤"时,需要施救者检查老人的颈动脉搏动,如果无法触及颈动脉搏动,考虑是心搏停止,应立即从按压开始心肺复苏,直至有专业的医务人员到达并接手,开始高级心肺复苏。如果颈动脉搏动可以触及,需要检查老人是否有自主呼吸,如果自主呼吸恢复,可以根据情况转运老人,进行下一步的检查和治疗,或联系转入重症监护病房,继续治疗(图 5-4-8)。

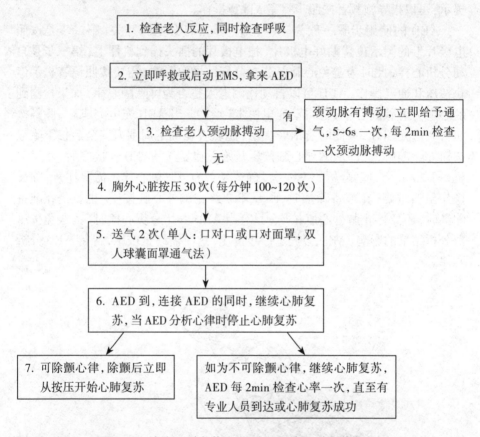

图 5-4-8 初级心肺复苏流程图(2015 版心肺复苏指南)

需要注意的是施救者首先要确认周围环境是否安全,被救治者如果在危墙边,需要先将被救治者转移到安全的地点后,再开始施救,以保证施救者的安全。复苏小组的成员需要对在场的家属保持敏感,可以安排一位组员回答家属的问题,澄清信息并提供安慰,让家属理解并支持正在实施的急救。

## 二、止血、包扎技术

### (一)止血术

止血技术是急救中非常重要的技术,在老人受伤后能控制出血、保持有效血液循环,防止休克的发生,挽救老人的生命。外伤出血的伤口均需要进行止血。

【物品准备】

无菌敷料、各种止血带、三角巾、绷带等。在紧急情况下需就地取材,如毛巾、手绢、衣服等。

【操作方法】

1. **指压止血法** 用手、手掌或拳头压迫伤口近心端,阻断动脉血运,达到止血的目的,因动脉仍有侧支循环,且指压止血法效果有限,故仅作为紧急情况临时止血措施。

(1)头颈部出血:①头顶部出血按压耳屏前方颞浅动脉;②颜面部按压下颌角下缘、咬肌前缘的面动脉;③头颈部出血可按压颈部动脉,禁止按压双侧,防止发生脑缺血(图5-4-9)。

(2)头后部出血:可按压耳后乳突处的枕动脉(图5-4-10)。

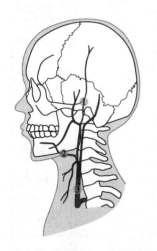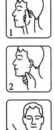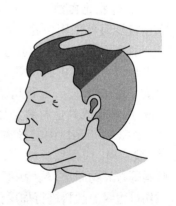

图5-4-9　头颈部出血止血法　　　　　图5-4-10　头后部出血止血法

(3)上肢出血:①肩、腋部出血按压锁骨上窝中部锁骨下动脉;②上臂出血时将上臂外展90°,上臂肱二头肌内侧用手指压住肱动脉;③前臂出血可按压肘部的肱动脉;④手部出血按压腕横纹稍上方的内、外侧尺桡动脉;⑤手指出血按压手指根部两侧(图5-4-11)。

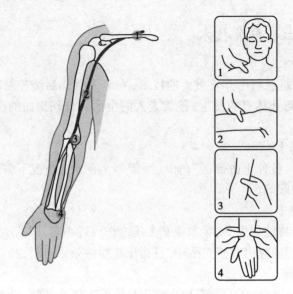

图 5-4-11 上肢出血止血法

（4）下肢出血：①大腿出血按压股动脉，可以用拳头或双手拇指交叠压迫；②小腿出血按压腘动脉；③足部出血时单手握住脚踝，按压胫前、胫后动脉（图 5-4-12）。

2. **包扎止血法** 对于表浅的伤口，出血量较少时可采用包扎止血法。对于体表及四肢出血时在采用包扎止血法同时抬高出血部位可提高止血效果。将无菌敷料或衬垫覆盖在伤口上，面积超过伤口周边至少3cm，用绷带或其他材料加压包扎，达到止血目的。对于伤口内有异物（如刀片、玻璃等）残留时，应保留异物，并在伤口边缘用敷料等将异物固定，然后用绷带或其他材料对伤口边缘的敷料进行加压包扎。

3. **加垫屈肢止血法** 用于四肢出血量较大、肢体无骨折或无关节脱位者。需每间

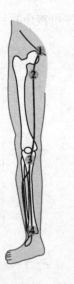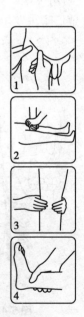

图 5-4-12 下肢出血止血法

隔 40~50min 缓慢放松 3min 左右，注意观察肢体末梢血运情况，防止肢体缺血坏死。上臂出血在腋窝处放置纱布垫或毛巾等，前臂出血在肘窝处放置，小腿出血在腘窝处放置，大腿出血在大腿根部放置。

4. **堵塞止血法** 对于四肢较深、较大的伤口或盲管伤、穿透伤，可用消毒

的纱布等敷料堵塞在伤口内,再加压包扎止血。躯干部出血禁止使用此方法。

5. **止血带止血法** 适用于四肢较大血管损伤,出血量较多,在加压包扎等方法仍不能有效止血的情况下,可采用四肢止血带止血法(图5-4-13)。止血带有橡皮止血带、卡式止血带、充气式止血带和旋压止血带等,能显示压力的充气式止血带止血效果较好,禁止使用铁丝、电线等替代止血带。使用注意事项:①使用前需在止血带下放好衬垫。②部位应在伤口的近心端,尽量靠近伤口侧。③压力以出血停止、远端摸不到动脉搏动、止血带最松状态为宜。一般上肢250~300mmHg,下肢为300~500mmHg。④使用止血带需标记明显,注明使用时间。⑤止血带使用时间以不超过5h为宜,使用期间以每0.5~1h放松一次,每次放松2~3min,放松期间采用其他方法临时止血,放松后需在稍高位置再扎止血带。⑥在松止血带前需补充足够血容量,防止休克发生,并准备好止血需要的器材。

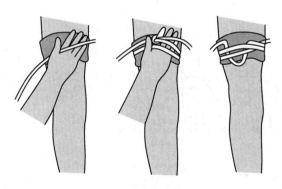

图5-4-13 四肢止血带止血法

## (二)包扎术

对伤口进行包扎是非常重要的,可以保护伤口防止继续损伤或发生副损伤、防止细菌入侵进一步污染、固定敷料和骨折位置、压迫止血、减轻疼痛、保护内脏和血管、血管及肌腱等重要解剖结构,便于转动和进一步治疗。注意事项:①伤口需处理好再进行包扎;②包扎松紧适宜,从远心端到近心端,利于静脉回流,四肢末梢应暴露在外面,利于观察血液循环;③打结位置避开伤口、骨隆凸处和易于受压的部位。

【物品准备】

无菌敷料、尼龙网套、绷带、三角巾、四头带或多头带、胸带、腹带、胶布、别针。在紧急情况下可就地取材,如干净的衣服、毛巾、围巾等。

【操作方法】

1. **尼龙网套包扎法** 先用敷料覆盖伤口并固定,再套上尼龙网套。

2. **绷带包扎法**　见图5-4-14。

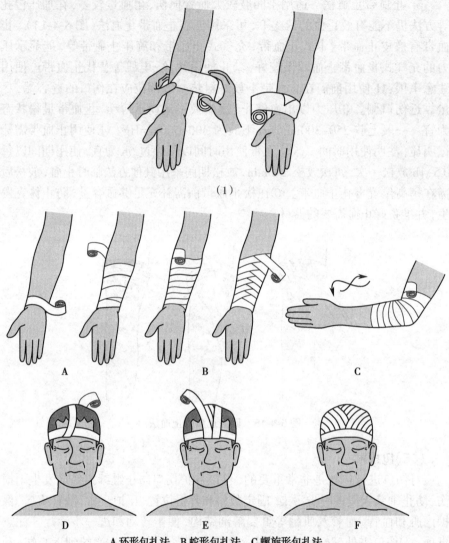

（1）

A 环形包扎法　B 蛇形包扎法　C 螺旋形包扎法
D 螺旋反折包扎法　E "8" 字包扎法　F 回返式包扎法（头部）

（2）

图 5-4-14　绷带包扎法
（1）绷带包扎起始法　（2）常用绷带包扎法

3. **三角巾包扎法**　见图5-4-15。

4. **腹带包扎**　见图5-4-16。

5. **胸带包扎**　见图5-4-17。

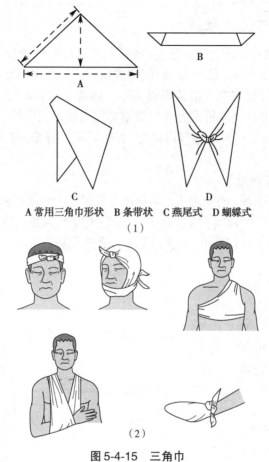

A 常用三角巾形状　B 条带状　C 燕尾式　D 蝴蝶式
（1）

（2）

图 5-4-15　三角巾

（1）三角巾形状及折法　（2）不同部位三角巾包扎法

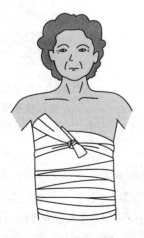

图 5-4-16　腹带包扎法

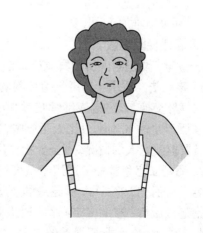

图 5-4-17　胸带包扎法

**313**

### 三、海姆立克急救技术

海姆立克(Heimlich)急救法是一种简便气道梗阻的抢救方法,施救者快速冲击腹部,以突然向上的压力,驱使肺部残留空气形成一股带有冲击性、方向性的强烈气流,将堵塞气道的异物清除。随着年龄的增长,老年人吞咽功能逐渐减退,口中食物容易误吸入气道造成气道梗阻,因此,正确识别、掌握海姆立克急救法,能尽早清除气道异物,保持呼吸道通畅,防止老年人因窒息而意外死亡。

【识别呼吸道梗阻】

根据老人的表现,询问老人"您是否卡住了?"或"您是否气道梗塞了?"等合适的问题,避免询问"您怎么了?"因为重症或气道完全梗塞的老人常不能说话,只能摇头或点头示意,确认气道梗塞后,判断气道梗阻的严重程度。

1. **轻度气道梗阻**

(1)良好的气体交换。

(2)能够用力咳嗽。

(3)咳嗽时可能有哮鸣音。

2. **严重气道梗阻**

(1)手常常不自主地呈"V"字形抓住颈前喉部(图5-4-18)。

(2)不能说话或哭喊。

(3)气体交换不良或无气体交换。

(4)微弱、无力的咳嗽或完全没有咳嗽。

(5)吸气时出现尖锐的噪音或完全没有噪音。

(6)呼吸困难加重,出现紫绀。

【呼吸道梗阻施救法】

(一)神志清楚老人气道异物施救法

1. **咳嗽法** 适用于轻度气道梗阻的老年人。只要存在气体交换,鼓励老人继续咳嗽和尽力呼吸,自主咳嗽所产生的气流压力比人工咳嗽高4~8倍,施救人员要监测老人的情况,直至异物排出。

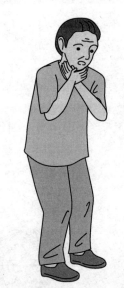

图5-4-18 气道梗阻"V"字急救手法

2. **海姆立克急救法** 适用于重度气道梗阻的老人。老人取立位,施救者站于老人身后,以前腿弓,后腿蹬的姿势站稳,前腿放于老人两腿之间,用双臂环抱老人腰部,左手握空心拳,拇指侧形成平面抵住老人腹部脐上和胸骨下的腹中线上,右手紧握攥拳的左手,然后突然用力收紧双臂,快速向内、向上冲击老人腹部，反复多次，直至气道内异物排出。注意施力方向，每一次冲击都要快速有力，肥胖的老人可以用胸部快速冲击法取代腹部快速冲击法（图5-4-19）。

异物清除后，应评估腹部快速冲击引起的潜在并发症，如胸部和腹部脏器损伤等。

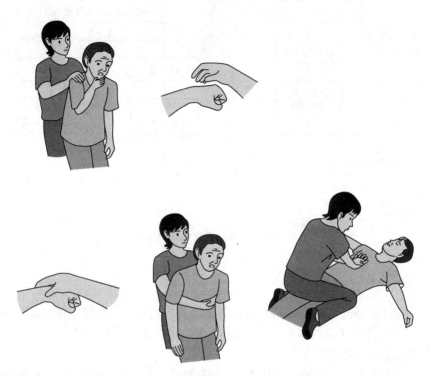

图5-4-19　海姆立克昏迷者的腹部冲击法

### （二）失去反应的老年人气道异物施救法

严重持续的气道梗阻如果致老人失去反应，立即呼叫帮助并启动应急反应系统，如果身边没有其他人，应进行2min心肺复苏后启动应急反应系统。在实施心肺复苏时，首先进行胸外按压，在每次开放气道时，及时清除口腔内可见异物，并继续进行心肺复苏。切勿盲目地用手指去除异物，因为这样可能将异物推入气道，从而造成更进一步的梗阻或损伤。当老人气道异物排出后，能感觉到空气流动并看到胸廓起伏，需进一步检查老人反应、呼吸和脉搏，进一步对症处理。

呼吸道异物现场急救流程（图5-4-20）。

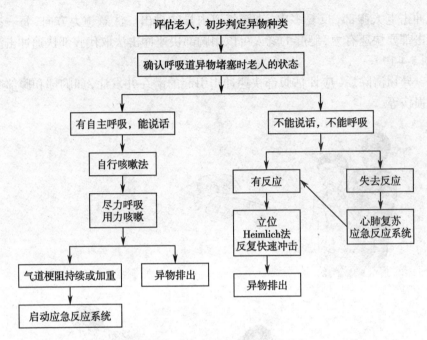

图 5-4-20　呼吸道异物现场急救流程

## 四、洗胃技术

洗胃（gastric lavage）是将胃管插入老人胃内，反复注入和吸出一定量的液体，以冲洗并排除胃内容物，减轻或避免吸收中毒的胃灌洗方法。

【适应证与禁忌证】

1. **适应证**　非腐蚀性毒物中毒，如有机磷、安眠药、重金属类、生物碱及食物中毒等。一般在服毒后 6h 内洗胃效果最好。但当服毒量大、所服毒物吸收缓慢、胃蠕动功能减弱或消失时，即使超过 6h，部分毒物仍残留于胃内，故仍需洗胃。

2. **禁忌证**　①吞服强腐蚀性毒物；②正在抽搐、大量呕血者；③原有食管胃底静脉曲张或上消化道大出血病史者。

【洗胃液的选择】

可根据毒物的种类不同，选用适当的洗胃液。

1. **胃黏膜保护剂**　对吞服腐蚀性毒物者，可用牛奶、蛋清、米汤、植物油等保护胃肠黏膜。

2. **溶剂**　脂溶性毒物（如汽油、煤油等）中毒时，可先口服或胃管内注入液体石蜡 150~200ml，使其溶解而不被吸收，然后进行洗胃。

**3. 吸附剂** 可吸附毒物以减少毒物吸收，如活性炭，可吸附多种毒物，但其效用有时间依赖性，应在服毒60min内给予。

**4. 解毒剂** 可通过与体内存留的毒物发生中和、氧化、沉淀等化学反应，使毒物失去毒性。

**5. 中和剂** 对吞服强腐蚀性毒物的老人，一般不宜洗胃，以免引起消化道穿孔。但可服用中和剂中和，如吞服强酸时可用弱碱（如镁乳、氢氧化铝凝胶等）中和，强碱可用弱酸类物质（如食醋、果汁等）中和。

**6. 沉淀剂** 有些化合物可与毒物作用，生成溶解度低、毒性小的物质，可用作洗胃剂。如乳酸钙或葡萄糖酸钙与氟化物或草酸盐作用，可生成氟化钙或草酸钙沉淀。

【护理措施】

**1. 即刻护理措施** 保持呼吸道通畅，及时清除呼吸道分泌物，根据病情给予氧气吸入，必要时气管插管。

**2. 洗胃** ①严格掌握洗胃的适应证、禁忌证。②洗胃前准备工作充分。插胃管动作要轻柔、快捷，插管深度要适宜。③首次抽吸物应留取标本做毒物鉴定。④洗胃操作规范，拔胃管时，先将胃管尾部夹住，以免管内液体反流入气管；拔管后，立即嘱老人用力咳嗽，或用吸引器抽吸出老人口咽部或气管内的分泌物、胃内容物。⑤洗胃后整理用物，观察并记录洗胃液的量、颜色、老人的反应及生命体征。严格清洗和消毒洗胃机。⑥洗胃过程中密切观察病情，防止心搏骤停、窒息、胃穿孔、上消化道出血、吸入性肺炎、急性胰腺炎、急性胃扩张、咽喉食管黏膜损伤及水肿、低钾血症、急性水中毒、胃肠道感染、虚脱及寒冷反应、中毒加剧等并发症。

**3. 病情观察** ①观察老人的意识、瞳孔的变化，有无意识障碍加重等，早期甄别脑水肿、酸碱失衡等；②密切观察老人体温、脉搏、呼吸、血压、心率、血氧饱和度等生命体征的变化，及时发现并处理各种心律失常；③密切观察皮肤色泽、湿润度、弹性的变化，如有皮肤溃疡、破损时应及时处理，防止感染；④详细记录出入量，密切观察老人的尿量、尿液的性状及皮肤、出汗情况，必要时给予适量补液；⑤严重呕吐、腹泻者应详细记录呕吐物及排泄物的颜色和量，必要时留标本送检；⑥密切监测血电解质、血糖、肝肾功能、血气分析等结果，并及时对症处理。

**4. 导泻（catharsis）** 洗胃后，拔胃管前可由胃管内注入导泻药以清除进入肠道内的毒物。

【护理技术】

洗胃方法包括口服催吐法（图5-4-21）和全自动洗胃机洗胃法（图5-4-22，图5-4-23）。

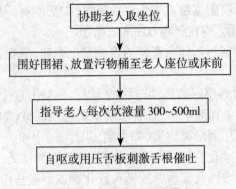

**图 5-4-21　口服催吐洗胃法**

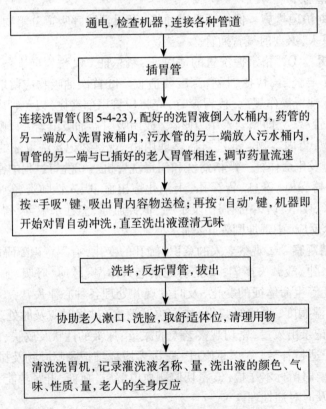

**图 5-4-22　全自动洗胃机洗胃法**

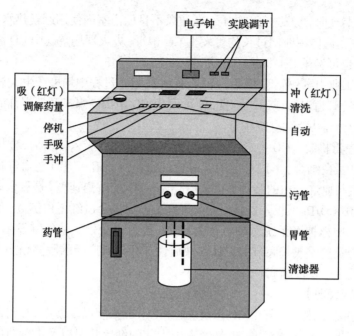

图 5-4-23　全自动洗胃机

**【注意事项】**

1. 首先要了解老人中毒情况，如中毒的时间、途径、毒物种类、性质、量等，来院前是否呕吐。

2. 急性中毒病例应紧急采用"口服催吐法"，必要时进行洗胃，以减少毒物的吸收。

3. 当中毒物质不明时，洗胃溶液可选用温开水或生理盐水。待毒物性质明确后，再采用对抗剂洗胃。

4. 注意老人的心理状态、合作程度及对康复的信心。向老人讲述操作过程中可能会出现的不适与风险，取得理解与配合；做好心理护理，并为老人保守秘密与隐私，减轻其心理负担。

## 五、CO 中毒的急救处理

一氧化碳（carbon monoxide，CO）为含碳物质不完全燃烧所产生的一种无色、无味、无刺激性的气体。吸入过量 CO 引起的中毒称一氧化碳中毒（carbon monoxide poisoning），俗称煤气中毒。

**【中毒途径与中毒机制】**

**1. 中毒途径**

（1）生活中毒：煤炉产生的气体中 CO 含量高达 6%~30%，当通风不良、烟囱堵塞、漏气时,易发生 CO 中毒;在通风不良的浴室内使用燃气热水器,或在密闭空调车内停留时间过长均可发生 CO 中毒;失火现场空气中 CO 浓度可高达 10%,也可发生 CO 中毒。

(2)工业中毒:炼钢、炼焦、烧窑、矿井放炮等过程中均可产生大量 CO,由于炉不严、管道泄漏或通风不良,便可发生 CO 中毒。煤矿瓦斯爆炸时亦有大量 CO 产生,容易发生 CO 中毒。

**2. 中毒机制** CO 中毒主要引起组织缺氧。CO 吸入体内后,立即与血液中的血红蛋白结合,形成稳定的碳氧血红蛋白(COHb)。CO 与血红蛋白的亲和力比氧与血红蛋白的亲和力大 240 倍,COHb 的解离速度,是氧合血红蛋白的 1/3600,COHb 不仅不能携带氧,而且还影响氧合血红蛋白解离,使组织缺氧加重。中枢神经系统对缺氧最为敏感,故首先受累。缺氧继发脑水肿,脑血管病变及皮质或基底节的局灶性缺血性坏死以及广泛的脱髓鞘病变致使少数病人发生迟发性脑病。

**【临床表现】**

1. 临床表现与空气中 CO 浓度、血中 COHb 浓度以及暴露 CO 时间以及是否伴有其他有毒气体有关,也与老人中毒前的健康状况以及中毒时的体力活动有关。

(1)轻度中毒:血液 COHb 浓度为 10%~20%。老人表现为不同程度头晕、乏力、恶心、呕吐、心悸、四肢无力等。老人如能及时脱离中毒环境,吸入新鲜空气或氧疗,症状一般很快消失。

(2)中度中毒:血液 COHb 浓度为 30%~40%。老人除上述症状外,可出现胸闷、呼吸困难、意识不清、烦躁、谵妄、运动失调、腱反射减弱、口唇黏膜呈樱桃红色、瞳孔对光反射、角膜反射可迟钝。一般经积极治疗可以恢复正常,无明显并发症。

(3)重度中毒:血液 COHb 浓度大于 50%。老人迅速出现昏迷、呼吸抑制、肺水肿、心律失常、心力衰竭,各种反射消失,可呈去大脑皮质状态。还可发生脑水肿伴惊厥、上消化道出血、吸入性肺炎等。部分老人出现压迫性肌肉坏死(横纹肌溶解症),坏死肌肉释放的肌球蛋白可引起急性肾小管坏死和肾功能衰竭。死亡率高,抢救存活者多有不同程度后遗症。

**2. 中毒后迟发性脑病** 急性一氧化碳中毒老人经过一段的"假愈期"(多为 2~3 周)后,可出现下列临床表现:①精神意识障碍,呈痴呆、谵妄、木僵或去大脑皮质状态。一般行为紊乱为首发表现,还可能有精神错乱。②锥体外系神经障碍,出现震颤麻痹综合征,表现为表情淡漠、四肢肌张力增强、静止性震颤、前冲步态等。③锥体系神经损害,如偏瘫、病理征阳性或大小便失禁等。④大脑皮质局灶性功能障碍,表现为失明、失语、不能站立或继发性癫痫。⑤脑神经及周围神经损害,如视神经萎缩、听神经损害及周围神经病变等。

【治疗要点】

1. **现场急救** 迅速将老人移至空气清新处,解开衣扣,松开腰带,保持呼吸道通畅。轻症老人予以呼吸新鲜空气、对症处理,可迅速恢复。重症老人采取平位,注意保暖。如发生呼吸心搏骤停,应立即进行心肺复苏。

2. **迅速纠正缺氧** 氧疗是一氧化碳中毒最有效的治疗方法。清醒老人应用面罩或鼻导管吸氧,氧流量 5~10L/min,有条件者应积极采用高压氧治疗,可以减少神经、精神后遗症和降低病死率。

3. **防治脑水肿,促进脑细胞代谢** 严重中毒后 2~4h,即可出现脑水肿,24~48h 达高峰,可快速静滴 20% 甘露醇 250ml 每 6~8h 一次,亦可用呋塞米利尿。可适量补充促进脑细胞代谢的药物。

4. **对症治疗** 如频繁抽搐,可应用地西泮、苯妥英钠等药物;昏迷老人应取侧卧位,保持呼吸道通畅,必要时行气管插管或气管切开以改善低氧血症。高热老人,可采用物理降温,必要时药物降温。必要时给予血压支持、稳定心血管系统、纠正休克、代谢性酸中毒、水电解质代谢失衡,预防迟发性脑病。

【护理措施】

1. **现场急救** 迅速脱离中毒环境,保持呼吸道通畅;开放静脉通路,遵医嘱输液和药物治疗;如发生心跳呼吸骤停立即进行心肺复苏。

2. **氧疗** 氧疗的原则是老人脱离中毒现场后立即给予高流量、高浓度吸氧。高压氧治疗可以降低病死率,缩短昏迷时间和病程,预防迟发性脑病发生。

3. **高压氧护理** 重症老人应尽早采用高压氧治疗。

(1)进舱前护理:观察老人生命体征,了解老人的中毒情况及病史。更换全棉衣服,注意保暖,严禁火种、易燃、易爆物品进入氧舱。对轻度中毒老人教会其在加压阶段进行吞咽、咀嚼等动作,保持咽鼓管通畅,避免中耳、鼓膜气压伤,并介绍进舱须知、一般性能、治疗效果、治疗过程中可能出现的不良反应及预防方法、注意事项等,以取得老人合作。

(2)陪舱护理:开始加压时,要将液体平面调低,并注意输液速度变化。保持老人呼吸道通畅,平卧,头偏向一侧,及时清除呼吸道分泌物。密切观察老人神志、瞳孔、呼吸、心率、血压变化。观察有无氧中毒情况。注意翻身,预防压疮,烦躁老人防止受伤。减压时,舱内温度会降低,注意保暖,并将输液的液平面调高,以免减压时液平面降低使空气进入体内。

4. **病情观察** 观察生命体征,重点是呼吸和体温;高热和抽搐者应密切观察,防止坠伤和自伤;观察瞳孔大小、出入液量、输液滴速等,防止脑水肿、肺水肿及水、电解质代谢紊乱等并发症发生；观察神经系统的表现及皮肤、肢体受压部位损害情况，及早发现病情变化，防止皮肤损害。

5. **用药护理**　观察老人的意识、瞳孔、生命体征、眼底变化和影像学变化，特别注意观察有无过度脱水表现。同时注意观察有无脱水药物使用的不良反应发生，如有无低钾血症及肾功能损害的表现等。

6. **一般护理**　出现认知功能障碍的老人，向照顾者交代可能出现的风险，防止走失等意外发生。重症卧床老人应给予对症支持治疗，给予半卧位，防止吸入性肺炎，定时翻身，防止压疮。进食困难者，给予留置胃管鼻饲流食。病情平稳可在康复师的指导下进行被动性功能锻炼。

7. **健康教育**　加强预防一氧化碳中毒的宣传。居室内火炉要安装管道、烟囱，其室内结构要严密，防止泄漏，室外结构要通风良好。不要在密闭空调车内滞留时间过长。出院后留有后遗症的老人，应鼓励其继续治疗；痴呆或智力障碍者，应嘱家属悉心照顾，并教会家属进行语言和肢体锻炼的方法。

## 六、安全转运技术

由于养老机构的医疗条件有限，突发急性疾病，在完成初步救治后，需将老人转运到医疗条件完备的综合医院，进行进一步诊治。安全进行院际间的转运，是养老机构工作人员必须掌握的内容。

【转运前急救】

转运前急救是老人突发疾病或病情变化最初的一个环节，也是最为重要的环节，有效的转运前急救，可减少急、危重症老人的死亡率和伤残率。

1. **转运前的急救**

（1）病情评估：由接受过专业训练的医务人员完成老人的急救和转运，负责转运的医生、护士共同全面细致地评估老人的病情，评估内容包括老人的生命体征、意识状态、瞳孔大小及对光反射情况；肌力、血氧饱和度及疾病相关的查体；了解老人用药情况、检查及检验的异常情况；检查各种管道是否通畅、固定是否牢固，尤其是人工气道的管理。

（2）病情变化的预处理：根据评估结果，转运开始前应尽可能维持老人呼吸、循环功能稳定，并有针对性地对原发疾病进行处理。针对老年人出现的突发事件的类型进行初步救治，确保呼吸道、静脉通路及各种管道通畅，根据病情选择合适的体位，遵医嘱给予止痛、降压、导尿、镇静等处理，并使用护栏，必要时使用约束带，防止抓伤、拔管等意外事件发生。对颅内高压的老人进行降颅内压处理，外伤的老人对出血部位行有效止血及包扎，高热惊厥的老人行抗惊厥、降温处理等。使老年人处于相对的稳定状态，以降低风险，保障老年人安全转运。

**2. 转运前的准备**

（1）风险评估：负责转运的医生、护士共同评估老年人转运的获益与风险，向老人或家属告知转运途中可能发生的风险和并发症，征得家属和照顾者同意后，才能安排转运。医务人员做好转运途中风险的应急措施，正确处理转运途中出现的风险，保证老人安全。

（2）急救药品的准备：院际转运的药物配备强调紧急抢救复苏时用药以及为维持生命体征的用药，根据转运老人的不同病情，还应配备相应的药物。

（3）转运设备：转运危重老人应使用符合抢救监护型救护车标准的专业转运救护车，根据老人的体重、意识状态、病情、躯体活动能力、损伤部位及老人配合程度，选择合适的转运工具进行转运。检查转运工具的性能，如车轮、刹车、护栏性能，确保转运工具性能良好，处于备用状态。

（4）搬运老人：搬运前先评估老人的意识状态、病情、肢体活动情况、各管道情况，并妥善放置和固定好管道方能搬运。搬运时根据老人伤情灵活选用不同的搬运工具（过床易）和搬运方法，动作轻而迅速，避免震动，对颈腰椎骨折的老人需3~4人同时搬运，保持头、颈成直线。对肢体骨折老人在搬运前应予以固定，注意气管插管深度，在搬运前后均要观察记录，防止脱管而影响通气。

（5）转运前协调与沟通：转运前应与接收医院及相关人员进行沟通，做好充分准备，以保证转运安全。简单扼要地汇报病情、双方应协调好出发和到达时间，接收医院做好相应的准备工作，确保老人到达后能及时进行各种检查、治疗，同时确保转运途中绿色通道的畅通，缩短转运交接时间及老人的等候时间。接收科室能立即对老人进行治疗或检查，保障老人治疗的连续性。

**【转运途中的护理要点】**

**1. 加强转运途中的监测和生命支持** 转运途中，严密观察老人的意识、精神状态及语言表达、面部表情、双侧瞳孔变化、面色、口唇、皮肤颜色及四肢温度、指（趾）甲的颜色、静脉充盈情况，注意监测血压、注意观察脉率、脉律、心率、心律，持续心电监护。老人头部偏向一侧，观察呼吸的频率、节律、幅度、及时清除老人呕吐物及呼吸道分泌物，保持呼吸道通畅，持续合理给氧。

**2. 转运途中管道护理** 妥善固定各种管道，保持引流通畅，防止打折、受压、堵塞、滑脱，并注意观察引流液的颜色、性质、量，确保两条静脉通路通畅，防止堵塞和滑脱，以便抢救时及时用药。

**3. 转运途中监测与急救** 在转运过程中，医护人员应在靠近老人头部的位置，密切观察老人病情并及时与家属沟通，不讨论与病情无关的事情。司机应保障救护车安全、平稳行驶，尽量避免急加速或刹车，若遇到老人紧急情况如出现心跳、呼吸骤停，可立即停车进行心肺复苏，行气管插管，遵医嘱准确、迅速使用急救药物；同时认真书写老人转运护理记录单，如途中监测各项指标数值、意识状态、检查治疗情况及转运途中抢救及治疗经过等。

**【转运后的交接】**

护送人员将老人转运到目的地后，仍要重视转运末期老人的安全，在老人床边双方正式交接以落实治疗的连续性。护送方医生、护士与接收方主管医生、管床护士应认真、详细交接老人的病史、病情、管道、用药、特殊检查结果、皮肤、院前救治以及转运途中的情况。进行床边交接时，注意使用保护性语言，避免交接的内容对老人产生不良的情绪和心理影响，交接完毕后，共同安置好老人，交接方应书面签字确认。

安全转运技术流程（图 5-4-24）。

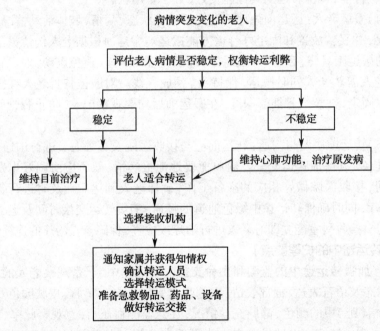

图 5-4-24 安全转运技术流程图

（张晓春 郑 瑾 刘 琰 王延莉 许 辉）

# 第六章 安宁疗护

## 第一节 安宁疗护

安宁疗护实践是以临终老人和家属为中心，以多学科协作模式进行的，主要包括疼痛及其他症状控制、舒适照护，心理、精神及社会支持等。目的是为临终期老人及其家属提供专业团队服务，减轻老人的身体疼痛、不适及心理压力，对老人及其家属提供支持，使其接受临终事实，陪伴老人安详地走完人生的最后一程，对家属进行哀伤辅导。

1967年由英国的桑德斯（Saunders，1918-2005年）创办了世界上第一个安宁疗护机构，她的一句名言流传至今"你是重要的，因为你是你。即使活到最后一刻，你仍然是那么重要。我们会尽一切努力帮助你安然逝去；也会尽一切努力让你好好活到最后一刻。"

安宁疗护是我国卫生健康工作的重要组成部分，为了进一步推进安宁疗护的发展，满足人民群众健康需求，2017年原国家卫生计生委组织制定了《安宁疗护实践指南（试行）》和《安宁疗护中心基本标准和管理规范（试行）》。

《安宁疗护实践指南（试行）》规定了疼痛等13个症状控制的诊疗护理要点、16项舒适照护要点以及7项对病人及家属的心理支持和人文关怀等服务要求。

**1. 疼痛及其他症状控制**　包括疼痛、呼吸困难、咳嗽咳痰、咯血、恶心呕吐、呕血便血、腹胀、水肿、发热、畏食/恶病质、口干、睡眠/觉醒障碍（失眠）、谵妄。

**2. 舒适照护**　包括病室环境管理、床单位管理、口腔护理、肠内营养的护理、肠外营养的护理、静脉导管的维护（PICC/CVC）、留置导尿管的护理、会阴护理、协助沐浴和床上擦浴、床上洗头、协助进食和饮水、排尿异常的护理、排便异常的护理、卧位护理、体位转换、轮椅与平车使用。

**3. 心理、精神及社会支持**　包括心理社会评估、医患沟通、帮助病人应对情绪反应、尊重病人权利、社会支持系统、死亡教育、哀伤辅导。

《安宁疗护中心基本标准和管理规范（试行）》，明确了安宁疗护中心是为疾病终末期病人在临终前通过控制痛苦和不适症状，提供身体、心理、精神等方面的照护和人文关怀等服务，以提高生活质量，帮助病人舒适、安详、有尊严离世的医疗机构。规定了安宁疗护中心的床位、科室设置、人员、建筑要求、设备等基本条件和要求。要求安宁疗护中心要加强机构管理、质量管理、感染防控与安全管理及人员培训；各级卫生计生行政部门要加强对辖区内安宁疗护中心的监督管理，切实保障医疗质量和病人安全。

（王爱平）

## 第二节　临终症状的护理

老年人的临终症状主要包括疼痛、呼吸困难、咯血、水肿、发热、畏食 / 食欲缺乏和谵妄等。

### 一、疼痛

疼痛是临终老人，尤其是晚期癌症老年人最严重的症状之一。及时、有效控制疼痛可减少老人的不安与痛苦。

1. 评估老年人疼痛的部位、性质、程度、发生和持续的时间以及疼痛的诱因、伴随症状、缓解因素等。

2. 遵医嘱给予止痛药物，观察药物的疗效及不良反应，及时记录。

3. 根据疼痛的部位协助老年人采取合适的体位，并保持环境的安静和舒适。

4. 给予心理护理，多与老人交谈，也可采用播放舒缓的音乐或其他分散老人注意力的方法。

### 二、呼吸困难

痰液堵塞呼吸道是导致临终老人呼吸困难的主要原因。

1. 评估老人的神志、呼吸频率、心率、口唇、指（趾）甲的颜色等，当老人出现呼吸困难、急促或有潮式呼吸时，应立即给予吸氧，病情允许时可适当给予半坐卧位。

2. 备好吸引器，及时吸出痰液，保持呼吸道通畅。痰液黏稠时可给予雾化吸入。

3. 对张口呼吸的老人，可用湿巾、唇膏或棉签湿润口唇，保持口唇湿润。

4. 保持环境的安静、整洁以及适宜的温湿度,定期开窗通风。

5. 做好心理护理,消除老人紧张、焦虑的情绪。

### 三、咯血

1. 评估老人咯血的颜色、性状、量及伴随症状,评估老人的生命体征,并及时记录。了解老人的血常规、出凝血时间等检验结果。

2. 嘱老人绝对卧床,取患侧卧位,头偏向一侧。

3. 床旁备好吸引器,及时清理老人口腔及鼻腔的血液,给予吸氧。

4. 给予心理护理,避免老人及家属的紧张和焦虑。

### 四、水肿

1. 评估老人水肿发生的部位、范围、程度以及与体位、饮食和活动的关系,评估老人的生命体征、营养状况、体重以及相关实验室检查结果,并及时记录。

2. 轻度水肿的老人限制活动,严重水肿老人卧床休息,预防压疮的发生。

3. 记录每日出入液量,限制钠盐和水分的摄入。

4. 遵医嘱使用利尿药等药物,观察药物的疗效及不良反应。

### 五、发热

老人长期卧床、营养不良、免疫力低下、进食困难、尿便失禁等增加了肺炎、泌尿系感染和压疮等的发生。

1. 监测老人的体温,高热时给予物理降温或遵医嘱给予药物降温。

2. 降温 30min 后复测体温,并及时记录。

3. 及时擦干出汗的皮肤,及时更换衣服,保持皮肤、衣服和床单位的清洁。

4. 嘱老人多饮水,并做好口腔护理及皮肤护理。

### 六、畏食 / 食欲缺乏

1. 评估老人进食、口腔黏膜以及牙齿情况;评估老人有无贫血、低蛋白血症及其他影响进食及消化的因素。

2. 根据老人的具体情况选择合适的营养支持方式,如经口、鼻饲或静脉营养等。

3. 注意食物的色、香、味,每餐提供不同的食物,增加老人的食欲,可以少量多餐,循序渐进。

4. 为老人营造良好的进餐环境,减少任何可能导致情绪紧张的因素。

## 七、谵妄

老年期谵妄的核心特征是意识障碍。表现在 3 个方面,即认知障碍、睡眠 - 觉醒周期障碍和精神运动障碍。

1. 评估老人的意识状况、认知、注意力、精神行为以及觉醒规律等。

2. 保持环境安静,避免刺激,降低说话的声音,降低房间照明。

3. 合理对老人进行约束,并充分告知家属。

4. 加强老人的基础护理和安全管理,防止发生坠床或意外拔管。

(王爱平)

# 第三节 死 亡 教 育

死亡是人类不可抗拒的自然规律。死亡教育(death education)就是认识和对待死亡的教育,通过死亡教育可以使老年人正确认识生老病死的自然规律,有助于缓解老年人对死亡的恐惧,帮助老年人在剩余的岁月中合理地规划和安排自己的生活。对临终老人家属进行死亡教育可减轻悲伤的程度,缩短悲伤的时间。

个体对待死亡的态度会受到社会因素,如国家、地域、年代、民族以及个人因素如年龄、信仰、教育背景、健康状况、人生阅历的影响。一般老人对待死亡和濒死会有以下的态度。

1. **理智对待死亡** 能够正确地看待死亡,并把家庭、亲属的事情安排好。

2. **接纳死亡** 能够平静地接受即将到来的死亡。

3. **恐惧死亡** 有些老人非常恐惧死亡,想尽方法寻求延长生命或起死回生的治疗方法。

4. **积极面对死亡** 这类老人有强烈的生存意识,以顽强的意志与疾病做斗争。

5. **解脱** 长期生病的老人认为自己对家人、对社会都是负担,认为死亡是一种解脱。

对老人进行死亡教育的内容包括克服怯懦的思想、正确对待疾病和死亡、树立正确的生命观以及帮助老人在心理上对死亡做好充分的准备。

(姜皓然)

# 第四节 临终老人心理照护

临终是生命结束前的必然阶段,是生命发展的必然规律,在人的生命历程中不可避免。对多数老年人来说,这一阶段是很难面对的。老年人在临终阶段要面对来自于生理和心理的双重折磨,其中心理问题是临终老人急需解决的问题。医护人员应了解老年人在临终历程中可能出现的心理反应,并提供相应的心理支持,帮助老人建立起新的心理平衡,减少悲痛,使其能在临终前看到生命的价值和意义。

## 一、临终历程的相关理论

临终老人在生命的最后这段旅程中的心理感受是相当复杂的、多变的,在这过程中临终老人会产生多样的情绪和心理状态。英国医学博士库布勒·罗斯(Elisabeth Kubler-Ross,1969)在观察了500位临终老人的基础上,将大多数临终老人的心理历程分为5个阶段,即否认期(shock and denial)、愤怒期(anger)、协议期(bargaining)、抑郁期(depression)和接受期(acceptance)。

**1. 否认期** 多数临终老人意识到自己即将死亡时,往往没有思想准备,不肯接受现实情况,通常会以"这不是真的,肯定是出了什么错"的反应来极力否认病情恶化的事实。继而会四处求医,怀着侥幸的心理,希望医生会提出与先前不同的诊断。对疾病和死亡的否定,通常只是老人一种暂时的心理防御反应,通过对事实的反复确认达到心理缓冲的作用,这种反应可能持续数个月或持续到死亡。

**2. 愤怒期** 当临终老人知道自己的病情和预后是不可否认的事实时,通常会陷入生气、恐慌、焦虑、不安等情绪的混乱状态,产生"为什么是我!"的心理反应。愤怒期是家属或医护人员难以应对的一个阶段,老人会因为未完成的愿望或者嫉妒身边的亲友仍然可以享受他们看不到的未来而表现为性格暴躁,对事情挑剔,常常迁怒于周围的人,向家属、朋友或医护人员等发泄愤懑。

**3. 协议期** 老人在意识到否认和愤怒都不能改变即将到来的死亡的现实之后,开始试图推迟不可避免的死亡。他们会采取与医护人员"讨价还价"的态度来争取寿命的延长,常常表示"如果能让我好起来,我一定……"。此时老人大多会积极配合治疗和护理,希望得到医生和护理人员的关注,从而采取更好的治疗方案,期待能奇迹般地治好病。

**4. 抑郁期** 当老人的病情越来越严重,身体功能日益减退,老人会更强烈地感受到死亡的真实性。此时老人往往会产生很强烈的失落感,表现为情绪低落、消沉、退缩、悲伤、沉默、哭泣等,甚至会产生轻生的念头。这时老人常常要求会见亲人或自己思念的人以表达对世间的留恋。

5. **接受期** 生命的最后阶段对于临终老人而言就如经历了一场长途旅行而进行最后的休息。此时老人会产生一种超脱现实的想法,开始接受死亡的到来并找到了一种平和的感觉。此阶段的老人会通过语言或非语言行为(姿势、眼神、表情等)来传达情感和需求。

并非所有的临终老人都按照先后顺序经历这些阶段,也并非每一位老人都经历所有的阶段,另外由于老人的性别、气质、性格、文化背景等不同会造成差异,以至于面对不同疾病性质或者不同濒死形式时,都会有不同的反应过程。库布勒·罗斯的理论结构可以协助医护人员熟悉临终老人的感受,并了解在各个阶段常用的治疗护理措施,即使当老人临终时表现出复杂反应时也能够给予适当的支持。与临终老人心理历程相关的理论还有艾瑞克森(Erikson)的统合对绝望理论,威斯曼(Weisman)理论与帕德森(Pattison)理论等,在对临终老人的心理照护过程中可用来参考。

## 二、临终老人常见的心理问题

老年人在临终阶段的心理反应具有一般性,也具有特殊性。生活经历、信仰、社会支持、人格特点及疾病的严重程度等不同,使老年人在面对死亡时也具有不一样的感知和态度,表现出的心理反应也不尽相同。临终老人除了经历以上 5 个阶段的心理反应外,还表现为其他的一些心理问题,如恐惧、焦虑、无能为力感、无望感、沟通交流障碍、社交孤独等。

1. **恐惧** 多数老人在临终阶段,对即将到来的死亡充满恐惧的心理,这种心理称之为临终恐惧,是一种求生的本能反应。当进入临终期时,老人身心日益衰竭,精神和肉体上忍受着双重折磨,感到求生不能,对死亡的恐惧日益强烈,可能会使临终老人失去继续治疗的信心,甚至产生轻生的念头,想要早日摆脱疾病所带来的痛苦和折磨。

2. **焦虑** 由于疾病的突发打破了原本的生活方式和人生计划,使老人对很多事无法亲历亲为,担心家庭安排、财产的分配或担心配偶的生活、子女和儿孙的工作、学业等问题,容易使老人产生焦虑及无望感。此外,大多数老年人临终时常常会思虑后事,关心死后的遗体处理、是否被用于尸解和器官捐献移植等问题也会加重老人的焦虑情绪。

## 三、心理护理

1. **护理评估**

(1)社会背景:评估老人的文化水平、宗教信仰、社会角色等。

（2）心理状态：评估老人的人格特质，包括挫折忍受程度、防卫机制、压力应对方式等；评估老人的心理健康问题，是否有抑郁等症状。

（3）支持系统：评估老人的社会支持系统情况，包括家庭、朋友、社区等。

**2. 护理措施**

（1）临终心理各反应期护理：对处于否认期的临终老年人，应注重与老人的沟通与交流，耐心倾听，根据老人的生死观念以及文化水平给予适当的引导，既不揭穿老人的心理防御机制，也不要欺骗老人。对处于愤怒期的老年人，护士应理解愤怒是老年人宣泄内心不良情绪的一种表现方式，要及时向老年人家属解释并劝慰家属给予充分的体谅和容忍，适当制止老年人的破坏性行为。对处于协议期的临终老年人应加强其治疗和护理，适当鼓励老人并适时给予死亡教育，增强其信心。处于抑郁期的临终老年人，护理人员应多关注老人的情绪变化，通过营造轻松的氛围使老人克服悲伤的情绪，指导家属、朋友多陪伴在老人身边，通过与其交谈，静坐倾听等方式给予精神支持，防止老人自杀。对于接受期的临终老年人，护理人员应保持病房安静、舒适，可以适当播放老人喜欢的音乐，尽量减少外界的干扰，保持适度的陪伴和心理支持，可给予握手、拥抱、眼神交流等非语言的关怀，使其平静地、有尊严地离开人世。

（2）克服恐惧：要鼓励老人说出自己恐惧和忧虑的情绪，通过与老人的沟通、倾听老人的心事、与老人谈心等方法鼓励老人坦然面对疾病和死亡。也可通过同伴教育，使临终老人之间相互交流和互动，使得老人之间获得经验分享和彼此的精神支持，协助老人树立良好的精神状态，从而克服恐惧的心理和其他消极的情绪。当临终老人产生恐慌情绪的时候，一定要及时给予他们关心安慰和精神支撑，可通过抚摸临终老人的手、胳膊、额头及胸、腹、背部，获得他们的信赖，减轻其孤独和恐惧感，增强老年人的安全感和温度感。

（3）重视情感和家庭支持：在临终的最后阶段，老人往往会陷于麻醉、药物等医疗设备的包围之中，在精神支持上，家庭支持尤其是亲人的陪伴显得格外重要。因此，医护人员应鼓励家属多陪伴在老人身边，使老人感受到家人陪伴在身边的温暖以及安全感。同时，应及时了解老年人真实的想法和临终前的心愿，尽量照顾老年人的自尊心、尊重他们的权利，满足他们的各种需求，使老人感觉到人生圆满，不留遗憾。

（4）舒适的护理：为临终老年人提供温馨、安静、舒适的环境，建立良好的护患关系。尽量增加家属与老年人的相处时间、指导家属参与生活护理，营造家的氛围，使老年人获得安慰，保持安静平和的心态。

（5）有度地展开死亡教育：死亡教育可以帮助临终老人正确地面对死亡，

理解生与死是人类自然生命历程的必经部分,以积极的价值观和伦理观来看待死亡和生命,使其从死亡的恐惧与不安中解脱出来,以平静的心情面对即将到来的死亡。

虽然死亡是人生必然会经历的事件,但是要做到真正平静地面对死亡,从心理上接受死亡,战胜死亡,并不是容易的事情。作为医护人员,应用同理心面对临终老人,不仅要在生理上给予照护,也应从心理层面和精神层面给予关怀和照护,将临终过程看成是一种新的机会,尽可能帮助临终老人实现人生遗愿,使其平静、不留遗憾地离开人世。

(李 红)

## 第五节 临终老人家属的心理需求与照护

德国作家托马斯·曼曾经说过:"一个人的死亡与其说是他自己的事情,不如说是幸存者的事情。"当临终老人家属得知亲人已面临死亡,往往比老人更难以接受死亡的事实而产生不同程度的心理反应。正如临终老人所经历的五个心理反应期,家属在不得不接受生命中一位特殊的人即将逝去的事实之前,也同样经历这五个心理反应阶段,并且家属和老人所经历的心理反应期常常不同步。这些反应常因家属自身的文化程度、应对方式、个性特征、价值观、宗教信仰、家庭经济状况、与临终老人的亲密程度以及老人的病程长短、年龄等不同有所差异。在实际工作中,护理人员容易将工作重心放在临终老人身上,而忽略家属的身心状态。对临终老人家属的心理关怀和护理,一方面可帮助家属度过困难的心理历程,另一方面也给临终老人提供良好的亲情氛围。

### 一、临终老人家属面对的压力

在老人的临终阶段,从病危的准备,照护人员的选择,到葬礼的安排等事宜往往会使家属面对极大的压力,由于他们将大部分的精力专注于照顾临终老人,多数人会以压抑的方式应对压力,从而造成一系列的心理问题。临终老人家属应对压力的方式一般有以下 3 种类型:

1. **个人需求的延缓或放弃** 一人生病,牵动全家,尤其面对临终老人,更会造成经济条件的改变、平静生活的失衡。因此在平衡整个家庭的状况以及个人需求之后,有些家属会选择延缓或放弃个人的需求,以稳定或改善家庭状况。如:放弃升学而就业以改善家庭的经济条件。

2. **家庭中角色与职务的再调整与适应** 家庭成员的结构会因为临终老人的突然病倒而发生改变,家属的角色与职责也会发生相应的调整。如慈母兼严父,长兄如父,家庭主妇成为职业妇女等来保持家庭的稳定。

3. **社会互动与经济支持的减少** 照护临终老人期间,因精神的哀伤,体力、财力的消耗,家属感到心力交瘁,与亲友、同事的社会互动也会相应地减少。另外,家庭成员可能因此辞职以专心照护老人,加上原有的医疗花费,经济更加窘迫。

## 二、临终老人家属常见的心理问题

1. **焦虑** 在老人临终期间,很多因素均可成为临终老人家属焦虑的来源,如担心老人的病情恶化;缺乏照顾临终老人的技能和知识,尤其是居家临终老人的家属;经济负担过重;担心无法应对失去老人后的生活等。临终老人对家属的影响越大,家属就越容易产生焦虑情绪。

2. **愤怒** 当家属及老人经历四处奔波求医,老人经治疗和护理后病情得不到控制,症状难以缓解,甚至日益加重,无法达到期望值,加之临终医疗及护理费用的不断增加,临终家属可能产生愤怒的情绪。多表现为迁怒医护人员,向医护人员提出无理要求,甚至发生过激的行为。

3. **恐惧** 老人对于死亡的恐惧也会传递给家属,特别是家属也有类似疾病的时候。与老人诀别的惧怕、照顾老人时产生的孤独与无助、与老人诀别后感觉生活无价值感等都可成为恐惧的来源。

4. **悲伤** 从老人不能治愈到老人死亡后一年甚至两年,家属往往沉浸在自责、负罪中,觉得没能照顾好老人。在心理上由于预感老人的逝去,家属表现出预期丧失的悲伤心情,表现为郁闷、沮丧、自责、悲观等。

## 三、临终老人家属的心理护理

1. **护理评估**

(1)评估家庭的基本结构和功能:了解临终老人家庭的基本结构、角色功能、沟通模式、决策过程及家属对健康、疾病、死亡的基本信念。

(2)评估家庭面对临终过程的改变:死亡和疾病压力会造成沟通模式和角色关系的改变,家庭成员互动和问题的解决能力呈现出家庭面对亲人临终过程的反应能力。

(3)评估家中其他并存的压力源:了解临终老人家中并存的压力事件,例如家中尚有嗷嗷待哺的婴儿或需照护的老人。

(4)评估影响家人调适能力的因素:家属面对亲人死亡的调适受下列因素影响:对老人的依赖度、对老人死亡的接受度,失去老人后的生活影响等。

2. **护理措施**

(1)重视需求,鼓励表达:关注并重视临终老人家属这个特殊群体,及时识别并满足他们的心理需求。积极与家属沟通,建立良好的信任关系,鼓励其表达任何正、负向情绪,提供他们开放、接受且正性回馈的环境。

(2)适时提供与病情及照护的相关信息:应适时向临终老人家属提供其需要了解并追踪的信息,减轻老人家属因不了解病情而产生的焦虑和不安。并让家属知晓在医疗小组中,哪些人是主要照顾者,以及负责联络与协调的工作人员,以便能随时咨询。

(3)允许家属主动参与临终老人的照护工作:指导家属对临终老人的生活进行照顾,耐心示范相关护理技术如鼻饲、压疮、疼痛等的护理,加强舒适照顾的知识与技巧,参与基本的生活照护(如移动老人、洗澡、如厕等)。减轻家属在照顾老人时的无助感及焦虑。

(4)营造家庭温暖:在临终关怀病房环境中,尽可能维持日常的家庭生活,增加老人及家属的心理舒适感。对家属多关心体贴,帮助安排陪伴期间的生活,满足家属的生理需求,尤其是缺乏社会支持、年老的直接照顾者。

(5)进行死亡教育:适时开展死亡教育,帮助家属更好地理解死亡的价值和意义,正确接纳死亡。

(李 红)

# 第六节 告 别

随着病情的进展,临终老人的机体日益衰竭,距离生命的终点越来越近,此时老人已进入终末期。医护人员应更加细致、耐心地做好一切照护工作,尽可能地满足临终老人的一切愿望和要求,使临终老人安详、无痛苦、无遗憾地离开人世。做好临终老人的善终工作不仅是对死者遗愿的满足,对安慰死者亲属也有重要的意义。

## 一、安然离别

医护人员应时刻关注老人的病情变化,当观察到临终老人出现眼直视、眼皮微睁,下颌松弛,嘴巴微张,呼吸、心跳停止,四肢肌肉松弛、晃动时没有反应,突然大小便失禁等症状时,应及时与老人家属沟通交流,告知其老人即将逝去。此时,医护人员应指导家属陪伴在临终老人身边,帮助其安详地逝去,同时调整和控制自己的情绪,平静自己的心情,与老人告别。

1. **陪伴与交流** 此时老人处于极度衰弱的状态,多表现为嗜睡,医护人员应指导家属陪伴在老人身边,通过握手、按摩等方式与临终老人保持肢体的接触,消除临终老人的孤独感和恐惧感,感觉到家属陪伴在身边的温暖。

**2. 重视与老人的心灵沟通** 美国学者卡顿堡顿对临终老年人精神生活的研究结果表明，接近死亡的人，其精神和智力状态并不都是混乱的，49%的老人直到死亡前一直都是很清醒的，仅3%的老人一直处于混乱状态。因此，不断对临终或昏迷老年人讲话是很重要的，讲些生活中的点滴琐事，说出自己心里的感受，过去的共同经历，及谈谈家人的生活和未来，使老人感受到家人就在身边而不孤单。

**3. 播放预先准备的音乐** 音乐可以通过感觉器官对人产生安定的作用，从而调节情绪。在和家属沟通协商后，播放预先准备的音乐可减轻老人的痛苦，使其抒发情感、安慰悲痛等，对于老人安详地离世是非常有帮助的。

**4. 尊重老人的宗教信仰** 对于一些有宗教信仰的老人，应允许临终老人及其家属在不影响医院正常工作及不干扰其他老人的情况下，进行一些宗教的特殊仪式，包括特殊服装的要求、祈祷等。

**5. 老人尸体料理** 当临床宣布老人已经逝去，要保持室内安静，撤去一切治疗用物，平放尸体，仰卧并置枕于头下，以免面部淤血或胃内容物流出。将棉絮从被套中取出，用被套遮盖尸体。对机体穿刺部位进行按压止血，对口腔、鼻腔以及身体其他部位的异物或者分泌物作适当的清理并进行堵塞处理。之后，依次洗净上肢、胸、腹、背及下肢的血迹和分泌物后，穿戴预先准备的衣物，应注意动作轻柔，顺着肢体关节伸缩方向调整后穿戴，避免用力过多，此时可由专门人员帮助完成。最后，由医护人员填写死亡通知单。此外，部分老人在世期间如有选择器官移植或遗体捐赠的遗嘱，医护人员应协助家属完成逝去老人的遗愿。

## 二、居丧照护

失去至爱亲人所带来的悲伤几乎是人生最具威胁的、恐惧的情感体验。国内学者研究表明接近80%~90%的居丧家属会产生悲伤反应，由居丧者引发的致病率及病死率明显高于其他人群。此外，丧亲者还面临许多社会再适应的问题，护理人员应对居丧者提供帮助，处理其面临的问题，建立新的生活模式，本着"去者能善终，留者能善别"的宗旨为家属提供照护，使其顺利度过悲伤阶段，恢复日常生活。

**1. 居丧者的心理反应** 悲伤是由于失去亲人或自己非常重要的人所造成的"自我"丧失而产生的心理反应。心理学家派科斯（Parkes）曾提出悲伤反应四阶段理论。他认为个体悲伤的过程可以分为4个不同的阶段，阶段转换是逐渐推进的，阶段与阶段之间无明显的界限。

（1）麻木：丧失亲友的第一个反应是麻木和震惊，特别是亲友突然和意外的死亡。产生麻木反应的时间可能会持续几分钟、几小时,甚至几天,此时,个体不能通过正常的渠道宣泄悲伤。

(2)渴望:麻木反应过后是个体发自内心的悲伤,常常表现为渴望见到已经逝去的亲人,真切地希望逝去的亲人能够回来。居丧者虽然接受逝者已去的事实,但仍然反复回忆死者去世之前发生的事情,试图找出并纠正错误使死者重生。有时候会强烈地感受到死者的存在,认为看到或听到了死者的声音。

(3)颓废:悲伤程度随着时间的推移渐渐削减,与此同时,居丧者会变得颓废,感到人生空虚,没有意义,表现出周围事物没有任何兴趣。

(4)复原:随着时间的推移,悲痛削减到了可被接受的程度,居丧者开始积极地尝试可以面对的事实。这时居丧者往往意识到只有放弃原来的自我,放弃不现实的希望,才能开始新的生活,让人生仍然充满希望。

派科斯研究表明,居丧者经历上述4个阶段大体需要一年的时间。即使过了一年的时间,居丧者的悲伤往往不会完全终结,对于有些人悲伤永远不会终结。尽早的护理干预有利于防止恶性悲伤的发生。

**2. 居丧照护内容**

(1)安慰与支持:老人的逝去对家属而言是一个沉重的打击,大多数居丧者很难从丧亲之痛中恢复过来,此时医护人员对其及时予以照护与协助是非常必要的。家属可能希望能与逝去的老人独自相处几分钟,或希望在探望逝去的老人时护士能陪伴在身边,护士应尊重临终老人家属及朋友的愿望,不以自己的态度和信念为基础,对家属的行为做出有价值的判断,提供适当的安慰与支持,使老人家属感到并非独自面对,进而增强其战胜由于丧亲而带来的悲伤和孤独的信心。

(2)协助表达内心的悲痛情绪:研究表明,宣泄因丧亲所导致的压抑、痛苦的悲伤情绪已被证实是预防居丧综合征(恶性悲伤反应)的重要手段之一,大约19%家属在丧亲后数小时内即向他人倾诉过内心悲伤,超过40%居丧者在至亲病逝当天倾诉过内心的悲伤情绪,尽早的干预悲伤反应带来的负面情绪,可有效防止或减缓发生恶性悲伤反应的几率。医护人员应协助家属及朋友表达内心的悲痛情绪,告诉其哭泣是一种很自然的情感表现,痛哭比压抑自己的感情能更好地应对老人的逝去。同时,应指导家属之间相互安慰和支持,也可通过诉说、回忆以及写日记等形式来寄托自己的哀思。

(3)协助处理实际问题:居丧者因无法摆脱失去亲人的悲伤情绪而无法集中精神处理老人逝去后的相关事宜,容易对金钱的花费、葬礼的筹划等失去理智的判断,将此作为某种关系价值衡量的指标,认为花费越多即越能表达老人的哀思。医护人员应安抚老人家属的悲伤情绪,使其从老人逝去的悲伤氛围中暂时摆脱出来,保持冷静的态度,再与之协商,帮助其处理好善终的相关事宜。

(4)协助其适应新的生活:医护人员应鼓励居丧者建立新的人际关系,可与亲属朋友外出旅游或参加社会活动,认识新的朋友;或鼓励居丧者培养业余爱好,如绘画、书法等以此来转移注意力。此外,可协助居丧者调整生活方式,与其他家属、亲友重新建立和谐的依恋关系,使居丧者明白虽然失去了一个亲人,但家庭成员间的温暖与关怀依旧,使其感受到生活的连续性和安全感,投入新的生活。对于老年居丧者,应嘱其子女多关心老人的生活,支持老人的正当要求和需要。

## 三、护理人员的心理支持

护理人员在照顾临终老人的过程中也经历着自身一系列的情感变化,同样经历临终老人5个心理反应阶段的照顾者并非少见。对护理人员来说,不仅是要接受一位特别病人的逝去,而且是对死亡问题的妥协。在医疗职业范畴中往往重视的是"治愈",死亡则意味着失败。当护理人员竭尽全力而终不能挽回临终老人的生命时常常感到由衷的无奈。因此,照顾临终老人的护理人员非常需要心理支持,同事们必须经常帮助照顾者分析在工作中自身的情感反应,并反思这种非专业性情绪反应是否会影响治疗性护患关系,鼓励照顾者以不同的方式发泄情感。同事的关心、良好的工作氛围以及心理或对临终关怀等专业人员的支持对于帮助护理人员度过临终老人的照顾时期非常重要。

(李 红)

# 第七节 生前预嘱

2015年经济学人智库发布了一项全球死亡质量报告,该报告从姑息治疗的环境、人力资源、医疗护理的可负担程度、护理质量和公众参与5个方面来评价"死亡质量",每个方面又细分为20个小指标,总分为100分。结果显示在参与评价的80个国家及地区当中,英国排名第一位,中国大陆排名第71位,得分23分。鉴于目前我国大陆地区的死亡质量较低,好多专家和学会提出优逝(good death)和生前预嘱(living will)。

生前预嘱是指人在健康或意识清醒时签署的,用来说明当自己在不可治愈的疾病晚期或临终时要或不要哪种医疗、护理的文书。生前预嘱明确表达了老人在临终期希望使用或放弃使用什么医疗和护理措施,如气管切开、人工呼吸机、电除颤、鼻饲等生命保障措施以及是否手术、进重症监护室、复苏等意愿。生前预嘱的意义在于便于与家属沟通，便于与固定的医疗代理人沟通，还可节省医疗资源，缓解家庭和社会的压力，最重要的是尊重了老人的意愿。

在中国受传统重生讳死文化的影响，相比于优生，优逝却很少被关注。优逝即传统意义上的善终，它包括有尊严的、平静的、无痛苦的逝去，并且有亲人的陪伴。优逝的观点认为好死是生命最后阶段的好活，老人可以免受身体、心理、精神的痛苦，做出清醒／符合自己意愿的决策，自己为离开做好准备并能充分表达，心情平和地告别。

（姜晧然）

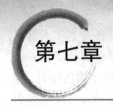

# 第七章 老年人常用评估工具

## 第一节 老年综合评估的定义和意义

### 一、定义

老年综合评估(comprehensive geriatric assessment, CGA)是老年医学服务的核心技术之一,是一个多维度跨学科的诊断过程。评估者从全面关注与老年人健康和功能状况相关的所有问题入手,从疾病、体能、认知、心理、社会和环境等多个层面对老年人进行全面评估,在明确其预防、保健、医疗、康复和护理等目标的基础上,为老年人制订出有针对性的预防和干预措施。

老年人各器官系统功能逐渐退化,会出现一系列非特异性的症状和体征,这些症状降低了老年人的日常生活能力,影响老年人的生活质量并且缩短预期寿命。CGA 是由医学问题、躯体功能状态、精神心理状态、社会支持、生活环境和生活质量这几个基本元素组成的,它常常需要借助多学科团队成员来共同完成。多学科团队的健康专家通过系统性的评估筛查出老年人群中的衰弱个体并识别出可治的健康问题从而为老年人带来更好的功能状态、预后和生活质量。

CGA 目前在国外已经得到广泛的应用,评估方法有国际性的综合评估应用系统(interRAI)、或者通过综合测量工具直接测量和评价。CGA 不仅包括医学评估,也包括非医学方面的评估,如社会服务评估、社会学衍变而来的智能评估、康复医学衍变而来的功能评估等。经过 70 多年的发展,对各种评估量表的不断修订,CGA 应用量表的评估时间逐渐缩短,已成为老年病学中不可缺少的工具。我国综合评估体系的创建,目前还处于初级探索阶段,能熟练应用的老年医疗工作者较少,故应在医院老年医学科和医养结合服务机构中逐步推广应用。

## 二、意义

老年综合评估无论对于从事老年医学及护理的医护人员还是老年人都具有重要意义。医护人员通过 CGA 可以全面评估和掌握老年人的功能状态和病情变化,提高疾病诊断准确率,通过多学科团队合作,制订全面的医疗、康复、护理指导或干预方案,并且及时作出干预评价及时调整方案,有助于改善老人长期的功能状态,维持一个良好的健康状态,为老年人提供健康管理、长期照护的全面实施方案。老年人通过 CGA 可以促进其康复,缩短在院治疗时间和不必要的医疗资源浪费以及避免过度医疗,尽早地回归社会、回归家庭,最大限度地维持老年人的功能状态和锻炼患病老人的残存功能,预防老年综合征的发生,提高其生活质量,提高老年人幸福感。

## 三、评估人群

目前 CGA 的评估获益人群没有严格的界定范围,较多的证据表明具有以下任意特点的老年人群可以进行 CGA 的评估:

1. 65 岁以上,具有多种慢病和多重用药的老人。

2. 具有明显功能减退或失能的老人。

3. 经急性期医院住院治疗的老人。

4. 经过运动、神经、呼吸、心脏或智能康复的老人。

5. 具有跌倒、痴呆、尿失禁、晕厥、谵妄、抑郁症、慢性疼痛、睡眠障碍和帕金森综合征等常见老年综合征的老人。

6. 存在压疮、便秘、营养不良、运动功能障碍或肢体残疾等常见老年照护问题的老人。

7. 存在社会和行为能力异常的老人。

8. 存在居住环境、社会环境和文化环境不良的老人。

9. 根据实际情况需要做 CGA 者。

对于完全健康或比较年轻的老年人、疾病终末期完全卧床的老年人、严重痴呆或完全功能丧失的老年人,进行 CGA 的意义并不大。

## 四、评估内容

CGA 的内容除了常规的医学评估诊断外,还包括躯体功能的评估、精神心理的评估、社会经济状况的评估、环境的评估、生活质量的评估。本章主要介绍常用的评估量表使用方法。

(徐 蕾)

# 第二节 躯体功能评估

## 一、日常生活活动能力评估

### (一)定义

日常生活活动能力(ativities of daily living, ADL)是指人们在日常生活中为照顾自己的衣、食、住、行,保持个人卫生整洁和进行独立的社区活动所必须反复进行的、最基本的、具有共性的一系列活动。这些活动虽然十分基本,但对维持每天的正常生活却必不可少,缺少这些正常的日常生活活动能力,除了给老人的日常生活带来很多不便,甚至还可能会损害老人的自尊心和自信心,严重影响老人的生活质量。

### (二)分类

ADL评估分为基本ADL(basic activities of daily living, BADL)评估、器具操作ADL(instrumental activities of daily living, IADL)评估和高级ADL(advanced activities of daily living, AADL)评估三个层次,但目前高级ADL评估还不能应用具体的量表来评估,用量表来对老人进行综合评估可以在短时间内获得大量的有效信息,便于节省时间和整理。

1. **基本日常生活活动能力(BADL)** 是指老年人基本的自身照顾能力,包括维持基本生活需要的自我照顾能力和基本的自理能力,包括每天的更衣、进食、如厕、洗澡等自理活动和转移、行走、上下楼梯等身体活动。BADL评估常用的量表有Barthel index(BI)量表和Katz index(KI)量表,包括对老人本身大小便、穿衣、移位、修饰、如厕、吃饭、活动、下上楼梯和洗澡等能力的评估。

2. **器具操作ADL(IADL)** 是指完成居家或社区中独立生活所需的关键性的比较高级的技能,例如家庭清洁和整理、使用电器设备、购物、旅游、烹饪、洗衣、管理财务等,这些活动多需借助或大或小的器具。IADL评定反映了老人较精细的功能,常用于社区老年人。主要常用的量表为Lawton-Brody功能性日常生活能力量表。

### (三)评估方法

1. **Barthel index(BI)量表(表7-2-1)** Barthel指数量表由美国Florence Mahoney和Dorothy Barthel于20世纪50年代中期设计并用于临床,于1965年首次发表,是康复医疗机构应用最广、研究最多的BADL评估方法,方法简单,有很高的信效度和灵敏度。Barthel指数量表不仅可应用于急性期的预后研究,也可用来评估老年病人治疗前后的功能状态,还可以用于预测治疗效果、住院时间和预后。Barthel 指数量表有 10 项和 15 项两个版本，本文选用的版本是 Wade and Collin 版本，包括 10 项内容，即进食、转移、修饰、如厕、沐浴、平地行走、上下楼梯、穿衣、尿便控制，总分为 100 分，得分越高说明老人独立性越好，依赖性越小。

表 7-2-1　Barthel index（BI）量表

| ADL项目 | 自理 | 较小依赖 | 较大依赖 | 完全依赖 |
| --- | --- | --- | --- | --- |
| 进餐 | 10 | 5 | 0 | 0 |
| 洗澡 | 5 | 0 | 0 | 0 |
| 修饰（洗脸、刷牙、刮脸、梳头） | 5 | 0 | 0 | 0 |
| 穿衣（系鞋带、纽扣） | 10 | 5 | 0 | 0 |
| 控制大便 | 10 | 5*（偶尔失控） | 0 | 0 |
| 控制小便 | 10 | 5*（偶尔失控） | 0 | 0 |
| 上厕所（擦净、整理衣裤、冲水） | 10 | 5 | 0 | 0 |
| 床椅转移 | 15 | 10 | 5 | 0 |
| 平地行走 45m | 15 | 10 | 5（用轮椅） | 0 |
| 上下楼梯 | 10 | 5 | 0 | 0 |
| 总分 | | | | |

可采用医护人员直接观察老年人完成各项活动的状况进行评估。此种方法结果可靠，可选择合适的时间进行观察，例如早上老人起床时观察其洗漱、修饰等活动，在进餐时间观察其进食能力。但此种方法所需时间较多，尤其对于体弱的老人，为避免老人劳累，需分次进行评估。也可采用间接评估的方法，例如通过询问老人的家属、亲人等了解情况，口头询问或者问卷询问，除了面对面的访谈方式还可采取电话、书信等形式，直接访谈老人，如果老人不能亲自回答，可访问老人的家属及护理人员。但其准确性不如直接观察法，可以和直接法结合使用。

（1）具体评估分值及判定标准（表 7-2-2）。

表 7-2-2　具体评估分值及判定标准

| 分数 | 10分 | 5分 | 0分 |
| --- | --- | --- | --- |
| 进食 | 能在合适的时间内独立进食各种正常食物，可使用必要的辅助器具，不包括取饭、做饭 | 需要部分帮助（如夹菜、切割、搅拌食物等）或需要较长时间 | 较大或完全依赖他人 |

| 分数 | 10分 | 5分 | 0分 |
|---|---|---|---|
| 洗澡 | | 无须指导能独立完成洗澡全过程（可为浴池、盆浴或淋浴） | 不能独立完成，需依赖他人 |
| 修饰 | | 独立完成刷牙（包括固定义齿）、洗脸、梳头、剃须（如使用电动剃须刀者应会插插头）等 | 不能独立完成，需依赖他人 |
| 穿衣 | 能独立穿脱全部衣服，包括系扣、开关拉链、穿脱鞋、系鞋带、穿脱支具等 | 需要部分帮助，但在正常时间内至少能独自完成一半 | 较大或完全依赖他人 |
| 控制大便 | 能控制，没有失禁，如需要能使用栓剂或灌肠剂 | 偶尔失禁（每周少于1次），或需要在帮助下用栓剂或灌肠剂 | 失禁或昏迷 |
| 控制小便 | 能控制，没有失禁，如需要使用器具，能无须帮助自行处理 | 偶尔失禁（每24h少于1次，每周大于1次） | 失禁或昏迷 |
| 如厕 | 能独立进出厕所或使用便盆，无助手能解、穿衣裤和进行便后擦拭、冲洗或清洁便盆 | 在保持平衡、解穿衣裤或处理卫生等方面需要帮助 | 依赖他人 |
| 床椅转移 | 需较小帮助（1人帮助）或语言的指导、监督 | 可以从床上坐起，但在进行转移时需较大帮助（2人帮助） | 不能坐起，完全依赖他人完成转移过程。 |
| 平地行走45m | 在1人帮助（体力帮助或语言指导）下能平地行走45m | 如果不能走，能独立使用轮椅行进45m | 不能完成。 |
| 上下楼梯 | 能独立完成，可以使用辅助器械 | 活动中需要帮助或监护 | 不能完成。 |

注：床椅转移：能独立完成床到轮椅、轮椅到床的转移全过程，包括从床上坐起，锁住车闸，移开脚踏板为15分；平地行走45m：能独立平地行走45m，可以使用矫形器、假肢、拐杖、助行器，但不包括带轮的助行器，为15分。

（2）Barthel 指数量表评分的结果判定（表 7-2-3）。

表 7-2-3　Barthel 指数量表评分的结果判定

| 分数 | 结果判定 |
| --- | --- |
| 满分（100分） | 老人各项基本日常生活活动能力良好，不需依赖他人 |
| 75~95分 | 评定为良，老人虽有轻度功能缺陷，但日常生活基本能够自理 |
| 50~70分 | 表示老人有中度功能缺陷，日常生活需要一定帮助 |
| 25~45分 | 表示老人有严重功能缺陷，日常生活明显依赖他人 |
| 0~20分 | 为完全残疾，日常生活需完全依赖他人（极严重功能缺陷） |
| ＞40分 | 老人康复治疗效益最大 |

2. Katz index 量表（表 7-2-4）　由 Katz 在 1959 年提出，1976 年修订，根据人体功能发育学的规律制订，为六项评定内容，依次为洗澡、穿着、如厕、转移、大小便控制、进食，六项评定内容按照由难到易的顺序进行排列，不宜随意改变次序。并将功能状态分为六个等级，从完全自理到完全依赖。

通过与被测老人、照顾者交谈或被测老人自填问卷，确定各项评分，计算总分值。总分值越高，提示被测老人日常生活能力越高。

表 7-2-4　Katz index 量表

| 项目 | 独立完成（1分） | 依赖（0分） | 得分 |
| --- | --- | --- | --- |
| 沐浴 | | | |
| 穿着 | | | |
| 如厕 | | | |
| 转移 | | | |
| 大小便控制 | | | |
| 进食 | | | |

（1）评估分值：Katz 指数量表每个条目独立完成计 1 分，否则为 0 分，总分在 0~6 分；6 分表明老人具备完全的独立日常生活活动能力，3~5 分表示部分功能缺损，2 分以下表示严重功能缺损。

（2）功能等级评定：Katz 指数量表（表 7-2-5）把 ADL 功能状态分为 A-G 七个功能等级，A 级为完全自理，G 级为完全依赖，从 A 级到 G 级独立程度依次下降。

表 7-2-5 Katz index 量表功能等级评定

| 等级 | 结果判定 |
|------|---------|
| A 级 | 全部六项活动均能独立完成 |
| B 级 | 能独立完成六项活动中的任意五项,只有一项不能独立完成 |
| C 级 | 只有洗澡和其他任意一项不能独立完成,其余四项活动均能独立完成 |
| D 级 | 洗澡、穿着和其他任意一项不能独立完成,其余三项活动均能独立完成 |
| E 级 | 洗澡、穿着、上厕所和其他任意一项不能独立完成,其余两项活动均能独立完成 |
| F 级 | 洗澡、穿着、上厕所、转移和其他任意一项不能独立完成,其余一项可独立完成 |
| G 级 | 所有六项活动均不能独立完成 |

3. Lawton-Brody 功能性日常生活能力量表(表7-2-6) 由美国的 Lawton 等人设计制订,主要用于评定被测试者的功能性日常生活能力。此量表将 IADL 分为 7 个方面,包括对老人服药、理财、家务、购物、做饭、使用公共交通工具和使用电话等能力的评估。

通过与被测老人、照顾者等知情人的交谈或被测老人自填问卷,确定各项评分,计算总分值。总分值范围是 0~14 分,分值越高,提示被测者功能性日常生活能力越高。

表 7-2-6 Lawton-Brody 功能性日常生活能力量表

| 序号 | 项目 | 2分 | 1分 | 0分 | 得分 |
|------|------|------|------|------|------|
| 1 | 你能去购物吗 | 无须帮助 | 需要一些帮助 | 完全不能自己出去购物 | |
| 2 | 你能去超过步行距离的地方吗 | 无须帮助 | 需要一些帮助 | 除非进行特别安排,否则完全不能旅行 | |
| 3 | 你能自己做家务或勤杂工作吗 | 无须帮助 | 需要一些帮助 | 完全能自己做家务 | |
| 4 | 你能自己做饭吗 | 无须帮助 | 需要一些帮助 | 完全不能自己做饭 | |
| 5 | 你能使用电话吗 | 无须帮助 | 需要一些帮助 | 完全不能自己使用电话 | |
| 6 | 你能自己服用药物吗 | 无须帮助(能准时服药,剂量准确) | 需要一些帮助[别人帮助备药,和(或)提醒服药] | 没有帮助,完全不能自己服用药物 | |
| 7 | 处理财务能力 | 无须帮助 | 需要一些帮助 | 完全不能自己处理钱财 | |

(徐 蕾)

## 第三节 认知功能评估

老年人的认知功能减退很常见,可见于痴呆、谵妄、语言障碍和注意力不集中等老人。认知功能评估可以按照初筛试验到进一步检查的过程,通过初筛试验的量表等工具可以简单地判断和区分谵妄、抑郁、痴呆的老人。有效的认知功能评估工具包括画钟试验(clock drawing test,CDT),简易智能评估量表(mini-mental status examination,MMSE)、蒙特利尔评估量表(Montreal cognitive assessment,MoCA)等。关于谵妄、焦虑等症状的评估之前章节有详细阐述。

由 Folsten 1975 年编制,最具影响和应用最广泛的认知缺损筛选工具之一。可以评估老人的时间定向力、地点定向力、记忆力、注意和计算力、回忆能力、物体命名、语言复述、阅读书写能力、结构能力等。其敏感度不高,不能用作痴呆的鉴别诊断,且受文化教育程度影响,文化程度较高的老人有可能出现假阴性,忽视了轻度认知损害,而对于文化程度较低及语言沟通障碍的老人有可能出现假阳性。此量表可以简单判断和区分谵妄、抑郁、神志昏迷和痴呆的老人,预测痴呆的预后。

表 7-3-1 简易智能评估量表(MMSE)

| 检查的功能项目 | 序号 | 问题 | 正确 | 错误 |
|---|---|---|---|---|
| 时间定向力 | 1 | 今天的年份(1分) | | |
| | 2 | 今天的月份(1分) | | |
| | 3 | 今天的日期(1分) | | |
| | 4 | 今天是星期几(1分) | | |
| | 5 | 现在是什么季节(1分) | | |
| 地点定向力 | 6 | 你住在哪个省市(1分) | | |
| | 7 | 你住在哪个区县(1分) | | |
| | 8 | 你住在哪个街道乡镇(1分) | | |
| | 9 | 我们现在在什么地方(1分) | | |
| | 10 | 我们现在在几楼(1分) | | |
| 记忆力 | 11 | 请重复我说过的物体:树木(1分) | | |
| | 12 | 国旗(1分) | | |
| | 13 | 皮球(1分) | | |
| 注意力和计算力 | 14 | 计算 100-7=?（1分） | | |

续表

| 检查的功能项目 | 序号 | 问题 | 正确 | 错误 |
|---|---|---|---|---|
| | 15 | 余数 −7=?（1分） | | |
| | 16 | 余数 −7=?（1分） | | |
| | 17 | 余数 −7=?（1分） | | |
| | 18 | 余数 −7=?（1分） | | |
| 回忆力 | 19 | 请回忆刚才记住的名称：树木（1分） | | |
| | 20 | 国旗（1分） | | |
| | 21 | 皮球（1分） | | |
| 语言能力 | 22 | 命名：手表（1分） | | |
| | 23 | 铅笔（1分） | | |
| | 24 | 复述：44只石狮子（1分） | | |
| | 25 | 阅读理解：闭上您的眼睛（1分） | | |
| | 26 | 语言理解：用右手拿纸（1分） | | |
| | 27 | 将纸对折（1分） | | |
| | 28 | 放在左大腿上（1分） | | |
| | 29 | 书写能力：写一句完整的句子（1分） | | |
| | 30 | 空间结构：按样作图（见图1）（1分） | | |

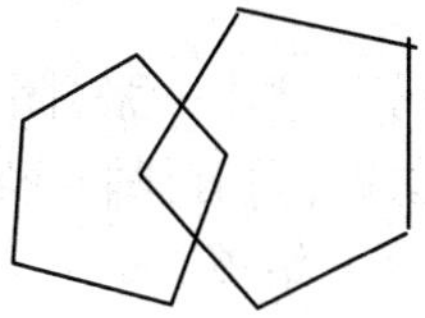

图1

## （一）评定方法

没有时间限制，可通过与被测老人交谈评定内容，测试者向被测老人提问来确定各项评分，最后计算总分值。

1. **定向力（10分）** 首先询问日期，之后再针对性地询问其他部分，如"您能告诉我现在是什么季节"，每答对一题得一分。日期和星期差一天可计正常。请依次提问，"您能告诉我你住在什么省市吗"（区县街道什么地方第几层楼）每答对一题得一分。

2. **记忆力（3分）** 即刻记忆也称最初或一级记忆，告诉被测试老人您将问几个问题来检查他/她的记忆力，然后清楚、缓慢地说出3个相互无关的东西的名称(如:皮球,国旗,树木,大约1秒钟说一个)。说完所有的3个名称之后,要求被测试老人重复说出这些名词。被测试老人的得分取决于他们首次重复的答案。(答对1个得1分,最多得3分)。如果他们没能完全记住,可以重复,但重复的次数不能超过5次。如果5次后老人仍未记住所有的3个名称,那么对于回忆能力的检查就没有意义了,可以跳过"回忆能力"部分检查。

3. **注意力和计算力(5分)** 要求老人从100开始减7,之后再减7,一直减5次(即93,86,79,72,65)。每答对1个得1分,如果前次错了,但在错误得数基础上减7,正确者仍给相应得分。

4. **回忆能力(3分)** 如果前次被测试者完全记住了3个名称,现在就让老人再重复一遍。每正确重复1个得1分,最高3分。

5. **语言能力(9分)**

(1)命名能力(0~2分):拿出手表给测试者看,要求老人说出这是什么,之后拿出铅笔问老人同样的问题。

(2)复述能力(0~1分):要求被测试老人注意你说的话并重复一次,注意只允许重复一次。这句话是"44只石狮子",只有正确,咬字清楚的才计1分。

(3)三步命令(0~3分):给被测试老人一张空白的白纸,要求老人把纸用右手拿起来,双手把它对折起来,然后放在左大腿上。要求对方按你的命令去做,注意不要重复或示范。只有老人按正确顺序做的动作才算正确,每个正确动作计1分。

(4)阅读能力(0~1分):拿出一张"闭上您的眼睛"卡片给被测试老人看,要求老人读它并按要求去做,只有他们确实闭上眼睛才能得分。

(5)书写能力(0~1分):给被测试老人一张白纸,让他们自发写出一句完整的句子。句子必须有主语、动词,并有意义,注意不能给予任何提示,语法和标点的错误可以忽略。

(6)结构能力(0~1分):在一张白纸上画有交叉的两个五边形,要求被测试老人照样准确地画出来。评分标准:五边形需画出5个清楚的角和5个边。同时,两个五边形交叉处形成菱形,线条的抖动和图形的旋转可以忽略。

**(二)具体评估分值及判定标准**

1. **MMSE的评分** 采用0、1两级评分,答对一题计1分,答错及拒绝回答计0分,满分30分。结果判定如下:

(1)认知功能障碍:最高得分为30分,分数在27~30分为正常,分数<27为认知功能障碍。

(2)痴呆划分标准:文盲≤17分,小学程度≤20分,中学程度(包括中专)≤22分,中学文化以上程度(包括大专)≤24分。

**2. 结果判定标准** 结合文化教育程度,以 MMSE 得分高低进行认知障碍程度的分级。

(1)轻度认知功能障碍:根据不同文化教育程度,轻度认知功能障碍分值在 18~26 之间。

(2)痴呆:不同文化程度痴呆分度(表 7-3-2)。

表 7-3-2　痴呆结果判定标准

| 文化程度 | 轻度痴呆 | 中度痴呆 | 重度痴呆 |
| --- | --- | --- | --- |
| 文盲 | 14~17 分 | 5~13 分 | 文盲 ≤ 4 分 |
| 小学文化 | 16~20 分 | 8~15 分 | ≤ 7 分 |
| 中学文化 | 20~22 分 | 11~19 分 | ≤ 10 分 |
| 中学以上 | 20~24 分 | 11~19 分 | ≤ 10 分 |

此量表非语言项目偏少,对右半球、额叶功能障碍不敏感,通常不用作结果指标,需结合其他测试、神经影像学和生化等检测综合分析。在初步筛查试验上述异常结果提示有认知功能损害,但不能完全诊断为痴呆,其他因素也会影响诊断,需要做进一步检查。比如认知功能筛查量表、临床痴呆量表、哈钦斯缺血量表等,有明显的智能下降并足以影响到老人的生活方面的证据才能确定痴呆的诊断。

(徐　蕾)

# 第四节　社 会 评 估

老年人社会评估主要包括老年人的社会经济状况评估、社会文化评估、社会支持情况评估、照顾者负担等社会环境状况的评估,通过对老人社会环境的评估,有利于了解与老人健康状况相关的环境,可以促进老人的健康状况管理,提高老人的生活质量。其中照顾者负担、社会关系及社会支持的评估可以应用常用的评估量表,通过直接观察法和与老人访谈的方法进行评估。

社会支持包含两类,一类是客观的或实际的支持,包括物质上的直接援助、社会网络和团体关系的存在和参与;另一类是主观的、体验到的情感上的支持,即个体在社会中被尊重、理解、支持的情感体验和满意程度,所以对支持的利用情况也要作为评估的一个维度。评估老年人的社会支持系统最常用的社会支持评定量表(social support rating scale, SSRS)。照顾者负担的评估可采用普适的照顾者负担量表(caregiver burden inventory, CBI),目前还没有老年照护者负担的特异性量表。

## 一、社会支持评定量表（SSRS）

此量表由肖水源设计，包括客观支持（3 条）、主观支持（4 条）和对社会支持的利用度（3 条）三个维度，共 10 个条目，具有良好的信效度，通过此量表可以了解个体的社会支持水平，能更好地帮助人们适应社会和环境，提高个体的身心健康水平，适合我国人群使用，该量表见附录 3。

**1. 评定方法** 被测老人可以使用量表自我评价，有视力等功能障碍或文化程度较低的老人也可由测试者询问老人进行评价。

**2. 具体评估分值及判定标准** 社会支持评定量表满分 40 分。客观支持分：第 2、6、7 条评分之和；主观支持分：第 1、3、4、5 条评分之和；对社会支持的利用度分值：第 8、9、10 条评分之和。

总分越高，社会支持度越高，一般认为评分 < 20 分，为获得社会支持较少；20~30 分，为具有一般的社会支持度；30~40 分，为具有满意的社会支持度。

## 二、照顾者负担量表（CBI）

居家老人绝大多数需要家人的长期照顾，尤其是很多老年人合并多种疾病，在漫长的康复过程中，照顾者需要承受很多的负担，形成长期的压力，影响照顾者的身心健康，进而影响老人的照顾效果和生活质量。应用 CBI 量表可以测试照顾者的负担，为帮助照顾者缓解各方面的压力，制订改善措施提供参考。CBI 量表由学者 Novak 于 1989 年进行开发，本文以学者张慧芝、李峥等人进行翻译和在老年痴呆病人照顾者中进行信效度检验的中文版照顾者负担量表为例介绍。

**1. 评定方法** 由老人照顾者自行填写本量表，如照顾者不识字或无法自填，则由问卷访谈者协助其完成。

**2. 具体评估分值及判定标准** 此量表共有 24 个条目，包含 5 个维度，分别是生理性负担、情感性负担、社交性负担、时间依赖性负担和发展受限负担。每个条目分 5 个等级，从非常同意（4 分）到非常不同意（0 分），得分范围0~96 分，得分越高说明照顾者的负担越重。

（徐　蕾）

# 第五节　生活质量评估

生活质量是指不同的文化、价值体系中的个体对与他们的目标、期望标准及与关心事情有关的生活状态的综合满意程度及对个人健康的一般感觉。一般认为生活质量是对个人或群体所感受到躯体、心理、社会各方面良好适应状态的一个综合测量。1994年经中华医学会老年医学专业委员会流行病学学术小组全体专家讨论，我国对老年人生活质量定义如下：老年人生活质量是指60岁及以上老年人群对自己的身体、精神、家庭和社会生活美满的程度和对老年生活的全面评价。

虽然生活质量和老年人的生活质量的评估目前没有一个金标准，但多数学者设计的评价生活质量的工具都包括了躯体健康、认知功能、心理健康及社会功能等多个方面，目前评估老年人生活质量常用的工具为"36项健康调查简表"（short form-36 health survey，SF-36），也有学者应用幸福指数或生活满意度量表来评估老年人的生活质量，如生活满意度指数量表（life satisfaction index，LSI）、纽芬兰纪念大学老年幸福度量表（Memorial University of Newfoundland scale of happines，MUNSH）等，暂时没有特异性的老年人生活质量评估工具。

（一）36项健康调查简表（SF-36）

中文版SF-36是在美国版量表经中国学者引入我国并进行汉化和信效度检验后形成，有很好的信效度，本文采用方积乾翻译版量表，共包含36个条目，8个领域：躯体功能、躯体角色、机体疼痛、社会功能、心理卫生、情绪角色、活力和总体健康状况，为普适版的生活质量评估工具。

1. **评定方法** 为老人自我评价或在他人帮助下进行自评或他评。

2. **具体评估分值及判定标准** 条目积分的正向化处理：有些条目的原始积分越高，反而健康状况越差，需做正向化，如条目1（SF1）：原始积分1分表示总体健康状况非常好，5分表示总体健康状况非常差，则在评分时，转化后原始积分应为：6-转化前原始积分。原始积分需转化成标准积分（百分制），转化公式为：标准积分=（原始积分–该条目最低分值）×100/（该条目最高分值–该条目最低分值）。分量表及各条目积分越高，则表示健康状况越佳。见附录4。

（二）纽芬兰纪念大学老年幸福度量表（MUNSH）

幸福度是心理学中用来反映和评价老年人内部心理状况的常用概念。影响老年人幸福感的主观因素主要有个性特点、自尊心、自我概念、心理成熟度等，客观因素有家庭气氛、社会关系、经济状况、健康状况和各种生活事件。

老年幸福度量表是由纽芬兰学者创制，于1985年首次引入我国，基于正性情感和负性情感之间的平衡，具有较好的信效度，由24个条目组成，每个条目是关于情感或体验的一句话。10个条目反映情感，其中正性情感（positive affect，PA）和负性情感（negative affect，NA）各5条；另14个条目反映体验，其中正性体验（positive experience，PE）和负性体验（negative experience，NE）各7条。要求被测老人依据近期生活感受回答"是"（2分），"否"（0分）或"不知道"（1分）。见附录5。

1. 条目归属

（1）PA（正性情感）条目：1、2、3、4、10。

（2）NA（负性情感）条目：5、6、7、8、9。

（3）PE（一般正性体验）条目：12、14、15、19、21、23、24。

（4）NE（一般负性体验）条目：11、13、16、17、18、20、22。

2. **评定方法** 为老人自我评价或在他人帮助下进行自评或他评。

3. **具体评估分值及判定标准** 对24个条目，要求被测试者依据近期生活感受回答"是"（2分），"否"（0分）或"不知道"（1分）。总分 =PA−NA+PE−NE。其中，第19项"现在住地"计2分，"别的住地"计0分；第23项答"满意"计2分，"不满意"计0分。

得分范围：−24~+24。为了便于计算，加上常数24。记分范围0至48。依据总得分高低判定老人幸福度程度。得分越高，提示老人幸福度越高。

（徐 蕾）

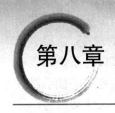

# 第八章 老年护理研究进展

随着我国人口老龄化进程的加快，政府对老年医学和老年护理的发展也越来越重视。无论是专业人员的培养，还是非专业照护人员的招募与培训等方面都进行了多种方式的尝试。同时，全社会也在对不同模式的养老照护方式进行实践和摸索。为了更好地提升老年人的照护质量，越来越多的研究者关注到老年护理这一领域。同时为了满足老年人群需求的多样性，老年护理领域的研究内容和研究方法也在不断发生着变化。近年来国内外在老年护理和老年照护领域的研究主要集中在老年护理实践与服务、老年护理教育与培训、老年护理政策与制度改革等多方面；研究方法也越来越多样化，从量性研究为主到量性研究和质性研究相结合；从在实践场所进行的问卷调查和人群干预到在实验室中对相关护理现象的发生机制进行深入的探索；从护理人员单独进行的研究到多学科团队合作开展项目。由于受章节篇幅的限制，本章重点介绍一些在国内的老年护理研究领域关注尚不足的问题，如晚期痴呆老人的安宁疗护、老年常见症状的循证护理以及老年护理研究者共同关注的热点问题，如老年衰弱及干预、老年人被虐待的问题等。同时，本章还对国内外常见的养老与照护的不同模式进行了介绍。希望为老年护理人员提供新思路和新理念。

## 第一节　老年人常见健康问题的护理研究进展

随着年龄的增长，老年人产生多种健康问题，如感知觉功能下降、记忆力和学习能力下降，以及各种生理功能的下降等。本书前面的章节中已经对老年人常见的健康问题进行了详细的介绍，本节重点针对关注不足的老年人的口腔卫生状况和失眠症的护理，介绍其研究进展。

### 一、口腔卫生

在过去的几十年里，口腔卫生保健和治疗技术的进步使得"有牙老年人"

所占比例大幅增加,但与此同时,越来越多的老年人患有龋齿、牙周病、大量的牙齿磨损、义齿等口腔问题。这可能是由于老年人慢性病多病共患和多重用药现象的存在,再加上老年人药效动力学和药代动力学的改变,使得老年人更容易发生药物不良反应,有些药物如抗抑郁药物可引起口腔干燥以及唾液减少,影响口腔健康,进而影响全身健康状况,例如口腔的感染可能会继发引起脑膜炎、心内膜炎或胆囊炎等,牙菌斑的沉积会引起吸入性肺炎等。另一方面,口腔的健康也会影响老年人的进食能力、饮食种类、营养、语言、行为、容貌以及社会交往,口腔问题关系到老年人的生活质量,这就涉及近年来受到广泛关注的概念——口腔健康相关生活质量(oral health-related quality of life, OHRQoL)。世界卫生组织将口腔健康相关生活质量列为全球口腔健康项目的重要组成部分,近年来已将口腔健康列为新的老年综合征。由此可见,口腔健康是身体健康和生活质量的重要组成部分,是延长人们健康寿命不可缺少的支柱。维护口腔健康有助于促进全身健康,提高生活质量以及延长老年人的寿命。

（一）老年人口腔卫生健康特点

口腔健康出现问题一般始于居家老人,而养老机构的老年人的口腔问题则更严重。秦岭等对前来医院就诊的老年人进行口腔健康状况调查,发现龋病、牙周病、楔状缺损、残根残冠、牙列缺损或缺失在老年人中检出率较高。其中患龋齿者占受检者的70.36%,牙周病占62.65%。这些口腔疾病如果不妥善治疗会导致口腔健康进一步恶化,影响老年人咀嚼功能和营养的吸收,从而影响全身健康状况。相对一般老年人,痴呆老年人的口腔状况具有如下特征:

（1）口腔唾液分泌功能减退,下颌下腺尤其明显。

（2）牙齿或义齿上牙菌斑或结石的沉积更为显著。

（3）牙冠龋齿和残留牙根发生率更高。

（4）更明显的牙周间隙增宽并伴发牙龈出血。

（5）牙冠表面和牙根蛀牙的发生更显著。

（6）义齿的使用率下降。

（7）更多的由义齿引起的口腔黏膜损坏。

（8）口腔健康状况与痴呆严重程度的相关性高于与痴呆种类的相关性。

（9）完全无牙者较多。

（10）虽然痴呆老年人有更高的口腔问题发生率,但他们对口腔健康服务的使用率却相当低。

（二）评估工具

早期评估和发现口腔问题,采取措施及早干预,是保证老年人身心健康、

改善其生活质量的重要内容。为此,许多专家尝试研发了各种量表,用于老年口腔健康问题的早期筛查。目前,比较公认的有:

1. **简要口腔健康检查表(brief oral health status examination,BOHSE)** 该量表于1995年美国加州大学生理护理学博士Kayser-Jones及加州大学口腔门诊部副主席William等研制,可由护士应用的、专为评估养老院老人(包括有认知障碍的老年人)口腔情况而设计。该量表从10个方面对口腔状况进行评估:淋巴结、嘴唇、舌头、颊颚口腔底黏膜、牙龈、唾液、牙齿、义齿、有咀嚼功能的牙齿对数和口腔清洁度。量表描述了具体的评估方法,将口腔状况分为0~2级,并对需要转诊给口腔专科医生处理的情况做出了明确规定。简明口腔健康检查表具有较好的重测信度和评定者间信度及内容效度,被认为是最全面、有效和可靠的口腔筛查工具。赵彩均等将此量表汉化并进行了信效度检验,将其应用于1073名老年住院病人中评估其口腔健康状况,量表使用简单、可行。具体评估内容可见附录6。

2. **口腔健康评估表(oral health assessment tool,OHAT)** 澳大利亚于2003年将BOHSE量表进行简化而形成,此表在加拿大安大略护士协会发布的临床实践指南中被建议可供非牙医专业人员使用,适用于老年人的口腔健康评估。OHAT包括8个条目,分别对口唇、舌头、牙龈及组织、唾液、真牙、义齿、口腔卫生和牙痛的状况进行评估,每个条目评分0~2分,0分为健康状态,1分为健康改变,2分为不健康状态。总分0~16分,分数越高,表示口腔健康状况越差。因为部分条目涉及主观感受,所以适用于能汇报症状并且配合评估的老年人。

3. **口腔健康相关生活质量的评估工具** 通过询问方式了解老年人的口腔健康状况,综合地反映口腔疾病对老人的身体、心理和社会功能等方面的影响。口腔健康相关生活质量的评估工具中应用最多的是老年口腔健康评价指数(geriatric oral health assessment index,GOHAI),该量表是于1990年由美国学者提出,包括12个条目和3个维度。主要测评内容有:①身体功能,包括进食、说话和吞咽;②社会心理功能,包括对口腔健康、自我形象和因口腔健康问题而回避社会交往;③疼痛或不适,包括使用药物来减轻与口腔健康问题有关的疼痛或不适。量表采用"总是、有时、从不"的Likert 3级评分形式,并以各条目得分之和的方式计分,总分为12~36分,得分越高,口腔健康状况越好,生活质量也越高。凌均棻等研制了GOHAI量表中文版,并对其信度、效度、反应度等进行了测评。

**(三)基于证据的口腔护理策略**

通过对美国国立指南数据库、Cochrane循证医学数据库、澳大利亚JBI循证护理学数据库等进行检索,并将检索出来的研究结果进行总结,得出以证据为基础的老年人的口腔照护策略。

**1. 进行常规的口腔检查** 护理院中,通常由护士或其他照顾人员进行口腔健康状况的筛查,现有的证据表明,一方面,经过训练,护士能成功地实施对老年人(伴有痴呆或不伴有痴呆)的口腔健康状况的评价,并确保筛查出需要转交给口腔专科医生做进一步处理的老人。另一方面,老年护理院应定期聘请口腔专科人员到护理院对痴呆老年人的口腔情况进行检查,同时增进口腔专科人员和老年护理院照护人员之间的联系,以保证能形成一个为老人口腔健康服务的团队。评估口腔状况时,建议使用开口器或改良的口腔器具,以帮助稳定下颌,使口腔得到充分暴露,方便操作。

**2. 使用含氟的口腔清洁剂清洁牙齿** 氟对于预防龋齿的作用已经得到证实。局部使用氟最大的好处在于:它仅作用于牙齿表面,对于全身的作用微乎其微。规律地使用含氟的牙膏、漱口水或其他一些口腔保健制品,能够使氟预防龋齿的功效得到很好的发挥。家庭使用的氟化物包括酸性的氟化亚锡和中性的氟化盐,其中,中性的氟化盐比较适合老年人使用,因为老年人口腔往往比较干燥,口腔内常常有复杂的人造牙托、牙冠等,酸性的氟化物可能会造成口腔内人造模具染色及软组织损伤。

**3. 使用葡萄糖酸氯己定(洗必泰)漱口** 无论是社区居住的老年人或是住院老年人,口腔内的生龋细菌是导致龋齿和牙周疾病的原因之一。这些细菌包括乳酸杆菌、变形链球菌等,对于高龄老年人还包括了干酵母菌。因此,可以通过局部使用相应的抗生素杀灭细菌以达到预防龋齿和牙周疾病的目的。含葡萄糖酸氯己定的口腔保健用品是目前被研究得最多也是应用得最广泛的口腔抗菌制品。但长期使用葡萄糖氯己定漱口水可能会造成味觉改变及牙齿黄染,可以改用葡萄糖酸氯己定牙胶,其有效成分的浓度只有漱口水的一半,能在保持疗效的同时,降低不良反应的发生。目前,关于氟制剂和葡萄糖酸氯己定的相互作用还需要进一步的研究,现在一般的意见是推荐 2 种制剂的使用间隔最好至少 2h。

**4. 使用正确的方法清洁义齿** 佩戴义齿对于龋齿易患人群来讲是一个发生牙根龋齿的独立危险因素。戴义齿的人容易发生义齿性口腔炎,即与义齿接触的黏膜发生炎性损害(多为念珠菌感染)。对义齿性口腔炎的治疗护理措施包括规律地清洁和消毒义齿,规律地取戴义齿,使用唾液替代品,使用抗真菌的药物(例如局部使用制霉菌素、咪康唑,全身使用氟康唑、依曲康唑等)。另外,佩戴部分义齿是老年人发生牙根腐坏的危险因素之一;甚至有学者提出,最好不要戴部分义齿,或者只是在特殊情况下才有限地使用。

**5. 使用唾液刺激物或替代品** 唾液能减少牙齿釉质表面的摩擦力,冲刷食物残渣和细菌;能中和细菌产酸,维持口腔内 pH 值稳定;是钙、磷酸盐和氟离子的储库，为牙质再矿化提供离子基础。唾液质或量的降低都会导致患龋齿的风险增高。药物不良反应导致的口干燥症和唾液腺分泌功能低下会引起老人食欲减退、挑食，进而导致营养障碍，因此，提倡使用唾液刺激物或替代品，可以帮助咀嚼、吞咽、讲话，并减少夜晚睡眠期间由于口干而引起的频繁觉醒。

**6. 促进痴呆老人有效沟通的策略** 在为痴呆老年人进行口腔护理时，照护者最常遇到的问题就是合作性差。采用痴呆老年人行为管理和沟通技术可以促进口腔护理的效果，如与其交流的时候，尽量使用简短的词汇和句子，可以将任务分解成一个个小步骤，每次只问一个问题，并耐心等待老人的回答，并给予老人表扬和正性的反应，在操作中为防止老人劳累而给予其一定的间歇休息，保持微笑，与老人的躯体接触尽量轻柔，提供一个安全且安静的环境，尽量减少刺激等。

**7. 对护理人员开展有关口腔护理知识和技术的培训** 在对提供口腔护理的工作人员中进行的调查发现，工作人员尚未认识到口腔护理的重要性，使得口腔护理是最容易被工作人员所忽视的一项操作。已有研究表明，对护士开展全面且操作指导性强的口腔护理培训课程，内容包括口腔疾病知识、筛查工具、口腔护理技术演示、常见口腔护理产品等，将对护理院内老年人的口腔健康情况有正性作用。

**8. 加强老年人口腔保健意识** 因为口腔疾病最不受人注意，大多数老年人仍有"人老应该掉牙"的旧观念，保健意识和保健行为不足是导致人群口腔卫生保健状况不佳的直接原因。调查结果表明，很大一部分老年人没有掌握正确的刷牙方法，50.19%的人横刷牙，67.92%的人刷牙时间偏短，仅有16.23%的人使用牙线，有叩齿习惯者占16.98%，老年人群中每天刷牙者仅为52%，且老年人就诊率偏低，口腔保健知识缺乏等，都是影响老年人口腔健康的因素。

综上所述，幸福的晚年需要健康的牙齿，进一步普及和科学引导老年人的口腔健康行为，提高老年人对口腔疾病的防控意识，加强口腔健康宣传工作，指导能自理的老年人正确地进行口腔保健，为不能自理的老年人提供口腔护理，维护老年人口腔健康是护理人员重要的工作内容。

## 二、失眠症

随着年龄的增长老年人出现越来越多的睡眠问题，而最常见的睡眠问题就是失眠症。研究发现42%的65岁以上老人报告至少出现一种睡眠相关问题，其中23%~34%有失眠症状，7%~15%有清晨醒后未恢复感。失眠症通常指尽管有充分的睡眠条件和环境，却存在对睡眠时间和质量的不满足，并影响到白天社会功能的一种主观体验。老年人失眠的主要表现为入睡困难、睡眠中间易醒及早醒、睡眠质量低下、睡眠时间明显减少,严重者可彻夜失眠。老年人睡眠的质和量都会逐渐下降,但是老年人对睡眠的需求并没有减少。长期失眠易引起心烦意乱、乏力、头痛、抑郁甚至认知功能减退,严重影响生活质量,而且,失眠本身还是导致老年人跌倒的一个危险因素。

据文献报道,65 岁以上老年人失眠的发生率为 12%~40%,尽管睡眠障碍的发生率很高,但是只有不到 15% 的患有慢性失眠的老年人接受了治疗和护理,这可能与缺乏失眠的相关知识、对失眠症认识不足有关。现将有关失眠症护理的相关进展进行汇总。

**(一)睡眠质量的评估**

睡眠质量缺乏统一的定义,当前,对睡眠质量的定义主要有三种途径,且每种定义都有相应的评估方式。

1. **睡眠质量** 是指用工具测量记录到的睡眠指标,也是最常用的一种定义方式,以广泛应用的匹兹堡睡眠质量指数量表来判断睡眠质量的好坏,该量表从主观睡眠质量、入睡时间、睡眠时间、睡眠效率、睡眠连续性、是否应用催眠药物和日间功能障碍等七个维度来评价睡眠质量,各个维度的得分相加即为睡眠质量的得分,总分为 21 分,得分越高,代表睡眠质量越差。其他评估睡眠质量的量表还有阿森斯失眠量表、睡眠卫生状态评估量表等。

2. **利用多种精密仪器评估睡眠质量** 如多导睡眠图将生理指标转化为具体的睡眠质量指标,通过探究大脑活动,采集脑电波,实时监控大脑的活动,得出与睡眠相关的具体数据,如总睡眠时间,睡眠潜伏期、觉醒时间及次数等,由于其测评的客观性,多导睡眠图已成为监测睡眠的金标准。

3. **以对睡眠本身的一种主观体验来表示睡眠质量的好坏** 最常用的评估方式是睡眠日记。睡眠日记是一种实用、经济且广泛应用的评估方法,以每天 24h 为单元,让老年人记录上床时间、起床时间、睡眠习惯、是否服用影响睡眠的药物、夜间醒来的次数和持续时间等内容,连续记录 2 周,通过长期追踪老年人的睡眠模式来反应老年人睡眠紊乱的主观感受。

**(二)失眠的类型**

根据失眠持续时间的长短,可将失眠分为以下三种类型:①短暂性失眠(少于一周);②短期性失眠(一周至一个月);③慢性失眠(大于一个月)。导致失眠症的原因有很多,如外界环境因素(室内光线过强、周围环境嘈杂、坐车船、刚到陌生的地方)、躯体因素(疼痛、瘙痒、剧烈咳嗽、睡前饮浓茶或咖啡、夜尿频繁或腹泻等)或心理因素(焦虑、恐惧、过度思念或兴奋)等。老年人中,失眠作为单独的一个疾病或症状,常常与其他躯体疾病或精神障碍同时发生,如焦虑、抑郁等。

## （三）有关失眠症治疗与护理的相关进展

目前关于失眠症的治疗手段主要是药物治疗和非药物治疗。

**1. 药物治疗** 美国睡眠医学会（American Academy of Sleep Medicine，AASM）推荐苯二氮䓬类受体激动剂（BzRAs）作为失眠药物治疗的首选类型，此外，临床医生还常将一些具有镇静作用的抗抑郁药用于治疗失眠。研究表明这些药物对失眠的短期管理是非常有效的，却存在着大量不良反应，如日间残留效应、认知功能损害、运动不协调、药物依赖、失眠反弹以及跌倒等，尤其是老年慢性失眠人群，若长期依靠催眠药物助眠，其对药物依赖的发生率和死亡率均会增加。因此，对于老年失眠者，在能够保持良好睡眠质量的前提下，镇静催眠药物应在短期内最小剂量使用，症状改善后逐渐减量，尽可能地减少药物相关不良反应的发生。即失眠症的药物治疗原则为在病因治疗和非药物治疗以及睡眠健康教育的基础上，酌情给予催眠药物。

**2. 心理和行为治疗** 心理和行为治疗是治疗失眠症的首选方法，其中最常见的是失眠的认知行为疗法（cognitive behavioral therapy for insomnia，CBTI），也是临床上针对老年失眠者首选的治疗方式。失眠的认知行为疗法主要是针对失眠的病因，对失眠者的非适应性不良睡眠行为及不合理/不切实际的认知观念进行纠正，从而达到消除条件性觉醒、减轻焦虑、抑郁情绪、建立条件化睡眠行为模式的目的，避免了药物治疗的不良反应，且长期来看，疗效优于药物疗法。传统面对面治疗模式存在治疗成本昂贵、缺乏有经验的治疗师、失眠者依从性低、接受度不足等缺点。而近年来，国内外有利用互联网、邮件、电话等治疗平台，将认知行为疗法用于治疗失眠症的老人，并取得较好的效果，使老人的失眠症状及日间功能得到显著改善。

**3. 其他常见的心理疗法**

（1）睡眠卫生疗法：找出失眠老人不良的生活与睡眠习惯，从而帮助建立良好的睡眠习惯，营造舒适的睡眠环境。尚无足够证据证明单独运用睡眠卫生疗法有确切的疗效，需要与其他心理行为治疗方法联合运用。

（2）松弛疗法：放松治疗可以降低失眠老人睡眠时的紧张与过度警觉，从而促进老人入睡，减少夜间觉醒，提高睡眠质量。如指导老年人进行太极拳和瑜伽等运动，适合夜间频繁觉醒的失眠老人。

（3）音乐疗法：轻柔舒缓的音乐可以使老人交感神经兴奋性降低，焦虑情绪和应激反应得到缓解，也有将老人的注意力从难以入眠的压力中分散出来的作用，这可以促使老人处于放松状态从而改善睡眠。

（4）催眠疗法：可以增加老人放松的深度，并通过放松和想象减少由焦虑引发的过度担忧以及交感神经兴奋。

**4. 中医治疗** 失眠症在中医学中称为"不寐病"，以辨证论治为基础。目前标准有《失眠症中医临床实践指南》《中医证候诊断疗效标准》《中药临床研究指导原则》《中医睡眠医学》。通过辨证,给予相应的中药治疗和针灸疗法。基于传统的中医理论,用电针对人体安神穴进行刺激,如百会、至阳、灵台、神道、心俞(双)、神堂(双)、神门(双)、内关(双),研究证实电针对原发性失眠的短期治疗是安全有效的。陆鹰等应用耳穴压豆的方法治疗老年失眠病人,选择耳穴神门、皮质下、枕、垂前、失眠(主穴);心、肝、脾、胆、胃(配穴)。每天按压 3~5 次,每次 1~2min,特别是临睡前必须按压 1 次,每 3d 1 换,5 次为 1 疗程,与对照组相比,耳穴压豆的方法不同程度地改善了老年人的睡眠质量。

为了更好帮助老年人提高睡眠质量,护理人员应该掌握老年人的睡眠特点及评估老年人睡眠质量的方法,了解失眠症的有关治疗和护理方法,指导老年人在生活中更好、更快地进入睡眠状态,有助于老年人身心健康和疾病的康复。

(王大道)

# 第二节 衰弱老年人功能维持与促进的相关研究进展

衰弱是指老年人由于多个生理系统功能储备下降,导致机体易损性增加,维持自稳态能力降低及抗应激能力减退的一种常见老年综合征,主要表现为肌肉力量减小,生理功能降低,其核心病理基础为肌少症(sarcopenia)。肌少症是以骨骼肌量减少、肌力下降和肌肉功能减退为特征的综合征,在这种情况下,老年人发生跌倒的风险增加,同时也易发生骨质疏松症或骨折,机体功能和生活质量下降,继而残疾、住院和死亡的风险都会随之而增加。

基于衰弱的定义和衰弱的评估工具,社区中 65 岁以上老年人衰弱的患病率为 4.0%~59.1%。大量研究显示,衰弱会增加老年人不良临床结局和老年综合征的发生风险,降低其自理能力,严重影响生活质量,缩短预期寿命,增加家庭和社会的医疗照护负担。近年来衰弱已成为老年医学领域的研究热点,受到国内外研究者的广泛关注。Rockwood 等提出了衰弱动态模型,指出衰弱是一个动态的发展过程,它可以随着时间得到改善或恶化。且衰弱是失能的早期阶段,但不同于失能,衰弱是可逆且可预防的,因此对老年人衰弱进行早期干预尤为重要,可以加强老年人机体的储备能力,减少对不良结局的易感性。针对衰弱的干预方式包括药物和非药物两种,其中药物干预以激素替代疗法为主,其效果尚不明确,且存在较多的禁忌证和不良反应,因而采用非药物干预的方式改善社区和养老机构老年人衰弱状况越来越受到关注。

目前,文献中关于预防或降低社区老年人衰弱的非药物干预措施主要为运动锻炼干预、营养干预、老年综合评估、记忆训练等单项干预或多项结合干预措施,结果显示非药物干预可改善老年人衰弱情况、机体功能和认知状况。

## 一、运动干预

运动可对于神经系统、免疫系统、内分泌系统和运动系统产生生理效应。美国运动医学协会(American College of Sports Medicine, ACSM)推荐衰弱老年人采用运动处方(如抗阻力运动和平衡训练),对于衰弱老年人而言,运动比其他干预方法的效果更好。

1. **抗阻力运动** 又称为阻力运动或力量运动,主要包括负重抗阻运动、对抗性运动、克服弹性物体运动和利用力量训练器械等。是治疗肌少症最好的非药物干预方式之一。由于老年人群体的特殊性,高强度抗阻训练可能会增加老年人受伤的概率,过度的运动还能增加心脏病发病的风险,甚至引起猝死,所以老年人应在医生(理疗师)的指导下,在经过个体化评估和持续再评估的基础上,有计划且循序渐进地进行中等强度的抗阻力训练。2017年亚太临床实践指南关于老年人衰弱的管理中也提出了相同的观点,强烈建议衰弱老年人涉入到包含抗阻力运动的循序渐进的个体化的运动项目中。Clegg, Andrew等设计了为期12周的HOPE(home-based older people's exercise, HOPE)项目,招募了社区中84位衰弱的老年人随机分为对照组和试验组,其中试验组45人。接受了HOPE干预方案,同期对照组接受常规干预措施。HOPE的具体内容为针对日常生活活动(如起床、站立、行走、如厕等)所使用的核心肌肉群的渐进性肌肉力量加强锻炼,试验组老年人每日3次,每次15min,每周5d,理疗师将与老年人进行5次面对面评估,7次电话随访,老年人若能良好适应运动内容,运动内容将升级。12周后,以"起立-行走"计时测试(timed "up and go" test, TUGT)评估干预效果,结果显示,试验组TUGT得分显著高于对照组。

2. **传统中医健身疗法** 传统中医认为,通过调动自身潜能,祛病健体。常见的中医运动健身疗法包括太极拳、五禽戏、八段锦、易筋经等。社区中,可应用传统中医健身疗法,帮助衰弱老年人提高运动能力,促进平衡能力,改善肌肉力量。Yao等为探索太极拳对衰弱老年人的作用而制订的试点评估,对老年人进行了每日90min、为期五天的"太极锻炼"计划,结果表明太极拳可以改善身体功能和运动能力,为对虚弱的老年人进行严格的太极运动干预奠定了基础,太极拳运动易实施也易被接纳,且在我国具有较深的群众基础,可在社区和养老机构中对老年人进一步推广。

## 二、营养干预

一些不良的饮食习惯是导致衰弱的危险因素,如偏食肉类、缺乏蔬菜水果、过量饮酒、膳食营养素缺乏(如维生素D、维生素E、类胡萝卜素以及微量元素锌、硒等),针对衰弱老年人营养干预的意见包括调整膳食结构、增加营养补充剂、纠正不良的饮食习惯。有研究显示,和非衰弱老年人相比,衰弱老年人的血清中类胡萝卜素的含量显著偏低,且类胡萝卜素的含量与握力和关节活动范围显著相关。

大多数老年人存在热量和蛋白质摄入不足的问题,所以建议老年人在日常生活中要均衡膳食,增加蛋白质或氨基酸营养补充治疗,特别是乳清蛋白,锻炼和补充蛋白质对提升肌肉能力具有协调作用。

2017年亚太临床实践指南关于老年人衰弱的管理中提出,维生素D缺乏的老年人应补充维生素D。很多研究表明,居住在亚太地区衰弱和非衰弱的老年人,维生素D缺乏是很常见的。综合老年人饮食情况和晒太阳情况,建议每天补充800到1000IU的维生素D。然而,对于维生素D不缺乏的老年人,也存在疑虑,因为过度补充维生素D可增加跌倒和骨折的风险,所以要针对老年人进行维生素D的筛查。

## 三、多维度干预模式

多维度干预模式是针对衰弱的主要症状,整合多学科资源,将多种非药物干预措施结合起来,同时用于延缓或逆转社区老年人的衰弱状况。Dedeyne等的系统综述结果显示,多维度干预模式往往比单一干预更有效,可在虚弱状态得分、肌肉质量和力量,以及身体功能等方面有确切的效果。

Kate Walters等以循证证据和理论分析为基础,发展出对居家衰弱老年人的健康促进模式,该干预模式包括3~6个疗程,其中包括一名训练有素的工作人员,他们接受了行为改变技巧、沟通技巧、锻炼、营养和情绪方面的训练。参与者通过教育、技能培训、帮助个体克服障碍、提供反馈、最大化动机和促进习惯形成等方式来解决自主独立和幸福的目标。6个月后对干预方案的可行性、临床和卫生经济结果进行评价,如功能状况、衰弱状况、生活质量、主观幸福感等。

结果显示,这种多维度健康促进干预模式是可以被老人接受的,并且可以改善临床结果,包括功能状况和日常生活能力等。

## 四、老年综合评估

老年综合评估(comprehensive geriatric assessment, CGA)是一种多学科多

领域诊断过程,用于判断衰弱老年人医疗、心理和功能的储备能力,以便为老人制订一个协调、综合的治疗、康复、照护计划和长期随访计划。CGA 团队通常由老年医学专家、老年专科护士、老年精神科医生、药剂师、营养师、理疗师等组成。老年综合评估是进行老年人衰弱管理的重要策略。英国老年医学会将其纳入了衰弱的管理实践指南中,该指南强调医生应在老年综合评估原则下,对所有衰弱的老年人进行综合全面的评估,内容包含了现存的症状和体征、自理能力、用药情况、心理需求、社会支持、居住环境等。评估后,针对存在的问题,CGA 小组进行个案讨论,基于衰弱老年人的需求和康复目标,最终形成个体化的衰弱照护和支持计划。

综上所述,多种非药物干预被尝试用于改善社区老年人衰弱状况,部分干预措施的有效性得到了研究证实,虽然在实施过程中存在一定的挑战,但是值得推广。

(王大道)

# 第三节 养老与照护模式的研究进展

中国的传统是老年人应该在家庭中养老,由家人提供养老照护。但在当今社会,随着老年人口寿命的增长,疾病所导致的失能老年人人数逐渐增多,而家庭照护系统的功能却逐渐减弱,机构养老照护逐渐成为家庭照护的一个必要的补充。本节将在既往研究的基础上,介绍不同的养老与照护模式,并分析其特点。

## 一、概述

近年来中国社会发生了较大的变化,包括家庭结构的改变。既往老年人常和自己的子女生活在一起。但是现在,越来越多的年轻子女离开老年人而独自生活。传统的家庭式的照护模式在当今的中国受到冲击,这是因为大部分的子女因为工作的原因很少有时间照护他们的老人。因此,老年人在晚年时将要面临的一个问题就是谁来照护他们。

中国人口学数字的变化也提示对于护理院等长期照护的需求在增长。除了生存年限增长这个原因外,健康状况的变化也是导致老年人入住养老机构的一个原因。如越高寿的老年人可能伴有的慢性疾病就越多、功能受限的可能性就越大,照护需求的可能性就越高,就越需要入住养老机构。

虽然中国社会面临老年人养老的挑战,但是依据中国的传统,家庭式的照护目前还将是中国社会的主要养老模式。同时,发展相应的以社区为基础的养老照护模式也是迫切需要的,这样就可以帮助家庭照顾者将老年人尽可能留在家中接受照护,这也体现了全世界目前所倡导的"原居安老"(aging in place)这一养老理念。

此外,随着人口寿命的增长,老年群体中慢性疾病的发生率和失能率也在逐渐增加。中国政府正在制定相关的政策来面对这一严峻挑战。2013年,国务院在《关于加快发展养老服务业的若干意见》中明确指出医养结合是我国应对老龄化挑战,深化医疗卫生改革,实现老有所养,老有所依,增进国民福祉的重要举措。在政府政策指导下,各地纷纷研究并出台一系列政策文件,推动当地医院、养老机构、社会资本开展医养结合养老创新。很多学者近年来一直对医养结合的养老照护模式进行定义,目前比较被认可的描述是"医养结合养老照护模式是为满足高龄、患病、失能、空巢老人医疗与养老的双重需求,由不同专业机构协同构建的一个集日常生活照料、康复训练、健康管理、疾病治疗、临终关怀于一体的服务网络"。

养老照护服务提供的内容较广,可以由支持性的服务到比较复杂的专业服务。根据所提供的照护服务的特点,如所需的专业性照护的量和照护持续时间的长短,提供长期照护的场所可以从非机构性场所过渡到机构性的场所照护。附录7中介绍了不同长期照护场所下可提供的养老照护模式。

根据提供的长期照护场所的不同,可将长期照护模式分为两类,即以居家和社区为基础的养老照护和以机构为基础的养老照护。

## 二、以居家和社区为基础的养老照护

以居家和社区为基础的养老照护模式主要包括居家健康照护、社区选择性服务、喘息照护、成人日间照料服务、老年人社区活动中心及其他一些可及的服务。

**1. 居家健康照护**　是由社区和社会帮助家庭为居家老年人提供生活照料、医疗护理和精神慰藉等方面服务的一种社会化的养老服务形式。此服务的目的是帮助那些具有生理或者认知功能受损的老年人尽可能在家中生活。有特殊疾病的老年人,他们所需的居家健康照护可以是短期的,主要是对老人提供评估、观察、指导或提供某些特别的技术或者个人照护服务。另外,经过具体的评估之后,也要短期或者长期地给予日常家务服务。居家养老对老年人获得自尊和保持完整的自我有着重要的意义。

**2. 成人日间照护服务**　可以为独自在社区生活的或者与家人共同生活的老年人提供多种服务。这种服务的目的是为了延迟那些需要部分而非持久性照护的老年人入住养老机构的时间。因此,对于那些有生理功能受损、认知功能受损、需要部分日常生活照料和监护的老年人可以使用这种服务形式。

大部分日间照护中心每周开放 5d，每天开放时间与社会工作时间相一致。日间照护中心会提供个人照护、治疗性护理服务、饮食服务、娱乐活动，以及相应的交通服务。某些日间照护中心则只对痴呆老人开放。总之，日间照护中心这种服务形式使得家庭成员能正常上班，保留工作；同时家人又能将老年人留在家中在下班时间或者周末给予照顾。国外日间照护中心在运营时更加具有特色，如在新加坡，就把老年人日间照顾中心和托儿所合办在一起，既解决了老年人和儿童在家中无暇被照顾的难题，同时又形成资源互补，在很大程度上满足了"一老一少，共享天伦"的精神需要。

3. **喘息照护**　是为家庭照顾者提供短期的休息机会。此服务形式与日间照护中心的区别是喘息照护通常在老人的家中或者机构中提供服务。这种服务可以是定期提供的。喘息照护的服务提供者应该包括健康专业人员、受过训练的志愿者、个人卫生服务人员等。

4. **家务服务**　这种养老服务形式提供多项服务内容，包括清扫房间、洗衣服、做饭、帮助购物及随时供差遣等服务。服务提供者不需要证书或者专业培训，但是他们的背景资料往往在雇佣前需要被审查，以保护被照顾者的安全。

5. **送餐服务**　此种服务为老年人提供便宜的、营养的居家食物。上门送饭服务可以每天 1~2 次，每周 5d，甚至可以为老年人提供某些特别的饮食。这种上门服务也可以使得送饭上门的志愿服务者能每天观察老年人的状况，如有异常可以马上报告给相关人员。营养服务也可以为一组老年人提供服务，可以将老年人聚集在某些场所，然后集中提供营养服务，同时也使得就餐老年人间彼此有一定的社交机会。

6. **交通运送服务**　一些社区也为老年人和有残障的老人提供交通运送服务。这种运送往往可以将轮椅搬上搬下，服务费用也很便宜。特别是在国外，很多老年人服务项目包括为老年人免费提供相应的交通运送服务。

7. **临终关怀服务**　这种服务往往由一组专业人士组成，包括医生、护士、社会工作者、牧师、葬礼安排人员和志愿者等。这组人员用他们的专业知识和技能满足临终老人和其家人的需求，如指导家人如何给临终老人服用药物，如何尽可能地帮助老人进行力所能及的活动，如何满足临终老人的需要等。来自这支专业队伍的帮助可以是 24h 的。小组成员中每天都有 1 个人 24h 电话值班，以保证需要时的家庭出诊。临终老人和家人均参与照护活动和照护决策。

此外，国外还有一些社区居家照护模式可供借鉴。在美国，全方位养老服务项目模式（programs of all-inclusive care for the elderly, PACE）是由当地医院或社区家庭健康中心负责实施，利用多学科成员的优势在社区里为衰弱老人提供基础诊疗、预防、日间锻炼与娱乐活动、急性病诊治及慢性病长期管理等全套医疗保健服务。在多学科组中包括内科医生、社区高级实践护士、注册护士、助理护士、健康助理、社会工作者、生理康复治疗师、生活技能康复治疗师、语言康复治疗师、药剂师、营养师、牧师、司机、护送队及其他后勤人员。他们通过共同评估服务对象的需求，制订个体照护计划，并以此为依据提供全方位的医疗、护理、康复以及情感支持和相关社会服务。PACE项目中的主要服务机构包括成人日间健康中心、家庭护理访视和生活辅助护理中心。成人日间健康中心白天开放，每天有专车接送老人，其主要目的是为处于急性期或慢性疾病的老人提供医疗护理服务，尽量延长生存时间。而PACE项目的家庭访视工作又可分为3步，首先是对居家环境的安全进行评估，其次是医疗护理评估，最后根据评估结果确定老人所需服务和访视频率，然后制订个体护理计划并实施；而PACE中的生活辅助护理中心是一个长期护理机构，负责老人的全部生活起居，包括医疗护理服务、康复指导、健康教育和生活协助等。

近年来，随着科学技术的进步和信息化技术的迅猛发展，中国政府制订了智慧养老健康产业发展行动计划（2017~2020年）。智慧健康养老是利用物联网、云计算、大数据、智能硬件等新一代信息技术产品，能够实现个人、家庭、社区、机构与健康养老资源的有效对接和优化配置，推动健康养老服务智慧化升级，提升健康养老服务质量和效率；促进现有医疗、健康、养老资源优化配置和使用效率提升，满足家庭和个人多层次、多样化的健康养老服务需求。通过开发健康管理类可穿戴设备、便携式健康监测设备、自助式健康检测设备、智能养老监护设备、家庭服务机器人等智能化设备，以满足不同个体在不同场所的健康养老需求。

### 三、以机构为基础的养老照护

老年人的长期照护也可以通过机构照护的形式加以实现。某些老年人只是短暂停留在养老机构，如养老院里。他们入住的原因可能是由于术后的恢复需要，或者处于某些疾病或者伤害的康复期。当他们身体健康恢复到一定程度后，就可以回到自己的家中。还有一些老年人会在养老机构中一直居住到死亡。机构照护的形式有多种：

1. **护理院** 护理院需要护士和其他相关专业人士给予提供专业性照护和技能性照护。照护可以针对老年人的亚急性或者慢性病老年人的需要而提供日常功能照护。

2. **有助聚居** 被认为是介于居家和护理院之间的一种形式。有助聚居机构的环境很类似于居家的环境，同时提供各式服务，如帮助穿衣和洗澡、帮助准备饭菜、帮助洗衣服和做家务，以及安排一些社交和娱乐活动等。有助聚居还可以提供24h保安和急救运送、给药、少量的医疗处置以及健康查体等服务。

3. **特殊照护单元**　开始于1980年的美国，主要用于照护阿尔茨海默病的老人或者其他类型的痴呆老人。在特殊照护单元中，对于痴呆老人的行为问题的管理不主张使用物理或化学性的约束方法，而应该尽可能改善环境，使其符合痴呆老年人的现存能力，进而减少痴呆行为的发生。

4. **连续照护型退休社区**　是由一系列的养老服务形式组成的，从独立居住、有助聚居到护理院照护，全部可以在一个居住社区得以实现。不同类型的照护服务被安排在这个大社区的不同区域或者楼层中。一般情况下，最开始进入这个社区的老年人是能相对独立生活的，相对较健康。他们在这个社区里一直生活到去世。随着机体健康的变化，照护需求的增长，老年人对护理照护的需要也逐渐增加。老年人可以因为某些急性病或者严重的健康问题入住医院进行治疗，出院后即回到这个社区，根据老人的不同健康需要被安排在不同的照护区域。但此种照护形式花费较高。

5. **临终关怀服务**　除了所提供临终关怀服务的场所不同之外，服务的内容与居家临终关怀服务基本一致。在机构内的临终服务仍然强调由不同专业人士组成的服务小组为临终老人和其家庭提供，如为临终老人提供直接照护，为家庭成员进行指导、咨询、提供葬礼服务等。

## 四、机构养老照护的特点

目前，中国有两个体系可以为老年人提供机构照护。一个是社会福利体系，由民政部门管理，开设有相应的福利院、养老院、老年公寓、军人福利院等类型的机构；另外一个则为国家卫生健康委员会负责，常设有老年病医院、护理院、康复病房、老年精神病房等各种形式的养老机构。这两个体系的基金来源和政府管理方式不同。在当今中国，民政部门开设的社会福利机构在机构照护中起主要作用。为老年人所提供的机构照护尚在发展过程中。上面介绍的有关机构照护的一些内容主要来自于国外的经验，希望对中国机构照护的发展有所启示。

本节所介绍的各种养老与照护模式是根据老年人群需求和所具备的资源而提供的，无论是哪种类型的照护模式，都需要进行质量监控和评价，需要大量经过培训的养老护理人员和管理者，最终保证养老与照护服务的效果，更好地服务于老年人，满足老年人的照护需求和照护质量。

（刘　宇）

# 第四节　老年人虐待的研究进展

随着人口老龄化进程的加快,老年人作为一个弱势群体,虐待老年人现象越来越受到社会的关注。虐待老年人可以对老年人造成严重甚至永久的生理上和心理上的伤害。作为养老护理人员,应明确何谓虐待老年人,了解虐待老年人的原因,同时依靠相应的法律法规帮助老年人维护权益,预防虐待的发生或阻止虐待的再次发生。

## 一、概述

虐待老年人的问题在全球均有发生。据估计,美国65岁及以上的老年人中有2%~10%,即大约100万到200万的老年人遭受某种形式的虐待;加拿大虐待老年人的发生率为4.5%。中国社会对老年人虐待问题的研究尚缺乏,有关虐待老年人的数据较少。据一些研究报导,我国家庭内老年人虐待发生率为13.3%,农村(16.2%)显著高于城市(9.3%)。社会经济条件越好的地区,虐待发生率越低。西部地区(21.8%)老年人虐待发生率远远高于其他地区,京津沪地区最低(5.4%)。

虐待老年人的定义尚未统一,联合国将虐待老年人定义为:"在本应充满安全和信任的任何关系中,发生的一次或多次致使老年人受到身体或心理伤害的行为,或采取不适当的行动致使老年人受到身体或心理的伤害导致处境困难的行为。"美国医学会在发表的"老年人受虐和忽视的诊断和治疗指南"中定义:"虐待老年人是一种对老年人的忽视或威胁到老年人健康或福利的行为。"美国国家研究委员会在其报告中指出"虐待老年人"包括两个含义,一个是指衰弱老年人的照护人员或其他老年人信赖的人对老年人造成了伤害,或置老年人于发生伤害的高度危险之中(无论伤害是否是有意的);另一个含义是指照护人员不能满足老年人的基本需求,或者不能保护老年人免受伤害。

总之,老年人受虐是一个具有多种表现形式的综合征,它可以表现为身体和情感上的受虐,也可以是对老年人有意或无意的忽视、对老年人的财产剥削或遗弃,也可以是这些情况的综合表现。

## 二、虐待老年人的形式

既往研究显示,虐待老年人通常表现为以下5种形式:

1. **身体虐待**　因重复性或长期的外力行为,致使老年人身体受伤、遭受某种程度的疼痛或损伤。包括暴力行为如强迫喂食、殴打等;有病不给予治疗；其他任何形式的体罚，如禁闭老人。身体虐待是最显性、最易被发现和曝光的虐待行为。

2. **心理或精神虐待**　是指故意或非故意地采用言语、行动或其他方式引起老年人情绪紧张或痛苦。如经常叫骂和语言恐吓；在行动和感情上为难老人，从言语上进行攻击，从精神和行为上进行孤立；阻碍日常活动，限制老年人行动自由，强迫做违反意愿的事情；给予老人沉默对待，迫使老人与社会隔离，如禁止老人接触儿孙、家人或朋友等。

3. **经济剥夺或物质虐待**　是指使用不当方式或非法手段剥夺老年人处理自由财产的权利，或是对老年人的财产或资金做非法或不当的处置，如强迫老年人更改遗嘱及其他法律文件、经济骗局以及诈骗性计划，侵害和掠夺老年人财产。

4. **性虐待**　在老年人不同意或不情愿的情况下强迫进行某种形式的性接触，包括向其展示自己的性器官、非礼及强迫进行性行为。

5. **疏于照料**　指特定的照顾者拒绝或未能履行赡养义务，不能满足一个依赖他/她的老年人在生理、心理、社会和环境等方面的需求。如不给老年人提供适当的食物、水、干净的衣服和安全、舒适的住所，无良好的保健和个人卫生条件；不提供必要的辅助用品，如老花镜、助听器、义齿、助行器或拐杖；未能防止老年人受到身体上的伤害，未能进行必要的监护。照护者可能由于缺乏信息、意识、技能、兴趣或资源，无意中造成老年人基本用品的缺乏，也有可能是因为某种原因有意怠慢或疏忽老年人。

既往研究发现，在通常情况下，老年人遭受的各种形式的虐待并不是单独发生的，而是相互诱发、互相联系的，具有多重性的特点。

### 三、虐待对老年人的影响

虐待老年人造成后果的轻重程度，取决于所受虐待的意图、类型、严重程度、频率和持续时间。此外，能否及时得到照顾及相应的社会帮助也将影响到虐待后的最终结果。虐待行为给老年人的身心健康造成了长期负面的影响，被虐待的老人常发生骨折、抑郁、痴呆、营养不良和死亡等不良后果，具体可以包括：①由于对身体的伤害而造成的终身伤残；②免疫系统反应能力降低；③慢性进食紊乱和营养不良；④药物及酒精依赖；⑤自伤或自我疏忽；⑥抑郁症；⑦恐惧和焦虑；⑧自杀倾向；⑨死亡。如一项在美国开展了13年的大型纵向研究结果显示，在调查结束时，受虐待老年人的生存率仅为9%，没有受虐待的对照组老年人生存率为40%，虐待发生后3年内虐待受害人的死亡率比相同期限对照组死亡率高3倍。

## 四、对虐待老年人问题的干预

虐待老年人威胁到老年人的生活质量，导致老年人的身体、心理和精神受到伤害。因此提出有效的预防和干预策略非常重要。在老年人虐待问题的干预过程中，重要的是详细评估、仔细记录，以及遵从相应的虐待报告程序，获取到相关机构的帮助。

1. **详细评估** 在进行详细评估时应注意：①老年人虐待的评估与其他健康和医疗评估不同，本质上它是一个隐秘的问题，只有怀疑老年人被虐待时才能执行；家庭访谈常是最基本的程序，而是否可以进入到老年人家中进行评估是评估人员面临的首要难题。虐待问题的隐蔽性，特别是评估结果与老年人意愿不一致时容易导致老年人和照护者对评估产生抵触情绪。②评估的内容应针对虐待给老年人造成的多方面的影响来进行，主要评估内容包括身体健康评估、日常生活状况评估、社会心理功能评估、环境评估、生命威胁评估、文化因素评估等。其中的生命威胁评估是指评估出与法律措施直接相关的、并作为基本法律依据的内容，如伤口已经感染、没有给予正确胰岛素剂量致足部坏疽或溃疡恶化等。此外，国外学者已经编制出一系列的相关量表用于评估是否发生了老年人虐待，部分量表已经被翻译为中文并被证明有较好的信效度。附录8中介绍了由杨萍萍等汉化的中文版照顾者虐待老年人评估量表，供读者参考。

2. **仔细记录** 护理人员要善于发现与老年人的病史和家庭照护史不匹配的症状或体征，并进行仔细记录。有关文件记录一定要详细描述老年人的主诉、病史，损伤的详细情形，以及一些异常实验室检查值等。在某些情况下，拍摄照片也是一种记录受虐情况的有效手段。如美国医学学会对拍照记录虐待体征的几点建议是：使用彩色照片进行拍照；从不同的角度进行拍摄；使用一把尺子去衡量伤害的大小并拍摄下来；至少在一张相片中要呈现被虐者的脸孔；每个受伤害部位至少拍摄两张照片；在照片上标注被虐者的姓名，拍照时间、地点以及拍照人。照片要安全保存，不要丢失。

3. **遵从相应的虐待报告程序进行上报和干预** 护理人员一旦发现老年人遭受到虐待，就要和老年人一起寻找安全可行的解决办法。可以询问老年人以往是否有虐待发生，采取何种措施、解决效果如何。帮助老年人寻找当地相应的机构，上报虐待事件，共同解决，如上报虐待事件至社区居委会、街道、施虐人所在单位的相关部门等，甚至是当地派出所。护理人员在某些时候需要出庭作证，证明有虐待情形的发生，这是护理人员的职责之一，也是保护老年人免受更长时间的虐待、恢复其生命尊严的重要途径。我国法律对老年人虐待问题有着明确描述，《老年人权益保障法》第四条规定"禁止歧视、侮辱、虐待、遗弃老年人"。依照我国《刑法》第二百六十条规定"虐待家庭成员情节恶劣的处两年以下有期徒刑、拘役或者管制"。犯虐待罪没有引起被害人重伤、死亡的，只有被害人向法院起诉，法院才处理；引起重伤、死亡的，则由人民检察院向法院提起公诉。在美国，老人受虐时常常由成人保护服务机构（adult protective service，APS）进行协调、解决，如成人保护服务、送餐服务、阿尔茨海默病支持小组以及受虐者支持小组等。成人保护服务机构可以充分发挥多学科团队中各个成员的作用，更加有效地解决老人受虐待的问题。

　　总之，对老年人虐待事件最理想的解决办法应该是最大程度地保持老年人的自主权，最低程度地限制其活动自由，让老年人继续生活在自己想生活的环境中，如继续在自己的家中接受照护。在某些国家，卫生部门在提高人们对虐待老年人问题的关注方面起主导作用，而在另外一些国家，社会福利部门则占据主要地位。但是无论哪个部门起到主导作用，对老人虐待事件的解决常需要一个多学科团队（如包括医生、护理人员、社会工作者、律师、警察、精神科医生和其他人员）共同来完成，因为导致虐待老人事件发生的原因是多样化的。多学科团队的形式可以保证虐待问题得到最好的解决。由于护理人员与患病的老年人往往接触时间最长、更了解老年人的具体情况，所建立的信任关系也更牢固，因此，护理人员应该在解决虐待老年人问题的团队中发挥重要的作用，及时发现或预防老年人虐待事件的发生，为老年人提供更加安全、有尊严的照护服务。

（刘　宇）

# 第五节　晚期痴呆老人安宁疗护的研究进展

　　晚期痴呆老人由于认知功能严重下降，老人对任何活动的配合能力均衰减或丧失，老人不能自主进食、大小便失禁，行走受限或者不能行走，需要完全卧床，生活基本不能自理。对于晚期痴呆的老人，药物治疗已经不是首选，而安宁疗护是保证此类老人舒适、减轻痛苦、平静而有尊严地走完人生终点的一个有效方法。

## 一、概述

　　2017 年 2 月原国家卫生计生委出台了《安宁疗护实践指南（试行）》，2017年美国国立综合癌症网络又对其既往发布的安宁疗护指南进行了部分内容的更新。目前对安宁疗护比较统一的认识是安宁疗护是一种以老人和家庭为中心的特殊照护，专注于疼痛等症状的有效控制。根据病人和家庭的需求、价值观、信仰和文化等给予病人心理、社会、灵性的照护。安宁疗护致力于预测、预防、减轻痛苦、最大可能地支持老人及其家庭的生活质量。

对于晚期痴呆老人而言,当前的研究热点问题是如何通过安宁疗护提升对他们的照护质量,让此类特殊的老人群体在生命的最后阶段真正受益。和晚期癌症老人相似,晚期痴呆老人也会经历一系列的不适症状,如疼痛、感染、呼吸困难、食欲缺乏、吞咽困难、发热、压疮等。如既往对 170 例晚期痴呆老人的回顾性研究显示,64% 的晚期痴呆老人会经历疼痛,57% 的老人会丧失食欲。

晚期痴呆老人常用的护理方法包括:①营造温馨的环境:让老人拥有自己喜爱的物品及布置,播放喜爱的音乐,尽量减少环境的变化,避免使老人产生陌生感而加重精神症状。②做好基础护理,满足老人的生理需要:如穿衣、喂食、服药等。此时可以软食为主,少食多餐;取端坐位或半坐位进餐;老人忘记吞咽时,可以轻压老人的舌头或者嘴唇,提醒吞咽。喂食结束后避免立即改变体位,如从半坐位到平卧位,以免食物倒流,引起呛咳;不能自主进食的老人可以在详细评估的基础上,和家属讨论后决定是否进行管饲饮食,包括鼻饲喂养和经皮胃造瘘置管后给予营养支持。关于对晚期痴呆老人是否进行管饲饮食目前在学术界还是有一定争议的,在本节后面的内容中还会进一步讨论。③满足老人安全的需要:由于晚期痴呆老人自理能力的严重丧失以及认知功能的受损,老人出现跌倒和坠床的危险性增加,护理时可增加对老人的陪伴时间,使老人感到心理支持,必要时可以使用护栏、约束带等,但不可引起老人的恐慌,而且要尽量缩短约束的时间,并加强巡视。④满足老人自尊的需要:即使晚期痴呆老人的各种能力都衰减了,但是老人仍保持有一定的自尊心,所以护理人员在照护他们时,不能漫不经心、像对待小孩一样对待他们,这样会损伤老人的自尊心。鼓励和赞赏一直都是护理痴呆老人所必须遵循的基本原则。

在晚期痴呆老人的安宁疗护中,还有一些问题是一直以来有争议的、或者是难以解决的,如疼痛的评估、进食和吞咽困难问题的处理、精神行为症状的应对、生前预嘱等问题,这些问题将在下面的内容中做进一步的介绍。

## 二、晚期痴呆老人照护中需特别关注的问题

### (一)疼痛

痴呆老人同时伴有普通老人常见的健康问题,因此,疼痛的问题在晚期痴呆老人群体中也是非常普遍的,而且容易被漏诊和不被给予及时的处置。如对股骨颈骨折的晚期痴呆老人,给予他们的止痛药物仅为认知功能正常的同类老人的三分之一。目前尚无证据显示晚期痴呆老人所感知到的疼痛程度低于正常认知功能的老年人,但是由于痴呆老人难以表达自己的感受而会出现很多令照护者困扰的行为问题,如激越行为、抑郁、不参与社交活动或者是抵抗照护。

对一般老人而言,对疼痛的判断主要来自于老人的自我报告和自我陈述。但是对于难以交流的晚期痴呆老人而言,疼痛的评估则更多地需要通过观察来明确。近年来,国外学者开始尝试通过对疼痛行为的种类、是否出现及出现频率的观察来评估痴呆老人的疼痛程度,并已开发了多个通过观察老人行为的改变来评估其疼痛情况的"观察性疼痛量表"。在观察性疼痛评估工具中, Abbey Scale, PADE(pain assessment for the dementing elderly, PADE), PAINAD(pain assessment in advanced dementia scale, PAINAD), PACSLAC(the pain assessment checklist for seniors with limited ability to communicate, PACSLAC), Doloplus-2 等五个外文版的工具被认为具有很好的信度和效度。其中, PAINAD 和 Doloplus-2 均有中文汉化版本可供参考。在附录 9 中以 Doloplus-2 为例,详细展示了此类评估工具的评估内容。到目前为止,尚未有研究发现某些特定的行为表现或者症状表现是与痴呆老人的疼痛表达相对应的。

### (二)进食和吞咽

晚期痴呆老人常伴有吞咽困难的问题。常用的两种管饲方法是鼻饲管鼻饲和经皮胃造瘘管饲。但是有关两种管饲方法效果的比较研究尚缺乏。近期一份来自 Cochrane 图书馆的系统综述发现鼻饲管喂养并没有延长晚期痴呆老人的生存时间和降低死亡风险,营养指标也没有发生有意义的变化,压疮的发生情况也没有改善。目前也很少有研究探讨管饲和老人生活质量的关系。

既往研究提示两种管饲方法都存在一定的不良反应,如鼻饲的方法可能会导致肺部分泌物增加、误吸、腹泻、脱水、意外脱管和堵管等并发症;而胃造瘘术则是一种有创性操作,会引发术后的常见并发症如吸入性肺炎,食道穿孔、造瘘管移位,出血和伤口感染等。是否给丧失进食能力的晚期痴呆老人使用管饲喂养目前还在争论中,也是一个复杂的伦理问题。学者们还是建议各国根据临床需要,当地实践要求,以及医生护士等的选择倾向性进行考虑,同时也要考虑当局是否有相应的照护计划的规定。在做是否管饲喂养的决策时,临床医务人员往往受到来自机构、社会以及地方法律的干扰而在做决定的时候倍感压力。例如在美国的伊利诺伊州,需要医生获得法庭的许可才能对晚期痴呆老人不进行管饲喂养,但是在其他州尚无这样的规定。

在伦理考量方面,人们思考的问题是晚期痴呆老人是否需要人为的干预来延长其生命? 如何做被视为安乐死? 如由于放弃食物和水的摄入是否加速了安乐死的进程。众人争论的是虽然研究上并没有发现给予管饲能给老人带来有益的效果,并不意味着给晚期痴呆老人进行管饲就是不合时宜的。还是需要由相关专家对每个痴呆老人做一个整体的吞咽功能的评估,然后将所有可以考虑的保证营养的措施加以列出,这其中也包括胃造瘘术、鼻饲等管喂饮食的方法。但也有一些伦理专家建议人工喂养饮食以及人工摄入水分都是医疗举措，如果它们给痴呆老人造成的伤害大于益处，基于病人的价值观和意愿不使用这些医疗举措是合法的。但是，这种情况还是很少被他人采纳的。

（三）痴呆老人的精神行为症状

痴呆老人的精神行为症状（behavioral and psychological symptoms of dementia，BPSD）在痴呆老人中普遍发生，大约90%的老人在他们病程中的某一个时期就会出现精神行为症状。不同疾病阶段会出现不同类型的精神行为症状，如疾病早期时多以情绪变化和抑郁为主要表现，而到了中期，幻听和幻觉比较普遍。徘徊行为和激越行为常常是整个病程发展中一直持续出现的行为问题。在晚期痴呆老人中，一半以上的老人会表现出激越行为和抑郁状态。管理这些精神行为问题需要相应的理论依据来进行指导。一些难以应对的行为问题如激越行为和抵抗照护可能是痴呆老人的某些需求未被满足的表现，如未被发现的疼痛或者未被很好控制的疼痛等。因此，护理人员需要对晚期痴呆老人进行详细而完整的评估，对于老人需求的评估往往因为痴呆老人难以交流而变得特别的困难。在交流过程中，提供老花镜和助听设备是首先必须考虑的。

来自美国约翰霍普金斯大学的 Gitlin 教授在她既往多项研究的基础上对痴呆老人的精神行为症状发生的原因进行了归类解释，并形成了相应的框架（图8-5-1）。她认为个人因素照护者因素以及环境的因素都会影响痴呆老人的精神行为症状。因此，对晚期痴呆老人的精神行为问题进行干预时，一定要详细记录行为问题出现的时间、可能的诱因、当时的表现、应对的方法、是否有效果等，从详尽的记录中逐渐提取出一些具有个体特点的导致精神行为症状出现的原因和有效的应对方法。对精神行为症状的干预有药物和非药物两种方式，国际社会建议以非药物干预方式为首选，其次才是药物干预，因为很多精神科药物会引发帕金森症状、延长 QT 间期，引发中风和提高猝死的几率。在非药物干预方式中，要特别关注环境因素对于痴呆老人精神行为症状的影响。护理人员可以通过调整环境来满足老人的需要，如降低噪声，提供一个封闭的室外环境或者可以徘徊游走的密闭式花园，都可以减少痴呆老人激越行为的发生。

（四）对晚期痴呆老人的家属和照顾者的支持

目前对晚期痴呆老人的家属和照顾者支持的文献尚不多。在疾病晚期，痴呆家属和照顾者往往承受着更大的压力。由于他们常常是晚期痴呆老人的代言人，因此常要为痴呆老人在疾病晚期时做出各种决定，而他们在做决定时都会面临很多决策困难以及情感上的纠结。对他们做好关于此病病程和病因的宣传教育，会让他们可以为晚期痴呆老人选择更多的舒适照护而不是那些激进的侵入性的医疗举措。

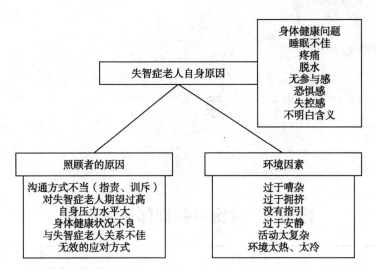

图 8-5-1　失智症老人精神行为症状发生原因的模式图

### （五）生前预嘱

一些国家如英国为痴呆老人开展生前预嘱活动，他们可以有自己的法定代言者。当痴呆老人的病情进入晚期时，可以委托他们的法定代言人为他们做最后的一些决定，如拒绝接受某些治疗，比如拒绝人工喂养和营养供给、心肺复苏等。但是，这样的例子还是比较少见的。越来越多的国家和机构建议一定要和早期诊断的痴呆老人及其家庭做好沟通，就病情发展过程中可能面临的问题做好相应的准备工作，鼓励痴呆老人在疾病早期表达出他们对自己未来安排的意愿和希望，使得他们在还具备自我决策能力的情况下做出自主决定。

总之，对晚期痴呆老人的照护存在有各种各样的挑战。晚期痴呆老人常常被医务人员所忽略，没有将他们看作终末期老人，因此他们往往比认知功能正常的老年人接受到更多痛苦的治疗，如侵入性的血气分析、身体约束等。此外，对痴呆老人心理和灵性需求的满足也非常不足，没有真正体现出"以病人为中心"的护理。这些都有待于养老照护人员不断提升自己的照护质量，保证晚期痴呆老人也能得到一个高质量的、体现"全人观"的照护。

（刘　宇）

# 附 录

## 附录 1　汉密尔顿抑郁评估量表

| | 项目 | 评分标准 | 无 | 轻度 | 中度 | 重度 | 极重度 |
|---|---|---|---|---|---|---|---|
| 1 | 抑郁情绪 | 0分：未出现 | 0 | 1 | 2 | 3 | 4 |
| | | 1分：只在问到时才诉述； | | | | | |
| | | 2分：在访谈中自发地描述 | | | | | |
| | | 3分：不用言语也可以从表情，姿势，声音或欲哭中流露出这种情绪 | | | | | |
| | | 4分：病人的自发言语和非语言表达（表情，动作）几乎完全表现为这种情绪 | | | | | |
| 2 | 有罪感 | 0分：未出现 | 0 | 1 | 2 | 3 | 4 |
| | | 1分：责备自己，感到自己已连累他人 | | | | | |
| | | 2分：认为自己犯了罪，或反复思考以往的过失和错误 | | | | | |
| | | 3分：认为疾病是对自己错误的惩罚，或有罪恶妄想 | | | | | |
| | | 4分：罪恶妄想伴有指责或威胁性幻想 | | | | | |
| 3 | 自杀 | 0分：未出现 | 0 | 1 | 2 | 3 | 4 |
| | | 1分：觉得活着没有意义 | | | | | |
| | | 2分：希望自己已经死去，或常想与死亡有关的事。 | | | | | |
| | | 3分：消极观念（自杀念头） | | | | | |
| | | 4分：有严重自杀行为 | | | | | |

| 项目 | | 评分标准 | 无 | 轻度 | 中度 | 重度 | 极重度 |
|---|---|---|---|---|---|---|---|
| 4 | 入睡困难 | 0分：入睡无困难<br>1分：主诉入睡困难，上床半小时后仍不能入睡（要注意平时入睡的时间）<br>2分：主诉每晚均有入睡困难 | 0 | 1 | 2 | | |
| 5 | 睡眠不深 | 0分：未出现<br>1分：睡眠浅多噩梦<br>2分：半夜（晚12点钟以前）曾醒来（不包括上厕所） | 0 | 1 | 2 | | |
| 6 | 早醒 | 0分：未出现<br>1分：有早醒，比平时早醒1h，但能重新入睡<br>2分：早醒后无法重新入睡 | 0 | 1 | 2 | | |
| 7 | 工作和兴趣 | 0分：未出现<br>1分：提问时才诉说<br>2分：自发地直接或间接表达对活动、工作或学习失去兴趣，如感到没精打采，犹豫不决，不能坚持或需强迫自己去工作或劳动<br>3分：病室劳动或娱乐不满3h<br>4分：因疾病而停止工作，住院病者不参加任何活动或者没有他人帮助便不能完成病室日常事务 | 0 | 1 | 2 | 3 | 4 |
| 8 | 迟缓 | 0分：思维和语言正常<br>1分：精神检查中发现轻度迟缓<br>2分：精神检查中发现明显迟缓<br>3分：精神检查进行困难<br>4分：完全不能回答问题（木僵） | 0 | 1 | 2 | 3 | 4 |
| 9 | 激越 | 0分：未出现异常<br>1分：检查时有些心神不定<br>2分：明显心神不定或小动作多<br>3分：不能静坐，检查中曾起立<br>4分：搓手、咬手指、头发、咬嘴唇 | 0 | 1 | 2 | 3 | 4 |

| | 项目 | 评分标准 | 无 | 轻度 | 中度 | 重度 | 极重度 |
|---|---|---|---|---|---|---|---|
| 10 | 精神焦虑 | 0分：无异常<br>1分：问及时诉说<br>2分：自发地表达<br>3分：表情和言谈流露出明显忧虑<br>4分：明显惊恐 | 0 | 1 | 2 | 3 | 4 |
| 11 | 躯体性焦虑 | 指焦虑的生理症状，包括口干、腹胀、腹泻、打呃、腹绞痛、心悸、头痛、过度换气和叹息以及尿频和出汗等。<br>0分：未出现<br>1分：轻度<br>2分：中度，有肯定的上述症状<br>3分：重度，上述症状严重，影响生活或需要处理<br>4分：严重影响生活和活动 | 0 | 1 | 2 | 3 | 4 |
| 12 | 胃肠道症状 | 0分：未出现<br>1分：食欲减退，但不需他人鼓励便自行进食<br>2分：进食需他人催促或请求和需要应用泻药或助消化药 | 0 | 1 | 2 | | |
| 13 | 全身症状 | 0分：未出现<br>1分：四肢，背部或颈部沉重感、背痛、头痛、肌肉疼痛、全身乏力或疲倦<br>2分：症状明显 | 0 | 1 | 2 | | |
| 14 | 性症状 | 指性欲减退、月经紊乱等。<br>0分：无异常<br>1分：轻度<br>2分：重度<br>不能肯定，或该项对被评者不适合（不计入总分） | 0 | 1 | 2 | | |
| 15 | 疑病 | 0分：未出现<br>1分：对身体过分关注<br>2分：反复考虑健康问题 | 0 | 1 | 2 | 3 | 4 |

| | 项目 | 评分标准 | 无 | 轻度 | 中度 | 重度 | 极重度 |
|---|---|---|---|---|---|---|---|
| | | 3分:有疑病妄想,并常因疑病 | | | | | |
| | | 而去就诊 | | | | | |
| | | 4分:伴幻觉的疑病妄想 | | | | | |
| 16 | 体重减轻 | 按A或B评定 | 0 | 1 | 2 | | |
| | | A.按病史评定: | | | | | |
| | | 0分:不减轻 | | | | | |
| | | 1分:病人述可能有体重减轻 | | | | | |
| | | 2分:肯定体重减轻 | | | | | |
| | | B.按体重记录评定: | | | | | |
| | | 0分:一周内体重减轻0.5kg以内 | | | | | |
| | | 1分:一周内体重减轻超过0.5kg | | | | | |
| | | 2分:一周内体重减轻超过1kg | | | | | |
| 17 | 自知力 | 0分:知道自己有病,表现为忧郁 | 0 | 1 | 2 | 3 | 4 |
| | | 1分:知道自己有病,但归咎伙 | | | | | |
| | | 食太差、环境问题、工作过忙、 | | | | | |
| | | 病毒感染或需要休息 | | | | | |
| | | 2分:完全否认有病 | | | | | |
| | 总分 | | | | | | |

## 附录2　老年抑郁量表（GDS）

| 序号 | 题目 | 是 | 否 |
|---|---|---|---|
| 1 | 你对生活基本上满意吗 | | |
| 2 | 你是否已放弃了许多活动和兴趣 | | |
| 3 | 你是否觉得生活空虚 | | |
| 4 | 你是否经常感到厌倦 | | |
| 5 | 你觉得未来有希望吗 | | |
| 6 | 你是否因为脑子里有一些想法摆脱不掉而烦恼 | | |
| 7 | 你是否大部分时间精力充沛 | | |
| 8 | 你是否害怕会有不幸的事落到你的头上 | | |
| 9 | 你是否大部分时间感到幸福 | | |
| 10 | 你是否常感到孤立无援 | | |

| 序号 | 题目 | 是 | 否 |
|---|---|---|---|
| 11 | 你是否经常坐立不安,心烦意乱 | | |
| 12 | 你是否愿意待在家里而不愿外出和去做些新鲜事 | | |
| 13 | 你是否常常担心将来 | | |
| 14 | 你是否觉得记忆力比以前差 | | |
| 15 | 你是否觉得现在生活得很好 | | |
| 16 | 你是否总是感到心情沉重 | | |
| 17 | 你是否觉得像现在这样活着毫无意义 | | |
| 18 | 你是否总为过去的事烦恼 | | |
| 19 | 你觉得你生活得很愉快吗 | | |
| 20 | 你开始做一件新的事情感到很困难吗 | | |
| 21 | 你是否感到生活充满活力 | | |
| 22 | 你是否觉得你的处境已经毫无希望 | | |
| 23 | 你是否觉得大多数人比你强得多 | | |
| 24 | 你是否常为些小事心烦意乱 | | |
| 25 | 你时常想哭吗 | | |
| 26 | 你集中精力有困难吗 | | |
| 27 | 你早晨乐于起床吗 | | |
| 28 | 你希望避开聚会吗 | | |
| 29 | 你对一件事情做出决定很容易吗 | | |
| 30 | 你的头脑像往常一样清醒吗 | | |

# 附录3　社会支持评定量表（SSRS）

指导语:下面的问题用于反映您在社会中所获得的支持,请按各个问题的具体要求,根据您的实际情况填写,谢谢您的合作。

1. 您有多少关系密切,可以得到支持和帮助的朋友?（只选一项）

（1）一个也没有

（2）1~2个

（3）3~5个

（4）6个或6个以上

2. 近一年来您:（只选一项）

（1）远离家人,且独居一室

（2）住处经常变动,多数时间和陌生人住在一起

（3）和同学、同事或朋友住在一起

（4）和家人住在一起

3. 您和邻居：（只选一项）

（1）相互之间从不关心，只是点头之交

（2）遇到困难可能稍微关心

（3）有些邻居很关心您

（4）大多数邻居都很关心您

4. 您和同事：（只选一项）

（1）相互之间从不关心，只是点头之交

（2）遇到困难可能稍微关心

（3）有些同事很关心您

（4）大多数同事都很关心您

5. 从家庭成员得到的支持和照顾（在合适的框内划"√"）

|  | 无（1分） | 极少（2分） | 一般（3分） | 全力支持（4分） |
|---|---|---|---|---|
| A、夫妻（恋人） |  |  |  |  |
| B、父母 |  |  |  |  |
| C、儿女 |  |  |  |  |
| D、兄弟姐妹 |  |  |  |  |
| E、其他成员（如嫂子） |  |  |  |  |

6. 过去，在您遇到急难情况时，曾经得到的经济支持和解决实际问题的帮助的来源有：

（1）无任何来源

（2）下列来源（可选多项）

A、配偶；B、其他家人；C、亲戚；D、同事；E、工作单位；F、党团工会等官方或半官方组织；

G、宗教、社会团体等非官方组织；H、其他（请列出）

7. 过去，在您遇到急难情况时，曾经得到的安慰和关心的来源有：

（1）无任何来源

（2）下列来源（可选多项）

A、配偶；B、其他家人；C、亲戚；D、同事；E、工作单位；F、党团工会等官方或半官方组织；

G、宗教、社会团体等非官方组织；H、其他（请列出）

8. 您遇到烦恼时的倾诉方式：（只选一项）

（1）从不向任何人诉讼

（2）只向关系极为密切的1~2个人诉讼

（3）如果朋友主动询问您会说出来

（4）主动诉讼自己的烦恼，以获得支持和理解

9. 您遇到烦恼时的求助方式：（只选一项）

（1）只靠自己，不接受别人帮助

（2）很少请求别人帮助

（3）有时请求别人帮助

（4）有困难时经常向家人、亲友、组织求援

10. 对于团体(如党组织、宗教组织、工会、学生会等)组织活动，您：_____（只选一项）

（1）从不参加

（2）偶尔参加

（3）经常参加

（4）主动参加并积极活动

# 附录4　36项健康调查简表（中文版）

　　指导语：下面的问题是询问您对自己健康状况的看法，您的感觉如何以及您进行日常活动的能力如何。如果您没有把握如何回答问题，尽量作一个最好的答案。

1. 总体来讲，您的健康状况是：

| 非常好 | | 很好 | | 好 | | 一般 | | 差 | |
|---|---|---|---|---|---|---|---|---|---|

2. 跟1年以前比您觉得自己的健康状况是：

| 好多了 | | 好一些 | | 差不多 | | 差一些 | | 差多了 | |
|---|---|---|---|---|---|---|---|---|---|

**健康和日常活动**

3. 以下这些问题都和日常活动有关。请您想一想，您的健康状况是否限制了这些活动? 如果有限制，程度如何?

| 问题 | 限制很大 | 有些限制 | 毫无限制 |
|---|---|---|---|
| （1）重体力活动，如跑步举重、参加剧烈运动等 | | | |
| （2）适度的活动，如移动一张桌子、扫地、打太极拳、做简单体操等 | | | |
| （3）手提日用品，如买菜、购物等 | | | |
| （4）上几层楼梯 | | | |
| （5）上一层楼梯 | | | |
| （6）弯腰、屈膝、下蹲 | | | |
| （7）步行1500m以上的路程 | | | |
| （8）步行1000m的路程 | | | |
| （9）步行100m的路程 | | | |
| （10）自己洗澡、穿衣 | | | |

4. 在过去 4 个星期里,您的工作和日常活动有无因为身体健康的原因而出现以下这些问题?

| 问题 | 是 | 不是 |
|---|---|---|
| (1)减少了工作或其他活动时间 | | |
| (2)本来想要做的事情只能完成一部分 | | |
| (3)想要干的工作或活动种类受到限制 | | |
| (4)完成工作或其他活动困难增多(比如需要额外的努力) | | |

5. 在过去 4 个星期里,您的工作和日常活动有无因为情绪的原因(如压抑或忧虑)而出现以下这些问题?

| 问题 | 是 | 不是 |
|---|---|---|
| (1)减少了工作或其他活动时间 | | |
| (2)本来想要做的事情只能完成一部分 | | |
| (3)干事情不如平时仔细 | | |

6. 在过去 4 个星期里,您的健康或情绪不好在多大程度上影响了您与家人、朋友、邻居或集体的正常社会交往?

| 根本没有影响 | | 很少有影响 | | 有中度影响 | | 有较大影响 | | 有极大影响 | |
|---|---|---|---|---|---|---|---|---|---|

7. 在过去 4 个星期里,您有身体疼痛吗?

| 根本没有疼痛 | | 有很轻微疼痛 | | 有轻微疼痛 | | 有中度疼痛 | | 有很严重疼痛 | |
|---|---|---|---|---|---|---|---|---|---|

8. 在过去 4 个星期里,您的身体疼痛影响了您的工作和家务吗?

| 根本没有影响 | | 很少有影响 | | 有中度影响 | | 有较大影响 | | 有极大影响 | |
|---|---|---|---|---|---|---|---|---|---|

您的感觉

9. 以下这些问题是关于过去 1 个月里您自己的感觉,对每一条问题所说的事情,您的情况是什么样的?

| 问题 | 所有的时间 | 大部分时间 | 比较多时间 | 一部分时间 | 小部分时间 | 没有此感觉 |
|---|---|---|---|---|---|---|
| （1）您觉得生活充实吗 | | | | | | |
| （2）您是一个精神紧张的人吗 | | | | | | |
| （3）您感到垂头丧气，什么事都不能使您振作起来吗 | | | | | | |
| （4）您觉得心里很平静吗 | | | | | | |
| （5）您觉得做事精力充沛吗 | | | | | | |
| （6）您的情绪低落吗 | | | | | | |
| （7）您觉得筋疲力尽吗 | | | | | | |
| （8）您是个快乐的人吗 | | | | | | |
| （9）您感觉厌烦吗 | | | | | | |
| （10）您的健康限制了您的社交活动（如走亲访友）吗 | | | | | | |

总的健康状况

10. 请看下列每一条问题，哪一种答案最符合您的情况？

| 问题 | 绝对正确 | 大部分正确 | 不能肯定 | 大部分错误 | 绝对错误 |
|---|---|---|---|---|---|
| （1）我好像比别人容易生病 | | | | | |
| （2）我跟周围人一样健康 | | | | | |
| （3）我认为我的健康状况在变坏 | | | | | |
| （4）我的健康状况非常好 | | | | | |

# 附录5　纽芬兰纪念大学老年幸福度量表（MUNSH）

| 序号 | 评估内容 | 是（2分） | 不知道（1分） | 否（0分） |
|------|----------|-----------|--------------|-----------|
| 1 | 你处于巅峰状态吗 | | | |
| 2 | 你情绪很好吗 | | | |
| 3 | 你对自己的生活特别满意吗 | | | |
| 4 | 你感到很走运吗 | | | |
| 5 | 你烦恼吗 | | | |
| 6 | 你非常孤独或与人疏远吗 | | | |
| 7 | 你忧虑或非常不愉快吗 | | | |
| 8 | 你会因为不知道将会发生什么事情而担心吗 | | | |
| 9 | 你为自己目前的生活状态感到哀怨吗 | | | |
| 10 | 总的来说，生活处境变得使你满意吗 | | | |
| 11 | 这段时间是你一生中最难受的时期吗 | | | |
| 12 | 你像年轻时一样高兴吗 | | | |
| 13 | 你所做的大多数事情都单调或令你厌烦吗 | | | |
| 14 | 过去你感兴趣做的事情，现在仍然乐在其中吗 | | | |
| 15 | 当你回顾一生时，感到满意吗 | | | |
| 16 | 随着年龄的增加，一切事情更加糟糕吗 | | | |
| 17 | 你感到孤独吗 | | | |
| 18 | 今年一些小事使你烦恼吗 | | | |
| 19 | 如果你能随便选择自己的住处的话，你愿意选择哪里 | | | |
| 20 | 有时你感到活着没意思吗 | | | |
| 21 | 你现在和年轻是一样快乐吗 | | | |
| 22 | 大多数时候你感到生活是艰辛的 | | | |
| 23 | 你对你当前的生活满意吗 | | | |
| 24 | 和同龄人相比，你的健康状况与他们差不多，甚至更好些 | | | |

## 附录6　简要口腔健康检查表

| 分类 | 评估内容 | 0 | 1 | 2 |
|---|---|---|---|---|
| 淋巴结 | 观察和触摸淋巴结 | 没有增大 | 增大,没有触痛 | 增大,并且有触痛 * |
| 嘴唇 | 观察、触摸,询问老人及其照顾者 | 光滑,色泽红润、潮湿 | 干燥,皲裂,或嘴角发红 * | 白色或红色斑片,出血或有超过2周的溃疡 * |
| 舌头 | 观察、触摸,询问老人及其照顾者 | 粗糙度正常,色泽红润、潮湿 | 舌苔厚、滑,有裂缝或红斑 | 发红,滑,白色或红色斑片,有超过两周溃疡 * |
| 颊、颚、口腔底黏膜 | 观察、触摸,询问老人及其照顾者 | 色泽红润,潮湿 | 干燥,表面粗糙或肿胀 * | 白色或红色斑片,出血,质地硬,有超过2周的溃疡 * |
| 牙龈 | 使用压舌板顶部轻压 | 色泽红润,有轻度压痕,质地坚固,光滑,义齿下的牙龈色泽粉红 | 有1~6颗牙齿的边缘发红,在义齿下的区域有一处发红或疼痛 * | 肿胀出血,有7颗或以上的牙齿边缘发红,牙齿缺损,义齿下区域广泛发红或疼痛 * |
| 唾液 | 将压舌板置于舌中央和口腔底 | 组织潮湿,唾液不黏稠 | 组织干燥,黏稠 | 组织焦黑伴发红,没有唾液 * |
| 牙齿情况 | 观察和计数龋坏的牙齿 | 没有龋坏的牙齿 | 1~3颗龋坏的牙齿 * | 4颗或以上牙齿龋坏 * |
| 义齿情况 | 观察并询问照顾者 | 没有损坏的义齿 | 1颗义齿损坏或丢失,或者仅为了进食或外貌而佩戴义齿 | 超过1颗义齿损坏或丢失,或从来不戴义齿 * |
| 有咀嚼功能的牙齿对数 | 观察并计数有咀嚼功能的牙齿数 | 超过12对牙齿在咀嚼位置上 | 8~11对牙齿在咀嚼位置上 | 0~7对牙齿在咀嚼位置上 * |
| 口腔清洁度 | 观察 | 洁净,没有食物颗粒,没有牙垢 | 有食物颗粒,有1或2处牙垢 | 有食物颗粒,有大量牙垢 * |

*:需立即转给口腔科医生

## 附录 7　不同长期照护场所的照护服务模式

| 居家 | 社区 | 机构 |
| --- | --- | --- |
| 居家健康照护 | 成人日间照护中心 | 护理院 |
| 居家健康康复服务 | 老人活动中心 | 有助聚居 |
| 家务服务 | 集体就餐服务 | 特殊照护单元 |
| 送餐服务 | 临终关怀 | 连续照护型退休社区 |
| 居家宜居辅助设备 | | 临终关怀 |
| 临终关怀 | | |

## 附录 8　中文版照顾者虐待老年人评估量表

| 问题 | 回答 | |
| --- | --- | --- |
| | 是 | 否 |
| 1. 你有时在控制(他 / 她)的脾气或攻击时会有困难吗 | | |
| 2. 你会经常感觉自己被迫违背本人个性而行事或做你感觉很糟糕的事情吗 | | |
| 3. 你会发现很难控制(他 / 她)的行为吗 | | |
| 4. 你有时会感觉自己被迫对(他 / 她)粗鲁吗 | | |
| 5. 你有时会感觉你不能为(他 / 她)做真正必要的事情或应该做的事情吗 | | |
| 6. 你经常会感到你不得不拒绝或不理睬(他 / 她)的需要吗 | | |
| 7. 你会经常感觉很疲倦或精疲力竭以致不能满足(他 / 她)的需要吗 | | |
| 8. 你会经常感到你不得不对(他 / 她)大声叫嚷吗 | | |

注:回答"是"得 1 分,回答"否"得 0 分,总分 ≥ 4 分表示虐待风险高。任何一个条目是阳性回答时,都可能需要采取干预措施。

## 附录 9　DoloPlus-2 量表（中文版）条目展示

| 评判条目 | | 分数 |
|---|---|---|
| **躯体反应** | | |
| 1. 躯体表现 | • 无躯体表现 | 0 |
| | • 仅在询问时才有躯体表现 | 1 |
| | • 偶尔不随意的躯体表现 | 2 |
| | • 连续不随意的躯体表现 | 3 |
| 2. 静止时的保护性体位 | • 无保护性体位 | 0 |
| | • 病人有时避免某种体位 | 1 |
| | • 病人不断寻求保护性体位，并且有效 | 2 |
| | • 病人不断寻求保护性体位，但无效 | 3 |
| 3. 对疼痛部位的保护 | • 无保护性动作 | 0 |
| | • 有保护性动作但不干扰检查或护理 | 1 |
| | • 有保护性动作并且抗拒检查或护理 | 2 |
| | • 静止甚至无接触时，病人就采取保护性动作 | 3 |
| 4. 表情 | • 平时的表情 | 0 |
| | • 接触时有痛苦表情 | 1 |
| | • 未接触就有痛苦表情 | 2 |
| | • 持续且异常木然的目光（无声、凝视、毫无表情） | 3 |
| 5. 睡眠 | • 睡眠正常 | 0 |
| | • 入睡困难 | 1 |
| | • 频繁醒来（烦躁不安） | 2 |
| | • 失眠并影响正常生活 | 3 |
| **精神运动反应** | | |
| 6. 洗漱/穿衣 | • 平时能力未受影响 | 0 |
| | • 平时能力受轻微影响（小心翼翼但能完成） | 1 |
| | • 平时能力受严重影响（费力且不能完成） | 2 |
| | • 病人拒绝、洗漱/穿衣不能进行 | 3 |
| 7. 活动性 | • 平时的活动及能力无影响 | 0 |
| | • 平时活动减少（病人避免某些运动，减少步行距离） | 1 |
| | • 平时的活动及能力减少（即使有人帮助，病人也减少了运动） | 2 |

续表

| 评判条目 | | 分数 |
| --- | --- | --- |
| | • 病人拒绝活动，劝说无效 | 3 |
| 心理社会反应 | | |
| 8. 交流 | • 无变化 | 0 |
| | • 增加（病人异常要求他人的关注） | 1 |
| | • 减少（病人与外界隔绝） | 2 |
| | • 缺乏或拒绝任何形式的交流 | 3 |
| 9. 社交生活 | • 正常参加每项活动（吃饭、娱乐、治疗） | 0 |
| | • 仅在要求时才参加活动 | 1 |
| | • 有时拒绝参加任何互动 | 2 |
| | • 拒绝参加任何活动 | 3 |
| 10. 行为问题 | • 行为正常 | 0 |
| | • 重复的反应性行为问题 | 1 |
| | • 持久的反应性行为问题 | 2 |
| | • 持久的行为问题（无任何外界刺激） | 3 |

# 参 考 文 献

[1] 癌痛患者护理指引专家共识（2017年版）. 中国护理管理, 2017, 17（12）: 1585-1587.

[2] 陈蕾, 杨凤翔, 冯晓敏, 等. 老年社区护理服务模式研究进展. 护理研究, 2014, 28（8）: 899-902.

[3] 丁炎明. 伤口护理学. 北京: 人民卫生出版社, 2017.

[4] 范利, 王陇德, 冷晓. 中国老年医疗照护. 北京: 人民卫生出版社, 2017.

[5] 范涛. 针刺安神穴位治疗老年人原发性失眠的临床研究. 山东中医药大学, 2015.

[6] 冯晓东, 马高峰. 实用康复治疗学. 北京: 人民军医出版社, 2012.

[7] 高晓宁, 陈珊珊, 王云云, 等. 虐待老年人评估量表研究进展. 中国老年学杂志, 2017, 37（23）: 5998-6000.

[8] 葛均波, 徐永健. 内科学. 8版. 北京: 人民卫生出版社, 2015.

[9] 工业和信息化部, 民政部, 卫生计生委关于印发《智慧健康养老产业发展行动计划（2017-2020年）》的通知. 中华人民共和国国务院公报, 2017,（25）.

[10] 郭政, 王国年. 疼痛诊疗学. 4版. 北京: 人民卫生出版社, 2016.

[11] 韩佰花, 李玉琴, 唐彤宇. 老年人胃食管反流病的研究进展. 中国老年学杂志, 2013, 33（20）: 5211-5214.

[12] 韩郸, 郑松柏. 老年人感染研究进展. 中华老年病研究电子杂志, 2014, 1（01）: 39-42.

[13] 侯晓琳, 高静, 吴晨曦, 等. 养老机构老年人衰弱现状及分析. 中华护理杂志, 2018, 53（1）: 88-93.

[14] 胡爱玲, 郑美春, 李伟娟. 现代伤口与肠造口临床护理实践. 2版. 北京: 中国协和医科大学出版社, 2018.

[15] 黄晓琳, 燕铁斌. 康复医学. 5版. 北京: 人民卫生出版社, 2013.

[16] 胡安梅, 陶晓春, 魏书侠, 等. 营养及康复干预对衰弱与衰弱前期老人的作用. 中国老年学杂志, 2017, 37（14）: 3613-3615.

[17] 化前珍, 胡秀英. 老年护理学. 4版. 北京: 人民卫生出版社, 2017.

[18] 胡雁, 郝玉芳. 循证护理学. 2版. 人民卫生出版社, 2018.

[19] 胡亦新, 余小平. 中国老年医疗照护. 北京: 人民卫生出版社, 2017.

[20] 蒋琪霞. 压疮护理学. 北京：人民卫生出版社，2015.

[21] 姜小鹰，刘俊荣. 护理伦理学. 2版. 北京：人民卫生出版社，2017.

[22] 李宏军. 男科诊疗常规. 北京：中国医药科技出版社，2016.

[23] 李宏军，许瑾. 男人必备的性常识. 北京：中国协和医科大学出版社，2017.

[24] 李乐之，路潜. 外科护理学. 6版. 北京：人民卫生出版社，2017.

[25] 刘珊. 中国"虐待老人"现象、成因及对策. 中国老年学杂志，2016，（1）：221-223.

[26] 刘宇，孙静，郭桂芳. 国外老年护理学发展状况及其对我国的启示. 中国护理管理，2014，（1）：22-26.

[27] 李小寒. 护理中的人际沟通学. 2版. 上海：上海科学技术出版社，2017.

[28] 李小寒，尚少梅. 基础护理学. 第6版. 北京：人民卫生出版社，2017.

[29] 李小鹰. 中华老年医学. 北京：人民卫生出版社，2016.

[30] 陆鹰. 耳穴压豆治疗老年人失眠的实践. 中国护理管理，2016，16（z1）：94-95.

[31] 孟丽，于普林. 英国老年医学会老年人衰弱管理实践指南解读. 中华老年医学杂志，2015，34（12）：1300-1302.

[32] 穆光宗. 加拿大人口老龄化的挑战与应对. 中国社会报，2014-01-06（004）.

[33] 皮红英，张立力. 中国老年医疗照护技能篇（日常生活和活动）. 北京：人民卫生出版社，2017.

[34] 秦玲，邱海燕，郑向前，等. 506名老年患者口腔卫生状况调查及分析. 中华老年口腔医学杂志，2017，15（6）：338-340，348.

[35] 宋岳涛. 老年综合评估. 北京：中国协和医科大学出版社，2012.

[36] 孙福川，王明旭. 医学伦理学. 4版. 北京：人民卫生出版社，2013.

[37] 孙鹃娟，冀云. 中国老年虐待与代际支持的关系. 人口与发展，2018，24（1）：119-126.

[38] 孙玉梅，张立力. 健康评估. 4版. 北京：人民卫生出版社，2017.

[39] 王爱平. 现代临床护理学. 北京：人民卫生出版社，2015.

[40] 王建武. 加拿大老年保障制度对我国应对老龄化社会的启示. 中国社会工作，2018（05）：54-57.

[41] 王静，刘怀玉. 康复可为养老之先—丹麦哥本哈根市居家养老体系研究. 市场周刊（理论研究），2017（02）：145-146，155.

[42] 王炜，吴婉，余微等. 高龄住院患者静脉血栓栓塞症危险因素调查. 中西医结合心血管病电子杂志，2015，3（33）：51-52.

[43] 王艳. 老年护理院痴呆老年人口腔护理的循证实践. 中国实用护理杂志，2012，28（26）：54-56.

[44] 汪耀. 实用老年病学. 北京：人民卫生出版社，2014.

[45] 万江，余涵，吴茵. 国外养老模式比较研究—以美国、丹麦、日本为例. 南方建筑，2013（02）：77-81.

[46] 闻曲. 新编肿瘤护理学. 北京：人民卫生出版社, 2011.

[47] 吴江, 贾建平. 神经病学. 3 版. 北京：人民卫生出版社, 2016.

[48] 吴仕英, 肖洪松. 老年综合健康评估. 成都：四川大学出版社, 2015.

[49] 奚兴, 郭桂芳. 非药物干预改善社区老年人衰弱状况的研究进展. 中国护理管理, 2016, ( 11 ).

[50] 许英, 陈立行, 王婉谕. 国内医养结合养老护理模式研究综述. 产业与科技论坛, 2016, 15( 20 ): 103-105.

[51] 姚树桥, 杨彦春. 医学心理学. 6 版. 北京：人民卫生出版社, 2013.

[52] 姚树桥, 杨彦春. 医学心理学. 7 版. 北京：人民卫生出版社, 2018.

[53] 尤黎明, 吴瑛. 内科护理学. 6 版. 北京：人民卫生出版社 2017.

[54] 于普林. 老年医学. 2 版. 北京：人民卫生出版社, 2017.

[55] 余星, 姚国章. 国外养老服务人才队伍建设比较研究—以日本、德国、丹麦为例. 经营与管理, 2017( 06 ): 46-51.

[56] 张波, 桂莉. 急危重症护理学. 北京：人民卫生出版社, 2017.

[57] 张先庚, 刘月, 彭德忠, 等. 国内外社区养老护理模式发展现状. 护理研究, 2013, 27( 29 ): 3201-3202.

[58] 赵彩均, 丁福. Kayser-Jones 简明口腔健康检查表的汉化及信度、效度研究. 中国护理管理, 2016, 16( 1 ): 38-41.

[59] 真田弘美, 正木治惠. 老年护理学技术. 2 版. 日本：南江堂, 2016.

[60] 中国健康促进基金会血栓与血管专项基金专家委员会, 中华医学会呼吸病学分会肺栓塞与肺血管病学组, 中国医师协会呼吸医师分会肺栓塞与肺血管病工作委员会. 医院内静脉血栓栓塞症防治与管理建议. 中华医学杂志, 2018, 98( 18 ): 1383-1388.

[61] 中国老年医学学会认知障碍分会, 认知障碍患者照料及管理专家共识撰写组. 中国认知障碍患者照料管理专家共识. 中华老年医学杂志, 2016, 35( 10 ): 1051-1060.

[62] 中国睡眠研究会. 中国失眠症诊断和治疗指南. 中华医学杂志, 2017, 97( 24 ): 1844-1856.

[63] 中华医学会骨质疏松和骨矿盐疾病分会. 原发性骨质疏松症诊疗指南( 2017 ). 中国全科医学, 2017, 20( 32 ): 3963-3982.

[64] 中华医学会神经病学分会帕金森病及运动障碍学组. 中国帕金森病治疗指南(第三版). 中华神经科杂志, 2014, ( 6 ): 428-433.

[65] 中华医学会神经病学分会, 中华医学会神经病学分会脑血管病学组. 中国急性缺血性脑卒中诊治指南 2014. 中华神经科杂志, 2015, 48( 4 ): 246-257.

[66] 中华医学会神经病学分会, 中华医学会神经病学分会脑血管病学组. 中国脑出血诊治指南( 2014 ). 中华神经科杂志, 2015, 48( 6 ): 435-444.

[67] 中华医学会糖尿病学分会. 中国 2 型糖尿病防治指南( 2017 年版 ). 中华糖尿病杂志,

2018, 10( 1 ): 4-67.

[68] 邹艳辉, 周硕艳, 李艳群. 实用肿瘤疾病护理手册. 北京: 化学工业出版社, 2018.

[69] 祝文龙. 当代中国老年人虐待问题研究. 吉林大学, 2015.

[70] Chan AW, Yu DS, Choi KC, et al. Tai chi qigong as a means to improve night-time sleep quality among older adults with cognitive impairment: a pilot randomized controlled trial. 2016, 11: 1277-1286.

[71] Clegg A, Barber S, Young J, et al. The Home-based Older People's Exercise( HOPE )trial: a pilot randomised controlled trial of a home-based exercise intervention for older people with frailty. 2014, 43( 5 ): 687-695.

[72] Dans M, Smith T, Back A, et al. NCCN guidelines insights: palliative care, 2017. J Natl Compr Canc Netw, 2017, 15( 8 ): 989-997.

[73] Day A, Boni N, Evert H, et al. An assessment of interventions that target risk factors for elder abuse. Health Soc Care Community, 2017, 25( 5 ): 1532-1541.

[74] De Almondes KM, Costa MV, et al. Insomnia and risk of dementia in older adults: Systematic review and meta-analysis. J Psychiatr Res, 2016, 77: 109-115.

[75] Dedeyne L, Deschodt M, Verschueren S, et al. Effects of multi-domain interventions in( pre ) frail elderly on frailty, functional, and cognitive status: a systematic review. Clin Interv Aging, 2017, 12: 873-896.

[76] Dent E, Lien C, Lim WS, et al. The Asia-Pacific clinical practice guidelines for the management of frailty. J Am Med Dir Assoc, 2017, 18( 7 ): 564-575.

[77] De Vleminck A, Morrison RS, Meier DE, et al. Hospice care for patients with dementia in the United States: a longitudinal cohort study. JAMDA, 2018, 19( 7 ): 633-638.

[78] Frost R, Belk C, Jovicic A, et al. Health promotion interventions for community-dwelling older people with mild or pre-frailty: a systematic review and meta-analysis. 2017, 17( 1 ): 157.

[79] Gitlin LN, Kales HC, Lyketsos CG. Nonpharmacologic management of behavioral symptoms in dementia. JAMA, 2012, 308( 19 ): 2020-2029.

[80] Kimbro LB, Mangione CM, Steers WN, et al. Depression and all-cause mortality in persons with diabetes mellitus: are older adults at higher risk? Results from the translating research into action for diabetes study[. J Am Geriatr Soc, 2014, 62( 6 ): 1017-1022.

[81] Koffel E, Bramoweth A D, Ulmer C S. Increasing access to and utilization of cognitive behavioral therapy for insomnia( CBT-I ): a narrative review. J Gen Intern Med, 2018, 33( 6 ): 955-962.

[82] Mahgoub N, Klimstra S, Majdak P, et al. Insomnia and risk of falling in older adults. 2012, 24( 3 ): E5-E6.

[83] Poisson P, Laffond T, Campos S, et al. Relationships between oral health, dysphagia and undernutrition in hospitalised elderly patients. Gerodontology, 2016, 33(2): 161-168.

[84] Puts MTE, Toubasi S, Andrew MK, et al. Interventions to prevent or reduce the level of frailty in community-dwelling older adults: a scoping review of the literature and international policies. Age Ageing, 2017, 46(3): 383-392.

[85] Raymond M, Warner A, Davies N, et al. Palliative care services for people with dementia: a synthesis of the literature reporting the views and experiences of professionals and family carers. Dementia, 2014, 13(1): 96-110.

[86] Taylor DJ, Peterson AL, Pruiksma KE, et al. Impact of cognitive behavioral therapy for insomnia disorder on sleep and comorbid symptoms in military personnel: a randomized clinical trial. Sleep, 2018, 41(6).

[87] Turner G, Clegg A. Best practice guidelines for the management of frailty: a British Geriatrics Society, Age UK and Royal College of General Practitioners report. Age Ageing, 2014, 43(6): 744-747.

[88] van der Putten GJ, de Baat C, De Visschere L, et al. Poor oral health, a potential new geriatric syndrome. Gerodontology, 2014, 31 Suppl 1: 17-24.

[89] Walters K, Frost R, Kharicha K, et al. Home-based health promotion for older people with mild frailty: the Home Health intervention development and feasibility RCT. Health Technol Assess, 2017, 21(73): 1-128.

[90] Xu Y, Wang L, He J, et al. Prevalence and control of diabetes in Chinese adults adults. JAMA, 2013, 310(9): 948-959.

[91] Yao L, Foley KT, Kolanowski AM, et al. Proto Tai Chi: In search of a promising group exercise for the frail elderly. Geriatr Nurs, 2014, 35(2 Suppl): S21-S26.

[92] Yon Y, Mikton CR, Gassoumis, ZD, et al. Elder abuse prevalence in community settings: a systematic review and meta-analysis. Lancet Glob Health, 2017, 5(2): e147-e156.

12检